科学出版社"十四五"普通高等教育本科规划教材

江苏省高等学校重点教材（编号：2021–1–019）

神 经 生 物 学

（第四版）

丁 斐 主编

科 学 出 版 社

北 京

内 容 简 介

本教材内容包括基础和临床两部分,基础部分主要介绍神经生物学的历史、发展与常用的研究手段,神经元与胶质细胞的基本概念,神经发育与解剖学基础,神经生理学基础、神经化学与神经药理学基础;临床部分主要介绍脑的高级功能、神经系统功能障碍、神经损伤与修复。第四版除了对第三版进行了精简,还对各章进行了修订,同时还增加了痒、自闭症谱系障碍等内容,在深入浅出地介绍神经生物学的基础理论的主旨之上,力求反映该领域的最新研究进展,并尽可能与临床实际相结合。

本教材既可作为高等院校临床医学、药学、生物学等专业本科生教学用书,亦可作为相关专业研究生的参考用书。

图书在版编目(CIP)数据

神经生物学 / 丁斐主编. —4 版.—北京:科学
出版社,2022.1
ISBN 978 - 7 - 03 - 070896 - 0

Ⅰ. ①神… Ⅱ. ①丁… Ⅲ. ①人体生理学-神经生理学-高等学校-教材 Ⅳ. ①R338

中国版本图书馆 CIP 数据核字(2021)第 258227 号

责任编辑:朱 灵 / 责任校对:谭宏宇
责任印制:黄晓鸣 / 封面设计:殷 靓

科学出版社 出版

北京东黄城根北街 16 号
邮政编码:100717
http://www.sciencep.com

南京展望文化发展有限公司排版
广东虎彩云印刷有限公司印刷
科学出版社发行 各地新华书店经销

*

2007 年 9 月第 一 版 开本:889×1194 1/16
2022 年 1 月第 四 版 印张:21 3/4
2024 年 9 月第十七次印刷 字数:811 000
定价:75.00 元
(如有印装质量问题,我社负责调换)

《神经生物学》(第四版)
编委会名单

主　编：丁　斐

副主编：朱　俐　姜正林　陈　罡　程　琼　张　琦　周　纯　沈爱国

编　委（以姓氏笔画为序）：

于　彬　于　舒　王国华　王黎珠　刘　飞　刘　通　汤乐民

孙华林　严美娟　李　霞　吴　红　吴　坚　吴小梅　何江虹

沈　宓　沈洪妹　沈筠恬　陈　霞　周松林　胡　文　柯开富

施建华　姚登兵　贺倩茹　袁　颖　顾建兰　高永静　蒋茂荣

第四版前言

神经生物学是一门研究神经系统,特别是脑的结构和功能的学科,是现代生物学中最有活力的研究领域之一。《神经生物学》第一版出版于 2007 年 9 月,2009 年被评为江苏省高校精品教材,2012 年 4 月第二版出版,2016 年 8 月第三版出版。考虑到神经生物学研究进展迅速,目前图书市场上已有较多《神经生物学》书籍,其内容侧重与特色各有不同,我们充分整合读者对各版的反馈意见,结合教师的使用体会、学生的学习效果等,对本书进行第四次修订。

本次修订的指导思想是尽量涵盖神经生物学的基础理论,同时力求反映该领域的最新研究进展,并尽可能与临床应用相结合,既可作为高等院校临床医学、药学、生物学等专业本科生的教学用书,亦可作为相关专业研究生的参考用书。与前三版相比,第四版根据教学实际进行了一定程度的精简,对各章内容进行修订,并增加了最新的研究成果。教材内容包括基础和临床两部分,基础部分主要介绍神经生物学的历史发展与常用的研究手段、神经元与胶质细胞的基本概念、神经发育与解剖学基础、神经生理学基础、神经化学与神经药理学基础;临床部分主要介绍脑的高级功能、神经系统功能障碍、神经损伤与修复。值得一提的是,本次修订在常见神经系统相关功能障碍一章中补充了对阿尔茨海默病、疼痛等最新的研究进展,增加了痒、自闭症谱系障碍等内容;在神经损伤与修复一章中,补充了教育部神经再生重点实验室最新的科研成果。

《神经生物学》第四版的修订过程得到了教育部神经再生重点实验室的大力支持,特别是中国工程院顾晓松院士的精心指导,刘炎、刘梅、王勇军教授也给予了热忱的帮助,在此一并表示诚挚的谢意。

由于编者水平有限,本书中难免有不足之处,恳请读者批评指正。

丁 斐

2021 年 7 月 20 日

第三版前言

神经生物学是一门研究神经系统特别是脑的结构和功能的新型学科。它集中了多个不同学科的先进技术和成就，是现代生物学中最有活力的研究领域之一。《神经生物学》（第一版）出版于2007年9月，在使用中受到广大读者的欢迎，2009年被评为江苏省高校评优精品教材，考虑到读者对第一版的反馈意见、教师的使用效果、学生的学习效果等综合因素，加之神经生物学本身进展迅速的学科特点，我们对第一版加以修缮，2012年4月出版了《神经生物学》第二版；4年后，我们对《神经生物学》进行第二次修订。

第三版《神经生物学》修订的指导思想依然是尽量涵盖神经生物学的基础理论知识，同时力求反映神经生物学领域的最新研究进展，并尽可能与临床实际转化应用紧密结合。既可以作为高等学校临床医学、药学、生物学等专业本科生和研究生的教科书，亦能为广大读者深入浅出地揭示神经生物学的基本概念、原理、研究方法和研究前景。与前两版相比，第三版除了对各章节内容都进行详实的修订并添加了最新的研究成果之外，最大的改动在于对整体内容的布局，全书可大致分为两大部分：基础和应用。其中，基础部分包括：神经元与胶质细胞的基本概念、神经解剖学基础、神经生理学基础、神经化学基础、神经药理学基础、神经发育生物学基础、神经再生基础；应用部分则包括：神经系统的高级功能、常见神经系统相关功能障碍、周围神经损伤与修复、中枢神经损伤与修复。在绪论当中则详细介绍了神经生物学的概念与任务、发展和展望，以及神经生物学常用的研究手段。值得一提的是，围绕编者所在的南通大学江苏省神经再生重点实验室主要研究方向，本书在"神经再生基础"、"周围神经损伤与修复"、"中枢神经损伤与修复"等几章中，加入了相关研究的基础理论和颇有特色的科研成果。

第三版的修订过程得到江苏省神经再生重点实验室的大力支持，特别是中国工程院顾晓松院士的精心指导，刘炎、刘梅、王勇军教授也给予了热忱的帮助，在此一并表示诚挚的谢意。另外，还要特别感谢承接本书出版事务的科学出版社。

由于编者水平有限，本书中的不足与缺点在所难免，恳请读者批评指正。

丁 斐

2016 年 6 月 20 日

第二版前言

《神经生物学》(第一版)出版于 2007 年,在使用中受到广大读者的欢迎,2009 年被评为江苏省高校评优精品教材。

神经生物学是一门研究神经系统特别是脑的结构和功能的新型学科。它集中了多个不同学科的先进技术和成就,是现代生物学中最有活力的研究领域之一。由此带来的一个显著特征就是神经生物学研究进展很快,新的发现层出不穷,新的理论不断建立。为了引进最新内容,结合读者对第一版的反馈意见,以及作为教材使用时教师的授课体会、学生的学习效果等因素考虑,我们决定对第一版加以修订,出版《神经生物学》第二版。

《神经生物学》第二版修订的指导思想与第一版大致相同,力求反映神经生物学领域的最新研究进展,同时尽量涵盖神经生物学基础理论知识,可作为高等学校医学、药学、生物学等专业本科生和研究生的教科书,亦可为广大读者深入浅出地揭示神经生物学的基本概念、原理和研究前景。与第一版相比,第二版除了对各章节内容都进行了详实的修订并适当添加了一些最新研究成果之外,还包括下列几个改动:第一版第 5 章第 2 节"神经系统信号转导"中关于"受体"的内容在第二版中于"神经系统信号传导方式"之前介绍;第一版中第 11 章"神经系统常见病征的研究"放入第二版中第 8 章"神经系统的高级功能"的下一章即第 9 章,章名更改为"常见神经系统疾病相关功能障碍",并增加了"睡眠障碍"和"精神障碍"两节内容;考虑到第一版的第 12 章"神经生物学常用的研究方法"中的内容在多本工具书中已有详细介绍,为节约篇幅,第二版中删除了此章。

第二版的修订过程得到江苏省神经再生重点实验室的大力支持,特别是顾晓松教授的精心指点,王晓冬、刘飞、刘炎、刘梅、王勇军教授也给予了热忱的帮助,在此一并表示诚挚的谢意。另外,还要特别感谢承接本书出版事务的科学出版社。

由于编者水平有限,本书中的不足与缺点在所难免,恳请读者批评指正。

丁 斐

2011 年 9 月 20 日

第一版前言

神经生物学是20世纪70年代新兴的一门重要学科,它被认为是生命科学的重要支柱学科,也是生命科学中发展最迅速的前沿学科。作为一个多学科交叉的、多元的新兴学科,神经生物学涉及解剖、生理、药理、病理、生物化学、细胞生物学及分子生物学等相关学科,其任务是研究神经系统内分子水平、细胞水平和系统水平的变化过程,以及这些过程的整合作用,直至最复杂的高级功能,如学习、记忆等,最终目的在于了解神经系统的结构和功能、行为与心理活动的基础与调节、神经系统疾病的发生与防治,为改善人类感觉与运动效率,提高健康水平服务。

神经生物学的教学内容强调从基础研究到高级整合;从细胞结构到整体行为;从基因调控到蛋白功能;从理论探讨到实验验证,循序渐进。同时,神经生物学发展迅速,新的理论不断产生,在教学过程中,需要跟随神经生物学的发展步伐,不断将最新进展引进课堂。多年来我们为医学、药学、生物学等专业的本科生和研究生开设"神经生物学"课程,结合教学与研究工作实际,编写了本教材,力求既能较系统介绍神经生物学的基础知识,又能反映本学科的最新进展,还能体现神经科学研究的前沿和特色。

全书共12章,内容包括神经元与胶质细胞、神经解剖学基础、神经生理学基础、神经化学与神经药理学基础、神经系统发育、神经免疫内分泌调节、神经系统高级功能、周围神经损伤与再生、中枢神经系统损伤与修复、神经系统常见病征等。在本书的最后,还简要介绍了神经生物学常用的研究方法。本书适合作为医学、药学、生物学等专业本科生和研究生的教材,也可供从事神经科学研究的研究生以及基础与临床科技工作者参考。

在本书的编写过程中,我们参考了大量国内外神经生物学方面的相关书籍与研究论文,为此向相关作者表示衷心感谢。

本书的编写得到了江苏省神经再生重点实验室的大力支持,得到了顾晓松教授的精心指点,刘杰、刘飞、张天一教授和刘炎、杨宇民、刘梅、顾星星、王勇军副教授也给予了热忱的帮助,研究生王娟为本书绘制了所有插图,在此一并表示诚挚的谢意。

另外,还要特别感谢承接本书出版事务的科学出版社。

由于编者的水平有限,本书中的不足与缺点在所难免,恳请读者批评指正。

丁斐

2007年6月20日

目　　录

第1章 绪 论

大脑的结构和功能是自然科学研究中最具有挑战性的课题,也是神经生物学的根本学习任务和目标。神经生物学涉及解剖学、生理学、药理学、病理学、生物化学学、细胞生物学及分子生物学等相关学科,其任务是研究神经系统内细胞水平、分子水平及细胞间的变化过程,以及这些过程在中枢功能控制系统内的整合作用,直至最复杂的高级功能如学习记忆等。神经生物学是当今科学界公认的生命科学的前沿学科之一,学习神经生物学,理解脑的工作机制,对于治疗重大脑疾病和研发人工智能新技术都具有重要意义。

1.1 神经生物学的历史

神经解剖学的研究早在 16 世纪就开始了,但是真正用科学方法来研究神经生理学则始于 18 世纪末。19 世纪中后叶,关于神经的基本组织单位、先天反射活动和后天建立起来的反射行为等成为生理学家感兴趣的问题。到 20 世纪,神经生理学获得了长足的发展,从结构、组织、生理、生化、胚胎、药理和病理等许多方面开展了大量研究。神经生理学这一名称遂扩大而被称为神经生物学。

1. 神经系统结构研究

西班牙的神经组织学家 Cajal 在 19 世纪 80 年代建立起神经元理论,他指出,神经系统包括中枢和外周神经均由具有特殊结构的神经细胞——神经元组成,各个神经元之间有连接点。神经元理论的建立取代了过去不是建立在细胞基础上的网络理论,为研究神经传导奠定了科学基础。1897 年,英国生理学家 Sherrington 把神经元之间的连接点定名为“突触”,它成为之后研究神经传递的一个重要概念。1910 年 Sherrington 进一步提出,由于有突触存在,神经脉冲不是随机地在神经元间传入传出,而是通过突触的单向传导。经过许多人的工作,到 20 世纪初已经明确突触是有结构的。从 20 世纪 20 年代到 50 年代,通过高倍电子显微镜观察发现,突触前和后有两个分开的膜,分属突触前后两个神经元,中间的 200 Å 间隙,称为突触间隙。这样的结构普遍存在于神经系统中。电镜的观察还表明,突触前靠近膜处有突触小泡等其他结构。突触小泡后来被证明是神经递质贮存的场所。20 世纪 90 年代兴起的冷冻电镜技术,进一步揭示了突触在分子水平的精细组织架构。

2. 神经兴奋的电传导

早在 1791 年,意大利解剖学家 Galvani 就发现了生物电现象。19 世纪有更多生理学家从事电生理的研究,取得了测定神经电传导的速度、发现“全或无”定律等大量成果。20 世纪有了示波器和电子放大器,特别是 30 年代英国生理学家 Young 以乌贼大神经纤维作为研究材料,对神经电传导的电阻、电位及其在刺激前后的变化等都进行了定量的测量。40 年代,英国生理学家 Hodgkin、Huxley 和 Katz 进而研究 Na^+、K^+ 与神经传导的关系,发现在静息状态时神经纤维膜为“钾膜”,对 K^+ 有通透性,趋向于钾的平衡电位;在活动时则为“钠膜”,对 Na^+ 有极大的通透性,趋向于钠的平衡电位。因此,动作电位的产生,本质上是“钾膜”转变为“钠膜”,而且这种转变是可逆的。

3. 神经化学递质研究

神经化学递质的研究是进入 20 世纪后才发展起来的一个新领域。1905 年,英国生理学家 Elyot 发现,用电刺激交感神经的结果同肾上腺素引起的反应类似,并认为这很可能是因为当电脉冲到达肌肉联结点时释放了肾上腺素。遗憾的是,这项工作当时并未引起重视。1921 年,奥地利的 Loewi 用蛙心做实验,直接证明在心肌上的交感神经末梢和副交感神经末梢释放出两种不同的化学物质,一种使心跳减速,另一种使心跳加速。英国生理学家 Dale 早在 1914 年就从麦角中分离出乙酰胆碱(acetylcholine,Ach)。后来 Loewi 认为副交感神经对心肌的作用同 Ach 类似。1926 年,在 Dale 建议下,Loewi 用毒扁豆碱抑制 Ach 酶的活性,使 Ach 能保持一定量。同时也观察到副交感神经作用加强和延长的效果。1932 年前后,Dale 又做了一系列的实验,取得了 Ach 存在于内脏器官神经末梢的直接证据。此后,Ach 作为神经递质则扩大到横纹肌神经末梢、交感副交感神经节和中枢神经系统中的某些神经细胞的末梢等方面。这项开创性的研究为此后神经递质的研究打下了良好的基础。交感神经末梢递质去甲肾上腺素(norepinephrine/nonadrenaline,NE)首先由美国生理学家 Cannon 等在 1934～1935 年提取出,当时命名为"交感素"(sympathin),1946 年瑞典生理学家 Eule 才阐明其为去甲肾上腺素。第二次世界大战后,特别是自 1960 年以来,对脑内递质开展了不少研究。除了上述已知的两种递质外,还发现了约 30 种不同的递质,各存在于一定的部位,各有不同的作用。它们有些是氨基酸,如甘氨酸、丙氨基丁酸等;有些是胺类,如儿茶酚胺类的多巴胺(dopamine,DA)、NE 和肾上腺素等;有些是多肽类。20 世纪 70 年代脑啡肽的发现为神经系统内抗痛机制的研究开辟了新的前景。

4. 脑功能研究

19 世纪有学者提出了关于脑功能区的定位,即大脑主司感觉与思考,延髓为生命中枢,小脑主协调躯体运动。19 世纪 80 年代,部分切除狗脑皮层手术成功;同时也通过用电刺激脑的不同部位引起不同反应来研究大脑皮层的功能定位问题。对人的大脑皮层功能区的研究,开始于 19 世纪对尸体解剖的观察,如失语症与额叶中央前回底部之前的损伤有关等。在人脑上用电刺激研究功能定位,开始于 20 世纪 30 年代。德国神经外科医生 Foerster 和加拿大神经生理学家 Penfield 在外科手术时,在清醒的患者身上,用电刺激大脑的不同部位引起不同反应。根据这种结果绘制出人的大脑皮层功能区域图表明,感觉区集中在中央后回,运动区集中在中央前回,这些区域的每一处都同身体的一定部位相联系,但皮层部分的大小与实际体表部分不成比例,而与控制的精确度成比例,例如大拇指和食指的代表区的面积比胸部 12 根脊神经传入代表区的总面积大好几倍。美国脑生理学家 Sperry 从 20 世纪 40 年代就开始用猫和猴子做实验,切断大脑两半球间的连接,进行观察。60 年代,他同医生合作,对癫痫患者作两半球割裂治疗时观察到:两半球分工不同,各自具有相当的独立性。两个半球分别具有高级智慧机能,但语言主要在左侧,当外界视像进入左半球时,可以用语言表达出来;当外界视像进入右半球时,则不能用语言而只能以手势来表达。这一研究改变了原来对大脑功能区的看法,引起了人们的重视。

19 世纪 70 年代,英国生理学家 Caton 用兔、猫以及猴等 40 头动物作为实验对象,发现它们的大脑普遍存在着电的变化。由于功能不同,不同区域脑电的强弱也不同,脑电随着动物的死亡而消失。即使在颅骨上面也可测出向各方传播的电波。15 年后,这一现象又由波兰生理学家发现。此后,脑电引起了科学界的充分关注,进入 20 世纪后开始做脑电记录。1925 年德国精神病学家 Berger 用灵敏度高的电极插在他儿子的头上做脑电测定,发现有心理活动时(如注意等),脑电波会发生变化。他还记录了脑损伤时的脑电图,为后者用于临床诊断奠定了基础。从 1929 年到 1938 年,他每年出一本《关于人的脑电图》,为从事这方面工作的人们提供了丰富的资料。但是,脑电图是脑内数以百亿计的神经元的综合电活动,可以对癫痫或脑内重大病变提供信息,却不能揭示感知的过程。从 20 世纪 50 年代开始,脑电的研究向着探索与特定知觉有关的信号方向发展,开展了诱发电位的研究工作。英国的 Dawson 于 50 年代初建立起世界上第一个记录瞬态诱发电位的装置。随后,由美国两位科学家将该机械装置全部加以电子化并同专用计算机相连。60 年代,又引入傅里叶(Fourier)分析仪,使研究工作取得新进展。80 年代,正电子发射断层显像(positron emission tomography,PET)和功能性磁共振成像(functional magnetic resonance imaging,fMRI)等数字影像技术的发展,则能以可视化方式显现人脑思维进行的轨迹,为进一步探索脑功能提供了条件。

5. 人工智能

人工智能(artificial intelligence,AI)的研究目标是开展理论研究和开发能够代替生物智能或人类智能来执行任务的计算机系统,并且该系统具有感知、识别、决策和控制等功能。许多 AI 的先驱科学家,如有"AI 之父"称号的 Marvin Minsky、Seymour Papert、John McCarthy 等人也是神经科学家。早期的 AI 技术是在神经科学研究成果的启发下发展起来的,人工智能将神经科学作为算法和架构的灵感来源,如最早的人工神经网络研究受到发现脑内神经连接的结构启发;机器深度学习算法受到发现的脑卷积特性和多层结构的启发;机器学习模型中注意力模块和记忆模块的研究受到发现脑注意力和记忆机制的启发。

从 20 世纪 80 年代开始,AI 技术在继续保持和神经科学联系的基础上,也融合了越来越多的其他学科的研究成果,包括数学、物理学、电子工程学、语言学和心理学等,有力推动了 AI 在智能数字助理、视觉识别、语言理解等领域的成功应用。目前 AI 系统在完成规定任务方面的表现已经很优异,如美国谷歌公司开发的 AlphaGo,但 AI 系统在直觉推理、想象力和功能适应性等方面进行独立学习的能力还很欠缺。神经科学家们正在研究大脑中有哪些区域、结构与学习记忆、逻辑推理以及想象力有关,尝试和理解人脑是如何拥有这些能力的,思考如何在机器学习和 AI 系统中实现与人脑同样的功能。现在我们处于深度学习时代,越来越多的脑科学研究成果将有助于开发新的深度学习模型,AI 的下一个突破很可能来自脑科学。

1.2　神经生物学的发展

近几十年来,神经生物学在细胞和分子水平取得了许多重大的研究成果,给人们留下了深刻的印象。对脑的不少重要部位神经回路信号传递及其化学基础已形成相当清楚的图景。组织培养、细胞培养及组织薄片技术,使人们能把复杂的神经回路还原成简单的单元进行分析。膜片钳技术和重组 DNA 技术等,使人们对神经信号发生、传递的基本单元——离子通道的结构、功能特性及运转方式的认识完全改观。对突触部位发生的细胞和分子事件,如神经递质的合成、维持、释放,以及与相应受体相互作用的研究进展令人瞩目。对神经元及神经系统发育的细胞和分子机制的认识已大大拓展。在脑的高级功能方面,已经开始对记忆的分子基础展开研究。对困扰人们已久的若干神经系统疾病的基因定位已经成功,在分子水平对致病原因已进行了细致的分析。

对神经活动的细胞和分子机制的研究,在本质上是一种还原论的分析,其基础是神经活动可最终归结为细胞和分子水平所发生的事件。这样的分析是完全必需的,并且已经取得了巨大的成功。但必须清醒地认识到,单纯用还原论分析去解释脑这一高度复杂的系统无疑是不全面的。这是因为,当把复杂的系统"还原"成基本的单元后,不可避免会失去许多信息,而当把基本的单元和过程组织成复杂的系统时,又必然会产生全新的工作特点。从基本组分(如基因、离子通道、神经元和突触)的性质来外推脑和神经系统的活动,具有本质上的局限性。

鉴于上述原因,近年来人们开始强调用整合的观点来研究脑,并形成了神经生物学另一个重要的发展趋势。整合的含义是多方面的,首先,神经活动的多侧面性要求多学科的研究途径。其次,对神经系统活动的研究必须是多层次的。无论是感觉、运动还是脑的高级功能,都既有整体上的表现,又涉及各种层次的分析机制。在低层次(细胞、分子水平)上的工作为较高层次的研究提供分析的基础,而较高层次的研究又有助于引导低层次工作的推进,并体现后者的功能意义。重要的是要把这些层次的信息"整合"起来,形成完整的认识。较高层次上的研究包括对大群神经元组合成神经网络的工作原理,以及不同脑区神经元活动如何协调以实现复杂功能的探索。

在细胞和分子水平的研究将不断拓展和推进,对神经活动基本过程的研究将进一步深入,并逐渐形成更完整的认识。随着更多的新离子通道(或亚型)的发现及其氨基酸序列的确定,有可能形成更准确的通道分类模式,揭示不同通道的家族关系。神经递质的存贮、释放和调节这一系列精细过程将得以清楚地阐明。对神经递质与受体结合后的信号转导及其功能作用,将无疑会有更深入的了解,同时将会发现许多新的神经调节方式。在神经系统发育方面,对神经元整合各种分子信号形成突触和组织特定的神经回路的研究,将取得重大进展;将有更多的神经营养因子及相应受体被发现,它们在发育和成熟的神经系统中的作用将被阐明。这些研究将使人们了解在发育过程中遗传突变如何引起神经系统的缺损。鉴于目前的进展主要是在低等动物简单的神经系统上取得的,人们必须去开发新的技术和方法,在分子水平上去探索高等动物复杂神经系统的发生和发育规律。

在感觉研究方面,研究层次的跨度更大。感觉功能发生在细胞和分子水平,其过程的阐明将揭示感觉极高敏感度的奥秘(一个光量子可使感受器兴奋,毛细胞纤毛运动 0.3 nm 即可达到听阈)。在感觉信息加工研究领域中,既有细胞和分子层次上的研究(如信号的化学传递机制),也包括信号的串行、平行处理最终形成感知的更高层次的探索,而对运动的研究,同样具有跨层次的特点,人们将最终了解运动程序如何编制,行为如何实现。

在脑的高级功能研究方面,对于学习和记忆分子机制将会有更深入的了解;利用脑成像技术对神经元活动和精神现象间关联的认识将不断有所进展等。但是必须清醒地意识到,真正意义上对脑的高级功能,特别是复杂的高级功能(语言、智力、思维和意识等)的认识还刚刚开始,还存在着巨大的知识层面上的不足。其原因就在于对精神现象变幻莫测,还缺乏有效的研究工具。精神现象固然有其物质基础,但物质的东西一旦升华为精神,就会产生许多不同的性质和特点。这就是说,人们必须创立一系列新方法,包括若干新原理,跨越不同的结构层次,把神经活动的基本过程与脑的高级功能关联起来。如果说在新世纪神经生物学要出现重大的突破,则很可能是在脑的高级功能研究方面,这是一个亟待开拓的新领域。

综上所述,神经生物学是一门研究神经系统结构和功能的科学。其范畴广阔,交叉性强,是对生命本质在更高层次上的认识。它不仅需要从不同的水平上弄清神经调控和信息处理的特点,而且需要从分子角度去揭示神经活动深层次的基础;不仅需要从宏观上研究神经结构、功能活动和行为特点,而且需要从微观上探究神经功能机制的奥秘。

大脑的结构和功能是自然科学研究中最具有挑战性的课题,也是神经生物学的根本任务和目标。研究高级神经活动,即揭开人脑的奥秘是一项异常艰巨而困难的工作,虽然现代神经科学的进步使得人们正在逐渐向这一目标接近,但要攻克这一科学堡垒,需要神经科学及相关领域开展多学科和多层次的综合研究,长期积累和不断进步,这正是神经生物学任重道远的使命所在。近代自然科学发展的趋势表明,生命科学将成为21世纪自然科学的研究重心,而神经生物学和分子生物学则是21世纪生命科学研究中的两个重要的领域,必将迅速地进步与发展。分子生物学的奠基人之一、诺贝尔奖获得者Watson断言:"20世纪是基因的世纪,21世纪是脑的世纪。"可以预见,神经生物学的发展前景将是辉煌的。

1.3　神经生物学常用的研究手段

作为多学科交叉的基础神经科学的主干学科,神经生物学的研究与发展是神经科学不断进步的基石。神经生物学研究是跨学科、多层次和综合性的,其手段丰富多样,主要包括形态学方法、生理学方法、电生理学方法、生物化学方法、分子生物学方法以及神经系统成像技术等。历史上每一次研究方法和技术的革新,都极大地促进了本学科的发展与进步,而随着基础理论的不断创新与发展,新的技术方法还将不断地涌现。

1.3.1　形 态 学 方 法

神经系统的现代形态学研究可以追溯到19世纪末。以意大利的Golgi和西班牙的Cajal为代表的神经解剖学家,他们创建的神经组织染色方法至今仍然是神经解剖学研究中最基本和经典的方法。随着科学技术的发展,包括束路追踪方法、电子显微镜技术和免疫组织化学方法等新的形态学研究手段,不断被发明和推广应用。这些方法不仅从组织、细胞、亚细胞到分子等各个水平上丰富了神经系统的形态学研究,而且更将形态与功能研究紧密结合起来,为阐明神经系统的形态结构、生理功能及病理变化等提供了重要手段。

1. 神经组织特殊染色技术

一般而言,普通的苏木精-伊红(haematoxylin and eosin,HE)染色不能很好地显示神经组织的细微结构,如轴索、髓鞘等,难以满足研究要求,因此神经组织学研究中常常根据需要采用适当的特殊染色法,这些染色方法分别针对神经元胞体、尼氏体(nissl body)、正常神经纤维、神经末梢、突触、髓鞘、溃变神经纤维以及胶质细胞等。最常用的是银染色(silver staining)和尼氏染色(nissl staining)。

银染色是显示中枢神经系统神经元形态结构的方法,不但可以显示神经元的胞体(如Golgi镀银法、Golgi-Cox镀银法等),还可以显示正常神经纤维(如Holmes染色法、Cajal染色法)、神经末梢(如改良的Bielschowsky染色法)以及溃变神经纤维(如Eager染色法)。通过银染色,神经元及神经胶质细胞的胞体及突起呈黑色。

尼氏染色是一种经典的中枢神经特殊染色方法,于1892年由Nissl创立。根据神经元内的尼氏体具有嗜碱性的特点,尼氏染色法采用碱性染料进行染色。常用的碱性染料有焦油紫(cresyl violet)、硫堇(thionine)、甲苯胺蓝(toluidine blue)等。通过尼氏染色,尼氏体清晰可辨,胞核、核仁也非常清晰,而且很容易区分树突和轴突,因此既可辨认器官又可同时观察细胞质特殊结构。尼氏染色中尼氏体受染后呈块状(形如虎斑)或颗粒状,核周围尼氏体颗粒较大,近边缘处较小而细长。在生理情况下,尼氏体大而数量多,反映神经细胞合成蛋白质的功能较强,而在神经元受损时,尼氏体的数量可减少甚至消失。因此可通过尼氏染色后对尼氏体的观察来了解神经元的损伤及其恢复。

2. 组织(细胞)化学技术

组织(细胞)化学(histochemistry,cytochemistry)技术是根据已知的化学或物理反应原理,在组织或细胞上原位进行化学或物理反应以显示某种成分,研究组织或细胞的化学性质、功能及其变化的一门技术。利用该技术可以对组织(细胞)中的核酸、蛋白质、脂类、碳水化合物或者酶类进行染色。

在神经生物学研究中较常用的是酶组织(细胞)化学方法,其原理是首先利用酶的底物与酶发生酶促反应,然后对酶促反应产物进行捕捉(捕捉反应),生成不溶性的有色沉淀物,借以显示酶活性部位。捕捉反应可以据需要采用偶氮偶联反应、金属沉淀反应或者色素沉淀反应。例如,酶组织(细胞)化学方法可以显示神经肌肉接头(或称运动终板)。神经肌肉接头是神经发育、神经再生、骨骼肌形态和功能等方面研究中所感兴趣的对象之一。由于神经肌肉接头部位存在可分解递质Ach的胆碱酯酶,因而可以采用胆碱酯酶组织化学染色来显示神经肌肉接头。

3. 免疫组织(细胞)化学技术

免疫组织(细胞)化学(immunohistochemistry,immunocytochemistry)技术是利用特异性抗体显示组织或细胞化学成分(抗原)的技术,其优点在于能够对组织或细胞的某种或者某些化学成分进行特异性的显示。本法和组织(细胞)化学法一起组成化学神经解剖学(chemical neuroanatomy)的主要研究手段。

免疫组织(细胞)化学方法包括固定、制片和反应三个基本步骤。免疫组织化学法中最常采用的固定方法是灌流固定法,通常用4%多聚甲醛溶液。最常采用的制片方法是冰冻切片,该方法对抗原保存较好。当然也可以根据需要采用其他制片方法,如石蜡切片、树脂切片和振动切片等。免疫组织化学反应主要有直接法和间接法两类(图1-1)。直接法是抗体上结合一定的标记物,与抗原一次孵育就完成反应,简便省时,特异性较强,但灵敏度低。间接法则先使用特异抗体(第一抗体)与组织中的相应抗原结合,然后采用一定方法(如使用标记的第二抗体等)来显示第一抗体。与直接法相比,间接法的灵敏度大大提高。根据标记物的不同,免疫组织化学又可以分为免疫荧光组织化学、免疫酶组织化学、亲和免疫组织化学,以及免疫胶体金技术等。采用生物素(biotin)和亲和素(avidin)对抗体或酶等进行标记,利用生物素和亲和素的高亲和力、高配比(1个亲和素分子上有4个生物素结合位点)的特异性结合,可对信号进行放大,进一步提高反应灵敏度,有利于微量抗原的检出。

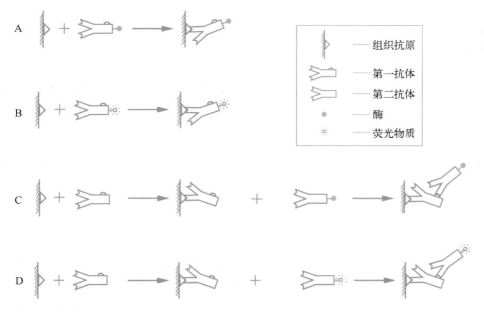

图1-1 常用免疫组织化学方法原理图

A. 直接法免疫酶组织化学;B. 直接法免疫荧光组织化学;C. 间接法免疫酶组织化学;D. 间接法免疫荧光组织化学

免疫荧光组织化学技术采用荧光物质标记抗体来显示抗原存在部位。最常用来标记抗体的荧光物质有异硫氰酸荧光素(fluorescein isothiocyanate,FITC),最大激发波长 490 nm,最大发射波长 530 nm;四甲基异硫氰酸罗达明(tetramethyl rhodamine isothiocyanate,TRITC),最大激发波长 580 nm,最大发射波长 610 nm;得克萨斯红(taxes red,TR),最大激发波长 550 nm,最大发射波长 615 nm。免疫荧光组织化学反应后,以一定波长的光进行激发,抗原存在部位发出特定波长的荧光,利用荧光显微镜进行观察和显微摄影。免疫荧光组织化学的优点是比较简便和快捷,而主要缺点是荧光容易淬灭,需及时进行观察和显微摄影,染色标本不能长时间保存。另外,该方法对组织(或细胞)轮廓的显示也不如免疫酶组织化学好。

免疫酶组织化学采用酶标记的抗体直接或者通过特异性抗体间接地与组织中的抗原结合,然后用酶的特定底物以及显色系统来显示抗原存在的部位。最常用来标记抗体的酶有辣根过氧化物酶(horseradish peroxidase,HRP)和碱性磷酸酶(alkaline phosphatase,AP)。HRP 的底物及显色系统通常用过氧化氢(H_2O_2)-二氨基苯胺(3,3′-diaminobenzidine,DAB),而 AP 的底物及显色系统一般用磷酸萘酯-偶氮染料,该方法的突出优点是能够较好地显示组织(细胞)轮廓,特别是经过适当衬染(cross staining)后,阳性信号定位更明确。免疫酶组织化学染色标本经封固后可以较长时间保存(尤其是用DAB 进行显色者),便于进行回顾性研究,该方法的主要缺点是反应步骤相对繁杂,因涉及酶促反应,反应条件相对苛刻,对显色控制的技术要求较高。

为了进行质量控制,保证实验结果的可靠性和可重复性,进行任何实验都需设置对照。由于免疫组织化学染色步骤较多且影响因素复杂,其对照试验具有特殊性,应针对所选择的具体反应方法设置合理的对照,这对于染色结果的判断非常重要。免疫组织化学染色常用的对照有阳性对照、空白对照和替代抗体对照等。阳性对照是指用已知具有待检抗原的标本作为对照,染色结果应为阳性。空白对照是指用正常的羊血清或缓冲液代替第一抗体进行染色,其结果应为阴性。替代抗体对照是指用已知不与待检抗原反应的抗体替代第一抗体进行染色,其结果也应为阴性。

4. 束路追踪技术

神经元间的联系是神经生物学研究的一个基本问题。神经元之间联系的主要研究方法是束路追踪(tract tracing),该技术于 20 世纪 70 年代初期开始出现,经过不断发展和完善,现已成为神经解剖学研究的基本技术之一。

(1) 轴浆运输法

神经元的轴突内缺少参与蛋白质合成的核糖体,因此必须在胞体合成维持轴突代谢所需的蛋白质,同时,轴突终末释放的神经肽及合成经典递质的酶也需在胞体合成,运送到轴突末梢;反过来,神经末梢内也存在一些能影响细胞代谢的物质(如神经营养因子),会逆向运输到胞体。这种物质运输现象称作轴浆运输(axoplasmic transport)。轴浆运输法束路追踪正是利用了这一原理,使用 HRP、荧光染料、植物凝集素及霍乱毒素等作为轴浆追踪剂。

(2) 变性束路追踪法

神经元胞体或神经轴突受到较严重的损伤后,远侧轴突全程会发生溃变,而轴突切断后相应神经元胞体也会发生反应。变性束路追踪法(degeneration tracing)正是根据这一原理来进行神经束追踪的。采用物理性方法(如刀具切割、电凝、电离破坏、超声破坏等)或化学性方法(主要包括兴奋性氨基酸和单胺类神经毒剂),可以达到破坏神经或损毁核团的目的。

除了轴浆运输法和变性束路追踪法以外,还可以通过某些荧光染料染出神经元的质膜,从而在活体或固定的标本上追踪神经纤维的联系,这类染料中用得最广的是 DiI(1,1′-dioctadecyl-3,3,3′,3′-tetramethylindo-carbocyanine perchlorate)。

5. 电子显微镜技术

一般光学显微镜的分辨率仅能达到 0.2 μm,难以分辨亚细胞结构,而电子显微镜(electron microscope)以电子束代替可见光作为"光源",用电磁透镜代替光学透镜,分辨率可达到 0.1～0.2 nm,放大倍数可达上百万倍,适用于在亚细胞水平对组织细胞进行观察。目前,电子显微镜技术(electron microscopy)已成为组织细胞内部微细结构及表面结构形貌的重要研究手段。电子显微镜包括透射电子显微镜(transmission electron microscope,TEM)和扫描电子显微镜(scanning electron microscope,SEM)

两类。前者的原理是电子发射器的电子束经磁场聚焦放大后,穿透样本,通过整合放大后在荧光屏上显像,进行观察和摄片,可以观察到清晰的亚细胞结构;后者用极细的电子束在样品表面扫描,扫描电子束与样品发生相互作用后产生多种信号,其中最主要的是二次电子,它是研究样品表面形貌的最有用的电子信号。电镜标本制备要求非常严格,必须在机体死亡后数分钟内取材,组织块要小(1 mm³ 以内),常用戊二醛和锇酸进行双重固定,然后进行脱水和树脂包埋,随后用超薄切片机制备成超薄切片(厚度通常为50~100 nm),再经醋酸铀和柠檬酸铅等进行电子染色,方能进行 TEM 观察。SEM 样品用戊二醛和锇酸等固定,经脱水和临界点干燥后,再在样品表面喷镀薄层金膜,以增加二次电子数。

近年来,冷冻电子显微镜(cryoelectron microscopy)技术在神经生物学的研究中也备受重视。冷冻电子显微镜,就是用于扫描电子显微镜的超低温冷冻制样及传输技术(Cryo-SEM),样品经过超低温冷冻、断裂、镀膜制样(喷金/喷碳)等处理后,通过冷冻传输系统放入电子显微镜内的冷台(温度可至−185℃)即可进行观察。其中,快速冷冻技术可使水在低温状态下呈玻璃态,减少冰晶的产生,从而不影响样品本身结构,冷冻传输系统保证在低温状态下对样品进行电子显微镜观察。

6. 激光扫描共聚焦显微镜技术

激光扫描共聚焦显微镜(laser scanning confocal microscope,LSCM)技术于 20 世纪 80 年代推出,集激光技术、电子技术、光学技术、计算机技术和图像处理技术于一体,整个系统主要包括激光光源、荧光显微镜、扫描单元、数字图像处理系统、计算机控制系统等。其工作原理是:激光源发射出激光,经过照明针孔形成点光源,利用激发滤片按照波长进行分离,激光以不同的角度入射至二色分光镜,反射后的激光经物镜聚焦于样品的焦平面上,其上受激发的点发射的荧光再次由物镜会聚并经二色分光镜选通,然后穿过探测针孔到达光电探测器,获得与荧光强度成正比关系的电信号。通过光学扫描系统实现对样品中某个共焦平面上的所有荧光点的采集。与一般光学显微镜相比,LSCM 的优势在于具有更高的分辨率、更好的反差和更大的视野厚度。通过 LSCM 可以对观察样品进行断层扫描和成像,能实现无损伤地观察和分析细胞的三维空间结构,因此又被称为"细胞 CT"。同时,LSCM 也是活细胞动态观察、多重免疫荧光标记和离子荧光标记观察的有力工具。

7. 形态计量技术

形态计量技术(morphometry)是定量病理学的重要组成部分,它运用数学和统计学原理以及图像测试技术,取得描述生物组织宏观或微观形态的图像数据,并对它进行数学处理或推理,达到对生物组织的形态与结构进行定量分析的目的,它是由形态学与数学相结合产生的。其中定量反映二维图像特征的理论和方法称为平面测量学(planimetry);依据概率论理论,由二维结构信息获得三维空间结构定量信息的科学称为体视学(stereology)。

形态计量技术可用于对组织和细胞内各种成分的数量、体积、表面积等的相对值及绝对值进行测量。传统方法是将规则的测试系统(点、线、方格等)投影或覆盖在一张张连续切片上,将平面测量的数据,按数学原理和公式推算出立体结构数值,经过计算机处理,重建立体形象。图像分析仪(image analyzer)的发明和应用使形态计量更加快捷方便,可进行组织、细胞三维结构及定量分析的研究。组织化学和免疫组织化学染色、荧光素染色、放射自显影,以及原位杂交等标本均可应用图像分析仪测定其光密度值进行定量分析。这些数值以"量"的概念阐述了结构与功能的关系,以及病理状态下的变化。

近年来,一种能够让大脑变得透明的新技术(clarity)为观察和计量带来了很大的方便,这项研究的关键是运用化学手段在保证大脑结构不被破坏的前提下去掉细胞内不透光的成分(如脂质),因此可以使不透明的器官、动物躯体和组织变得透明,同时保留完整的结构。这项新技术使得人们可以更好地分析器官和组织整体的细胞间连接,对神经生物学的研究非常有帮助。

1.3.2 生 理 学 方 法

应用生理学方法研究神经科学已有悠久的历史,且种类繁多。从脑髓横断到用电流或化学方法破坏中枢核团;从电流刺激中枢核团到核团微量注射或微电泳;从直接观察到脑电、心电、体温和血流动力学的遥测等,研究方法上的每一次创新都会使人们对神经系统的奥秘有进一步的了解。

1. 行为学方法

生物体的一切行为都是在神经系统的参与下进行的,通过研究生物体的行为变化,可以了解很多神经系统的信息,常用的方法有反射功能检查和感觉及运动功能检查。

(1) 反射功能检查

1) 非条件反射:如膝跳反射(knee jerk reflex)、翻正反射(righting reflex)、眨眼反射(blink reflex)等。主要反映低级神经中枢(如脑干、脊髓)的功能。

2) 经典条件反射:给犬喂食会引起唾液分泌是非条件反射,仅给犬铃声刺激不会引起唾液分泌,但是若每次给犬喂食前出现铃声,然后再给以食物,这样结合重复多次后,当铃声一出现,动物就会出现唾液分泌,形成经典条件反射。

3) 操作式条件反射(operant conditioning reflex):该种反射比较复杂,它要求动物必须完成某种运动或操作后才能得以强化,例如,将大鼠置于实验箱内,当它在走动中偶然踩在杠杆上时即喂食强化,这样反复多次后,大鼠就学会了自动踩杠杆而得食。可见,操作式条件反射代表着反应与强化之间的关系。

(2) 感觉及运动功能检查

1) 平衡能力检查:有多种检查方式,包括滚棒试验(rota-rod test)、平衡木试验(beam balance test)、横杆跑动试验(beam walking test)等,主要检查小脑和前庭的功能。

2) 学习记忆能力检查:常用的检查包括迷宫试验(maze test)、跳台试验(step-down test)、被动回避试验(passive avoidance test)等多种。主要检查和学习记忆有关的神经系统功能,如海马等。

3) 感觉能力检查:包括痛阈测定(pain threshold measured)、视野(visual field)测定、嗅觉障碍(olfactory disorder)测定等多种。

4) 运动能力检查:包括斜板试验(inclined plane test)、BBB 评分(Basso-Beattle-Bresnahan locomotor rating score)、前肢放置检测(measurement of forelimb placing)、双侧前爪抓握试验(bilateral forepaws grasp)、足迹试验(walking track analysis)等多种。

2. 神经递质释放量测定

在中枢神经系统中,复杂的神经联系要通过突触来传递。化学传递是突触传递的最主要方式。突触前神经末梢合成的神经递质在动作电位作用下释放出来,引起突触后膜产生兴奋性突触后电位或抑制性突触后电位。可见,神经递质的释放是整个神经递质代谢各环节中最重要的一环,其代表中枢神经系统功能的主要方面。常用的神经递质释放的收集和测定方法主要有下列几种。

(1) 脑内微透析术

脑内微透析术是在特定的脑区内植入透析探头,用灌流液持续灌注时,细胞外液中的神经递质顺浓度梯度进行扩散,透过透析管扩散到灌流液中,通过收集灌流液,就可测定其中神经递质的含量,监测其含量变化。脑内微透析术因透析探头体积小,而且灌流液不直接与脑组织接触,所以对脑组织的局部损伤极小。收集的标本因不含大分子物质而很澄清,可直接用于高效液相色谱分析。

(2) 推挽灌流

推挽灌流装置由直径不同的同心圆的不锈钢内、外套管和灌流泵组成。外套管上部连一段不锈钢侧管,外套管内插入内套管,内套管的末端应突出外套管外 0.5～3.0 mm,另一端与外套管紧密相套,以防空气或灌流液泄漏。推挽灌流时,灌流液从内套管进入局部脑组织,再由外套管经侧管吸出流入收集器。通过灌流时推注和抽吸同步的灌流泵作用,保证推注量和抽吸量完全相等。收集器液体中的神经递质可通过有关的方法进行测定。

(3) 脑片

脑片是指从哺乳动物脑区制备的厚 $150～400~\mu m$、能够在体外存活一定时间的薄片。脑片要迅速地转移到 $5\%CO_2$、$95\%O_2$ 饱和的 Krebs-碱性缓冲液中,37℃孵化 $5～15~min$ 后,移入灌流小室灌流。将灌流小室置于 37℃ 的恒温水浴槽中。每个灌流小室移入 $2～5$ 片脑片。脑片在灌流小室中释放的神经递质,经流出管进入收集器,再测定基础释放量和去极化刺激引起的释放量。

(4) 突触体

突触体(synaptosome)是突触前神经终末,它是封闭的结构,保留突触前的各种成分,具有生理活性。

通过差速离心法分离出的突触体,可以用类似脑片的灌流装置(灌流小室底部添加葡聚糖 G-15 柱,柱上放置突触体)进行神经递质释放量的测定。

3. 神经递质功能测定

突触前神经末梢的递质是以量子式释放的,其量很微小。因而神经递质功能测定只能用最小而有效的剂量模拟神经递质的生理效应。

(1) 微电泳

微电泳(microelectrophoresis)是借助于微电极,外加电流将离子化的物质(神经递质)导入神经元附近,观察其作用。微电泳时选择一定的电流强度,解离物质从微电极释出量与通过的电流强度成正比,但是由于不同的微电极、不同的解离物质,实际的释出量有很大的差异,而且由于神经元间的相互作用,有时出现理论上不应当出现的阴性结果,因而应将微电泳的结果与整体功能结合起来综合考察才能得到正确的结论。

(2) 抗体微量注射

抗体微量注射是利用抗原抗体的中和反应。特异性抗体注射到某一脑区,可中和神经末梢释放出进入突触间隙的神经肽,从而防止其与受体结合。所以抗体微量注射所引起的功能变化可解释为消除与抗体特异结合的神经肽的生理效应的结果。由于抗原抗体反应具有高度特异性与敏感性,因而运用抗体微量注射法可以选择性灭活特异性神经肽,保留其他神经肽完整并能作用于受体,就有可能使密切相关肽的功能区别开来。抗体微量注射不仅可定性分析内源性神经肽的功能,而且可以粗略估计神经肽的释放量。

1.3.3　电生理学方法

电生理学是一门分析生物电性质和生物电信号的科学,它是随着电学仪器的进步,新技术的发明应用而发展的。神经科学的发展始终和电生理学的发展紧密联系在一起,了解有关的电生理学方法对于神经生物学的学习是非常重要的。

1. 细胞内和细胞外记录法

(1) 细胞内记录法

细胞内记录法(intracellular recording)是指将一个电极插入到细胞膜内,另一个电极在细胞膜外,从而形成一个环路的记录法。电极基本上多用玻璃微电极。细胞内记录可以准确测量膜电位的绝对值,还能测定兴奋性突触后电位、抑制性突触后电位和动作电位,是研究神经元基本生物物理特性的有力手段。

(2) 细胞外记录法

细胞外记录法(extracellular recording)将引导电极安放在神经组织的表面或者附近,记录引导神经组织的电活动。由于活动部位的神经元产生去极化,而未活动部位的神经元处于正常的极化状态,导致在容积导体中的两部位间电位不同,放置在细胞表面的电极就会记录出两者间所产生的电位差。所用的电极主要有玻璃微电极和金属微电极,另外还有一些新型微电极应用于电生理学的研究,如离子选择性电极和免疫微电极等。细胞外记录方法较易,但对其结果的解释却较复杂。这是因为细胞外电位的波形因记录细胞的不同部位而异,而且受到不同神经元的活动不一定同步等多种因素影响,所以记录的电位大小和波形有很多变化。因此,对细胞外记录电位的分析重点应放在放电频率和潜伏期,而不去比较放电的幅度。

2. 脑内电刺激法

脑内电刺激法是一种研究中枢功能定位的经典方法,被广泛地用于动物实验和临床治疗。所用刺激电极多为金属电极,刺激电极的位置是决定刺激效果的关键因素,一般用直流电凝固法来判定。要注意的是这种刺激没有选择性而且刺激的电流很容易超出兴奋的范围,所以电刺激方法得到的实验结果应结合其他的方法仔细分析,下结论要慎重。

3. 顺行冲动和逆行冲动记录法

(1) 顺行冲动记录法

电刺激某一突触前的细胞体、轴突或树突,在此突触后神经元胞体上记录该刺激引起的电活动的方法称为顺行冲动(orthodromic impulse)记录法。刺激部位到记录部位可能要经过一个以上的突触,可根据潜伏期的长短来判断神经元之间是单突触联系还是多突触联系。顺行冲动细胞外记录法较容易实施,而顺行冲动细胞内记录法获得的信息量较大。

(2)逆行冲动记录法

电刺激神经元的轴突主干或末梢,在同一神经元胞体记录反向传导的动作电位,即逆行冲动(antidromic impulse)记录。逆行冲动不是一种自然现象,具有相对恒定的潜伏期,并能跟随高频电刺激。目前碰撞(collision)实验被认为是鉴定逆行冲动的最可靠的方法。神经元的自发锋电位或诱发的顺行锋电位之后,神经元胞体仍可对经突触传递的传入冲动产生反应,但不能产生逆行冲动,这被称为禁锢期(forbidden period)。因为自发放电或诱发的锋电位必须沿轴突正向传导到刺激某一部位,再经该部位的不应期,尔后电刺激该部位产生的逆行冲动才有可能反向传导到神经元胞体。在此之前,电刺激轴突引起的逆行冲动必然在轴突的某一点上与正向传导的冲动相遇即碰撞而消失。逆行冲动记录法与顺行冲动的情况相似,细胞外记录法最常用,细胞内记录法难度较大。

4. 电压钳和膜片钳技术

(1)电压钳

电压钳(voltage clamp)技术是指将一根微电极插入细胞内,向细胞内补充电流,补充的电流量等于跨膜流出的反向电流,即使膜通透性发生改变时,膜电位的数值也能控制不变。通过离子通道的离子流与经微电极施加的电流数量相等,方向相反,从而可定量测定细胞兴奋时的离子流。

(2)膜片钳

膜片钳(patch clamp)技术是在电压钳技术基础上发展的一种以记录通过离子通道的离子电流来反映细胞膜上单一或多数离子通道分子活动的技术。这一技术使对细胞电活动的研究精度提高到1 pA的电流分辨率,1 μm的空间分辨率和10 μs的时间分辨率水平,是细胞和分子水平的生理学研究领域的一次革命性突破。这一能精确描述细胞通道特征的实验方法在问世后的短短十几年时间里,已经在生物学研究领域显示出了非常重要的意义和广阔的应用前景。膜片钳技术主要有单通道记录法-细胞吸附模式(cell-attached mode)、全细胞记录法(whole cell recording)、膜外面向外(outside-out)和膜内面向外(inside-out)四种记录模式。

5. 脑自发电位和诱发电位记录

(1)自发电位记录

大脑皮层的神经细胞,在没有任何明显外加刺激的情况下,能产生持续的节律性电位波动,称为脑自发电位。将引导电极放在头皮的一定部位,通过脑电图仪记录的自发电位称为脑电图(electroencephalogram, EEG)。脑电图反映大量神经元首先是皮层锥体细胞的整体活动。在安静松弛状态下,正常脑电图含有α节律(为8~13 Hz)和β节律(为18~30 Hz)。

(2)诱发电位记录

诱发电位(evoked potential)是指中枢神经的任何部位对于感受器官、感受神经、感觉通路上的任意一点或与感觉器官有关结构的任何一点受刺激时产生的电变化。诱发电位是慢电位变化,主要是由突触后电位总和而成。神经系统随时产生自发电活动。而诱发放电是人为刺激引起的,所以它常出现在自发放电的背景上。重要的是能从中判别出诱发电位。诱发电位有一定的潜伏期,也有一定的类型。在同样的实验条件下,同一系统中,诱发电位的潜伏期是恒定的,反应类型是相同的。诱发电位在空间上有一定的分布,其电位只限于中枢神经系统的一定部位才记录到,而自发电位在脑的任意部位都能记录到。可利用计算机平均叠加技术,克服诱发电位波幅小的缺点,将湮没在自发脑电活动中的诱发电位从背景中显露出来。

1.3.4 生物化学方法

神经科学中研究的生物分子,如神经递质、神经调质、激素、生长因子及其受体等,无论是分子量、分子组成还是化学特性都是千变万化的。生物化学方法的主要任务正是分离、提纯和鉴定这些形式各异的分子的基本手段。经典的生物化学方法包括离心、电泳、层析、光谱等。自生物化学方法与药理学、免疫学等其他学科相结合后,又发展了放射免疫、放射受体、免疫印迹等方法。

1. 分离方法

能从成千上万种蛋白质混合物中纯化出一种蛋白质,是由于不同的蛋白质它们的物理、化学和生物学性质有着极大的不同,这些性质是由于蛋白质的氨基酸的序列和数目不同造成的。连接在多肽主链上的氨基酸残基可以是带正电荷的或负电荷的、极性的或非极性的、亲水的或疏水的,此外多肽可折叠成二级结构(α 螺旋、β 折叠和各种转角)、三级结构和四级结构,形成独特的大小、形状和残基在蛋白质表面的分布状况,利用待分离的蛋白质与其他蛋白质之间在性质的差异,即能设计出一组合理的分级分离步骤。

(1) 根据蛋白质分子大小的分离方法

1) 透析和超滤:透析(dialysis)在纯化中极为常用,可除去盐类(脱盐及置换缓冲液)、有机溶剂和低分子量的抑制剂等。它是利用小分子物质在溶液中可通过半透膜,而大分子物质不能通过半透膜的性质,达到分离的方法。超滤(ultrafiltration)是一种重要的生化实验方法,广泛用于含有各种小分子溶质的生物大分子(如蛋白质、酶、核酸等)的浓缩、分离和纯化。超滤也是一种加压膜分离技术,即在一定的压力下,使小分子溶质和溶剂穿过一定孔径的特制的薄膜,而大分子溶质不能透过,留在膜的一边,从而使大分子物质得到了部分的纯化。

2) 离心法:根据蛋白质分子大小、形状不同进行分离的技术称为离心法(centrifugation)。离心法主要包括差速离心法(differential centrifugation)和速率区带离心法(rate zonal centrifugation)。

① 差速离心法:利用不同的粒子在离心力场中沉降的差别,在同一离心条件下,沉降速度不同,通过不断增加相对离心力,使一个非均匀混合液内的大小、形状不同的粒子分步沉淀。差速离心的分辨率不高,沉淀系数在同一个数量级内的各种粒子不容易分开,主要适用于分子量或沉降系数相差较大的颗粒,一般用作粗分离,如从组织匀浆液中分离细胞器及分离病毒。

② 速率区带离心法:又称为沉降速度离心法,该法是在离心前于离心管内先装入密度梯度介质(如蔗糖、甘油、KBr、CsCl 等),待分离的样品铺在梯度液的顶部、离心管底部或梯度层中间,同梯度液一起离心。混合样品中不同蛋白质颗粒的大小和沉降速度不同,在一定的离心力作用下,沉降的颗粒各自以一定的速度沉降而逐渐分开。在密度梯度介质的不同位置上,分别形成界面清楚的不连续区带,从而达到彼此分离的目的。

3) 凝胶过滤层析(gel-filtration chromatography):凝胶过滤层析法又称分子筛方法,主要是根据蛋白质的大小和形状,即蛋白质的质量进行分离和纯化。层析柱中的填料是高度水化的惰性多聚物,多是交联的聚糖(如葡聚糖或琼脂糖)类凝胶颗粒,它是具有不同交联度的网状结构物。在层析过程中,不同分子大小的蛋白质借助重力通过层析柱内的凝胶颗粒,比"网眼"大的蛋白质分子不能进入网格内,被排阻在凝胶颗粒之外,随着洗脱剂的流动首先流出;比"网眼"小的分子则进入凝胶颗粒内部,这样由于不同大小的分子所经路径距离不同而得到分离,大分子物质首先被洗脱出来,而小分子物质后被洗脱出来。在同位素标记抗原、受体的配基及核酸引物时,欲将所标记的分子与未标记的小分子分开时,就经常使用此法。

(2) 根据溶解度差异的分离方法

利用溶解度的差异来分离各种蛋白质是常用的分离方法。影响蛋白质溶解度的外界因素很多,其中主要有:溶液的 pH、离子强度、介电常数和温度。在同一特定外界条件下,不同的蛋白质具有不同的溶解度。适当改变外界条件,控制蛋白质混合物中某一成分的溶解度来进行分离。

1) 等电点沉淀法与 pH 控制:等电点沉淀法(isoelectric precipitation)就是利用具有不同等电点的两性电解质,在达到电中性时溶解度最低,易发生沉淀,从而实现分离的方法。氨基酸、蛋白质、酶和核酸都是两性电解质,可用此法进行初步的沉淀分离。但是,由于许多蛋白质的等电点十分接近,而且带有水膜的蛋白质等生物大分子仍有一定的溶解度,不能完全沉淀析出,因此,单独使用这种方法分辨率较低,效果不理想,因而此法常与盐析法、有机溶剂沉淀法或其他沉淀剂一起配合使用,以提高沉淀能力和分离效果。此法主要用于在分离纯化流程中去除杂蛋白,而不用于沉淀目的物。

2) 盐析法(salt fractionation):作为经典分离方法,盐析法常被用来进行蛋白质组分的粗分离。蛋白质在稀盐溶液中,溶解度会随盐浓度的增高而上升,此时称为盐溶;当盐浓度继续升高时,蛋白质的溶解度又以不同程度下降并先后析出,称为蛋白质的盐析。这是根据不同蛋白质在一定浓度的盐溶液中,溶解度降低的程度不同而达到彼此分离的方法。盐析的发生在于盐浓度增高到一定数值时,使水活度降低,进而导致蛋白质分子表面电荷逐渐被中和,水化膜逐渐被破坏,最终引起蛋白质分子间相互聚集,并从溶液中析出。

(3) 根据电荷不同的分离方法

1) 电泳:在外界电场的作用下,带电粒子(包括蛋白质等)在电场中向与其自身所带电荷相反方向移动的现象称为电泳(electrophoresis)。移动的速度取决于蛋白质分子所带的净电荷性质及多少,也与分子的大小与形状有关。电泳的种类很多,有自由电泳、区带电泳等电聚焦电泳、双向电泳和毛细管电泳等。

2) 离子交换层析(ion exchange chromatography,IEC):IEC 是以离子交换纤维素或以离子交换葡聚糖凝胶为固定相,以蛋白质等样品为移动相,分离和提纯蛋白质、核酸、酶、激素和多糖等的一项技术。在适当的盐浓度下,溶液的 pH 高于等电点时,蛋白质被阴离子交换剂所吸附;当溶液的 pH 低于等电点时,蛋白质被阳离子交换剂所吸附。由于被分离的各种离子所带电荷的多少不同,它们对交换剂的亲和力就有差异,因此经过离子的交换与洗脱过程,使不同的离子依先后顺序被洗脱下来,从而达到分离目的。

(4) 亲和层析法

亲和层析法(affinity chromatography)是根据分子之间的特异性及可逆性结合(如酶与底物及辅助因子、酶与抑制剂、抗原与抗体、激素与受体、生物素与抗生物素等),将其一方固定于层析的固定相中,使流动相中能特异性结合于该分子的物质与其结合,然后再利用亲和吸附的可逆特性,改用特殊的流动相,使所需分离的物质被解离下来,从而得到纯化物质。亲和层析法可在温和条件下操作,纯化过程简单、快速、分辨率高,对分离含量少且性质不稳定的生物活性物质极为有效。

(5) 蛋白质印迹法

蛋白质印迹法(western blot)实际上是一种蛋白质转移电泳技术,其基本操作包括凝胶电泳和转移电泳。

1) SDS 聚丙烯酰胺凝胶电泳(SDS polyacrylamide gelelectrophoresis,SDS-PAGE):SDS 是一种去垢剂,蛋白质分子用 SDS 处理后,其二级结构、三级结构和四级结构都会遭到破坏,多肽链成无规则团状。加入 SDS 的同时加入巯基乙醇破坏二硫键,可以使蛋白质发生变性。SDS 与变性蛋白质的多肽链相互结合,形成 SDS-蛋白质复合物。由于 SDS 为带电荷的两性物质,因此形成的此种复合物呈胶粒状态。胶粒外均带负电荷,且由于蛋白质本身的电荷已被 SDS 中和,因此 SDS-蛋白胶粒外表面的电荷是 SDS 产生的。电泳时此胶粒向正极移动。此时,SDS-蛋白质的电泳迁移率就不是取决于蛋白质的电荷,而是取决于蛋白质分子的大小。较大的分子在单通道的凝胶网孔中移动时受到的阻力较大,迁移率较小;较小的分子则具有较大的迁移率。样品处理液中通常加入溴酚蓝染料,溴酚蓝指示剂是一个较小的分子,可以自由通过凝胶孔径,所以它显示着电泳的前沿位置。当指示剂到达凝胶底部时,即可停止电泳。

2) 转移电泳:将凝胶中的蛋白质区带经电泳转移到硝酸纤维素(nitrocellulose,NC)膜上,检测或鉴定膜上蛋白质区带。

2. 分析方法

在测定生物分子的性质和量的分布时,常常需要用光谱技术、同位素技术等分析方法,另外前述的有些分离方法也可用作分析,如 SDS-PAGE 可用来检测分子量。这里主要介绍几种在神经科学研究中常用的放射测定技术。

(1) 放射免疫分析法

放射免疫分析法的基本原理是标记抗原(Ag*)和非标记抗原(Ag)对特异性抗体(Ab)的竞争结合反应。当标记抗原、非标记抗原和特异性抗体三者同时存在于一个反应系统时,由于标记抗原和非标记抗原对特异性抗体具有相同的结合力,因此两者相互竞争结合特异性抗体。由于标记抗原与特异性抗体的量是固定的,故标记抗原抗体复合物形成的量就随着非标记抗原的量而改变。非标记抗原量增加,相应地结合较多的抗体,从而抑制标记抗原对抗体的结合,使标记抗原抗体复合物相应减少,游离的标记抗原相应增加,亦即抗原抗体复合物中的放射性强度与受检标本中抗原的浓度呈反比。若将抗原抗体复合物与游离标记抗原分开,分别测定其放射性强度,就可算出结合态的标记抗原(B)与游离态的标记抗原(F)的比值(B/F),或算出其结合率[B/(B+F)],这与标本中的抗体量呈函数关系。用一系列不同剂量的标准抗原进行反应,计算相应的 B/F,可以绘制出一条剂量反应曲线。受检标本在同样条件下进行测定,计算 B/F 值,即可在剂量反应曲线上查出标本中抗原的含量。

放射免疫分析法的优点是:① 高度特异性,使得待测样品不必经多步骤即可鉴定出来;② 高敏感性,这是由于抗原抗体之间的高亲和力,加上放射性同位素标记信号的进一步放大;③ 快速易行。基于这些优点,该技术用于测定在整体中含量甚微及整体成分复杂的神经介质和神经肽非常有效。因此放射免疫法已成为测定神经介质、激素及神经肽的主要方法。

(2) 放射配体测定受体法

神经系统内有许多神经活性物质,它们都要与受体结合才能发挥功能,因此研究神经系统内的受体具有非常重要的意义。受体有两个主要功能:与配体特异性结合(识别信号),将信号转变成细胞的效应(信号转导)。由于细胞膜上受体的含量通常都很少,要直接测定配体与受体的结合便需要灵敏度高、特异性强的技术。随着 20 世纪 70 年代初期放射标记技术的发展和各种高比活性和高选择性的放射配体的问世,使人们能标记作用于不同靶组织内各种受体的递质和激素,从而达到直接测定配体(D)与其受体(R)形成络合物(RD)的过程的理化特性。这种方法称为放射配体测定受体法(radio receptor assay,RRA)。该法测定的值代表配体的生物活性。它与放射免疫分析法的分析原理基本相似,在研究生物活性激素及药物药理作用方面有广泛的用途。

1.3.5 分子生物学方法

分子生物学(molecular biology)是在分子水平上研究和解释生命现象的一门新兴科学。近年来,随着分子生物学理论和技术的快速发展,DNA 和 RNA 成为较易研究的一类生物大分子,在序列分析和制造点突变等方面,以核酸为研究对象的研究手段显示出明显的优越性。目前分子生物学方法已成为神经科学研究方法的重要组成部分,被广泛用于神经系统发生、发展、分化和功能调节等生理和病理过程的研究。

1. 核酸分子杂交

核酸分子杂交(molecular hybridization)技术,是利用核酸分子的碱基互补原则,在碱性环境中加热或加入变性剂等条件下,双链 DNA 之间的氢键被破坏(变性),双链解开成两条单链。此时加入异源的 DNA 或 RNA(单链),并在一定的离子强度下保温(复性),若异源的 DNA 或 RNA 之间的某些区域有互补的碱基序列,则在复性时可形成杂交的核酸分子。它具有灵敏度高、特异性强等特点,常用于基因检测、核酸序列分析及分子克隆等技术。核酸分子杂交按作用环境可分为固相杂交(solid-phase hybridization)和液相杂交(solution hybridization)两种类型。固相杂交是将参加反应的一条核酸链先固定在固体支持物上,另一条反应核酸链游离在溶液中。固体支持物有硝酸纤维膜、尼龙膜和微孔板等。液相杂交所参加反应的两条核酸链均游离在溶液中。

(1) DNA 印迹法

DNA 印迹法(又称 Southern 印迹法)是先将样品 DNA 用限制性核酸内切酶消化,经琼脂糖凝胶电泳分离,然后将其变性,转移至硝酸纤维素膜上,烘干固定后用于杂交。凝胶中 DNA 片段的相对位置在转移到滤膜的过程中继续保持,附着在滤膜上的 DNA 与 ^{32}P 标记的探针杂交,利用放射自显影技术确立探针互补的每一条 DNA 链的位置。通过 Southern 杂交可以判断被检测 DNA 样品中是否有与探针同源的片段以及该片段的长度。该技术主要用于研究 DNA 图谱、基因重排、变异以及限制性酶切片段长度多态性(restriction fragment length polymorphism,RFLP),也广泛应用于疾病的诊断。

(2) RNA 印迹法

RNA 印迹法(又称 Northern 印迹法)是先将细胞总 RNA 或 mRNA 经变性和电泳分离,再转移到硝酸纤维膜上与探针杂交。主要用于观察基因转录产物的大小和转录水平的变化。DNA 印迹技术由 Southern 于 1975 年创建,称为 Southern 印迹法。RNA 印迹法正好与 DNA 相对应,故被趣称为 Northern 印迹法。

(3) 斑点(狭缝)杂交

将核酸样品变性后直接点样于滤膜上,烤干或紫外线照射固定标本,再与探针进行杂交,称为斑点杂交(dot blot hybridization)或狭缝杂交。这种方法耗时短,可做半定量分析。为使点样规范准确,可使用各种多管吸印器,它有许多孔,样品加到孔中,在负压下即可流到膜上呈点状或狭缝状。DNA斑点杂交可用于分析细胞基因拷贝数的变化,RNA斑点杂交则用于观察基因转录水平。杂交信号的检测法有:① 放射自显影,用于同位素标记核酸探针的检测;② 化学显色,用于化学标记探针的检测。

(4) 原位杂交

原位杂交(in situ hybridization)系指不改变样本核酸所在位置(即原位)而直接与探针杂交的方法。广义的原位杂交包括菌落原位杂交和组织原位杂交。狭义的原位杂交即指组织细胞的原位杂交,将组织或细胞固定于载玻片,经适当处理,使细胞通透性增加,探针进入细胞内与DNA或RNA杂交。可用于观察某些基因在组织细胞中的表达状况(RNA原位杂交)和基因的染色体定位(DNA原位杂交)。在神经科学研究中原位杂交具有特殊重要意义,它可以弥补常用的免疫组织化学技术的不足。免疫组织化学是应用特异性抗体显示某种抗原在神经组织的分布及其变化,而作为基因表达产物的定位检测。抗原是基因表达的最终产物(蛋白质),它在胞体合成后往往被运输到神经元突起的远端,因此,免疫组织化学所显示的抗原部位并非抗原合成的真正部位。此外,蛋白质或多肽的更新远比mRNA慢,所以原位杂交不仅能真实反映抗原的合成部位,而且更可显示基因活动的迅速变化。其灵敏度和分辨率可达单个细胞水平。这种技术又称为原位杂交组织化学法(in situ hybridization histo-Chemistry,ISHH)。

2. 聚合酶链反应

(1) 聚合酶链反应

聚合酶链反应(polymerase chain reaction,PCR)又称体外基因扩增,是一项在短时间内体外酶促大量扩增特定的DNA片段的分子生物学技术。典型的PCR由变性→退火→延伸三个基本反应步骤构成。

1) 模板DNA的变性:DNA双链解离成为单链,以便它与引物结合;

2) 模板DNA与引物的退火(复性):引物与模板DNA单链的互补序列配对结合;

3) 引物的延伸:DNA模板-引物结合物在TaqDNA聚合酶的作用下,以dNTP为反应原料,靶序列为模板,按碱基配对与半保留复制原理,合成一条新的与模板DNA链互补的半保留复制链,此三步组成一个循环,通过反复循环反应,使目的DNA得以迅速扩增。

(2) 反转录-聚合酶链反应

反转录-聚合酶链反应(reverse transcription-PCR,RT-PCR)是一种通过提取组织或细胞中的总RNA,以其中的mRNA作为模板,采用Oligo(dT)或随机引物利用反转录酶反转录成cDNA,再以cDNA为模板进行PCR扩增,而获得目的基因或检测基因表达。它将PCR与反转录结合起来,广泛用于克隆cDNA片段。

(3) 实时荧光定量PCR

实时荧光定量PCR(real-time fluorescent quantitative,PCR)技术是一种通过荧光染料或荧光标记的特异性探针对PCR产物进行标记跟踪,最后通过标准曲线对未知模板进行定量的分析方法。该方法具有灵敏度高、特异性强、线性关系好、操作简单等优点,不但能够用于基因定量检测,还能准确定量疾病相关基因的表达,现已广泛应用于人类和动物疾病的快速检测、定量分析、早期诊断和基因分型等方面。

(4) 免疫PCR

免疫PCR(immuno PCR,IM-PCR)是利用抗原抗体反应的特异性和PCR扩增反应的极高灵敏性而建立的一种微量抗原检测技术。其原理是用一段已知DNA分子标记抗体作为探针,用此探针与待测抗原反应,PCR扩增黏附在抗原抗体复合物上的这段DNA分子,电泳定性,根据特异性PCR产物的有无,来判断待测抗原是否存在。由于PCR具有强大的扩增能力,因而比常规的免疫学方法,如ELISA和放射免疫测定的敏感性提高好几个数量级。

3. mRNA差异显示技术

高等生物一般具有10^5个基因,差异基因表达是细胞分化的基础。正是这些基因在细胞中的特异表达与否,决定了生命历程中细胞的发育和分化、细胞周期的调节、细胞衰老和死亡等。近年来,随着DNA重组技术的发展,已有数万个人类基因被克隆分析。要从如此众多的表达基因中找出引起细胞生理或病理变化的基因并非易事。1992年,梁鹏等建立了一种新的显示mRNA差异表达的技术,称为mRNA差异显示(mRNA differential display PCR,mRNA DD-PCR)技术。它是将mRNA反转录技术和PCR技术相结合的一种 RNA 指纹图谱技术。每一种组织细胞(包括同一组织细胞经过不同的处理)都有其特异表达的不同于其他组织细胞的基因谱,即特异的 RNA 指纹图谱。它是一种有效的筛选基因差异表达的方法。

4. 基因转染技术

基因转染(gene transfection)的目的是将动物的 DNA 或 RNA 转入活体细胞,可分为瞬时转染(transient transfection)和稳定转染(stable transfection)两种类型。前者是将 DNA 转入活细胞内,但转入的 DNA 并不嵌入细胞的染色体,其基因表达一般可在 2～3 天内进行。后者是将转入的质粒 DNA 整合到染色体上,或相当于附加子持续存在,使得在转染的细胞中长期表达。表 1-1 所列为几种常用的转染方法。

表 1-1 几种常用的转染方法

转 染 方 法	原 理	应 用
二乙氨乙基(diethylaminoethyl,DEAE)-右旋糖酐法	带正电的 DEAE-葡聚糖与带负电的核酸磷酸骨架相互作用形成复合物,通过细胞内吞作用进入细胞	瞬时转染
磷酸钙法	磷酸钙-DNA 复合物吸附于细胞膜,被细胞内吞转染	瞬时转染
阳离子脂质体法	带正电的脂质体与带负电的核酸磷酸骨架形成复合物,被细胞内吞	稳定转染瞬时转染
非脂质体脂类法	内含多种脂质成分,与 DNA 结合后转运到细胞内	瞬时转染稳定转染
反转录病毒介导法	通过感染宿主细胞将外源基因整合到染色体中	稳定转染
腺病毒介导法	通过受体介导的内吞作用进入细胞内,将腺病毒基因组转移至细胞核内,保持在染色体外,又整合进入宿主细胞基因组中	瞬时转染
电穿孔法	高脉冲电压破坏细胞膜膜电位,DNA 通过膜上形成的小孔导入	稳定转染瞬时转染
基因枪法	将 DNA 用显微重金属颗粒沉淀,再将包被好的颗粒用弹道装置射入细胞,DNA 在胞内逐步释放、表达	瞬时转染
显微注射法	通过显微操作将 DNA 直接注入靶细胞核稳定转染	瞬时转染

5. 生物芯片技术

生物芯片(biochip)技术的原理最初从核酸分子杂交而来,即标记的核酸分子能够与固化的与之配对的核酸分子杂交。这一过程同样适用于蛋白质的研究之中,如抗原与抗体、配体与受体的专一性结合的研究。生物芯片是指包被在硅片、尼龙膜等固相支持物上的高密度的组织、细胞、蛋白质、核酸、糖类以及其他生物组分的微点阵。芯片与标记的样品进行杂交,通过检测杂交信号即可实现对生物样品的分析。目前常见的生物芯片主要有基因芯片、蛋白质芯片和组织芯片等。

(1) 基因芯片

基因芯片又称为 DNA 微阵列(DNA microarray),其主要技术流程包括:芯片的设计与制备;靶基因的标记;芯片杂交与杂交信号检测。可分为三种主要类型:① 用同位素标记的靶基因与固定在聚合物基片(尼龙膜、硝酸纤维膜等)表面上的核酸探针或 cDNA 片段杂交,通过放射显影技术进行检测。这种方法所需检测设备与目前分子生物学所用的放射显影技术相一致,相对比较成熟,但芯片上探针密度不高,样品和试剂的需求量大,定量检测存在较多问题。② 用点样法固定在玻璃板上的 DNA 探针阵列,通过与荧光标记的靶基因杂交进行检测。③ 在玻璃等硬质表面上直接合成的寡核苷酸探针阵列,与荧光标记的靶基因杂交进行检测。

(2) 蛋白质芯片

蛋白质芯片的制作原理类似于核酸芯片,所不同的是蛋白、多肽芯片所用的样品是提纯的蛋白、多肽或从 cDNA 表达文库中提取的蛋白产物。其检测的原理类似于抗原、抗体检测的 ELISA 法。该技术是将各种蛋白质有序地固定在滴定板、滤膜或载玻片等各种载体上成为检测用的芯片,然后用标记了特定荧光的蛋白质或其他成分与芯片作用,经漂洗将未能与芯片上蛋白质互补结合的成分除去,再利用荧光扫描仪或激光共聚焦技术测定芯片上各点的荧光强度,通过荧光强度分析蛋白质与蛋白质之间的相互作用关系,由此达到测定各种蛋白质功能的目的。

6. 基因表达干扰技术

(1) 基因剔除法

基因剔除(gene knockout)又称基因打靶(gene targeting),目前它专指通过同源重组特异地在基因组中某个位点引入预定的突变,以获得基因型发生了改变的基因打靶动物,用来研究感兴趣基因的体内功能以及相关疾病的分子病理。基因剔除大致分两步完成:第一步是构建基因打靶载体,转染动物胚胎干细胞(ES 细胞),并进行筛选和鉴定;第二步是构建有 ES 细胞参与发育的嵌合动物,进而选育出目的基因作为杂合子或纯合子的基因打靶动物。前一步应用的是分子生物学技术,而后一步则为实验胚胎学技术,所以,基因剔除是这两种技术的有机结合。

近年来,一种被称为基因手术刀的 CRISPR/Cas9 的新技术在生命科学领域得到了广泛应用。CRISPR/Cas9 是一种新的基因组修饰工具,可以有效并容易地靶定不同物种生殖细胞和体细胞中的任何基因进行精确的切割。此外,CRISPR/Cas9 还能够实现非人灵长类动物和大型动物的基因组编辑,以产生基因突变,可以用来制备疾病的大型动物模型,忠实地模仿人类患者的病理学,如神经退行性疾病的非人灵长类动物模型。

(2) 反义核酸技术

反义核酸(antisensenucleic acid)是指与靶 DNA 或 RNA 碱基互补,并能与之结合的一段 DNA 或 RNA。反义核酸技术是指利用反义核酸特异地抑制某些基因的表达。其作用机制为:① 在细胞核内以碱基互补配对原则与基因组 DNA 结合,从复制与转录水平发挥反义阻止作用,这种反义技术称为"反基因治疗";② 与 mRNA 5′端的 SD(Shine-Dalgarno)序列或核糖体结合位点结合,阻碍核糖体的结合,从而阻碍翻译,或使反义 RNA 与 mRNA 形成双链,以被水解酶水解;③ 与 mRNA 的 SD 序列上游非编码区结合,改变 mRNA 的二级结构,从而阻碍核糖体的结合;④ 与 mRNA 的 5′端编码区(主要是起始密码子 AUG)结合,阻止 RNA 的翻译;⑤ 与引物结合,在复制水平上阻止基因表达;⑥ 结合到前体 RNA 的外显子和内含子的连接区,阻止其剪切成熟;⑦ 作用于 mRNA 的 poly A 形成位点,阻止其成熟和转运;⑧ 作用于 mRNA 的 5′端,阻止帽子结构的形成;⑨ 由于带电性等影响,非特异性地与某些蛋白结合,这往往是某些非特异性副作用的原因所在。

反义核酸技术主要包括反义 RNA 和反义寡核苷酸,可以通过多种机制快速、可预测地调节培养组织或细胞的基因表达,用来快速、有效地测定基因功能。

(3) RNA 干扰技术

天然反义 RNA 广泛存在于原核和真核细胞内,通过与靶基因形成 RNA-RNA 或 RNA-DNA 双螺旋,对基因功能起重要的调节作用。RNA 干扰(RNA interference,RNAi)技术正是将与 mRNA 对应的正义 RNA 和反义 RNA 组成的双链 RNA 导入细胞,可以使 mRNA 发生特异性的降解,导致其相应的基因沉默。该技术可以通过抑制蛋白表达模拟基因敲除技术。

小干扰性 RNA(small interfering RNA,siRNA)是 RNA 干扰作用得以发生的重要中间效应分子。siRNA 是一类长 21~25 个核苷酸的特殊双链 RNA(double-stranded RNA,dsRNA)分子,它的序列与所作用的靶 mRNA 序列具有同源性。dsRNA 是诱导细胞 RNAi 的关键组分,它在 Dicer 酶作用下解旋裂解形成 21~25 个核苷酸的 siRNA。siRNA 可以是外源性的,也可以是内源性的。由 siRNA 中的反义链指导形成一种沉默复合体(RNA induced silencing complex,RISC),RISC 对靶 mRNA 具有识别和切割作用,利用结合在其上的核酸内切酶切割靶 mRNA 分子中与 dsRNA 反义链互补的区域,形成了 21~23 个核苷酸长的 dsRNA 小片段,从而达到干扰基因表达作用。

7. 光遗传学技术

光遗传学(optogenetics)融合光学及遗传学的技术,精准控制特定细胞在空间与时间上的活动。其时间上精准程度可达到毫秒,而空间上则能达到单一细胞大小。2010 年光遗传学被 *Nature Methods* 选为年度方法,同年被 *Science* 认为是近十年来的突破之一。这个技术的关键是:事前向动物体内转入一种植物基因,这种基因能够对不同颜色光的刺激做出敏感的反应,还能通过自生特性感染类似的细胞。在光遗传学试验中,研究人员能够在感兴趣的能调控电信号的靶细胞上表达来自视蛋白的光学门控离子通道,如视紫红质通道蛋白 2(channelrhodopsin‐2,ChR2)和嗜盐菌紫质(halorhodopsin)蛋白。科学家可以分别利用蓝光和红光来激活(去极化)或抑制(超极化)单一或一系列的经过遗传改造的神经元细胞,并直接演示神经元激活表现出的行为结果。这种新技术可以推广到所有类型的神经细胞,比如大脑的嗅觉、视觉、触觉、听觉细胞等。光遗传学为神经生物学开辟了一个新的让人激动的研究领域,可以挑选出一种类型的细胞然后发现其功能。

1.3.6 脑 成 像

目前成像技术可以分为结构性成像(structural imaging,SI)和功能性成像(functional imaging,FI)两大类。常规(数字)X线摄影和X线计算机断层摄影(computed tomography,CT)等都是FI的例子,它们具有图像对比度好和空间分辨率高的特点;磁共振成像(magnetic resonance imaging,MRI)、功能性磁共振成像(functional magnetic resonance imaging,fMRI)和放射性核素显像(radio nuclear imaging,RNI)是FI的典型技术,这些影像含有丰富的生命组织内部功能性信息,有助于人们在分子水平上动态地认识生命活动的本质。

1. 功能性磁共振成像

MRI对软组织结构有着很高的对比度和空间分辨率,随着MRI技术的迅速发展,在不使用外源性造影剂的情况下,MRI就可实现对人脑中神经元活动增加区域成像,而fMRI技术的问世更使其成为研究脑功能的强有力工具。

(1) fMRI原理

一般认为,人在接受视觉、听觉和触觉等各种刺激或进行思维活动时,相应的被激活神经元的活动导致局部血流量增加,但局部耗氧率(oxygen consumption rate,$CMRO_2$)并未等量地增加,这就使得血液中的氧合血红蛋白增多,去氧血红蛋白浓度降低,造成局部磁化率减小,从而导致磁化强度矢量横向分量衰减的时间常数T_2^*增加。这种增加表现为T_2^*加权像上的高信号。基于该原理,为了研究神经元的功能,通过外在有规律任务与静止两种状态的交互刺激,连续地采集一系列随时间推移的动态T_2^*加权像,进而用统计学方法分析这些图像,以确定有意义的脑区,这些区域在从事作业和接受刺激时的信号与静息时相比有明显的变化。

(2) fMRI的基础研究和临床应用

1) 基础研究:正常脑功能的fMRI研究,涉及视觉、运动、感觉、听觉、味觉、语言、音乐记忆和计算等认知功能。例如,研究表明,语言刺激主要作用于左侧大脑半球,但被激活的大脑区域并不仅限于传统的听觉及相关语言区,还激活大脑其他区域;音乐刺激虽然主要有右侧半球激活,但亦同语言刺激一样,有众多的皮层区参与活动,说明无论在语言或音乐刺激条件下,虽然大脑两半球分工不同,但两半球间及半球内各脑区间有相互协同作用。

2) 临床应用:神经外科颅内肿瘤切除手术的原则是,在尽可能保留重要脑功能结构的前提下最大限度地切除肿瘤。因此正确辨认中央沟、中央前后回以确认功能区,对于提高患者的生存质量以及延长生存时间具有非常重要的意义。fMRI的出现,扩大了MRI在图像引导的颅内肿瘤手术计划设计与执行中的应用。许多的fMRI研究结果显示,肿瘤对功能区的侵犯可导致功能活动的完全丧失,而且由于占位效应的影响,肿瘤周围的功能活动区与正常对侧比较,常发生变形和移位,脑水肿内和脑肿瘤内功能活动区上也能明确显示。

2. 正电子发射断层成像

PET是目前核医学最重要的功能性成像设备,在脑功能研究和神经系统疾病的早期诊断上发挥着越来越独特的作用。PET-CT的出现,融合了功能成像与结构成像优点,代表了放射性核素显像的发展方向。小动物PET的问世,使得小动物PET研究的实验结果可直接外推到人体,在动物实验与临床研究之间架起了技术桥梁。

(1) PET成像

PET成像技术实现在远距离检测正电子放射性核素标记的分子探针参与生物过程中发出的γ射线,并且重建断层图像。根据分子探针与靶分子之间的关系,PET分子显像大致有六种类型:① 受体-配体模式;② 抗原-抗体模式;③ 络合或杂交模式;④ 转运体-底物模式;⑤ 基因-底物模式;⑥ 酶-底物模式。

(2) PET成像的基础研究和临床应用

长期以来,人们尝试了许多方法对受体进行研究,经典的离体药理分析、生物化学提纯和分离、RRA和放射自显影(autoradiography,RA)等技术都对推动受体的研究发挥了重要作用,但这些方法各有其局限性。在分子水平上探讨受体功能及其生物学作用,PET提供了一种将配体-受体结合的特异性与正电子放射性核素成像的灵敏性于一体的功能显像技术。以往人们对阿尔茨海默病(Alzheimer's disease,AD)分子学水平的研究局限于尸解和离体动物实验,无法获得在体的生理、病理和生化信息,研究结果的推广受到限制。小动物PET显像则在AD的研究上具有特殊意义。通过正电子放射性核素标记特定的配体基团与受体的特异结合,利用小动物PET对活体动物脑内特定受体结合位点进行精确定位并获得受体的分布、密度与亲和力图像,揭示AD模型动物在脑血流灌注、代谢和递质受体等不同研究水平的异常,为完善AD的病因、病理、诊断和治疗提供了大量资料。研究同时还发现AD模型动物的中枢神经系统内存在多种受体系统的紊乱,如乙酰胆碱受体(acetylcholine receptor,AchR)、苯二氮䓬类受体(benzodiazepin receptor,BZR)、5-羟色胺受体(5-hydroxytryptamine receptor,5-HTR)等。这种方法从活体分子水平上探测神经递质,为探讨特异的神经传导通路的生理活动提供一种独特的方法。

脑代谢显像在研究中枢神经系统功能代谢活动的变化规律以及探讨脑部疾病的有效诊治方法方面具有重要的意义,包括糖、氧和蛋白质等代谢显像。脑的葡萄糖代谢显像是代谢显像研究的主要内容。分子探针^{18}F-FDG为葡萄糖类似物,参与部分葡萄糖代谢而停留在脑细胞内,观察和测定^{18}F-FDG在脑内的分布情况,可以了解局部的葡萄糖代谢状态,可以观察到脑在受到外界刺激时各个功能区域活动的情况。

参 考 文 献

关新民,2004.医学神经生物学[M].北京:人民卫生出版社.

韩济生,1999.神经科学原理.上册[M].北京:北京医科大学出版社.

黄诒森,张光毅,2006.生物化学与分子生物学[M].北京:科学出版社.

李英贤,贺福初,2003.DNA与蛋白质相互作用研究方法[J].生命的化学,23(4):306-308.

吕国蔚,2002.实验生物学[M].北京:科学出版社.

孙积宁,王滨,李丽新,等,2007.学龄儿童数字计算的fMRI研究[J].实用放射学杂志,23(2):171-174,232.

汤乐民,丁斐,2005.生物科学图像处理与分析[M].北京:科学出版社.

王晓冬,汤乐民,2006.生物光镜标本技术[M].北京:科学出版社.

张泽宝,2005,医学影像物理学.第二版[M].北京:人民卫生出版社.

第2章 神经元与神经胶质细胞

人们可以从不同的结构水平去研究神经系统和理解脑的功能,细胞和分子生物学领域所取得的令人振奋的研究结果,有助于从分子和细胞水平理解神经系统的功能。神经系统主要由神经元(neuron)和神经胶质细胞(neuroglial cell)组成,本章着重讨论这两类细胞的结构和功能。

2.1 神 经 元

神经元是神经系统的基本结构和功能单位。一般来说,越是高等的动物,其神经元的数量越多。人的大脑约含有上百亿个神经元。神经胶质细胞的数量则更为庞大,约为神经元的10倍。从数量上看人们似乎更应该把注意力集中于神经胶质细胞,但在脑的独特功能中神经元依然是最重要的。神经元是高度分化的细胞,形态多样(图2-1),结构复杂,在生理功能上具有接受刺激、传导冲动和整合信息的能力。每一个神经元都是由胞体[cell body,又称核周体(perikaryon)]和从胞体发出的一个或几个长短不等的突起构成。神经元突起分为树突(dendrite)和轴突(axon),如图2-2所示。

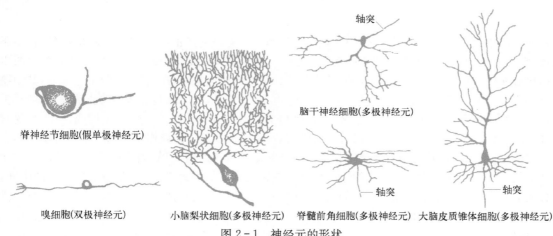

脊神经节细胞(假单极神经元)

嗅细胞(双极神经元)

脑干神经细胞(多极神经元)

小脑梨状细胞(多极神经元)   脊髓前角细胞(多极神经元)   大脑皮质锥体细胞(多极神经元)

图2-1 神经元的形状

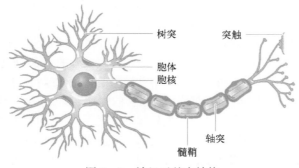

树突   突触

胞体
胞核

轴突

髓鞘

图2-2 神经元基本结构

2.1.1 神经元胞体结构和功能

神经元的胞体存在于脑和脊髓的灰质及神经节内,其形态各异,常见的形态为星形、球形、锥形和梨形等。神经元胞体大小不一,小的直径仅 $5\sim6\ \mu m$,大的可达 $100\ \mu m$ 以上。和所有的细胞胞体一样,神经元的胞体由细胞膜、细胞质、细胞器和细胞核等组成,是维持和控制神经元代谢和功能活动的中心(图2-3)。

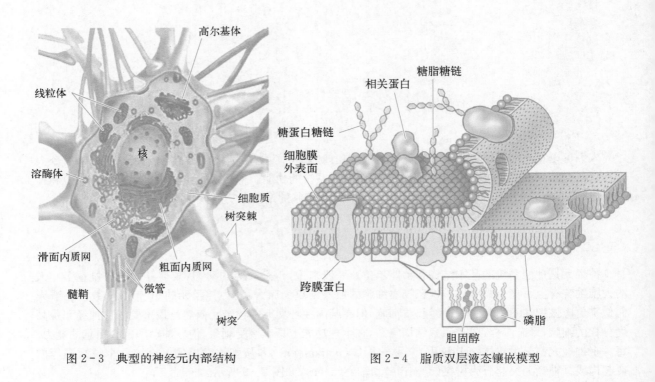

图 2-3　典型的神经元内部结构　　　图 2-4　脂质双层液态镶嵌模型

1. 神经元膜

神经元的胞膜是神经元的屏障,紧密地包裹着细胞质。神经元膜的化学组成一般包括蛋白质、脂质以及糖,它们的比例因膜的种类不同而存在很大差异。神经元膜厚度约 5 nm,结构由脂类和蛋白质以非共价键聚合而成,符合"脂质双层液态镶嵌模型",即其基本的构成是液态的脂质双分子层基质,其中镶嵌着既有亲水又有亲脂部分的兼性蛋白质,为受体、通道、酶和泵等,参与细胞的多种功能活动(图 2-4)。

神经元膜脂质有磷脂、胆固醇、糖脂,但以磷脂为主。脂质双分子层主要由磷脂构成,磷脂主要有磷酸甘油二酯和鞘磷脂。磷酸甘油二酯以甘油为骨架,其第一位和第二位碳原子的两个羟基分别与两个脂肪酸生成酯,其第三位羟基与磷酸生成磷脂酸。磷脂酸是合成磷脂酰胆碱、磷脂酰乙醇胺和磷脂酰丝氨酸等物质的前体。甘油磷脂的两条长的脂肪烃链组成磷脂的非极性尾部,处在脂质双分子层的中间,其余部分构成极性头部位于脂质双分子层的表面。磷脂分子的兼性特征决定其在神经元膜中的双层排列及其与各种膜蛋白相结合的特性。除甘油磷脂外,神经细胞膜还含有丰富的鞘磷脂(sphingomyelin,SM),亦称神经醇磷脂,它是以鞘胺醇(sphingosine)为骨架,与一条脂肪酸链组成疏水尾部,亲水性头部为结合的胆碱与磷酸。鞘磷脂广泛存在于生物组织内,在脑组织中含量最多。脂质的熔点较低,在室温下是液态,具有流动性,其脂类分子可以自由移动,蛋白质分子也可以在脂质双层中横向移动。在不同的部位脂质含量不同,如形成髓鞘的膜,脂质占 79%,蛋白质含量仅占 18%,这样可使膜的通透性很低,故具有良好的绝缘性。而功能复杂的线粒体内膜,蛋白质约占膜成分的 75%,而脂质含量较低。

在脂质双层中镶嵌有蛋白质,膜蛋白几乎都是由肽链卷曲折叠成球状。这些蛋白质在膜中的位置有三种情况:一种是贯穿膜的脂质双分子层,两端暴露于膜的内外表面,这种类型的膜蛋白又称跨膜蛋白;另一种是全部嵌入膜脂质双层内;还有一种是一端外露一端嵌入,它们均属于内在蛋白,露出膜外的部分含较多的极性氨基酸,属亲水性,与磷脂分子的亲水头部邻近;嵌入脂双层内部的膜蛋白由一些非极性的氨基酸组成,与脂质分子的疏水尾部相互结合,因此与膜结合非常紧密。内在蛋白具有多种重要生理功能,有些成为神经递质或其他活性物质的受体,有些构成离子通道、载体等,进行信息传递、神经冲动的产生与扩布、物质运输、代谢调控。分布于脂质双层表面的蛋白质为外在蛋白,以非共价键结合在内在蛋白的外端上,或结合在磷脂分子的亲水头部。分布在脂质双层外表面的外在蛋白,包括神经细胞黏附分子(cell adhesion molecule,CAM)等,分布在脂质双层内表面的外在蛋白,包括参与细胞骨架形成的肌动蛋白(actin)、锚定蛋白(anchoring protein)、血影蛋白(spectrin)或胞衬蛋白(fodrin)等。

神经元膜的化学组成除了脂质和蛋白质以外,还有 1%～5% 的糖。细胞膜上所含的糖类有寡糖和多糖。这些糖类和胞膜的脂类或蛋白质相结合形成糖脂或糖蛋白,糖脂和糖蛋白的糖链伸向神经元膜的表面,具有某些功能,如表示某种免疫信息,或作为膜受体可识别的部分。

综上所述,神经元膜的基本结构与其他细胞膜相似,均以脂质双层为骨架。镶嵌在膜中的蛋白质和连接在膜外表面的糖类分子一起完成许多重要的生理功能,神经元膜的结构与其承担的许多生理功能密切相关。

2. 神经元的细胞质和细胞器

神经元细胞质内含有许多细胞器,包括线粒体(mitochondria)、内质网(endoplasmic reticulum)、高尔基体(Golgi apparatus)、核糖体(ribosome)、溶酶体(lysosomes)等。神经元线粒体形状不一,有圆形、长条形或棒形、分支形等,长度约 $1\ \mu m$。同一神经元或不同神经元中线粒体的形状和大小变化很大。线粒体几乎分布于整个神经元,包括细胞体、树突和轴突,甚至最小的突起分支和纤维末梢中也有较多的线粒体。线粒体由双层膜包绕,即内膜和外膜,两者区别很大,平滑的外膜具有小孔,可通过分子量小于 10 kDa 的物质。包裹在外膜之内的内膜通透性小,内膜向腔内伸出,折叠成隔板状,称为线粒体的嵴,嵴增大了内膜的面积,内膜上分布着特异的蛋白转运体,参与物质进出线粒体的运输。神经元线粒体的超微结构与一般细胞相似,但有两点是有特征性的:① 线粒体嵴大多呈纵向排列;② 由线粒体内膜所围成的腔室,其致密基质颗粒不常出现或缺如,但意义不明。线粒体是神经元内能量产生、储存和供给的场所,是细胞的氧化供能中心,其中进行着三羧酸循环、呼吸链的电子传递以及氧化磷酸化反应,在组织培养中可见线粒体经常运动,不断改变其形状和大小。神经元内的线粒体除具有氧化供能作用外,还有贮存钙的作用,是调节细胞内钙的重要因素之一。

神经元内核糖体非常丰富,远远超过神经胶质细胞和其他非神经细胞,它们附着在滑面内质网上,形成粗面内质网,是蛋白质合成和转运的重要场所。神经元内较为特殊的是尼氏体。尼氏体在光镜下为嗜碱性深染的颗粒或小块,只存在于胞体和树突中,而在轴突和轴丘(axon hillock)中没有尼氏体(图2-5)。电镜下,尼氏体是由许多规则平行排列并互相沟通的粗面内质网及其间的游离核糖体组成。尼氏体是神经元合成蛋白质的最活跃部位,神经活动所需的大量蛋白质主要在尼氏体合成,包括结构蛋白和分泌蛋白。依神经元的类型和不同生理状态,尼氏体的数量、形状和分布也有所差别,一般大神经元的尼氏体比小神经元的明显且丰富,运动神经元的尼氏体比感觉神经元的粗大,如脊髓前角运动神经元,尼氏体数量最多,形状颇似虎皮的斑纹状,故又称"虎斑小体",而人小脑的浦肯野细胞(Purkinje cell),尼氏体为细小均匀的颗粒状。当代谢功能出现障碍时,尼氏体的形态可发生变化,如神经元损伤或中毒时,均能引起尼氏体减少乃至消失,而损伤因素去除后,尼氏体又可恢复。因此,尼氏体的形态结构可作为判定神经元功能状态的一种标志。

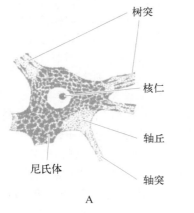
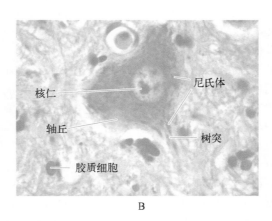

图2-5　运动神经元尼氏体

A. 模式图;B. 犬脊髓灰质前角(苏木精-伊红染色)

溶酶体是囊泡状结构的细胞器,外裹一层薄膜,里面呈细小颗粒或均质状,较致密,含有酸性水解酶,称为初级溶酶体(primary lysosome)。初级溶酶体释放水解酶,消化细胞中退化或衰老的膜和细胞器,可降解各种蛋白质和多肽,神经末梢内的突触小泡也可以被溶酶体摄取,运送到胞体。这种含有崩解产物的溶酶体称为次级溶酶体(secondary lysosome)。

人的神经元在 6 岁以后开始出现脂褐素(lipofuscin),其含量随年龄的增长而增加,大量的脂褐素可占据胞体很大的空间,而将细胞核和其他细胞器推移到胞体一侧,但脂褐素并非普遍存在于各种神经元,例如,视上核(supraoptic nucleus,SON)的神经元直至老年也不出现脂褐素。光镜观察老年大脑皮层组织,发现神经元数量减少,多数神经元胞质内出现大量脂滴及脂褐素颗粒,有关脂褐素的形成及其作用近年来已有很多研究,有人认为它是细胞器的终末产物,是游离自由基损伤生物膜导致磷脂和蛋白质异常过氧化所形成的;也有人认为,溶酶体缺乏某些脂类代谢所必需的酶,分解脂类物质的能力有限,使脂质残留而形成脂褐素,脂褐素是脂质长期积累在细胞内的残余体。

3. 细胞骨架

神经元胞质中除了特殊的细胞器外,还有神经元纤维(neurofibril)。光镜下用重金属银染色能清晰

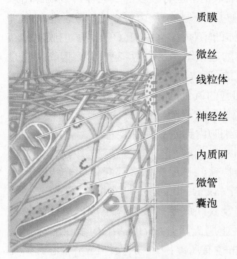

地观察到,在神经元的胞体和突起内呈现棕黑色的丝状结构,此即为神经元纤维。神经元纤维有的在胞体中交织成网,有的在轴突和树突中彼此平行,密集成束。电镜观察,神经元纤维包括微管(microtubule)、神经丝(neurofilament,NF)和微丝(microfilament)。微管、神经丝和微丝构成了神经元的细胞骨架(cytoskeleton)(图 2-6)。

质膜
微丝
线粒体
神经丝
内质网
微管
囊泡

图 2-6　神经元细胞骨架

1) 微管:在三种骨架组分中,微管是最粗的,直径约 25 nm,为细而长的中空管状物,管壁厚为 5 nm。微管的化学成分为微管蛋白(tubulin),每个微管蛋白分子解聚后,可产生 α 微管蛋白和 β 微管蛋白。微管先由 α 微管蛋白与 β 微管蛋白单体形成二聚体,再由许多二聚体彼此首尾相接形成微管蛋白原丝,一个微管一般由 13 根原丝呈螺旋形围绕而成。微管之间以微管相关蛋白(microtubule associated protein,MAP)相联系,MAP 与微管蛋白结合形成微管侧臂,稳定微管的空间结构,并促进微管聚集成束,参与微管与神经丝之间连接,控制神经元发育过程中的可塑性。目前已发现多种 MAP,不同的 MAP 在细胞内分布不同。胞体和树突的微管含高分子量 MAP2,轴突内微管缺乏 MAP2,但含低分子量 MAP,称为 Tau 蛋白(tau protein),MAP2 与 Tau 蛋白各自均为单一基因产物,由于在 mRNA 水平的剪接,产生了多种分子量的蛋白,MAP2 和 Tau 蛋白有翻译后的修饰,MAP2 和 Tau 蛋白通过可逆的磷酸化修饰调节细胞骨架的聚合或解聚。Tau 蛋白过度磷酸化则与 AD 的病理性神经元纤维缠结的形成有关。此外,微管壁上每隔 32 nm 间距向外伸出侧突或横桥,其中含有 ATP 酶,横桥的功能可能是增加微管间连接的稳定性或作为细胞器以及其他颗粒物沿微管运行的附着点。微管在细胞质内起支架作用,神经元内的各种信号可以通过调节微管的聚合和解聚调控神经元的形状。生长锥(growth cone)可决定神经元的形态,这与微管的作用分不开。如用秋水仙素处理神经元,可使微管解聚,细胞伸展和移动受阻,神经细胞突起回缩。此外,微管可以作为物质转移、运输的轨道,比如神经元的轴浆运输需要微管的参与,破坏微管则这些活动均停止。

2) 神经丝:或称神经细丝,非神经元所独有,亦存在于其他真核细胞的胞体中,称为中间丝(intermediate filament),在神经元中则称为神经丝。神经丝不分支,直径约为 10 nm,由厚约 3 nm 的致密外层和明亮的中柱组成。在电镜下高倍放大观察,可见神经丝分散在胞质内,也延伸到神经元的突起中。神经丝由神经丝蛋白(neurofilament protein,NFP)聚合组装而成,并且一旦形成神经丝就难以解聚。神经丝蛋白有三型:高分子量神经丝蛋白(neurofilament heavy,NF-H)、中分子量神经丝蛋白(neurofilament medium,NF-M)和低分子量神经丝蛋白(neurofilament light,NF-L),分子量分别约 200 kDa、160 kDa 和 68 kDa。神经丝中以 NF-L 聚合构成主干,NF-H 形成神经丝间架桥的侧链,NF-M 在 NF-L 构成的主干上呈螺旋状攀绕。神经丝蛋白最主要的修饰是磷酸化,磷酸化的 NF-H 在神经丝之间的侧壁交联中起主要作用,通过交联有利于细胞骨架稳定,通常轴突中神经丝蛋白的高度磷酸化是轴突成熟的标志。神经丝主要起支持作用,也可能与微管、微丝一起参与细胞内物质的运输,如参与神经元内代谢产物和离子的运输。

3) 微丝:神经元内最细的丝状结构,直径约 5 nm,和细胞膜的厚度相当,长短不等。微丝遍布于神经元,在神经突起中更多。微丝的主要化学成分是肌动蛋白(actin)和肌球蛋白(myosin)。肌动蛋白又有单体

和多聚体两种形式,单体形式的肌动蛋白又称为球状肌球蛋白(globular actin,G-actin),多聚体肌动蛋白又称为纤维状肌动蛋白(fibrous actin,F-actin)。G-actin 在 Mg^{2+} 及高浓度的 K^+ 或 Na^+ 诱导下聚合成 F-actin。微丝由两股细链盘绕而成,每股链都是肌动蛋白的聚合物。跟微管一样,肌动蛋白微丝不断地装配和解聚,这个过程由神经元内的信号调节。微丝为较短的多聚体,在神经元高度活动的部分(如轴突的生长锥和树突棘)占优势,参与生长锥突起和伪足的形成与回缩,生长锥依赖微丝得以向前运动。微丝还参与突触小泡的移动及其内容物的排出,并对细胞膜特化结构的形成,如突触前、后膜的形成有重要作用。

作为细胞骨架的微管、神经丝和微丝在功能上各有其个性和共性,它们分别不同程度地参与神经元的发育、成熟和损伤后的再生等过程,这三种成分和其相关蛋白占神经元总蛋白量的 25%。神经元形态和大小的多样性和复杂性均依赖于细胞骨架,而细胞骨架是动态的,处于一种聚合与解聚、组装与去组装的动态调节中,在发育过程中骨架很大程度上决定轴突和树突的发生。当外周神经元的轴突被切断时,生长锥可延伸、回缩或改变形态,这是细胞骨架具有高度可塑性动态变化所致。神经元骨架在整个生命过程中对神经元的生存及功能变化起至关重要的作用(如老年性痴呆就是以大脑皮层的神经元细胞骨架破坏为特征)。骨架参与细胞器与蛋白质在胞体与突起之间的双向运输,为轴突和树突运输提供了结构基础,对神经元内细胞器的非对称性分布也有重要意义。另外,细胞骨架可与膜蛋白相互作用,使其分布于适当区域如轴突膜、树突膜、突触前膜和突触后膜等,对神经细胞表面特化区的形成和保持起主导作用。

2.1.2　神经元胞核

细胞核位于神经元的中央,大而圆,占胞体的很大一部分,大多数神经元只有一个细胞核,但两个核的神经元也不罕见,如自主神经节的神经元。核膜由内外两层膜构成,每层约 7 nm,两层之间隙为核周隙(perinuclear cisterna)。内膜非常光滑,外膜则不规则且粗糙,表面附有大量核糖体颗粒,实际上外膜是内质网的延续。核膜上有许多小孔,其直径约为 0.1 μm,它们有规律地等距离排列,称为核孔(nuclear pore)。核孔不是简单地由两层膜融合而成的孔,而是由一组蛋白质颗粒以特定方式配布而成的,称为核孔复合体(nuclear pore complex,NPC),目前认为至少有 50 种不同的核孔蛋白(nucleoporin)构成 NPC,其中包括可特异识别的受体分子。NPC 的中央贯穿了一个通道,是核内容物和胞质之间进行通讯和物质双向运输的场所。哺乳动物单个细胞平均有 3 000 个核孔,但核孔数并非固定不变,它们随细胞类型而有不同,还与细胞功能状态和细胞周期有关。一般认为,细胞核活动旺盛的细胞中核孔数目较多,反之较少。神经元胞核的异染色质较少,多位于核膜内侧,常染色质较多,分散在核的中央,着色浅,核染色质的主要成分是 DNA、蛋白质和酶类。核仁(nucleolus)1~2 个,深染,大而明显,占核直径的 1/4~1/3,核仁由致密度低而排列密集的细丝和颗粒构成,颗粒直径 15~20 nm。细丝和颗粒均含核蛋白,核仁的主要成分是 rRNA,还有少量的 DNA、蛋白质和酶类。细胞变性时,核多移向周边而偏位,严重时出现核固缩和崩解。

2.1.3　神经元突起

神经元的突起分为两种类型:一种是树突,另一种是轴突。

1. 树突

神经元有一至多个树突,呈光滑的锥体状,从胞体发出,在起始部分较粗,经反复分支,越分越细,形如树枝状。电镜下,在树突的小分支表面可见许多棘状突起,长 0.5~1.0 μm,粗 0.5~2.0 μm,称树突棘(dendritic spine),这些棘看起来像挂在树突上的突出的小包(图 2-7)。树突棘内含有数个扁平的囊泡称棘器(spine apparatus),是形成突触的部位,为接纳神经元信息传递的专门区域。一个神经元可以有一万个树突棘,每个树突棘都是突触的一部分,因此一个神经元能够接收至少一万个神经元传递的信息。树突最远端的棘最长,有的有分叉,近胞体的棘则最小,多为无柄的小突起。神经元树突上树突棘的密度、形状随神经元活动状态而变化,去神经纤维后或老年时棘可减少或消失,当神经支配恢复时,树突棘又可出

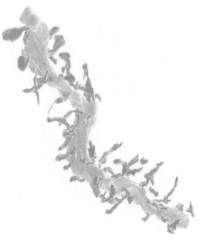

图 2-7　神经元的树突棘

现。在学习和记忆以及神经元可塑性方面树突棘也起重要作用,研究发现在海马神经元,适量地增加兴奋性突触活动,例如,培养基中加入少量的谷氨酸或缓慢增加钙离子浓度,可使树突棘伸长,并生成新树突棘。

树突是神经元胞体的延伸部,胞体中的大部分细胞器包括尼氏体、高尔基体、线粒体、游离核糖体、微管、神经丝等都可进入树突,因此难以划定胞体和树突的界限,但随着树突的延伸而逐渐减少。树突具有接受刺激并将冲动传入细胞体的功能。树突的分支和树突棘可扩大神经元接受刺激的表面积,树突全长各点都可以与其他神经元的轴突末梢形成突触。树突区是神经元的感受区,不同的神经元感受功能不同,其树突的形状也不同。树突的主要标记物是 MAP2,胞体也有 MAP2 免疫反应标记。MAP2 免疫反应近年来越来越受到人们的重视,研究发现,缺血、挫伤和电针损伤可使神经元 MAP2 抗原性消失。轻度受损的神经元 MAP2 免疫反应可恢复,而固缩的神经元则不能恢复。

2. 轴突

轴突多由神经元胞体的锥形隆起即轴丘(axon hillock)发出(图 2-8),也可由主干树突的基部发出。通常一个神经元只有一根轴突,长短不一,长的可达 1 米以上,短的只有几微米。除个别神经元外,一般神经元的轴突细长,表面光滑均匀,无棘状突起,侧支成直角从主干分出,分支不多,侧支直径与主干相同。轴丘在形态学上是一个几乎没有游离核糖体和粗面内质网的三角形或扇形区域,电镜下可见大量细

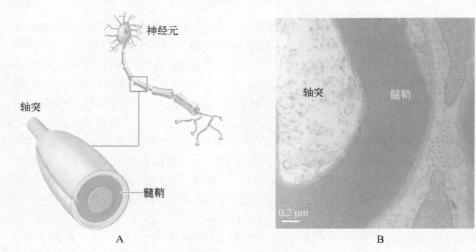

图 2-8 神经髓鞘

A. 模式图;B. 透射电镜图像

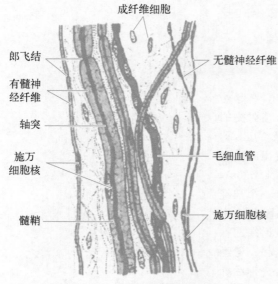

图 2-9 神经纤维模式图

丝和微管。轴突的起始段(initial segment)是指轴丘的顶端到开始有髓鞘的一段,此段内也不含核糖体和粗面内质网。起始段的兴奋阈最低,是动作电位产生的部位,即神经冲动的发起部。刚从胞体发出的轴突无髓鞘包裹,随后整个轴突都由髓鞘包裹,即为有髓神经纤维。

神经元的轴突及其被膜共同构成神经纤维(nerve fiber),根据其有无髓鞘分为有髓纤维(myelinated fiber)和无髓纤维(unmyelinated fiber),无髓纤维也包括含少髓或薄髓的纤维。髓鞘(myelin sheath)如图 2-8 所示,在中枢神经系统由少突胶质细胞(oligodendrocyte)形成,在周围神经系统由施万细胞(Schwann cell)形成,电镜下呈明暗相间的同心圆状板层围绕在轴索周围。髓鞘分成许多节段,相邻两段称郎飞结(node of Ranvier),如图 2-9 所示。轴突的侧支均自郎飞结处发

出,相邻两个郎飞结之间的一段称结间体(internode)。轴突越粗,其髓鞘也越厚,结间体也越长。髓鞘的主要成分是脂质,内含鞘磷脂,它不容带离子的水溶液通过而起绝缘作用,通过轴突的电流只能使郎飞结处的轴膜去极化而产生兴奋。因此,从轴突起始段产生的神经冲动,通过郎飞结处的轴膜向前传导,即从一个郎飞结到下一个郎飞结,呈跳跃式传导,故传导速度快。结间体越长,跳跃的距离也越大,传导速度也就越快。无髓神经纤维兴奋的传导是连续的。神经纤维主要构成中枢神经系统的白质和周围神经系统的脑神经、脊神经和自主神经。

神经元轴突呈细索状,末端失去髓鞘,分出许多末梢形成突触小体,与其他神经元的胞体、树突或轴突形成突触(synapse)。电镜下突触结构可分为突触前膜(presynaptic membrane)、突触间隙(synaptic cleft)和突触后膜(postsynaptic membrane)。突触前膜是轴突末端突触小体的膜,突触后膜是突触后神经元与突触前膜相对应部分的膜,突触前膜和突触后膜较一般神经元膜略厚,为特化的神经元膜,突触前膜与突触后膜之间存在的间隙称为突触间隙。

轴突表面的细胞膜,称轴膜(axolemma),轴突内的胞质称轴浆(axoplasm),它与胞体的浆液相通,存在着双向流动,称为轴浆流(axoplasmic flow),起着物质运输的作用。神经信使物质贮存于囊泡内,沿着神经元的微管从胞体向末梢的运输为顺向运输(anterograde transport),与顺向运输相反,将物质从末梢经轴突运输到胞体为逆向运输(retrograde transport),逆向运输为胞体提供了轴突末梢代谢需求变化的信号。轴浆内有许多与轴突长轴平行的神经元纤维和细长的线粒体,但无核糖体、尼氏体和高尔基体。因此,轴突内不能合成蛋白质。轴突成分的代谢更新以及突触小泡内的神经递质,均在胞体内合成,通过轴突内微管、神经丝流向轴突末端,作用于效应细胞。

2.1.4　神 经 元 分 类

人类不可能从数目众多的神经元中,了解每一个神经元是如何对大脑产生独特贡献的。但是,可以将大脑中的神经元分成几类,对不同类别的神经元进行功能鉴定。神经元胞体的形状和突起的长短、数量是多种多样的,根据神经元形态和机能的不同可以有多种分类方法。

1. 按突起数目分类

1) 多极神经元(multipolar neuron):神经元有一个轴突和多个树突,如脊髓的运动神经元、海马的锥体细胞等中枢神经系统内的许多神经元多属此类。

2) 双极神经元(bipolar neuron):神经元有两个突起,一个是树突,另一个是轴突,如视网膜中的双极神经元胞体两端各发出一根突起,分别为轴突和树突。

3) 单极神经元:或称假单极神经元(pseudounipolar neuron)。从胞体发出一个突起,距胞体不远又呈"T"形分为两支,一支分布到外周的其他组织器官,称周围突(peripheral process);另一支进入中枢神经系统,称中枢突(central process),如背根神经节(dorsal root ganglia,DRG)中的细胞均属此类。假单极神经元的这两个分支,按神经冲动的传导方向,中枢突相当于轴突,周围突相当于树突。

多极、双极和单极神经元(假单极神经元)如图2-10所示。

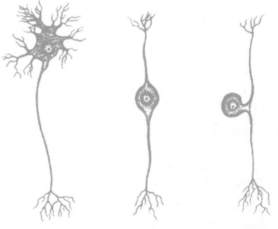

多极神经元　　双极神经元　　假单极神经元

图 2-10　按突起数目进行神经元分类

2. 按轴突长短分类

1) Golgi Ⅰ型神经元:或称投射神经元(projection neuron),这类神经元是长轴突的大神经元,具有一根长的轴突,最长的可达1米以上,其轴突可延伸到胞体范围以外的区域,末梢终于神经系统其他部分或分布到皮肤和肌肉等组织中。Golgi Ⅰ型神经元胞体较大,树突上有棘,树突分布区域呈圆锥形,联系范围较广,如大脑皮质的锥体细胞、小脑皮质的浦肯野细胞和脊髓的运动神经元。

2) Golgi Ⅱ型神经元：或称局部环路神经元(local circuit neuron)，这类神经元是短轴突的小神经元，轴突较短，有的仅数微米，胞体较小，树突上无棘，或只有少量的棘，树突分支无固定扩展模式，仅与邻近细胞连接的中间神经元(interneuron)属于此类，如大脑皮质及小脑皮质的颗粒细胞。

已经证明，Golgi Ⅰ型和 Golgi Ⅱ型神经元形态学上的差别具有不同的功能意义，Golgi Ⅰ型神经元主要执行整合与投射功能，它们收集大量来自传入纤维的信息，通过轴突向距离远近不一的远端或近端位点传递其整合效应。位于中继核团内的 Golgi Ⅱ型神经元，轴突和树突都局限于大致相同的范围，是神经系统长途传导通路中的调制器，仅起调节作用。此外，还有一些特殊的神经元，如无足细胞没有明显的轴突，存在于视网膜等处。

3. 按神经元功能分类

1) 感觉神经元(sensory neuron)：或称传入神经元(afferent neuron)，多为假单极神经元，胞体主要位于脑神经节与脊神经节、脊髓和脑干感觉核中，其周围突的末梢分布在皮肤和肌肉等处，直接与感受器联系，将信息由外周传向中枢。

2) 运动神经元(motor neuron)：或称传出神经元(efferent neuron)，多为多极神经元，胞体主要位于脑、脊髓和自主神经节内。运动神经元将冲动由中枢传至周围，支配骨骼肌、平滑肌和腺体等效应器产生效应，如大脑皮层的锥体细胞、脑干运动核的神经元和脊髓前角运动神经元以及内脏传出神经的节前和节后神经元等。

3) 中间神经元：或称联络神经元(association neuron)，多为多极神经元，位于中枢神经系统的传入和传出神经元之间，起联络作用。在中枢神经系统内，数量最多的是体积较小的中间神经元。动物进化水平越是高等，中间神经元数量越多。脑的高级功能主要是中间神经元活动的结果，脑组织实际上是中间神经元为主体构成的一个极复杂的网络系统。

4. 按神经末梢释放化学递质分类

1) 胆碱能神经元(cholinergic neuron)：轴突末梢释放 Ach。胆碱能神经元分布较广泛，如由丘脑特异性神经核向大脑皮质投射的神经元，以及直接由脑和脊髓发出的传出纤维的运动神经元等都是胆碱能神经元。研究表明，Ach 是与学习记忆有关的物质，老年性痴呆时 Ach 的合成、释放减少，从而影响正常的记忆和认知功能。

2) 去甲肾上腺素能神经元(norepinephrinergic neuron)：轴突末梢释放 NE，其胞体主要集中在延脑、脑桥等处。

3) 多巴胺能神经元(dopaminergic neuron)：轴突末梢释放 DA。胞体主要位于中脑，其纤维终于纹状体等处。

4) 5-羟色胺能神经元(5-hydroxytraminergic neuron)：轴突末梢释放 5-羟色胺(5-hydroxytraminergic，5-HT)。脑内 5-HT 能神经元主要分布于低位脑干近中线的中缝核群。NE、DA、5-HT 等是单胺类递质，释放它们的神经元又统称为单胺能神经元(monoaminergic neuron)。

5) γ-氨基丁酸能神经元(γ-aminobutyrinergic neuron)：轴突末梢释放 γ-氨基丁酸(γ-aminobutyric acid，GABA)，此种神经元分布较广泛，其胞体位于基底神经节、小脑、中脑黑质等处。GABA 作为一种重要的抑制性神经递质对神经系统具有普遍的抑制作用。神经系统中除了分泌 GABA 的神经元外，还有分泌谷氨酸、天冬氨酸、甘氨酸等其他氨基酸的神经元，这些利用氨基酸作为神经递质的神经元可统称为氨基酸能神经元(aminoacidergic neuron)。另外，在神经组织中还有很多生物活性多肽，称为神经肽(neuropeptide)，它们种类多，分布广，既起递质作用，又起激素或调质作用，这些释放或分泌神经肽的神经元称为肽能神经元(peptidergic neuron)。

此外，还可按神经元是引起后继单位兴奋还是抑制，分为兴奋性神经元(如脊髓前角内的躯体运动神经元)及抑制性神经元(如抑制性中间神经元)。根据其形成神经回路的特征分成长投射神经元和局部回路神经元等。

2.1.5 神经元间的联系

每个神经元是一个独立的结构单位，神经系统内每一神经元并不孤立存在，而是与其他神经元相互联系共同完成功能活动。神经元与神经元之间以特化的结构——突触相联系。每个神经元最主要的功能就是通过突触进行细胞间的信息传递。

中枢神经系统内传出神经元的数目总计为数十万，传入神经元较传出神经元多 1～3 倍，而中间神经元的数目最大。神经元的数目如此巨大，它们之间的联系方式也非常复杂。从简单的神经回路研究中已得到一些基本规律，可概括为以下几种联系方式。

1）辐散（divergence）式联系：一个神经元的轴突可以通过分支与许多神经元建立突触联系，称为辐散，辐散可使一个神经元的兴奋引起许多神经元同时兴奋或抑制，形成兴奋或抑制的扩散。一般来说，传入神经元的神经纤维，进入中枢神经系统后与其他神经元发生突触联系以辐散为主，以扩大影响范围。

2）聚合（convergence）式联系：一个神经元的胞体与树突表面可以与众多不同来源的第一级传入纤维或来自其他中间神经元的轴突形成突触联系。聚合式联系可使许多神经元的兴奋作用聚合在一个神经元上，引起后者的兴奋，也可使来自许多不同神经元的兴奋和抑制作用在同一神经元上而发生拮抗，其最终表现为兴奋还是抑制，以及兴奋或抑制的程度有多大，取决于不同来源的兴奋和抑制作用总和的结果，这一规律称为最后公路原则。传出神经元是各种来源的突触联系的最后公路，由它传出冲动产生反射活动效应，通过各种来源作用的整合，使效应更为协调。神经系统内神经元间的联系总是既有聚合又有辐射，每个神经元既接受许多神经元的传入信息，又把信息传出到许多神经元。

3）链锁状和环状联系：中间神经元之间的联系更为复杂，形式多样，有的形成链锁状，有的呈环状，辐散和聚合同时存在。兴奋通过链锁状联系，在空间上加大了作用范围。兴奋通过环状联系时，如果环路中各种神经元的生理效应相同，则兴奋由于反复在环路中传导，导致兴奋活动时间延长，效应增强，形成正反馈。如果环路中存在抑制性中间神经元，则兴奋经过环状联系将使原来的神经元活动减弱或及时终止，形成负反馈。环状联系构成了神经系统活动反馈调节的回路基础。

对于一个已经发育成熟的神经系统来说，一个反射动作的完成，或是对一项生理功能的调控，主要靠由神经元组成的环路上的信号传输和处理来完成，并且通过处于不同水平的多级神经回路来完成。除了一般认为的由不同核团或皮层脑区和在它们之间起连接作用的长投射纤维构成的神经回路外，另外至少还应当包括两级更基础水平的神经回路：一是在同一核团或脑区内部由传入纤维、输出神经元以及短轴突局部神经元构成的局部环路，二是由相邻接的神经元不同成分之间形成的微环路。上述三个层次的神经元环路的区分不是十分明确，不断积累的事实使人们认识到，神经系统对任何一种功能或行为的调控，都是通过处于不同水平的多级环路来完成的。

2.1.6　神经元特有蛋白和代谢特点

神经元作为神经系统的结构和功能单位，具有其特异的酶或在其中高表达的蛋白质分子，可以将这些蛋白质作为神经元的识别分子，与其他细胞进行区别，如神经元特异性烯醇化酶（neuron-specific enolase，NSE）、NFP、MAP2、Tau 蛋白、胆碱-O-乙酰基转移酶（choline-O-acetyltransferase，ChAT）等。

脑 NSE 由 α 和 γ 两种基因表达，产生三种同工酶形式：γγ、αα 和 αγ。用抗 γ 抗体进行神经组织的免疫组织化学分析，仅神经元呈阳性染色，而胶质细胞呈阴性反应。进一步研究证实神经元中 NSE 为 γγ 和 αγ 型，可作为神经元特异的标记识别分子。除 NSE 外，与递质有关的酶类主要集中在神经元，由于一些神经递质的分解酶类也往往存在于胶质细胞，故通常仅将一些递质的合成酶视作神经元的标记酶，如 ChAT、谷氨酸脱羧酶（glutamic acid decarboxylase，GAD）、酪氨酸羟化酶（tyrosine hydroxylase，TH）、多巴胺-β-羟化酶（dopamine-β-hydroxylase，DβH）和色氨酸羟化酶（tryptophane hydroxylase）等。

在不同脑区的神经元中存在某些特有的蛋白质，如小脑浦肯野细胞中存在 P400 蛋白，P400 蛋白因分子量 400 kDa 而得名，主要位于该细胞的树突膜上，在大脑、脑干以及神经外组织均未检出；1972 年 Margolis 等自大鼠嗅球分离出一种嗅球蛋白（olfactory bulb protein），特异地存在于多种动物嗅球中，大、小脑中均缺如。

NFP 主要构成神经元胞体，尤其是神经轴突的细胞骨架，占轴索总蛋白的 25%，在维护神经元功能和轴浆运输中发挥着重要的作用。研究表明在脊髓的轴突修复或神经元功能改善时，胞体和轴突中开始合成并积聚大量含 NF-H 的神经丝，说明神经细胞大量合成 NF-H，适应神经再生的需要。MAP2 主要在神经元的树突和胞体中高表达，在 DRG 和激活的胶质细胞也有少量表达。Tau 蛋白主要在神经元的轴突内高表达，MAP2 与 Tau 蛋白是磷酸化的良好底物，在细胞骨架的聚合和解聚调节中发挥重要作用。

神经髓鞘膜作为绝缘体,包裹在神经轴突周围,有利于神经元冲动传导,近年发现髓鞘蛋白与脱髓鞘疾病有某种关联。构成髓鞘的蛋白质主要有髓鞘碱性蛋白(myelin basic protein,MBP)和髓鞘蛋白脂蛋白(myelin protein lipoprotein,MPLp),其中 MBP 占髓鞘蛋白总量的 20%～30%。MBP 分中枢性 MBP(A1)和周围性 MBP(P2)。中枢性 MBP 由少突胶质细胞合成和分泌,周围性 MBP 由施万细胞合成和分泌。MBP 是一种强碱性膜蛋白,富含大量的碱性氨基酸,如赖氨酸和精氨酸。MBP 与髓鞘脂质结合,维持神经系统髓鞘结构和功能的稳定,当外伤或疾病引起神经组织细胞破坏时,MBP 可以进入脑脊液,少部分进入血液。当血-脑屏障被破坏或通透性改变时,血液中的 MBP 也会明显增多。所以,用酶联免疫吸附法(enzyme linked immunosorbent assay,ELISA)和放射免疫法(radioimmunoassay,RIA)来测定血液中 MBP 的含量就可以判断是否有脑实质性损害和急性脱髓鞘。临床观察发现,在脑梗死和脑出血急性期血清及脑脊液中 MBP、NSE 含量均明显高于对照组,其中脑出血组血清 MBP、NSE 较梗死组升高更为显著;颅脑损伤、病毒性脑炎、流行性脑脊髓膜炎和脑瘤急性期血清 MBP 含量显著升高,恢复期含量降低,病情越重,血清 MBP 含量越高。MPLp 是中枢神经髓鞘膜的主要构成蛋白,占全部髓鞘膜蛋白的50%左右。MPLp 中脂质占 30%左右,主要为糖脂质和神经节苷脂。P2 蛋白是周围神经特有的碱性糖蛋白,已知 P2 蛋白的分子量为 14.8 kDa,含 131 个氨基酸,这种蛋白可以摄取脂肪酸,参与细胞器内的特殊代谢,与脂类的转运和集聚有关,参与髓鞘的维持、重建和修复。

神经元的活动需要消耗能量。神经元和其他细胞一样通过胞内化学反应,为其活动提供能量。神经元是可兴奋细胞,神经元离子的跨膜运动是神经元兴奋和产生生物电的基础,将胞膜两侧移动的离子泵回细胞内/外是脑中最耗能的活动。神经元的离子通道、酶、细胞结构蛋白都是重要的蛋白质,它们在细胞内不断地合成、修饰、降解,如果缺少 ATP,蛋白质不能合成,神经元将死亡。绝大多数物质是在神经元胞体合成的,这些成分转运到轴突和树突也需要能量。研究表明,神经元的活动量与其消耗的能量成正比,神经元越兴奋,代谢越旺盛,消耗的能量越多。

生理情况下,神经元活动所需能量几乎全部来自葡萄糖的有氧氧化。脑内的葡萄糖都存在于细胞外液,糖原含量很少,神经元摄取葡萄糖在线粒体内彻底氧化供能。当向脑供给的葡萄糖稍减少时,呼吸就减慢,大脑功能就会紊乱,此时只需给予葡萄糖,脑功能就会迅速恢复。脑缺氧时,神经元的改变早于星形胶质细胞和内皮细胞,ATP 的产生依靠无氧代谢的糖酵解来完成,细胞内氧化磷酸化受阻,导致能量代谢障碍,乳酸堆积,ATP 产生减少,细胞膜钠泵、钙泵功能不足,使 Na^+、Ca^{2+} 进入细胞内,Na^+ 流入造成细胞原性脑水肿,而 Ca^{2+} 流入过多则不但导致细胞的不可逆损害,还可激活某些受其调节的酶,引起胞浆膜磷脂成分分解,进一步破坏细胞膜的完整性及通透性。缺氧时由于无氧酵解产生的 ATP 较少,而 AMP 相应增多,AMP 脱磷酸生成腺苷,再进一步降解为次黄嘌呤,当恢复供氧时,氧和次黄嘌呤在黄嘌呤氧化酶作用下可产生氧自由基,它可直接还原 Fe^{3+} 为 Fe^{2+},后者催化 H_2O_2 生成毒性更强的羟自由基,与脂类反应损伤生物膜,与蛋白质反应灭活酶,与糖类结合损伤受体。羟自由基还可诱发脂质过氧化反应(lipid peroxidation),生成脂质过氧化物(lipid peroxide,LPO)及一系列自由基(free radicals)。由于神经元含铁丰富而且抗氧化剂含量极少,缺氧时低 pH 的微环境,使铁从铁蛋白上分解下来,使膜易于受LPO 损伤而失去流动性,线粒体不能产生能量,抑制蛋白质合成,产生细胞毒性作用。脑缺氧时一些兴奋性氨基酸(excitatory amino acid,EAA)(如谷氨酸、天冬氨酸)在细胞外液中浓度增高,由于神经元上EAA 受体密集,易引起兴奋性氨基酸中毒,导致胞内 Ca^{2+} 超载,引起迟发性的神经元损伤。

2.2　神经胶质细胞

神经胶质这一概念最初由 Virchow 在 1846 年提出,根据胶(glue)而来,即把胶质细胞当作神经元间的连接物,类似其他器官中的结缔组织,为神经组织中的"胶样连接物"。神经胶质细胞(neuroglia)或称胶质细胞(gliocyte 或 glia cell 或 glia),是神经系统中除了神经元以外的另一类细胞,与神经元共同组成神经组织。胶质细胞大量存在于神经组织内,其数量比神经元多得多。脑体积的一半由胶质细胞构成,神经元处于胶质细胞的包绕之中,因此神经胶质是神经组织中重要的组成成分。

2.2.1　神经胶质细胞功能和分类

神经胶质细胞自被命名以来,人们对其认识曾经存在很大的局限性,认为它们只是一种神经间质或结缔组织,仅仅起被动的支持作用。自 20 世纪 70 年代以来,对胶质细胞的认识有了很大的发展,发现胶质细胞不仅对神经元有支持、形成髓鞘、营养、再生和修复、分隔绝缘等多种功能,并且能积极调节神经元的代谢和内环境,参与神经元的活动,对整个神经系统正常的生理活动与病理变化都具有重要的作用。另外,胶质细胞对神经再生方面的作用已经成为研究的热门课题。

神经胶质细胞具有多种形态特征。过去由于方法的局限,采用常规染色只能看见它们的细胞核,不能观察其完整的形态,进而将它们进行区分。近年随着免疫组织化学、免疫细胞化学、细胞培养、电子显微镜与激光共聚焦显微镜等技术的应用,对胶质细胞的形态、定位与功能的研究有了很大的发展。胶质细胞的一个显著特征是胶质细胞与神经元一样也具有突起,但不分树突和轴突。它们与神经元不同,终身具有分裂、增殖的能力。

神经胶质细胞不产生动作电位或突触电位,虽有去极化(约 40 mV)与复极化,但是没有主动的再生式电流产生,电流仅随电压按比例变化,而膜电阻不变,不能像神经元的冲动那样传导,但可以记录到膜电位的变化。当神经组织受到电刺激或其他适当刺激后,胶质细胞膜电位可产生去极化,但是与神经元突触电位的区别在于它是一个很慢的过程,而且不附带传入电阻的变化。胶质细胞膜电位去极化与神经元活动同步进行,其机制有以下四种可能:① 神经元活动引起细胞间隙 K^+ 浓度的上升,可直接选择性地激活胶质细胞上的钾通道;② 摄取递质分子引起的离子移动;③ 开放配体门控通道(ligand gated channel);④ 胶质细胞受刺激后开放弹性活动通道(stretch-activated channel)。

神经胶质细胞的主要功能有以下几种。

1) 支持作用:神经胶质细胞广泛紧密地包围着神经元,在人、猴的大脑皮质及小脑皮质的发育过程中,神经元沿着神经胶质细胞突起的方向迁移到它以后"定居"的部位,故神经胶质细胞也为神经元的发育和组构(organization)提供了基本的支架。

2) 隔离及绝缘作用:神经胶质细胞可能有限制 K^+ 和递质扩散的作用。

3) 分泌功能:神经胶质细胞具有分泌功能,在慢性去神经支配的骨骼肌上,施万细胞占据神经末梢的位置,它能分泌 Ach,并引起微终板电位。

4) 运输营养物质:神经胶质细胞的部分终足(end foot)附着在毛细血管壁上,另一部分终足与神经元相接触,起着运输营养物质的作用。

5) 摄取化学物质:哺乳动物的 DRG、脊髓、植物性神经节以及甲壳类动物的神经肌肉接头处的神经胶质细胞能摄取 GABA。

6) 修复及再生作用:成年动物及人的神经胶质细胞仍然保持着生长、分裂的能力。当神经元因损害或衰老而消失后,其留下的空隙就由增生的神经胶质细胞所填充;在外周神经再生过程中,其轴突沿着施万细胞所开辟的路径生长。

以往人们认为只有神经元才具有通过突触部位进行信息传递和处理的能力,最近的研究结果表明,神经元与胶质细胞中的 NG2 胶质细胞(NG2 - glia)或称少突胶质前体细胞(oligodendrocyte progenitor cell,OPC)之间的突触联系也具可塑性,可产生长时程增强(long-term potentiation,LTP),即胶质细胞同神经元一样具有"记忆"功能。这种反应机制,被认为与脑的信息处理、储存及学习记忆等有关。图 2-11 为常见的神经胶质细胞模式图。

神经胶质细胞从分布来看,可分为两类:中枢神经系统(central neurous system,CNS)胶质细胞与周围神经系统(peripheral neurous system,PNS)胶质细胞,主要有下列几种。

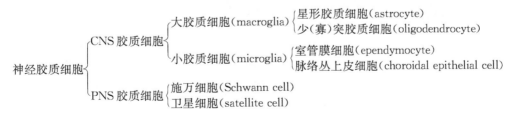

从发生和起源来看,CNS 胶质细胞主要分为大胶质细胞(macroglia)与小胶质细胞(microglia)。小胶质细胞可能起源于中胚层,大胶质细胞与神经细胞都起源于外胚层神经上皮组织,其中的胶质母细胞发育成大胶质细胞和脉络丛上皮细胞,围绕神经管腔表面的部分神经上皮细胞分化成室管膜和脉络丛上皮

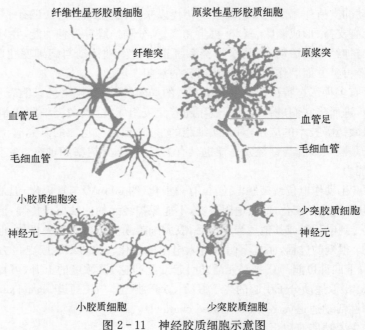

图 2-11　神经胶质细胞示意图

细胞,神经母细胞发育成为神经细胞,神经嵴则分化为 PNS 的胶质细胞。在 CNS 与 PNS 中,形成髓鞘的分别是少突胶质细胞与施万细胞。

2.2.2　星形胶质细胞

1. 细胞结构

星形胶质细胞是胶质细胞中体积最大的,也是在脑中分布最广的胶质细胞。因其细胞呈星形,亦称星形细胞。光镜下,星形胶质细胞的胞核比其他胶质细胞的胞核大,染色质细小而分散,所以染色较淡,核仁不明显。星形胶质细胞的胞质内没有尼氏体,其最主要的特征是由神经胶质细胞原纤维酸性蛋白(glial fibrillary acidic protein,GFAP)组成的原纤维(胶质丝)在胞质内交错排列,并伸入突起中纵横走向。在电镜下,星形胶质细胞的胞核有大量凹陷,胞质清亮,粗面内质网、游离的核糖体与高尔基体均较少,可见大量胶质丝。

从星形胶质细胞的胞体发出许多长而分支的突起,伸展充填在神经细胞的胞体及其突起之间,起支持和分隔神经细胞的作用。细胞突起的末端常膨大形成终足或称脚板(foot plate),有些脚板贴附在邻近的毛细血管壁上,因此这些脚板又被称为血管足或血管周足(图 2-12)。靠近脑和脊髓表面的脚板则附

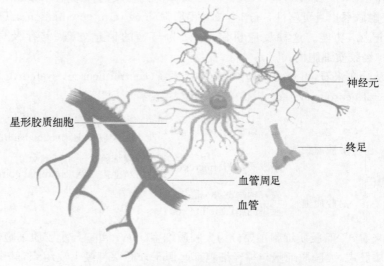

图 2-12　星形胶质细胞示意图

着在软膜内表面,彼此连接构成胶质界膜(glia limitan),也称软膜-胶质膜(pia-glia membrane)。

星形胶质细胞比脑内其他任何类型的细胞具有更广泛的缝隙连接(gap junction),又称缝管连接或接合膜(nexus),由大量连接小体(connexon)有规律地成平板状排列形成。每个连接小体由 6 个亚单位镶嵌蛋白组成,这种蛋白被称为连接蛋白或接合素(connexin)。连接小体的中央有一个中央小管(central canaliculum)贯穿相邻细胞之间。星形胶质细胞之间的缝隙连接主要由接合素-43(connexin - 43,CX - 43)构成。而少突胶质细胞的缝隙连接由 CX - 32 构成。相邻的星形胶质细胞之间以及相邻脚板之间都有缝隙连接。星形胶质细胞之间的细胞间隙狭窄,仅约 3 nm,内含组织液。这种缝隙连接的功能为加强相邻细胞的连接和细胞通讯。细胞通讯的方式为代谢物偶联及离子偶联。代谢物偶联能使单糖、氨基酸、核苷酸、激素以及其他一些小分子物质自由地通过缝隙连接;离子偶联也称电偶联,能使细胞形成同步活动。

GFAP 为所有星形胶质细胞所共有,在成熟星形胶质细胞内表达(图 2 - 13),是 8～9 nm 的中间丝蛋白(intermediate filament protein,IF),分子量约为 50 kDa。GFAP 最初从慢性多发性硬化病(multiple sclerosis,MS)患者的白质斑块(plaque)中分离出来。GFAP 表达受多种生理、病理条件影响,在 CNS 受损时发生 GFAP 水平上调,是 CNS 中星形胶质细胞最常见的特征性反应之一,目前 GFAP 已成为正常及病理情况下应用最广泛的星形胶质细胞的标记物。胚胎神经发育早期,星形胶质细胞前体的中间丝蛋白一般以波形蛋白(vimentin)为主,在星形胶质细胞成熟时波形蛋白的表达水平降低,而 GFAP 表达增加并贯穿其一生,因此 GFAP 被公认为星形胶质细胞成熟的标志。

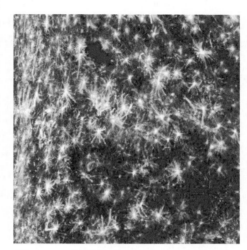

图 2 - 13　星形胶质细胞(GFAP 免疫荧光)

星形胶质细胞其他标记物还有 S100 β 蛋白和波形蛋白。其中,S100 β 蛋白是一类钙离子结合蛋白,由胶质细胞分泌,广泛分布于神经组织中,是一种轴突的生长因子。脑损伤后血清中 S100 β 蛋白水平与脑损伤程度有密切关系,可以作为脑损伤后的生化标志物。

2. 起源与分化

关于星形胶质细胞的起源与分化存在着不同的学说,Bailey 与 Cushing 早在 20 世纪 20 年代提出神经细胞与大胶质细胞都起源于神经管髓上皮,髓上皮细胞分化为髓母细胞与海绵样母细胞,其中髓母细胞分化为神经元和少突胶质细胞,海绵样母细胞分化成星形胶质细胞与室管膜细胞。Penfield 提出神经上皮细胞生成生发细胞与成胶质细胞,神经元由生发细胞分化而来,星形胶质细胞与少突胶质细胞由成胶质细胞分化。1981 年 Rakic 发现神经(室区)上皮存在形态相似而 GFAP 抗体反应不同的两种分裂细胞,GFAP+ 细胞最初分化自辐射状细胞(radial glial cell),以后分化为星形胶质细胞。最近有研究表明,成体脑内的生发中心(germinal center)能不断地形成新的神经元,海马齿状回的颗粒下层(subgranular layer,SGL)和侧脑室的室管膜下区(subventricular zone,SVZ)是成体内唯一的神经发生区。

20 世纪 80 年代以后,Raff 的星形胶质细胞双谱系(dual lineage)学说占主要地位。Raff 以鼠视神经为材料进行细胞培养,发现其含有两种类型的星形胶质细胞,Ⅰ型星形胶质细胞(type 1 astrocyte,T1A)和Ⅱ型星形胶质细胞(type 2 astrocyte,T2A)。T1A 和 T2A 细胞除了在抗原表型、发生时间及形态学上不同外,在对生长因子的反应、膜离子通道特征等方面都有不同。然而,细胞密度与 cAMP 等因素都可以改变培养星形胶质细胞的形态,但不影响两型细胞的其他特征,说明两型星形胶质细胞的区分还是必须通过它们不同的抗原表型。

3. 分型

(1) 按胶质原纤维含量及突起的形态特点

根据胶质丝的含量以及胞突的形状可将星形胶质细胞分为纤维性星形胶质细胞(fibrous astrocyte)和原浆性星形胶质细胞(protoplasmic astrocyte)两种。此外,还有几种特殊类型的星形胶质细胞。

1) 纤维性星形胶质细胞：又称蜘蛛细胞(spider cell)，如图2-11所示。多分布在脑和脊髓的白质，胞质中含大量胶质原纤维丝，突起细长，分支较少，这些突起通常表面光滑，伸展距离较长，一般不抵达软膜。

2) 原浆性星形胶质细胞：又称苔状细胞(mossy cell)，如图2-11所示。多分布在灰质，胞质内胶质丝较少，细胞突起粗短，分支多，形成绒状。

电镜下可见纤维性星形胶质细胞的突起呈长圆柱形，而原浆性星形胶质细胞的突起呈薄片状，并常包裹着神经细胞及其突触(不伸入突触间隙)。

绝大多数星形胶质细胞为上述两种典型的星形胶质细胞，还有几种特殊类型的星形胶质细胞存在于某些特定的部位：① 小脑的伯格曼胶质细胞(Bergman glial cell)，存在于小脑皮层，原浆性为主，胞体存在于浦肯野细胞的周围，突起上升，称伯格曼纤维，这种纤维能够引导小脑颗粒细胞从外颗粒层迁移至颗粒层；② 垂体细胞(pituicyte)，分布于脑垂体的后叶，细胞突起有很多分支，长的突起常伴随轴突(无髓神经纤维)平行而走，许多突起中止在邻近的神经终末之间的毛细血管管壁上或附近，通过神经末梢与垂体细胞间可形成突触样连接，从而影响垂体细胞的活动；③ 伸展细胞(tanycyte)，分布于脑垂体和正中隆起等处；④ 视网膜的米勒细胞(Müller cell)，又称放射状胶质细胞(radial neuroglia cell)，位于视网膜，伸展于内外膜之间。

(2) 按抗原标记

如前所述，根据Raff的星形胶质细胞"双谱系学说"，按星形胶质细胞对A2B5不同的抗原表型，分为T1A与T2A两型。

1) T1A：其抗原表型为$GFAP^+/A2B5^-$，与原浆性星形胶质细胞的形态相似，胞体较大，胞质丰富，突起粗大且分支较少，胞核圆形或卵圆形，偏于胞体一侧。

2) T2A：其抗原表型为$GFAP^+/A2B5^+$，与纤维性星形胶质细胞的形态相似，胞体较小，胞质较淡，突起有细小的分支，胞核圆形或卵圆形，居中或稍偏于胞体一侧。

4. 功能

传统观点认为，星形胶质细胞的主要功能是：① 支持作用，星形胶质细胞广泛分布，包绕神经元，起到支架的作用；② 运输营养物质，星形胶质细胞的部分终足附着在毛细血管壁上，另一部分终足与神经元相接触，起着运输营养物质的作用；③ 修复作用，成年动物的星形胶质细胞保持着分裂的能力，在损伤刺激时分裂活跃，形成胶质瘢痕(glia scar)，填补缺损，起到修复作用。

近年随着研究的深入，对星形胶质细胞的功能有了进一步的了解，下面着重介绍星形胶质细胞在正常与病理条件下的功能。

(1) 支持和隔离作用

早在1895年Weigelt就提出了星形胶质细胞在CNS内起结构支持作用的概念。星形胶质细胞遍布整个CNS，与其周围的结构紧密接触并保持一定的间隙。神经元与星形胶质细胞的连接方式主要有：① 它们之间可以建立突触联系；② 通过星形胶质细胞的突起延伸包绕神经元之间的突触，形成由突触前成分、突触后成分及星形胶质细胞突起三种成分构成的突触复合体；③ 以缝隙连接联系。

星形胶质细胞突起是突触结构不可缺少的组成成分，CNS中神经元及其突起之间的间隙与神经元轴突的起始端，以及郎飞结的"裸区"基本上全由星形胶质细胞的突起所包裹；常见的成群突触形成的球形突触复合体也被星形胶质细胞的突起所包裹，形成突触小球(synaptic glomerulus)，使之与其他神经元及其突起分隔开来，维持了血管、神经元胞体、轴突和突触结构的稳定。

(2) 调节神经细胞内外离子浓度

星形胶质细胞上拥有丰富的缝隙连接及很多种离子通道，可调节神经元内外离子浓度、pH等，特别是控制神经元外K^+浓度，以维持内环境的稳定性。星形胶质细胞存在以下几类钾通道，即瞬时A型钾通道(transient A-type potassium channel，IA)、延迟整流钾通道(delayed rectified potassium channel，IDR)、内向整流钾通道(inward rectified potassium channe，IIR)和钙激活性钾通道[calcium-activated potassium channel，IK(ca)]。上述钾通道的开放或关闭会引起不同的膜电位变化。神经元兴奋时释放到细胞外间隙过多的K^+经星形胶质细胞的钾通道吸收，通过缝隙连接快速扩散，从而使兴奋神经元周围的K^+浓度不会明显升高，因此，星形胶质细胞有神经元外"钾库"之称。

　　星形胶质细胞存在钠通道，其 Na^+ 流与神经细胞的 Na^+ 流基本相同；Cl^- 和 HCO_3^- 离子也可以通过星形胶质细胞膜进行移动。星形胶质细胞不仅可以进行 Na^+/K^+ 交换，还可以进行 HCO_3^-/Cl^- 交换，以调节离子平衡和神经元的兴奋性。

　　星形胶质细胞上存在 L 型和 T 型两种钙通道，单纯培养的星形胶质细胞并不表现 Ca^{2+} 流，只有加入神经元共同培养才能表现两类 Ca^{2+} 流，表明 Ca^{2+} 流是星形胶质细胞与神经元之间信息交流的重要方式。正常星形胶质细胞 Ca^{2+} 水平在钙库内很高（$1\sim100$ mmol/L），在胞质内游离 Ca^{2+} 的水平较低（100 nmol/L），而在细胞外水平较高（$2\sim5$ mmol/L）。刺激可使细胞内钙库的 Ca^{2+} 释放，或使胞外 Ca^{2+} 跨膜进入细胞内，从而使胞质游离 Ca^{2+} 水平升高至 $1\sim2$ μmol/L。胞内 Ca^{2+} 的增加可快速动员花生四烯酸，从而改变细胞外谷氨酸水平；Ca^{2+} 激活蛋白激酶，如 Ca^{2+}/钙调蛋白依赖激酶（calmodulin-dependent kinase，CaMK）和磷脂依赖蛋白激酶 C（protein kinase C，PKC），通过酶的磷酸化，影响离子通道和细胞骨架；Ca^{2+} 增加所产生的长期变化可以影响细胞骨架的改建、基因表达，最终影响星形胶质细胞的增殖和分化。

　　(3) 调节神经元物质代谢

　　1) 参与葡萄糖代谢：正常情况下，葡萄糖不能直接进入神经元，必须先通过血-脑屏障进入星形胶质细胞，在星形胶质细胞胞浆中葡萄糖转运体（glucose transporter，GLUT）的协助下，将葡萄糖酵解成乳酸，最终以乳酸的形式运送给神经元并为其利用（图 2-14）。另外，星形胶质细胞还是 CNS 中糖原的主要储存部位，当缺乏葡萄糖的直接来源时，糖原可被分解供能。

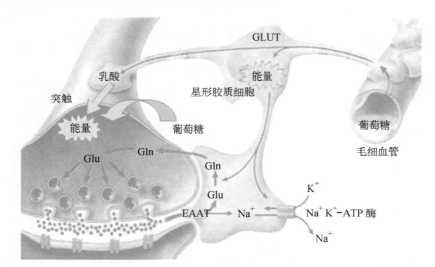

图 2-14　星形胶质细胞与神经元能量代谢耦合模式图（引自 Magistretti 等，1999）

GLUT. 葡萄糖转运体；Glu. 谷氨酸；Gln. 谷氨酰胺；EAAT. 兴奋性氨基酸转运体

　　2) 转运神经活性氨基酸与合成神经递质：神经活性氨基酸是指作为神经递质和神经调质的氨基酸，如谷氨酸（glutamate，Glu）、GABA、天冬氨酸（aspartic acid，Asp）、牛磺酸（taurine）等。研究发现星形胶质细胞具有多种受体，如 Ach、Glu、GABA、Asp、甘氨酸（glycine，Gly）、5-HT、NE、DA、肾上腺素（adrenaline）以及各种生长因子，如成纤维细胞生长因子（fibroblast growth factor，FGF）、表皮生长因子（epidermic growth factor，EGF）、血小板源性生长因子（platelet-derived growth factor，PDGF）等的受体，星形胶质细胞通过这些受体可以接受各种信号，引起相应的反应。这些受体和神经元上的受体不完全相同，如发现海马星形胶质细胞上的烟碱型乙酰胆碱受体（nicotinic acetylcholine receptor，nAChR）与神经元的 nAChR 在受体的密度水平以及所采用的 Ca^{2+} 信号机制是不同的，而且星形胶质细胞上的 nAChR 能在脑内更广泛的功能上起作用，这些功能包括：诱导特异神经元之间的兴奋性突触传递，调节突触前膜释放神经递质，加强短时程记忆、注意和觉醒等。

　　星形胶质细胞上的受体可与相应递质结合并发生反应，促使星形胶质细胞对该递质进行加工、灭活，然后转运至神经元重新合成神经递质。例如，当神经元兴奋时，突触释放兴奋性递质 Glu，通过兴奋性氨基酸转运蛋白（excitatory amino acid transporters，EAAT）进入星形胶质细胞内，在星形胶质细胞中谷氨酰胺脱羧酶（glutamic acid decarboxylase，GAD）的作用下，合成谷胺酰胺（glutamine，Gln），再转运给神经元(图2-14)。星形胶质细胞对 Glu 的摄取和灭活,限制了 Glu 对神经元的兴奋性毒性作用,对神经元起到了保护作用。星形胶质细胞对 Glu 兴奋性毒性诱导的神经元凋亡的抑制作用还有区域性差异,如与中脑星形胶质细胞共同培养的神经元凋亡发生较与大脑皮层星形胶质细胞共同培养的要轻。另外,星形胶质细胞还能摄取和灭活 DA、NE、5-HT 等多种单胺类神经递质。但星形胶质细胞与相应递质结合并发生反应的生理机制及表现与神经元不尽相同,如激活神经元 GABA 受体,Cl⁻ 内流入细胞,导致神经元超极化产生抑制性突触后电位;激活星形胶质细胞的 GABA 受体时,氯通道也被激活,但 Cl⁻ 外流,星形胶质细胞发生去极化,从而维持了突触间隙中 Cl⁻ 的稳定。

伴随着神经递质向突触间隙的释放,星形胶质细胞的反应常常是出现胞质钙震荡(calcium oscillation),其频率与幅度常因神经活动的不同而异。同时,通过细胞间广泛的缝隙连接,星形胶质细胞也可实现远程的通讯联系。星形胶质细胞常常通过产生一些神经活性物质来反馈调节神经元的活动,其中以 Glu 最为重要。神经元与星形胶质细胞间的联系介质包括各类离子流、神经递质、细胞黏附分子以及一些信号分子,目前对此类介质的研究是探讨神经元与星形胶质细胞相互作用的重要内容。

(4) 参与神经元的正常发育与突触的形成

如表2-1所示,星形胶质细胞分泌许多营养因子、生长因子等,参与对神经元的营养、修复、定向迁移和发育等,如采用星形胶质细胞制备的条件培养液(astrocyte conditioned-medium, ACM)培养大脑皮层神经元,比单纯的培养液更利于神经元生长;星形胶质细胞释放的 L-丝氨酸是促进海马神经元存活和生长所必需的;FGF-2 通过启动即早基因(immediate-early gene, IEG)c-fos 表达促进纹状体 GABA 能神经元轴突生长;星形胶质细胞释放的生长因子还可拮抗小胶质细胞对神经元的毒性作用。

表2-1 星形胶质细胞分泌的相关因子

神经营养因子	生长因子	细胞因子	细胞识别因子
脑源性神经营养因子(brain-derived neurotrophic factor, BDNF)	胶质细胞成熟因子(glia maturation factor, GMF)	白介素1(interleukin-1, IL-1)	层粘连蛋白(laminin, LN)
神经营养因子(neurotrophic factor, NTF)	成纤维细胞生长因子(fibroblast growth factor, FGF)	白细胞介素6(IL-6)	神经细胞黏附因子
神经生长因子(nerve growth factor, NGF)	血小板源性生长因子(plateletderived growth factor, PDGF)	集落刺激因子(colony stimulating factor, CSF)	胶质源性连接蛋白
胶质细胞源性神经营养因子(glial cell derived neurotrophic factor, GDNF)	胰岛素样生长因子(insulin-like growth factor, IGF)	干扰素α(interferon α, IFN α)	神经钙黏附蛋白
睫状神经营养因子(ciliary neurotrophic factor, CNTF)	转化生长因子β(transforming growth factor, TGF β)	IFN β	整合素
性激素(sex hormone, SH)	内皮素(endothelin, ET)	IFN γ	β淀粉样蛋白前体

近年来发现星形胶质细胞在突触的形成中发挥着重要作用。有研究表明,视网膜节细胞突触的形成期与星形胶质细胞分化成熟期在时间上存在一致性,提示两者之间可能存在联系。星形胶质细胞对神经元的正常发育与生存亦有重要影响,当神经元与星形胶质细胞共同培养时神经元树突发育正常;当缺乏星形胶质细胞时,神经元只形成轴突,不能形成树突,表明星形胶质细胞对神经元的分化及成熟起着重要作用,其具体机制可能与星形胶质细胞释放的 FGF、EGF、NGF 等为神经元生存所必需的营养因子有关。

近年研究表明,星形胶质细胞可以调节神经元的发生,诱导神经干细胞转化成神经元。从成年脑中包括非神经发生区在内的多个区域分离到的增殖期细胞,都能在体外或移植到体内的神经发生区后,生成神经元。室管膜下区的干细胞中,可表达胶质细胞表型的前体细胞能分化成神经元。有研究显示,当成年大鼠海马神经干细胞与来自新生大鼠海马星形胶质细胞共同孵育时,神经发生率增加了8倍,而与纤维原细胞或纯化的神经元共同孵育时,神经发生率几乎无变化。同样,来自成年大鼠海马的星形胶质细胞也能明显提高神经发生率,但是脊髓来源的星形胶质细胞不能促进神经干细胞的神经发生,表明星形胶质细胞具有诱导神经发生的能力,但这种能力具有明显区域特异性。

(5) 星形胶质细胞的免疫功能

近年有研究指出,星形胶质细胞也可以作为 CNS 内特化的免疫细胞,其免疫功能主要表现在以下方面。

1）诱导小胶质细胞分化、增殖，增加小胶质细胞的吞噬功能。

2）星形胶质细胞表面主要的组织相容复合物Ⅱ(major histocompability com-plex，MHC Ⅱ)和B7分子均可以结合经处理过的外来抗原，再传递给T细胞，T细胞被激活后，分泌内皮糖苷酶，降解内皮细胞周围的基膜，以变形方式自内皮细胞之间逸出毛细血管至脑组织中，起免疫监视作用，并能介导脑组织的急性炎症反应。

3）产生多种趋化因子和细胞因子，参与炎性反应。

4）对趋化因子发生反应，并吞噬外源颗粒等。

(6) 星形胶质细胞的活化

星形胶质细胞的活化表现为星形胶质细胞可塑性，又称反应性胶质增生(reactive gliosis)。生成反应性星形胶质细胞(reactive astrocyte)是CNS在许多病理生理情况下的常见反应，表现为胞体肥大，突起增粗和分支增多，嗜酸性，而细胞核并无显著改变。星形胶质细胞通过生成、分泌特异蛋白而发挥功能，从而实现细胞内活动的增强。

感染、中毒、创伤、缺血、缺氧、射线、免疫性疾病等多方面因素均可导致星形胶质细胞的活化，能激活星形胶质细胞的因素还包括：外源性刺激物、由小胶质细胞活化释放的细胞因子、增多的脑组织碎片、来源于星形胶质细胞自身、神经元、单核细胞及粒细胞释放的活性物质等。星形胶质细胞活化的因素与激活机制非常复杂，一方面是激活因子增多，以及星形胶质细胞自身对激活因子敏感性增高；另一方面是抑制激活的因素减少，如脑源性分裂抑制因子在CNS损伤后活性明显降低，解除了生理条件下对星形胶质细胞的抑制。

增殖过程中星形胶质细胞分泌的特异蛋白有以下几种。

1）GFAP：成熟星形胶质细胞活化的经典表现即为GFAP表达增强，这也是星形胶质细胞活化的必要条件。

2）波形蛋白：作为星形胶质细胞幼稚和增生的标志是波形蛋白，幼稚的星形胶质细胞表达波形蛋白呈动态变化，并逐渐变弱，成熟后则表达GFAP。

3）结蛋白和肌球蛋白：均为星形胶质细胞的骨架蛋白。星形胶质细胞表达结蛋白(desmin)具有特异性，损伤后结蛋白表达随时间增强，1周达高峰并维持1个月时间。星形胶质细胞在未受任何损伤时几乎不表达肌球蛋白，损伤后肌球蛋白表达增强时也能作为星形胶质细胞增生的标志，在维持细胞形态、损伤修复等方面起一定的协同作用。

4）S100 β蛋白：在CNS中S100 β蛋白主要由星形胶质细胞分泌，而血清中S100 β蛋白升高是急性脑损伤的一种标志。有人认为它是迄今为止最能反映脑损伤程度的特异蛋白，也是星形胶质细胞激活的标志之一。

星形胶质细胞还分泌其他许多蛋白，如蛋白脂蛋白(proteolipid protein)、韧黏素(tenascin)、蛋白聚糖类(proteoglycan，PG)、GMF等，具有不同的生物学效应。脂蛋白有助于增加神经突触数量，增强传递效能，促进突触成熟和维护其可塑性；韧黏素参与胶质瘢痕，抑制神经轴突再生；蛋白聚糖类则调节神经再生，并诱导附近的星形胶质细胞向损伤部位迁移，填充损伤部位；正常情况下星形胶质细胞不分泌GMF，在细胞受损伤时可释放GMF，可以作为一种损伤信号，既可促进分裂增殖，又可促进星形胶质细胞成熟。

活化后的星形胶质细胞对神经元的影响是多方面的、复杂的。这些影响主要包括两个方面：一方面，通过分泌大量的神经营养因子、细胞因子和基质分子使神经元免受损伤，促进轴突再生，有利于损伤后神经元的功能恢复；但另一方面，对神经元修复不利，包括：① 形成胶质瘢痕(glia scar)，不能提供适当的神经再生基质。尽管在CNS发育中星形胶质细胞为神经元的迁移和神经纤维的靶向性延伸充当基质，然而成熟动物的反应性星形胶质细胞却提供了一种不适合轴突生长的环境。在CNS损伤后常会出现进行性坏死，后发展为囊腔并胶质化，形成胶质瘢痕。囊腔和胶质化严重阻碍神经的再生。② 合成和分泌抑制因子和损伤因子。反应性星形胶质细胞同时也能分泌对轴突生长和神经元存活的抑制性分子，这类分子可能主要为一些细胞外基质分子，如韧黏素、蛋白聚糖等。某些类型的韧黏素被认为对神经再生具有负面作用，同时韧黏素也是胶质瘢痕的组分。

星形胶质细胞与其他类型胶质细胞的联系也十分密切，通过他们之间的相互作用，影响神经元的修复，如损伤后早期小胶质细胞先被激活，生成的IL-1、PDGF、EGF、肿瘤坏死因子(tumor necrosis factor，TNF)等可以激活星形胶质细胞增生，而激活后的星形胶质细胞进一步调节小胶质细胞的功能。如何利用他们之间相互调节的功能，以利于神经元的修复，是近年研究的一个热点。

2.2.3 成髓鞘细胞

成髓鞘细胞(myelinforming cell)在 CNS 与 PNS 中分别为少突胶质细胞和施万细胞。成髓鞘细胞的主要功能为形成髓鞘,但是它们包绕轴突形成髓鞘的方式不同,少突胶质细胞由一个细胞发出多个板层状突起包绕数条甚至数十条轴突,形成有髓神经纤维(图 2-15),而一条施万细胞只包卷一条轴突,形成有髓神经纤维的结间体(图 2-16)。但是,两种细胞的功能不仅仅局限于形成髓鞘。

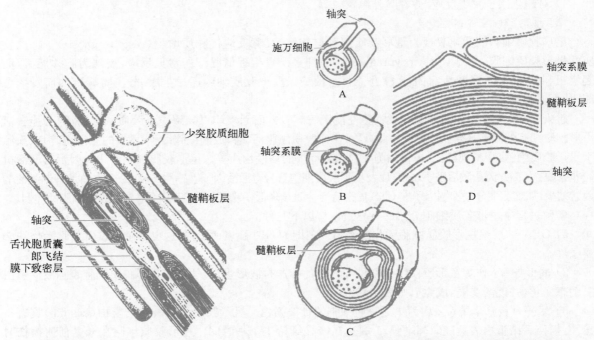

图 2-15 少突胶质细胞与中枢有髓神经纤维关系模式图(引自李继硕等,2003)

图 2-16 周围神经纤维髓鞘形成及超微结构模式图

A. 施万细胞包绕轴突形成髓鞘;B. 在髓鞘形成过程中,神经元的轴突位于施万细胞表面凹陷所形成的纵沟内,此时两侧沟缘的施万细胞膜逐渐相贴形成的膜状结构,称为轴突系膜(mesaxon);C. 施万细胞层层包裹轴突,横截面可见清晰的髓鞘板层结构;D. 有髓神经纤维横截面

1. 少突胶质细胞

(1) 结构及生理特点

在银染色标本中,此类胶质细胞的突起较少,所以被称为少突胶质细胞或寡突胶质细胞(oligodendrocyte)。但用特异性识别少突胶质细胞的半乳糖脑苷脂(galactocerebroside,GC)免疫细胞化学染色,可见少突胶质细胞的突起并不少,而且分支也多。少突胶质细胞的胞体较星形胶质细胞小,核圆,染色较深,胞质内胶质丝很少,但有较多微管和其他细胞器。少突胶质细胞与星形胶质细胞组成大胶质细胞,电镜下区别它们的主要依据是,星形胶质细胞含有大量胶质丝,而少突胶质细胞含有大量微管。由于神经元含有丰富的微管,因此常难以分辨神经元树突与少突胶质细胞的突起,但是少突胶质细胞不形成突触且其胞质比神经元树突的胞质致密。

少突胶质细胞分布在神经元胞体附近和神经纤维周围,它的突起末端扩展成扁平薄膜,包卷神经元的轴突形成髓鞘。在少突胶质细胞形成的髓鞘在超微结构上,可见明暗相间的主致密线(major dense line)与周期内线(intraperiod line)。

少突胶质细胞除了胶质细胞一般的生理特点外,最主要的是含有与髓鞘形成相关的酶,以及髓鞘相关蛋白,包括:① 半乳糖脑苷脂,最广泛地分布于髓鞘,它在神经酰胺半乳糖转移酶(ceramide galactosyltransferase,CgalT)的催化下从糖核苷酸转移一个半乳糖至神经酰胺而成。CgalT 主要分布于髓鞘的最里和最外层;② 环核苷磷酸二酯酶($2'3'$-cyclic nucleotide $3'$-phosphodiesterase,CNPase),CNPase 的合成因 cAMP 而增加。此外还有碳酸酐酶Ⅱ(carbonic anhydrase,CAⅡ)、髓磷脂相关糖蛋白(myelin-associated glycoprotein，MAG)、髓磷脂碱性蛋白(myelin basic protein，MBP)及转铁蛋白(transferrin，Tf)等。

（2）起源

少突胶质细胞起源于胚胎脑室的神经外胚层与室管膜下层，生后继续由室管膜下板衍化而来。大量研究表明，少突胶质细胞与星形胶质细胞来自共同的祖细胞 O2A(oligodendrocyte-type 2 astrocyte)谱系，O2A祖细胞是双潜能干细胞，既能分化为少突胶质细胞，又能分化为 T2A。少突胶质细胞抗原特征是 A2B5$^-$、MBP$^+$、GC$^+$、GFAP$^-$，而 T2A 抗原特征是 A2B5$^+$、MBP$^-$、GC$^-$、GFAP$^+$。

（3）分类

按少突胶质细胞在CNS中的位置可分为3类：① 束间少突胶质细胞(interfasticular oligodendrocyte)，主要分布于 CNS 中的白质的神经纤维束内，在胎儿及新生儿时期量较多，髓鞘形成期迅速减少；② 血管周少突胶质细胞(perivascular oligodendrocyte)，主要分布于血管周围；③ 神经细胞周少突胶质细胞(perineuronal oligodendrocyte)，主要分布于 CNS 灰质区神经元的周围，与神经元胞体连接紧密，故又称神经元周卫星细胞(perineural satellite)，在神经元胞体与少突胶质细胞之间常有星形胶质细胞的薄片样突起将其分隔。CNS 灰质内神经元树突、轴突和胶质细胞的突起相互交织成复杂的网络结构，称为神经毡(nervous felts)，大多数的突触联系均发生在神经毡内，神经毡为神经细胞突起之间的突触接触与功能上的相互作用与联系提供了巨大的空间，对于神经组织的联系功能有很大的作用。神经细胞周少突胶质细胞一部分位于神经元的胞体旁边，另一部分位于神经毡内。

（4）分型

一个少突胶质细胞与被其髓鞘化的所有轴突组成少突胶质细胞单位(oligodendrocyte unit)，按其联系的轴突的数目分为 4 种类型：Ⅰ 型单位，由多分支并能使许多轴突髓鞘化的细胞组成；Ⅳ 型单位，只能使一条轴突髓鞘化，是神经膜样细胞；Ⅱ 和Ⅲ 型，是介于Ⅰ 型与Ⅳ 型之间的中间型。

（5）生物学功能

长期以来，人们认为少突胶质细胞的主要功能就是形成 CNS 轴突的髓鞘、营养和保护轴突，但近年的研究发现少突胶质细胞尚有为 CNS 提供神经营养因子和生长因子、表达轴突生长抑制分子等其他作用。

1）形成 CNS 轴突的髓鞘：髓鞘由成髓鞘胶质细胞延伸的胞质膜所构成，包绕在轴突周围的髓鞘构成了脊椎动物神经系统内的大量膜结构，髓鞘高脂低水的独特成分使轴突具有电绝缘的特性，其独特的节段状结构使脊椎动物神经系统细纤维能跳跃式传导神经冲动。因此，脊椎动物神经系统髓鞘具有保证高速、精确、长距离传导信号及节约空间的优点。

2）分泌神经营养因子，促进神经元和胶质细胞的存活及功能发挥：纹状体的少突胶质细胞或来自这些细胞的条件培养液(conditioned medium，CM)，可增强黑质神经元的存活；视神经中的少突胶质细胞及其 CM 能明显增强视网膜神经节细胞的存活，还能增加培养的视网膜神经节细胞自发的兴奋性突触后电位的频率和强度；基底前脑的少突胶质细胞及其 CM 可增强基底前脑胆碱能神经元的数量。进一步研究表明，BDNF、神经营养因子-3(neurotrophin-3，NT-3)和 IGF-1 等是少突胶质细胞来源的支持神经元生长的神经营养因子。此外，少突胶质细胞还产生 NGF、神经调节素(neuregulin，NRG)、GDNF、TGF、FGF-9 等其他因子，这些因子通过与相应受体结合，影响神经元、星型胶质细胞甚至少突胶质细胞自身的发育和存活。因此，分泌神经营养因子是少突胶质细胞发挥生理作用的一个重要方面。

3）表达抑制性蛋白，阻止神经纤维过度生长：已分化的少突胶质细胞可通过接触性抑制，阻止神经纤维的生长。当少突胶质细胞与生长锥相遇时，通过丝状假足的接触，迅速、持久地诱导生长锥活动停滞，继而发生生长锥的结构坍塌，1/3 的生长锥收缩。

少突胶质细胞表达的神经生长抑制蛋白起控制轴突过度生长的作用。目前已知少突胶质细胞表达的此类抑制性蛋白有硫酸胶质软骨素蛋白多糖(chondroitin sulfate proteoglycan)、MAG、髓鞘关联蛋白 Nogo-A 和少突胶质细胞/髓鞘糖蛋白(oligodendrocyte-myelin associated glycoprotein，OMgp)等。有研究表明，这些抑制性蛋白可能通过与神经元上的一个共同受体即 Nogo-66 受体(NgR)结合并传递信号级联反应，抑制神经元轴突的生长。

神经纤维生长抑制蛋白的生理意义可能是对已生长的中枢神经纤维束起界限作用，以免后来生长的纤维束侧枝长入结构已完好的纤维束中。但是，在成年 CNS 损伤的病理条件下，这些抑制性蛋白却成为妨碍轴突再生的一个重要因素。

2. 施万细胞

(1) 结构

施万细胞是 PNS 中起主要作用的胶质细胞,由 Schwann 在 1939 年发现并命名。在有髓神经纤维,成熟的施万细胞呈梭形,核为扁椭圆形,位于细胞中部,分布于髓鞘的外部,胞质薄而不连续,分布于髓鞘的内面与外面(图 2-16)。

(2) 起源及分类

施万细胞来源于胚胎时期的神经嵴细胞,先后经历了三个发育阶段,即成施万细胞、未成熟的施万细胞和成熟的施万细胞。出生后,在周围神经系统中以两种形式存在:① 髓鞘形成施万细胞(myelin forming Schwann cell),细胞表面凹陷成一条沟,并以质膜反复包绕纳入其中的一个粗轴突,形成节段性的板层髓鞘;② 成鞘施万细胞(ensheathing Schwann cell),细胞表面凹陷成多条沟,并以质膜包绕纳入其中的多根细轴突形成单层鞘膜,不形成板层髓鞘。

(3) 生理特点及功能

施万细胞主要功能是形成 PNS 有髓神经纤维的髓鞘,与少突胶质细胞在 CNS 形成的髓鞘不同的是,周围神经的有髓神经纤维及郎飞结区有一层基膜覆盖。近年研究发现施万细胞具有迁移、黏着、产生细胞外基质、分泌多种神经营养因子和生物活性物质的功能,神经营养因子有 NGF、BDNF、CNTF、FGF、NT、生长相关蛋白-43(growth associated protein-43,GAP-43)等。施万细胞还分泌细胞外基质(extracellular matrix,ECM)。ECM 是指沉积于细胞间的大分子物质,主要成分包括层粘连蛋白(laminin,LN)、纤维连接蛋白(fibronectin,FN)、Ⅳ型胶原(Ⅳ collagen)、Ⅴ型胶原(Ⅴ collagen)、硫酸肝素蛋白多糖(heparin sulfate proteoglycan,HSPG)、内皮粘连素(E-cadherin)等。它们大多由施万细胞合成,然后沉积于施万细胞外形成基底膜。施万细胞能合成多种细胞黏附分子(cell adhesion molecule,CAM),CAM 的主要功能是影响细胞黏着。施万细胞合成的 CAM 有神经细胞黏附分子(N-CAM)、神经胶质细胞黏附分子(NG-CAM)、髓鞘相关糖蛋白、周围髓鞘蛋白等。ECM 和 CAM 在神经再生的早期,调控神经的初期延长、生长速度和成熟程度,促进细胞的黏附,保持生长锥前进运动的稳定性,加快轴突的始动和生长。施万细胞在周围神经损伤修复过程中起主导作用。施万细胞合成与分泌 CAM 以及对轴突损伤的修复作用,可促进神经元和胶质细胞的存活,抑制其凋亡,促进其再生,参与 PNS 的修复。

2.2.4　小胶质细胞

1. 结构与分布

小胶质细胞(microglia)是最小的一种胶质细胞,是 CNS 与视网膜的树突状小细胞,数量较少,占 CNS 神经胶质细胞总数的 10%～20%。小胶质细胞在脑内各部分均有分布,在灰质中的数量比在白质中的多 5 倍。海马、嗅叶和基底神经节的小胶质细胞比丘脑和下丘脑多,而脑干与小脑中最少。

小胶质细胞胞体呈椭长或椭圆形,从胞体发出细长而有分支的突起,突起数可以是两个或多个,表面有许多小棘突,无血管足(图 2-11)。电镜下小胶质细胞染色深,核扁平或锯齿状,异染色质较多,不含胶质纤维,胞质内溶酶体较多,高尔基体明显,有散在的粗面内质网。某些抗原分子和植物凝集素可以作为小胶质细胞的标志物,如 CR-3 补体受体(OX-42)、白细胞共同抗原(OX-1)、巨噬细胞胞质蛋白(ED1)的 IgGFc 受体、植物凝集素 Bandeiraca 等。

2. 起源

对小胶质细胞的起源存在一些不同的观点,具有代表性的为:

1) 起源于侵入发育中神经系的胚胎单核细胞或其前体细胞,通过造血器官的器官实质壁、脑膜与血管,在出生前以阿米巴式侵入神经组织,以后失去运动功能,转变为典型的小胶质细胞。

2) 起源于中胚层,包括起源于脑膜中胚层,毛细血管壁周细胞(pericyte)或血循环中的单核细胞。

3) 起源于外胚层,在脑室室管膜附近有一些幼稚且具有变形运动能力的细胞,称阿米巴样小胶质细胞(ameboid microglia),是小胶质细胞的前身。

3. 生理特点

(1) 小胶质细胞是定居在脑内的吞噬细胞,与免疫反应关系密切

当受到炎症刺激时,其抗原性增强,形态伸展,功能活跃。脑内静止或分支的小胶质细胞(resting or ramified microglia)可被创伤和缺血性损伤等因素激活为反应性小胶质细胞(activated or reactive microglia),变为具有吞噬作用,甚至可做阿米巴运动的细胞,称为吞噬性小胶质细胞或脑内巨噬细胞(phagocytic microglia or brain macrophage)。中度的损伤能刺激小胶质细胞变为高度分支的小胶质细胞(hyper-ramified microglia),介于静止的小胶质细胞与反应性小胶质细胞的中间状态。静止的小胶质细胞、反应性小胶质细胞与高度分支的小胶质细胞三者能相互转变,而吞噬性小胶质细胞可能走向死亡,不能再转变为静息状态(图 2-17)。胞外 K^+ 浓度增高可能是小胶质细胞激活的一个共同因素,钾通道可能是小胶质细胞对微环境变化做出反应的途径,钾通道变化是小胶质细胞激活与否的重要标志。

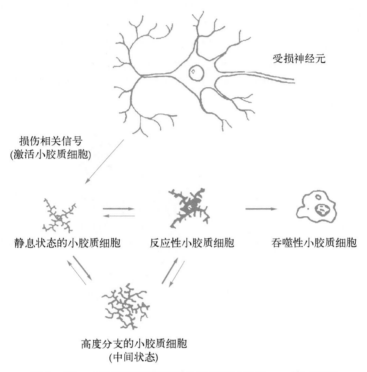

图 2-17 小胶质细胞激活模式图(引自 Wolfgang 等,1999)

小胶质细胞能产生某些细胞因子,如 IL-1、IL-5、IL-6、IL-10、IL-15、TNF-α、TNF-β 等,同时小胶质细胞上也存在许多细胞因子的受体,因此小胶质细胞又是许多细胞因子的靶细胞。

(2) 小胶质细胞对去极化非常敏感

小胶质细胞对外界环境刺激非常敏感,在受到某种信号刺激后迅速进入激活状态。小胶质细胞可能具有连接 P2 嘌呤受体(purinoceptor)的离子通道,在损伤时可被由损伤细胞释放的 5′-腺苷-三磷酸所激活,随后发生去极化,导致小胶质细胞的激活,这是小胶质细胞对组织损伤的反应。

4. 功能

小胶质细胞在神经元的生存和整个生命活动中发挥重要的支持、营养、保护和修复等作用,它们的外形与免疫系统的树突状抗原提呈细胞相似,参与脑内的固有免疫反应,构成 CNS 抵御病原体入侵的第一道防线。

(1) 参与脑内免疫防御功能

无论是在病理条件下还是在培养体系中,小胶质细胞是关键的炎症前细胞因子(IL-1、TNF-α)和免疫调节性细胞因子(IL-12、IL-18)的主要来源。小胶质细胞能产生抗炎性细胞因子,如 TGF-β 和 IL-10,也有证据表明小胶质细胞通过分泌包括 TNF-α、IL-1β 和氮氧化物在内的一系列炎性细胞因子

和细胞毒性物质而加剧一些神经退行性疾病的进程。小胶质细胞也表达许多细胞因子受体,它们是在CNS炎症过程中产生的。这些受体包括炎症前细胞因子受体和抗炎性细胞因子受体,它们的平衡在诱导和调节小胶质细胞免疫功能上起到决定性的作用。

小胶质细胞将外来抗原"递呈"给特定的内源性分子——组织相容性复合物(major histocompatibility complex,MHC),发挥抗原提呈作用。进入 CNS 的 T 细胞活化需要 MHC 和协同刺激分子的提呈这两种信号,活化和非活化的小胶质细胞都可以刺激 T 细胞(包括在外周活化和充分发育的 T 细胞和幼稚 T 细胞)向辅助性 T 细胞亚群 1(helper T cell 1,Th1)分化,提示小胶质细胞抗原提呈作用的发挥有赖于CD45 分子的充分表达,并且可能与表达的量呈正相关,这在刺激 T 细胞增殖时更为明显。星形胶质细胞通过 Th2 细胞参与免疫调节,与小胶质细胞保持着某种平衡。

(2) 保持内环境稳定等功能

小胶质细胞能吞噬并清除死亡的细胞;在胚胎发育期,还清除一些细胞外基质;分泌细胞因子,刺激血管发生及影响其他胶质细胞的活化、增殖;影响神经元迁移,参与脑组织塑型与内环境的稳定。

小胶质细胞通过清除细胞间多余的兴奋毒素,以及刺激轴突的生长发挥神经保护作用,现已证明在脑损伤病例中小胶质细胞能促进神经元存活。但是,小胶质细胞除了在病原体引起的 CNS 疾病中起到保护性免疫作用外,在慢性或病理性活化时也能引起组织损伤,这与其释放自由基、一氧化氮(nitricoxide,NO)和花生四烯酸衍生物等毒性因子有关。小胶质细胞在体内是作为神经毒性细胞还是神经保护细胞已经引起广泛的关注(图 2-18)。

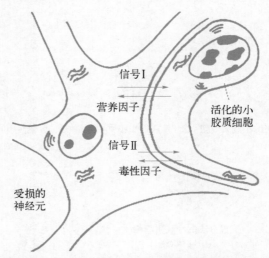

图 2-18 小胶质细胞与受损神经元的相互作用模式图(引自 Wolfgang 等,1999)

2.2.5 其他类型胶质细胞

1. 室管膜细胞

室管膜细胞是一层柱形或扁平上皮细胞,衬于脑室和脊椎中央管的腔面,构成室管膜(ependyma),是胚胎神经上皮的遗留物。室管膜厚度因部位而异,有些部位很薄甚至不存在,有些部位却是高柱形的上皮细胞(图 2-19)。室管膜细胞主要有四种类型。

1) 白质表面:如脉络体表面的室管膜细胞,细胞扁平,有的甚至呈鳞状,少数有纤毛,有缝隙连接和桥接。

2) 灰质表面:如在第三脑室侧壁的室管膜细胞,细胞呈立方形,顶面有纤毛和微绒毛,纤毛的划动有推送脑脊液的作用。细胞间有缝隙连接和桥接,一般没有闭锁式的紧密连接,允许溶质及大分子蛋白质通过室管膜细胞进入脑实质。

3) 室管膜细胞的特化区:见于室周器官(circumventricular organ),位于侧脑室以及第三、第四脑室壁上的一些特化结构,呈柱形或不规则形。细胞基底部变细形成细长突起,穿越室管膜下层,不同程度地伸到深部的神经毡内,这种形态的细胞称伸展细胞(tanycyte)或伸长细胞。因其基突伸至毛细血管周围间隙,故又名室管膜胶质细胞(ependymoglial cell)或室管膜星形胶质细胞(ependymal astrocyte)。由于

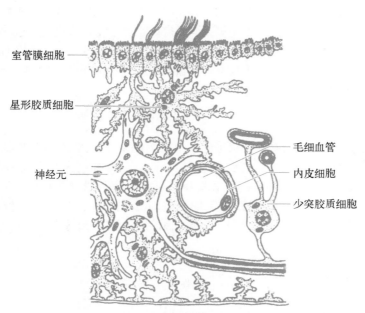

图 2-19　CNS 中神经元与各种胶质细胞模式图(引自许绍芬等,1999)

室管膜细胞的可通透性,它们在血管、神经元与脑脊液(cerebrospinal fluid,CSF)之间起主动运输物质的作用,并参与脑脊液形成。

　　4)脉络丛上皮(choroid epithelium):此处的室管膜细胞类似室周器官,以立方形覆于软膜与毛细血管基膜的表面,无基膜,细胞表面有许多微绒毛与少许纤毛,线粒体丰富,细胞间有紧密连接与桥接,外缘高度皱褶,这些特征形态与脑脊液的产生密切相关。

2. 脉络丛上皮细胞

　　脑室壁在某些部位(第三、四脑室顶部及左、右侧脑室中央部和下角)特别薄,富含血管的软脑膜与室管膜直接接触,保持胚胎期的特征,其中血管反复分支成丛,夹带着软膜和室管膜上皮突入脑室,形成如绒毛状突起的脉络丛(choroid plexus),参与形成脉络丛的室管膜(上皮)细胞即成为具有分泌脑脊液功能的脉络丛上皮细胞(图 2-20)。

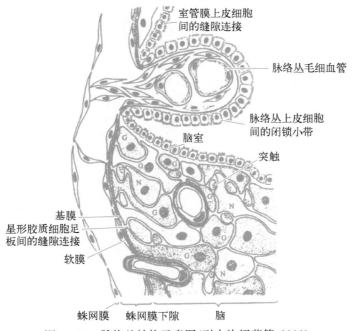

图 2-20　脉络丛结构示意图(引自许绍芬等,1999)

脉络丛上皮是由单层柱状细胞组成的。细胞表面有许多不规则微绒毛,无纤毛,胞质内有大量线粒体、溶酶体和吞饮小泡,高尔基体明显。细胞侧面和基底面有许多相嵌的胞质突起,相邻细胞侧面凹凸相嵌,近顶端有紧密连接和闭锁小带,参与构成血-脑脊液屏障(blood-CSF barrier,BCB)。上皮下方有基膜与薄层结缔组织,富含血管,其毛细血管内皮有许多窗孔,故血浆成分能自由地通过毛细血管壁进入结缔组织间隙,但是不能进入脑室。

3. 卫星细胞

周围神经节内的神经元胞体常被一层扁平的小细胞所包裹,这层细胞称卫星细胞(satellite cell),或称被囊细胞(capsular cell)、神经节胶质细胞(ganglionicgliocyter)。在电镜下可见卫星细胞的深面与节细胞的不规则表面相互嵌合,相邻的卫星细胞又以胞质突起重叠,细胞外面有基膜。在自主神经节,卫星细胞较少,不完整地包裹节细胞。在脊神经背根节中,卫星细胞无突触,完全包裹节神经元胞体及其轴突起始部的蟠曲段(轴突呈"T"形分支前的蟠曲段),并形成髓鞘,直到"T"形分支处才被施万细胞所替代。

参 考 文 献

韩济生,1999.神经科学原理(上).第二版[M].北京:北京医科大学出版社.

鞠躬,2004.神经生物学[M].北京:人民卫生出版社.

李继硕,2003.神经科学基础[M].北京:高等教育出版社.

莫永炎,姜勇,陈瑗,2002.脑星形胶质细胞生物学功能研究进展[J].生理科学进展,33(1):71-73.

寿天德,2001.神经生物学[M].北京:高等教育出版社.

王建军,2004.神经科学——探索脑[M].北京:高等教育出版社.

王尧,杜子威,1997.神经生物化学与分子生物学[M].北京:人民卫生出版社.

许绍芬,1999.神经生物学.第二版[M].上海:上海医科大学出版社.

朱长庚,2002.神经解剖学[M].北京:人民卫生出版社.

Antel J, 2006. Oligodendrocyte/myelin injury and repair as a function of the central nervous system environment[J]. Clin Neurol Neurosurg, 108(3):245-249.

Benarroch E E, 2005. Neuron-astrocyte interactions: partnership for normal function and disease in the central nervous system[J]. Mayo Clin Proc, 80(10):1326-1338.

Hirano A, Llena J, 2006. Fine structure of neuronal and glial processes in neuropathology[J]. Neuropathology, 26(1):1-7.

Kim S U, de Vellis J, 2005. Microglia in health and disease[J]. J Neurosci Res, 81(3):302-313.

McIlwain D L, Hoke V B, 2005. The role of the cytoskeleton in cell body enlargement, increased nuclear eccentricity and chromatolysis in axotomized spinal motor neurons[J]. BMC Neurosci, 6:19.

Shen W, Wu B, Zhang Z, et al., 2006. Activity-induced rapid synaptic maturation mediated by presynaptic cdc42 signaling[J]. Neuron, 50(3):401-414.

Sofroniew M V, 2005. Reactive astrocytes in neural repair and protection[J]. Neuroscientist, 11(5):400-407.

第3章　神经发育生物学基础

尽管哺乳动物的神经系统是一个高度复杂的系统,但在胚胎起源时期其仅仅是一个简单的管状外胚层结构。从 Cray 简陋的家庭实验室开始,直至当今分子生物学手段的应用,有关神经系统发育的研究经历了百余年的历史。对神经系统发育的研究不仅有助于认识其成熟的构象和组成,而且有利于对中枢神经系统先天性畸形的了解。

神经系统发育(nervous system development)的过程主要分为四大阶段：① 神经元发生(neurogenesis)期,神经前体细胞增殖、分化,形成神经元谱系,这是神经细胞特化和分化的阶段;② 神经元迁移(neuronal migration)期,新生的神经元须从生成的地方迁移出去,到达神经系统总体分布的恰当位置;③ 突起长出(process out-growth)期,神经元胞体须长出若干条树突用以接收其他神经元的冲动,还须长出一条轴突用以连接其靶;④ 突触形成(synapse formation)期,当轴突到达其靶区后,须识别恰当的靶细胞,从而建立起突触连接。本章将依次阐述上述各个阶段并简要介绍中枢神经系统的发育异常和脑的老化。

3.1　神经管发育

起源于胚盘背侧中轴的外胚层细胞增殖形成神经板,此后经历神经沟、神经褶,发育成为神经管。随后神经管的前端膨大,衍化成脑;后端缩小,衍化成脊髓。

3.1.1　初级神经胚

脊椎动物神经系统的胚胎发育始见于由外、中、内三胚层构成的原肠胚。在胚胎发育的第 3 周,中胚层细胞释放出化学信号,使外胚层沿着胚胎头尾轴增厚形成神经板(neural plate)。此后,神经板的中间向内折叠形成纵向的神经沟(neural groove),神经板的两侧则形成神经褶(neural fold)。随后,神经沟逐步加深使神经褶在背侧中线处相互接近,在第 3 周末期时,两侧神经褶在中线处开始融合,形成神经管(neural tube),其水平位置相当于将来脊髓的颈段。此时,神经管的头、尾两端仍各暂时保留一个小的开口,分别称为前神经孔(anterior neuropore)和后神经孔(posterior neuropore)。前神经孔约在第 25 天(18～20 对体节期)闭合,后神经孔约在第 27 天(25 对体节期)闭合,从而形成位于胚体背部中轴外胚层之下的、两端封闭的、完整的神经管,该过程称为初级神经胚形成(primary neurulation)。当神经管闭合后,神经管背部的细胞群与神经管逐渐分离,形成前后走行的细胞区带,即神经嵴(neural crest)。这些神经嵴细胞将发育成多种细胞类型,包括感觉神经节神经元与自主神经节节后神经元、施万细胞、肾上腺髓质的嗜铬细胞及黑色素细胞等(图 3-1)。同时,神经管内腔发育成为脑室和脊髓中央管,其中衬贴于管壁周围的上皮细胞发育为脑和脊髓神经元及神经胶质细胞的前体。

骶髓的形成机制略有不同,神经管闭合后,次级腔室内的大量细胞迁移进入尾部,该过程称为次级神经胚形成(secondary neurulation)。

3.1.2　脑室界沟

神经管形成后,由于各种细胞增殖、分化、迁移以及管壁各部增厚的速度不尽相同,使管的内腔(即中央管)变为左右压扁的裂隙,在横断面上形成"内菱外方"的形状。中央管的背、腹两侧的中央部发育较差、管壁甚薄,且不含神经母细胞,其背侧称为顶板(roof plate),腹侧称为底板(floor plate),将来有些横跨正中线的交叉纤维将出现于此。在发育早期,外胚层靠近神经管背侧的表面与中胚层靠近脊索腹侧的表面,分泌不同的信号分子,这些信号分子相应的浓度梯度将导致神经管在这两个区域形成不同的发育模式。在第 4 周,表现为形态上的明显不同,此时一条纵沟[即脑室界沟(sulcus limitan)]出现在神经管侧壁,将其分为背、腹侧两半。背侧将形成翼板(alar plate),腹侧形成基板(basal plate),并且导致了功能

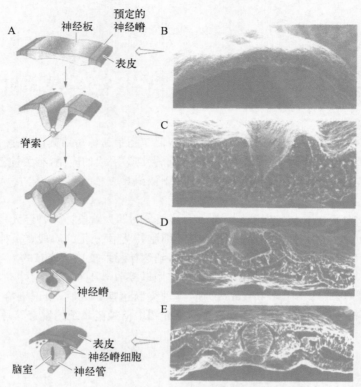

图 3-1 鸡胚神经管形成

A. 神经胚形成的简图;B～E. 神经管形成的扫描电镜图;B. 神经板,由外胚层背侧区伸长的细胞形成;C. 神经沟,由伸长的神经上皮细胞形成,并为间质细胞所包围;D. 神经褶,为扁平的表皮细胞所覆盖;E. 神经管,其上可能是表皮,两侧是体节,底下是脊索

上的截然不同,界沟也因此成为划分腹运动区和背感觉区的界线。翼板衍生物被认为与感觉处理相关,基板衍生物与运动功能相关。在成熟脊髓中,脑室界沟并不明显,但每侧的灰质均可划分为前角和后角。感觉神经元(源于神经嵴细胞)位于后角,此处大部分神经元的轴突形成上行的感觉传导束。相反,躯体运动神经元和自主神经元的胞体则位于前角,其轴突离开脊髓支配外周的骨骼肌或自主神经节细胞(图3-2)。脑干中情况与其相类似。

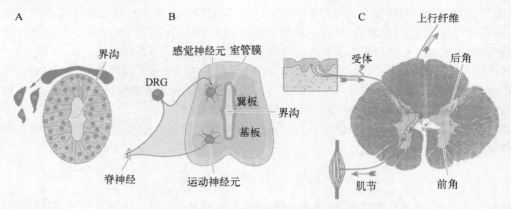

图 3-2 脑室界沟、翼板和基板

A. 第4周的神经管;B. 第6周时的胚胎脊髓,来源于神经嵴的背根神经节(dorsal root ganglion,DRG)细胞,将它们的中枢突伸入脊髓并终于翼板细胞,基板细胞发育成为运动神经元,其轴伸向前根;C. 成年脊髓

3.1.3 初级脑泡

在前神经孔尚未闭合时,神经管的前端已经开始膨大。在神经管完全闭合后,头端则出现三个分界

明显的稍膨大部分。在第 4 周,三个膨胀部或囊泡出现并且被称为初级脑泡(primary vesicles),从头端到尾端,它们分别是前脑泡(forebrain vesicle)、中脑泡(midbrain vesicle)、后(菱)脑泡(metencephal vesicle/vesicle of rhombencephalon)。此时神经管不再挺直而呈现两个凸向背侧的弯曲,一个位于将来脊髓与后脑交界处称为颈曲(cervical flexure),一个位于中脑处称为中脑曲(mesencephalic flexure)或头曲(cephalic flexure)(图 3-3)。

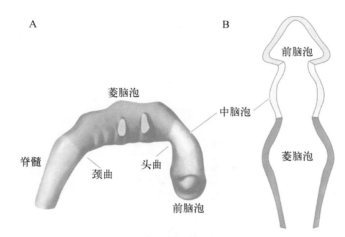

图 3-3　第 4 周末期的初级脑泡

A. 神经管侧面观,显示囊泡和弯曲;B. 神经管纵切面模式图,显示三脑泡,弯曲被拉直

3.1.4　次级脑泡

由于脑的继续发育,初级脑泡中的两个进行再分裂。在第 5 周,五个次级脑泡(secondary vesicle)可以辨别出,前脑泡引起端脑(telencephalon)和间脑(diencephalon)的产生,中脑泡仍然未分裂,后脑泡产生后脑(metencephalon)和末脑又称髓脑(myelencephalon)。端脑发育成为成熟脑的大脑半球,间脑产生丘脑(嵌入到大脑半球和其他结构的大部分灰质)、下丘脑(自主神经控制中心)、视网膜和其他一些结构。后脑发育为脑桥(脑干的一部分)和小脑,髓脑发育成为延髓(脑干的一部分,与脊髓相融合)。此外,在后脑和髓脑之间,由于前脑泡及菱脑泡的迅速扩大,便出现另一个凸向脑干腹侧的弯曲,称之为桥曲(pontine flexure)。这个弯曲在脑干的轴线处并未持续存在,但其对脑干尾部结构的发育具有重要影响(图 3-4)。随着弯曲的发育,神经管管壁铺展形成一个菱形的腔室(因此称为菱脑),以至于最后只有一

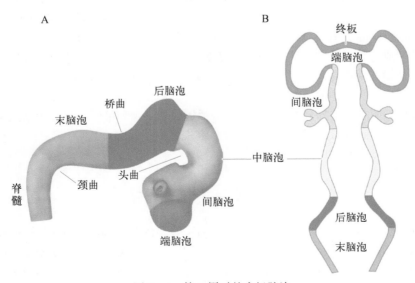

图 3-4　第 5 周时的次级脑泡

A. 神经管侧面观,显示囊泡和弯曲;B. 神经管纵切面模式图,显示五脑泡,弯曲被拉直

层薄膜存留,从而形成第四脑室(fourth ventricle)的顶。因此,被脑室界沟分隔形成的翼板和基板位于第四脑室的底,最后发育为成熟脑干的相应部分(头部延髓和尾部脑桥),感觉核位于运动核的侧面而不是后面(图 3-5)。后脑头端翼板的侧面部分显著增厚形成菱唇(rhombic lip),这些组织继续增大,融入中线,形成横嵴,最终发育为小脑。

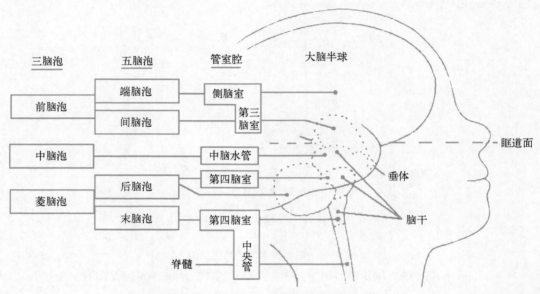

图 3-5　发育中脑的分部、亚分部和室腔

经过上述早期的二弯曲(头曲和颈曲)、三脑泡(菱脑泡、中脑泡和前脑泡)和后来的三弯曲(头曲、桥曲、颈曲)、五脑泡(末脑泡、后脑泡、中脑泡、间脑泡和端脑泡)的演化过程,奠定了脑的基本形态和结构。五脑泡的形成过程体现了动物脑在进化过程中由低级向高级的逐渐发展历程。最后出现的是端脑,而端脑表面的大脑皮质是最新出现的脑的最高级部分。大脑皮质又经历了古、旧、新皮质由低级向高级的演化过程。人类的新皮质高度发达,不仅适应着自然界而且适应着社会生活的发展变化。脑由低级向高级的不断发展过程体现了中枢神经系统在进化过程中"头端化"的规律。

3.1.5　腔室系统

神经管腔室存留下来发育成为成熟的腔室系统。成熟的腔室由一个连续的、充满液体的空间构成,它存在于中枢神经系统所有的区域。脑桥的腔室和头端髓质构成第四脑室,间脑所在的区域构成第三脑室(third ventricle),一个大的"C"形侧脑室(lateral ventricle)占据了每侧大脑半球,每个侧脑室通过室间孔(interventricular foramen)与第三脑室相连,而第三脑室通过中脑导水管(cerebral aqueduct)与第四脑室相连,菱脑壁伸展成为第四脑室,其顶部变得非常薄。在这些部位,小血管丛内陷入脑室顶形成脉络丛(choroid plexus),从而产生填充入脑室的大部分脑脊液(cerebrospinal fluid),由于每个大脑半球呈"C"形生长,因此伸入其侧室的脉络丛也呈"C"形(图 3-5)。

至胚胎第 5 周末,所有这些部分都能够被识别。后脑包括小脑和脑桥,末脑也就是延髓,脑干包括中脑、脑桥和延髓(有的认为间脑也包括在内)。第三脑室主要位于间脑,但也有部分位于端脑内。中央管主要位于脊髓,也有部分在延髓内。

3.2　脑和脊髓发育

在经历了三脑泡时期和五脑泡时期之后,神经管的头端发育迅速、膨大形成脑;神经管的后部较为狭窄的部分形成脊髓。脑在发育过程中的演变远较脊髓复杂,不仅外形变化多,而且内部结构也有较多的演变。脑和脊髓的主要不同在于,脊髓全长各节段的内部结构是均等的、连续的、分化较小,而脑高度分化形成脑曲,脑泡分化为各种不同的核团结构;脊髓内腔的中央管粗细大体上一致,而脑的内腔扩大形成脑室和脉络组织,产生脑脊液,以保证中枢神经系统的物质代谢。下面对脑和脊髓的发育做简要介绍。

3.2.1　端脑和间脑

端脑泡迅速膨大，其顶壁及外侧壁变薄并向两侧延伸而成为两个大脑半球，其内腔成为侧脑室。内侧壁增厚，以后发育成基底神经节。间脑泡的两侧壁亦增厚，最后发育为丘脑、丘脑下部等结构，其内腔成为第三脑室。端脑泡的前端称为终板(lamina terminalis)，由于两侧大脑半球的发育使其陷入两半球之间。连接两侧大脑半球的联合纤维在终板上方越过中线，将来发育为胼胝体。两原始大脑半球继续增长时其后部向后下而构成枕叶及颞叶，其内腔则成为侧脑室后角及下角。在发育早期，端脑泡的顶壁及外侧壁(主要发育成新皮质)的内部结构与神经管的其他部位一样具有三层模式，但随后由于中间层及缘层之间聚集了新的有丝分裂后的细胞而形成新的一层，这是新皮质的基原，称为皮质板(cortical plate)。

3.2.2　中　　脑

中脑泡在发育过程中变化没有端脑泡大，主要的改变是管壁的极度增厚。这是由于大量上下行纤维的通过，并使得管腔变小、变窄，最后成为中脑导水管。基板神经细胞将形成动眼神经运动核和滑车神经运动核，而翼板的一些细胞团块则向腹侧和颅侧迁移，形成红核、黑质。翼板的其余部分形成顶盖(tectum)。皮质桥束及皮质脊髓束下行至中脑时集中一处，构成大脑的脚底(basis pedunculi)。

3.2.3　脑桥、延髓和小脑

在菱脑泡，当桥曲充分发育后，后脑前移，其顶壁逐渐变薄，最终仅由室管膜构成。此段缘层并不发育，翼板与基板分别位于背外侧与腹内侧的位置，管腔在此处扩大形成第四脑室。桥曲的颅侧部发育为脑桥，尾侧部则发育为延髓。翼板部分细胞向腹侧迁移，形成脑桥核及下橄榄核簇，其余细胞及基板细胞则形成各颅神经核。小脑发育相对较晚，约在第 6 周，后脑的颅侧翼板逐渐增厚，向后生长并覆盖第四脑室的顶部，最终发育成小脑。

3.2.4　脊　　髓

在神经管的尾侧段，即后来发育为脊髓部分的套层内，一些神经母细胞在发育早期便伸出突起，另一些则维持未分化状态并继续增殖一段时间使套层增厚，结果是背侧部及腹侧部增厚较慢而成为顶板、底板，两侧增厚较快而成为基板、翼板，基板与翼板之间为界沟。在套层增厚同时，神经元和神经胶质细胞相继形成，神经管的管腔演化为脊髓中央管(图 3-6)。

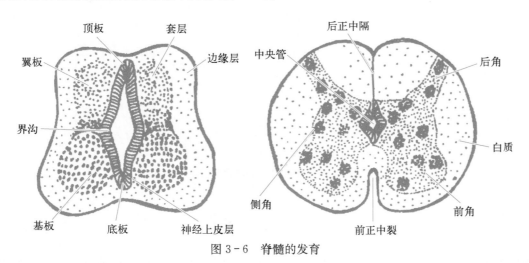

图 3-6　脊髓的发育

第一个月末，基板内的神经母细胞将形成脊髓运动神经元，构成躯体传出柱(somatic efferent column)；翼板内的神经母细胞将形成脊髓中与感觉传导有关的联络神经元，构成躯体传入柱(somatic afferent column)。第二个月中期，发育中的基板和翼板已很明显，由于基板与翼板内神经细胞的分化和胞突的生长以及胶质细胞的产生，致使边缘层增厚，其中也含有由神经嵴演变成的脊神经节细胞长入脊髓的轴突和脊髓内部的联络纤维。这些胞突数量的不断增加使边缘层发育成无神经细胞的白质，套层即中间层分化为脊髓的灰质(图3-6)。

由于生发细胞层细胞不断增殖并移入基板与翼板中,从而使中央管不断缩小。约在第9周时,脊髓两翼板在中线融合,形成后正中隔,隔表面的浅沟为后正中沟。神经管的腹侧部分存留,成为脊髓中央管。神经管尾端的管腔扩大,形成脊髓中央管尾部的终室(ventriculus terminalis)。与此同时,每侧基板向腹侧突出,两基板间的凹陷不断加深,形成前正中裂。由于脊髓内正在分化的神经细胞数目不断增加,它们上升和下降的轴突数量也随之增多,并穿行在边缘带中,遂使白质增厚。基板成为灰质的前角(柱),翼板则形成灰质后角(柱)。前角细胞的轴突离开脊髓,集中成脊神经的前根,分布到发育中的肌节区(图3-2)。来源于神经嵴的感觉神经节细胞的中枢突集中成后根,进入脊髓后角。其中一部分胞突终于后角的多极神经元上,另一部分进入边缘带后上升或下降到脊髓与脑的不同部位。后角的多极神经元的轴突也穿过边缘带,再上升或下降到脊髓的不同节段去,这些细胞称为联络神经元(associative neuron)。有些后角细胞的轴突通过底板上升或下降到对侧脊髓的不同平面去,称为连合神经元(commissural neuron)。

在神经管第1胸节到第2或第3腰节平面,紧邻界沟跟背侧处又有2个细胞柱聚集,形成脊髓的侧角,此两柱与神经嵴分化来的交感神经系统形成联系:界沟腹侧者为一般内脏传出柱,其中多极神经元的轴突随前角细胞的运动纤维一起进入前根,分布到内脏;背侧者为一般内脏传入柱,接受来自内脏的感觉纤维。与副交感神经系统相联系的内脏传出与传入柱见于脊髓的第2~4骶节中,至全长达30 mm(约14周)时,上述各细胞群已能明显辨认。

第3个月时,位于椎管内的脊髓与脊柱等长。3个月后,脊柱生长比脊髓快,脊柱末端超越脊髓向后端伸展,脊髓末端的位置就渐渐地相对上移。至出生时,脊髓末端与第3腰椎平齐,仅以终丝与尾骨相连。由于脊神经都从相应节段的椎间孔穿出,在出生后随着发育的成熟,脊髓位置逐渐上移,脊髓颈段以下的脊神经根渐渐斜向尾侧,而腰、骶和尾部的脊神经则在椎管内垂直下行,最后与终丝一起组成马尾(图3-7)。

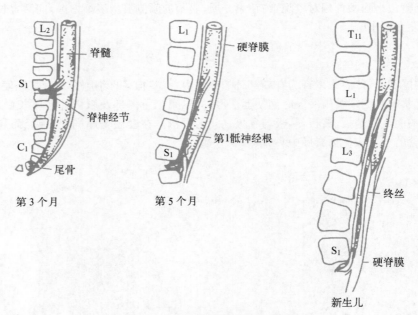

图3-7 脊髓的发生与脊柱的关系

3.3 神经诱导作用

胚胎的外胚层之所以能够发育为神经管,主要是由于脊索的诱导。同样的,由于许多因素或因子诱导才使得外胚层细胞衍化为神经组织并发育成神经系统。神经诱导是神经系统发育过程中的一个非常重要的方面和过程,它包括神经管形成期的原发诱导和早期脑和脊髓发育的次发诱导。

3.3.1 神经胚形成动力

神经胚形成(neurulation)期,通常指从最早出现神经板的迹象至神经管完全闭合的这段时期。原肠胚时期主要的形态发育不仅是三胚层的形成,而且导致中胚层内一些远离的细胞群落彼此相互靠近。胚胎的进一步发育决定于这些新形成的细胞群落中某些群落的相互诱导作用。诱导(induction)指的是胚胎发育过程中两种细胞群落通过相互作用使其中一个群落或两个群落发生定向分化的过程,在诱导过程中一个细胞群落提供或传递一种刺激(诱导者),而另一群落则接受这种刺激(反应者),并对这种刺激发生相应的反应。中枢神经系统发育的原发诱导指的是脊索中胚层(chorda mesoderm)的诱导作用于覆盖其上的外胚层,导致了一个非特异性的外胚层细胞带转化为中枢神经系统原基(primordium)的过程。原发诱导所引发的事件除了神经板及神经管细胞的形态发生变化之外,还激发了神经上皮细胞的增殖。其结果首先使神经板增厚形成神经沟,随后神经沟闭合形成神经管,最后神经管脱离覆盖其上的外胚层。与此同时,神经嵴细胞从神经外胚层与神经上皮之间的连接处移行出来,一部分停留在靠近脊髓处并分段形成脊神经,一部分则广泛移行至全身各处。神经板形成后不久,新生成的神经原基本身便作为次发诱导者发挥诱导作用,如对感觉结构的眼晶体、眼泡、内耳及一系列外胚层基板的诱导。脑和脊髓亦诱导保护它们的骨性结构。

随着神经管的形成,脊索两侧的中胚层纵向分布,逐渐形成成对对称的砖块状的体节(somite),它们是后来许多中胚层分节结构的来源。体节先从胚胎头端开始形成,然后逐渐向尾端延伸。由于神经系统的中轴结构在形成的早期便开始以明显的头-尾侧顺序分化,故头侧部的结构已完成时尾侧部的结构可能才刚开始分化。

3.3.2 中胚层信号作用

胚胎中胚层对外胚层神经板的发育、分化有诱导作用。早在 20 世纪 30 年代,Spemann H 和 Mangold H 发现:在两栖动物胚胎内,源于普通外胚层的神经板的分化依赖于特定细胞所分泌的信号分子,含有这些细胞的胚胎局部被称为控制区。最初,通过在原肠胚期移植控制区组织后,他们证实控制区对神经系统的形成发挥了关键作用。实验的关键是移植了胚胎内被称为胚孔背侧唇的区域,它最终将发育形成背侧中胚层。将背侧唇从一个胚胎上切掉并移植入或埋在宿主胚胎腹侧外胚层下面,这个部位正常情况下能发育成腹侧表皮组织。将移植细胞从标记的胚胎上分离,并移植入未标记的宿主胚胎内,以利于将移植的细胞和宿主细胞区分开来。结果发现:移植细胞按正常的发育程序,形成了中线中胚层(脊索)。更为甚者,移植细胞所形成的这个脊索又使宿主外胚层细胞的命运发生了巨大的改变。宿主细胞形成了另一个完全一样的体轴,它包含了一个几乎发育完全的神经系统(图3-8)。进一步研究发现:只有在原肠胚的晚期来自控制区的细胞才具有这种功能,若在原肠胚早期或其他区域的组织则不能诱导另一个体轴的发生。这个实验表明诱导应在正确的时间和正确的位置。现在已知发育早期的中胚层(包

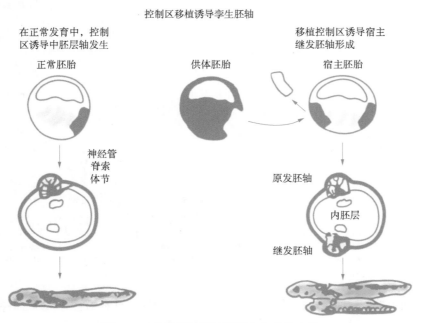

图 3-8 背唇组织移植诱导产生孪生中轴

括脊索及与外胚层处于同一平面的组织原细胞)产生"活化信号",通过垂直和切线方向诱导中线位的外胚层形成神经上皮,并诱导神经轴前部区域分化,然后由中胚层提供"转化信号",引起神经轴相对后部区域的分化,并指导神经轴各水平局部结构和功能的特化。

3.3.3　骨发生形态蛋白作用

在囊胚期(blastula stage),把外胚层的细胞分散成单个细胞,可加速细胞的神经归宿趋势,提示外胚层细胞之间存在某些抑制信号,如果阻断这种信号传递可引起外胚层向神经组织分化。目前认为该抑制信号是转化生长因子β(transforming growth factor - β, TGFβ)超家族的成员骨发生形态蛋白(bone morphogenic proteins, BMP),其依据是 BMP 广泛分布在发育早期的外胚层,在外胚层细胞向神经细胞分化过程中,BMP 在神经板细胞上的表达消失。其次,给予 BMP4 能抑制神经细胞标志物的表达,并且抑制分散的外胚层细胞向神经细胞分化,而促进其向表皮细胞分化(图 3-9)。另有研究表明组织原表达的三种分泌性蛋白:卵泡素(follicle hormone)、脊索素(chordin)和头素(noggin)能诱导原始外胚层表达神经板前部特有的蛋白。这些活化因子虽然在结构特征上没有明显的相似之处,但都能直接与 BMP 家族的信号分子结合并抑制其作用,从而诱导外胚层细胞向神经上皮分化,因此这些因子称为活化信号(图3-9);另外,这些因子还与神经轴前部特性的形成有关。在活化信号作用的基础上,由中胚层继续产生的一些因子,提供转化信号诱导神经轴后部的特化,但因子本身很少有直接使非神经组织向神经组织转化的能力,这类因子包括碱性成纤维细胞生长因子(basic fibroblast growth factor, bFGF)和维生素 A 类物质(retinoid),如视黄酸(retinoic acid)等(图 3-9)。

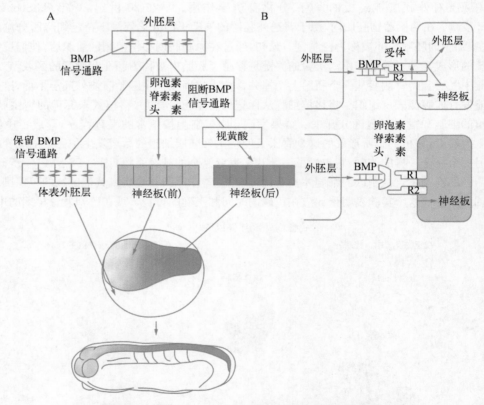

图 3-9　蟾蜍(xenopus)胚胎诱导神经发生的信号通路

A. 在 BMP 信号分子的作用下,蟾蜍原肠胚时期的外胚层细胞分化成体表外胚层细胞。用卵泡素、脊索素和头素阻断 BMP4 信号分子可以诱导前段神经板组织的发生。在视黄酸的作用下,这些组织会形成后段神经板组织。底图:在蟾蜍胚胎,神经板和神经管的位置及神经管前后方向上的结构特异性。B. 神经管前段诱导发生的可能机制。外胚层细胞间持续的 BMP 信号,并使外胚层细胞"脱抑制"而进行神经分化。R1、R2 表示 BMP4 受体的 2 个亚单位

一旦神经板细胞被诱导产生,它们很快即获得了特定神经细胞具有的特征,该特征依赖于其在神经板中所占据的位置。被诱导发生的神经细胞的命运由两个独立的信号系统所控制。一个信号系统由沿

内外侧轴上神经板不同部位细胞的特性决定。神经管形成后,这条轴即神经管的背腹侧轴。神经管的背腹侧轴诱导信号来自脊索的一个被称为脊索音猬因子(sonic hedgehog,SHH)的蛋白,脊索产生的 SHH 是一种分泌蛋白,诱导神经板中线部位细胞分化成底板。一旦诱导形成底板其本身也能合成 SHH。SHH 信号能诱导神经管腹外侧的祖细胞向运动神经元分化,如果在这阶段抑制 SHH 信号就抑制了祖细胞向运动神经元分化,取而代之产生腹侧的中间神经元。而神经板背侧的表皮性外胚层细胞表达 BMP,先始于外胚层外侧缘,到神经褶时 BMP 见于神经褶背侧顶部,但当神经管闭合后,外胚层细胞不再表达 BMP。此时神经管顶壁表达 BMP,从而诱导中间神经元的分化,这些中间神经元最后将转化为脊髓背角细胞(图 3 - 10)。正是这些信号及许多基因,如前面提及的 chordin、noging、follistatin 等调控神经管细胞的分化。第二个信号系统决定沿头尾侧轴上神经板不同部位细胞的特性。该轴线上的信号分子将神经管从头侧到尾侧分为 4 个部分:前脑、中脑、菱脑和脊髓。

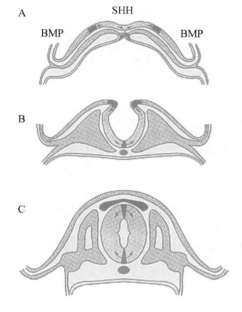

图 3 - 10 信号蛋白的浓度梯度诱导脊髓背腹侧的分化

A. 在神经板阶段,中胚层中线处以及后来的脊索产生一种信号蛋白 SHH,同时,靠近神经板的外胚层产生另外一种信号蛋白 BMP;B. 在脊索的持续影响下,位于神经沟腹侧中线处的细胞开始表达 SHH,位于神经褶嵴部的外胚层细胞持续产生 BMP;C. 在神经管闭合以后,位于背侧中线处的细胞产生 BMP,维持 SHH/BMP 相反的浓度梯度

3.4 神经元分化与迁移

在神经系统的发育过程中,神经细胞均产生于神经管的最内层。随着发育的推移,神经管由最初的单细胞层逐渐变成多细胞层。细胞层的增加提示了神经细胞进行了迁移,最终到达定居层并发育为成熟的神经元或神经胶质细胞。

3.4.1 神经管发生模式

原始的神经管管壁是由单层神经上皮细胞构成的,其内、外两面各覆有内、外界膜。由于神经管上皮细胞形态各异,细胞核的位置高低不一,所以称之为假复层柱状上皮。假复层柱状上皮构成了细胞长轴,与神经管管壁表面垂直,细胞可延伸至整个管壁,并且这些细胞具有高度的有丝分裂能力。随着越来越多的有丝分裂后细胞的产生,神经管逐渐增厚,神经管管壁便可分为三层。最内层为室管膜层或室周带(ventricular zone),在发育过程中,该层细胞一直处于有丝分裂阶段,但最终该层将退化为覆盖脑室系统及导水管的单层柱状上皮,即室管膜。在早期,室管膜层占据神经管管壁的全部,随后神经管出现了细胞稀少的外层,称为缘层(marginal zone)。该层由室管膜层的细胞向外伸出的突起相互交织而成。此后,室管膜层细胞胞体部分将沿着其本身向外延伸的胞质柱向外移行,从而形成了介于缘层和室管膜层之间的中间层或套层(intermediate zone or mantle zone)(图 3 - 11)。

脑和脊髓的结构是在神经管三层模式的基础上进一步发育形成的。脑两侧的套层逐渐增厚形成背侧的翼板和腹侧的基板。端脑和间脑的套层大部形成翼板,基板较少。端脑、中脑、后脑和末脑中的套层细胞聚集成细胞团或细胞柱,从而形成各种脑神经核。翼板中的神经前体细胞分化为感觉中继核,基板

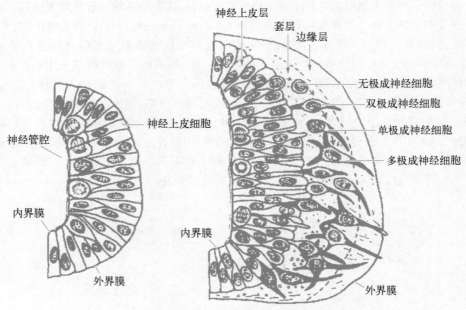

图 3-11 神经管的组织发生

的神经前体细胞分化为运动核。除此之外,套层的大部分细胞向表面迁移,分化形成大脑皮质和小脑皮质。大脑皮质由端脑套层的神经前体细胞迁移和分化而成。由于神经前体细胞分期分批地产生和迁移,因此,皮质中的神经元分层状排列。越早产生和迁移的神经元,其位置越深;越晚产生和迁移的神经元,其位置越表浅。小脑皮质则由后脑翼板背侧的左右两菱唇在中线处融合形成的小脑板分化而来。神经管的边缘层发育为脑的白质。脑室顶部正中的神经上皮在原处分化为单层柱状的脉络丛上皮,脉络丛向脑室内凸入,并分泌脑脊液。脉络丛上皮深部的间充质分化为结缔组织和血管。脊髓的组织发育与脑的大致相同。

3.4.2　神经元增殖与分化

　　神经管细胞的前体细胞是中枢神经系统所有细胞的起源。因此,神经管细胞必须分裂增生,以提供脑和脊髓所需的成熟细胞。神经管从单层细胞发展到人脑的很厚的结构,构成这很厚结构的神经细胞几乎都起源于神经管本身,然而当生长发育时,神经管内细胞的增生并非均匀一致的。新的神经细胞只产生于神经管的内层。神经管的内腔将来演变成脑室和脊髓中央管。靠近管腔的内层是产生新的神经细胞的区域(图 3-12)。发育早期的神经管只有两层,即外层的边缘层和内层的室管层。当神经管的前体细胞分裂增生时,它们按照细胞活动周期演变,并反复进行。当 DNA 复制并准备细胞分裂时,细胞核外移到边缘层。DNA 复制完毕时,细胞核又返回到室管层,此时的前体细胞由一条长而纤细的突起固定于神经管的内外两缘,而细胞核则沿着这条突起移动,其机制还不清楚。当细胞核回到室管层之后,细胞失去纤长的突起并发生分裂。两个子细胞可以有不同的两条发展途径,或者再重复进行细胞分裂周期活动而继续产生更多的族裔细胞,或者生存于室管层并迁移而发育成神经系统的结构。后一种细胞将来发育为成神经细胞或成胶质细胞。那些转变成神经细胞者便会失去再分裂的能力,而转化为成胶质细胞者则保留分裂增生的能力。

　　来自神经上皮的成神经细胞形成后,其近腔端的胞突消失,整个细胞移入中间层内并失去分裂能力。与此同时,还有一部分来自神经上皮的细胞移入中间层,仍保持分裂能力,并保留其两端的胞突,成为菱形的成胶质细胞。以后,其胞突脱离内、外界膜,分化成星形胶质细胞(astrocyte)。另一部分神经上皮细胞从管壁外周缩回胞突,其核贴向管腔面并失去分裂能力,成为柱状上皮形态,其近腔端具有纤毛,称为室管膜细胞(ependymal cell)。这些柱状上皮细胞中仍有一部分继续活跃地分裂,故称为生发细胞(germinal cell)。

　　神经管闭合后部分子细胞从管壁移行,穿过合成 DNA 的神经上皮细胞到达靠近外界膜下面这些细胞称为成神经细胞(neuroblast),成神经细胞迁移到神经管的套层,这些细胞起初为圆形,称为无极成神

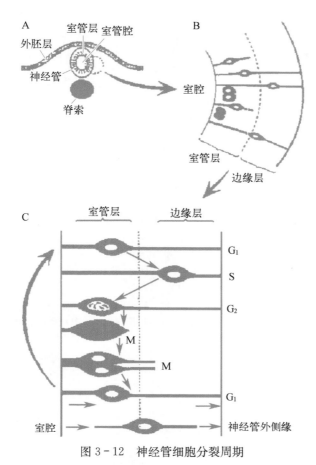

图 3-12　神经管细胞分裂周期

A. 神经管及室管腔横断面；B. 神经管管壁局部放大，外层是边缘层，内层是室管膜层，室管膜层有细胞分裂增生；C. 一个神经前体细胞的细胞分裂周期。G_1、S、G_2、M 处于分裂周期内细胞位置及移动，子细胞 G_1 或者重复进行另一个分裂周期，或者迁移出室管膜层而成为不成熟的神经元并继续发育

经细胞，以后在胞体的相对端发出 2 个突起，进一步分化为双极成神经细胞。双极成神经细胞朝向管腔的一侧突起退化消失，成为单极成神经细胞，而伸向外界膜一侧的突起迅速增长，形成原始轴突。单极成神经细胞的内侧端又形成若干短突起，成为原始树突，此时期该细胞即成为多极成神经细胞。进一步生长和分化将使这些细胞成为成熟的神经元(图 3-13)。

神经胶质细胞的发生晚于神经元。胶质细胞分化已在大鼠视神经中进行了研究。一部分成胶质细胞分化为成星形胶质细胞，进而分化为Ⅰ型星形胶质细胞(同血管形成连接，有助于保证血-脑屏障的完整性)和Ⅱ型星形胶质细胞(同郎飞结连接)。另一部分成胶质细胞分化为成少突胶质细胞(oligodendroblast)，进而分化为少突胶质细胞。少突胶质细胞体形较小，结构亦较简单，在发育较晚期才出现，它们常作为神经元周围的卫星细胞，同时参与中枢神经系统内神经纤维的髓化即髓鞘形成过程。小胶质细胞的发生较晚，它们在神经组织破坏后有活跃的吞噬能力，很可能是来自中胚层的一种吞噬细胞，但亦有部分学者认为它们是随同长入脑和脊髓的血管与间充质一起进入中枢的。近年来的研究显示：小胶质细胞和其他内源性脑巨噬细胞或巨噬细胞前体都来源于血源性单核细胞。这些胶质细胞类型可由它们表达的特异性抗原进行识别。

胶质细胞分化的产生，需要数种细胞类型的相互作用与化学信号物质的存在。Ⅱ型星形胶质细胞和少突胶质细胞的分化来自同一个普通的祖细胞称 O2A 祖细胞。开始于胚胎 17 天。Ⅰ型星形胶质细胞却来自另一谱系的祖细胞。O2A 祖细胞于出生后第一周进行有丝分裂而生成一定数量的少突胶质细胞，然后生成Ⅱ型星形胶质细胞(图 3-14)。O2A 祖细胞的分裂及它们的分化都受Ⅰ型星形胶质细胞分泌的信号物质调控。当 O2A 祖细胞进行培养时，若缺乏Ⅰ型星形胶质细胞的参与，它们就立刻停止分裂和分化成少突胶质细胞。Ⅰ型星形胶质细胞产生的有丝分裂信号分子是 PDGF 和 NT-3。由 O2A 祖细

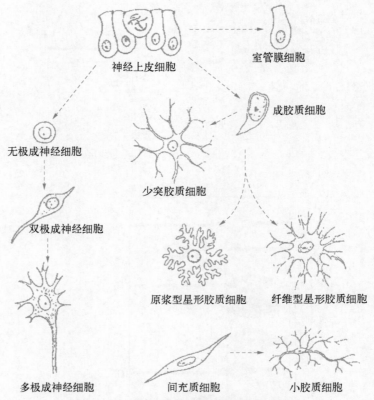

图 3-13　中枢神经系统内细胞的组织发生

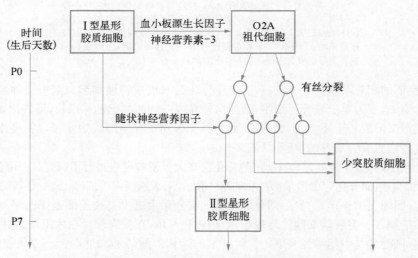

图 3-14　中枢神经系统胶质细胞的分化

胞分化成Ⅱ型星形胶质细胞的另一信号分子是 CNTF,同样由Ⅰ型星形胶质细胞所产生。不过可能还有其他未知的信号分子参与。

室管层的神经元库产生了中枢神经系统中的大多数神经细胞,但周围神经系统的神经细胞却有不同的起源。当神经沟的唇融合成为神经管时,其边缘的神经外胚层细胞分离并后移构成了神经嵴。神经嵴细胞后来生成后根节、交感神经节、副交感神经节和肾上腺髓质。当神经嵴前体细胞外移构成周围神经结构并到达各自的靶区时,继续分裂繁殖以生成周围神经细胞成分,而在中枢神经系统内,有分裂繁殖能力的前体细胞仍只限于在室管层内分裂增生。那些不能分裂繁殖的不成熟神经细胞会迁移到适当的位置以产生脑和脊髓的各种类型神经细胞。

3.4.3 神经元和神经胶质细胞的迁移

在脊椎动物神经系统的发育过程中，神经细胞起源于由外胚层演化而来的神经管，它最终发育成神经系统这样巨大而复杂的结构，其中细胞迁移是一个必不可少的步骤，也是一个普遍的规律。神经管由单层细胞变成多层细胞，随着细胞层的变化，提示神经细胞进行了迁移，而到达最终定居层。这种迁移是主动的迁移还是由于新形成的细胞将早期形成的细胞挤走所致的被动位置改变呢？1975 年，Nakic 发现新发育成的有丝分裂后的神经元通常为简单的双极细胞，它们借着特殊的、被称为放射胶质细胞（radial glial cell）的长突起的引导迁移至其目的地（图 3-15）。这些放射胶质细胞胞体位于靠近脑室处，保留了与神经管的室侧表面和软膜侧表面的接触，其长突起则向外延伸至脑的表面。在脊椎动物脑皮质发育过程中，这种细胞瞬时表达，发挥专门引导神经细胞迁移的作用，使神经细胞沿此迁移到最终部位，这种放射胶质细胞也能进一步发育成成熟的星形胶质细胞。

随着神经管管壁由于室侧层中持续的细胞分裂和神经元在套膜带和皮层板的聚集面增厚，放射状胶质细胞被拉得极长。在多层结构的脑皮质区域，较大神经元先迁移并形成最内层，顺序向外的层次则由较小的神经元通过先前已形成的层次迁移并形成其外的新的层次。故不论皮质的什么区域，其最内层总是最早分化，而最外层则最后分化。

在发育中的脑的许多区域，如大脑和小脑，神经元的迁移均依赖于放射状胶质细胞。对突变的小鼠和培养细胞的观察已证实了这一迁移的模式。介导此类神经元迁移的蛋白质正开始被鉴定。它们包括一个称为 astrotactin 的神经糖蛋白质，以及细胞外基质成分的整合素（integrin）受体家族的几种同工型。

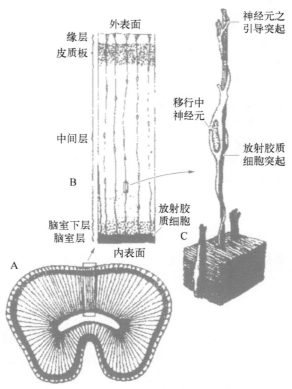

图 3-15 脑发育过程中放射胶质细胞的位置及移行中神经元示意图

A. 神经管横断面；B. 放射胶质细胞在神经管内表面和外表面之间排列，胞体位于靠近脑室处，其长突起延伸至脑表面；C. 神经元沿放射胶质细胞移行

3.4.4 神经嵴细胞发生

周围神经包括感觉神经纤维和运动神经纤维。神经纤维由神经细胞的突起和施万细胞构成。感觉神经纤维中的突起是感觉神经节细胞的周围突；躯体运动神经纤维中的突起是脑干及脊髓灰质前角运动神经元的轴突；内脏运动神经节的节前纤维中的突起是脊髓灰质侧角和脑干内脑运动神经核中神经元的轴突，节后纤维则是自主神经节细胞的轴突。施万细胞由神经嵴细胞分化而成，并与发生中的轴突或周围突同步增殖和迁移。施万细胞与突起相贴处凹陷，形成一条深沟，沟内包埋着轴突。当沟完全包绕轴突时，施万细胞与轴突间形成一扁系膜。在有髓神经纤维，此系膜不断增长并不断环绕轴突，于是在轴突外周形成了由多层细胞膜环绕而成为髓鞘。在无髓神经纤维，一个施万细胞可与多条轴突相贴，并形成多条深沟包绕轴突，也形成扁平系膜，但系膜不环绕，所以不形成髓鞘。

1. 脊神经节的发生

在神经管两侧的神经嵴分节，节内的细胞向两侧迁移，并首先分化为成神经细胞和成胶质细胞。成神经细胞两端出现突起，分化为双极神经元，即感觉神经细胞。之后，两个突起的起始部逐渐靠拢合并，形成"T"形分支的假单极神经元。假单极神经元的中央突伸向脊髓后角，周围突参与脊神经，分行到各器官和组织、形成感受器。假单极神经元的胞体集中处，即为脊神经节。成胶质细胞包绕在假单极神经元胞体周围，形成卫星细胞，神经节周围的间充质分化为结缔组织被膜，包绕整个神经节。

2. 自主神经节的发生

于胚胎发生第5周,胸部神经嵴的一部分细胞分化为交感成神经细胞,迁移至主动脉背侧形成节段性排列的交感神经节,并借纵行的神经纤维彼此连接形成交感链。部分交感成神经细胞迁移到主动脉腹侧形成其他交感神经节。交感成神经细胞分化为多极神经元。周围的成胶质细胞分化为卫星细胞。在交感神经节周围同样也有间充质分化来的结缔组织被膜包绕。副交感神经节的起源问题尚有争议,有人认为副交感神经节中的神经细胞来自中枢神经系统,也有人认为它们来源于脑神经节中的成神经细胞。

在外周神经系统,神经嵴细胞沿既无轴突束又无有组织的胶质细胞结构的通道迁移。这种迁移通过与细胞表面和细胞外基质成分吸引性和排斥性相互作用所引导。胚胎的神经嵴细胞迁移通道上浓集着两个细胞外基质成分,层粘连蛋白(laminin)和纤维连接蛋白(fibronectin)。另一个胞外基质蛋白(F-spondin),在神经嵴细胞迁移路径的邻近区域表达,它抑制嵴细胞的运动,从而把它们限制在适当的通路上。神经嵴细胞与神经管上皮细胞分离后在中胚层内通过与不同胞外基质的相互作用,最终分化为周围神经细胞和其他组织细胞。

3.4.5 神经嵴细胞多能性因素

神经嵴细胞的一个最大特点是它们的多能性,它们是一个具有可塑性的细胞群,能产生各种类型的结构。实验证明下述一些因素影响神经嵴细胞多能性的表达,包括胚胎内的位置,生长因子和激素等。

3.5 神经突起形成

当一个神经细胞已经迁移并到达它在神经系统内预定的最终位置时,它必须长出树突和轴突,借此联系其他神经元以接受或输出信息。树突和轴突统称为神经突起(neurite)。神经突起通常走行长距离以达到它们的靶。本节将阐述使正在生长的神经突起沿着适当的路径到达合适靶组织的机制。

3.5.1 轴 突 延 伸

脑室层细胞(成神经细胞)在增殖(有丝分裂)过程中发出轴突向其靶部位生长和延伸,生长着的轴突顶端器官是生长锥(growth cone,图3-16),它可以表达多种细胞表面受体,以识别近程(局部)信号(如细胞外基质成分或细胞表面的黏附分子)或远程的信号。每一种信号都对轴突的生长具有吸引或者排斥作用。生长锥和标记信号物之间的相互作用有利于识别靶细胞和引导轴突寻找向靶区的路径,向正确的方向生长。

Cajal率先认识到,生长锥是用于向靶位导向和延伸的轴突区。一条轴突可以同时具有几个正在生长的分支,每一分支的末端都有一个生长锥。生长锥是活跃的运动体,来回伸缩的宽的片层膜,称为片状伪足(lamellipodia),由层足伸出的许多刺突状的突起称为丝状伪足(filopodia)。片状伪足和丝状伪足都含纤维性肌动蛋白,抑制肌动蛋白多聚化的物质(如细胞松弛素)能抑制生长锥运动。片状伪足和丝状伪足的伸缩,及生长锥锥体的前进,由以下两个过程介导:① 肌动蛋白丝的多聚化和解体;② 由肌球蛋白介导的肌动蛋白丝从生长锥前端移开。这两个过程都可利用ATP水解的能量来产生动力,通过肌动蛋白的结合蛋白来调节。丝状伪足被肌动蛋白微丝所驱动,肌动蛋白与胞膜联结,并与肌球蛋白分子结合成细胞骨架。生长锥前端丝状伪足向运动方向延伸,肌动蛋白微丝聚集于前方边缘使伪足进一步向前运动,而在侧面和后方的丝状伪足则缩回以利于整个生长锥向前运动。缩回的丝状伪足中的肌动蛋白网络散开,并在生长锥前部被重新利用来构成新的能动网络。片状伪足也含有肌动蛋白微丝,当一个延伸的丝状伪足黏附于正在生长的神经突起下方的基质时,片状伪足会向前移动到达丝状伪足前端处,接着新的丝状伪足又向前伸出,全过程又重复一次,如此反复进行,生长锥就是以这种方式前进。

在体外培养时可见丝足不停地伸展、回缩,探索周围环境的信号,轴突的延伸实际上是生长锥前端伸展和回缩往返进行的结果。生长锥的延伸首先是生长锥的片状伪足与丝状伪足和基底部黏着,基底的形成可影响其延伸方向;环境中的电场可影响生长锥的定向,所有类型的轴突均转向阳极。此外,轴突还受多种诱导因子和排斥因子的影响,以利于轴突的靶向生长。

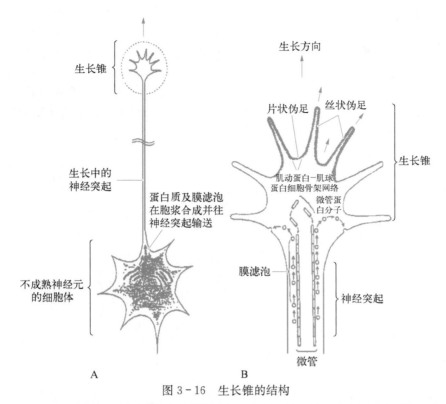

图 3-16　生长锥的结构

　　A. 一个成熟神经元长出神经突起伸向靶区,生长锥位于神经突起的末端,在细胞体合成的蛋白质和膜囊泡经神经突起运送到生长锥;B. 生长锥运动是由含有两种运动蛋白质(肌动蛋白和肌球蛋白)的细胞骨架网络所提供,神经突起的微管骨架,由微管蛋白分子所构成,囊泡是沿微管而运送的

3.5.2　轴突引导相关分子

　　轴突的生长具有严格的方向性,正是这种方向性使神经元及其突起在神经系统内形成十分精确的神经网络。神经元的轴突在经过周围复杂环境时要识别各种各样的信号才能到达靶器官,许多因子、因素及信号引导轴突的延伸。以下分别阐述引导轴突生长的相关分子。

1. 细胞外基质

　　细胞外基质(extracellular matrix,ECM)包括胶原蛋白、蛋白多糖、弹性蛋白和细胞外间质糖蛋白,为神经突起的伸展提供有利的基质。目前已发现的细胞外间质糖蛋白有十余种,其中以层粘连蛋白和纤维连接蛋白对轴突生长影响的研究较多、较深入。这些较大的胞外糖蛋白有两个或更多的、由二硫键连在一起的相同的或相似的亚基,每个亚基以重复的基序为特征,胞外基质蛋白与细胞通过一个称为整合素家族的受体相互作用。整合素的 α 和 β 亚基的许多异构体已经鉴定。每个 αβ 复合产生一个具有独特结合特性的受体。整合素提供了胞外基质蛋白和胞内肌动蛋白细胞骨架间的结构联系,调节细胞形状和迁移。此外,它们激活控制细胞生长、繁殖和分化的胞内信号通路。

2. 细胞黏附分子

　　细胞黏附分子(cell adhesion molecule,CAM)是一类介导细胞与细胞之间,以及细胞与细胞外基质之间相互黏附的跨膜或膜结合糖蛋白,其特征是胞外部分的结构基序与免疫球蛋白恒定区结构域以及纤维粘连蛋白质Ⅲ型结构域同源(图 3-17)。细胞黏附分子通过为生长锥延伸提供有利环境而介导轴突生长。迄今已发现几十种 CAM。按其基因家族,可将它们归类为免疫球蛋白(immunoglobulin superfamily)、钙黏素(cadherin superfamily)、整合素(integrin superfamily)、选择素(selectin superfamily)和地址素(addressin superfamily)五大家族,新的细胞黏附蛋白将还会被人们发现。这些黏附分子通过两种方式发挥作用,即同源粘连(homophilic)和异源粘连(heterophilic)作用。同源粘连指位于不同细胞表面的两个相同分子相亲和,如神经细胞黏附分子(nerve cell adhesion molecule,NCAM)之间的结合;异源性粘连指两个不同的分子相亲和,如整合素与细胞外基质的成分结合(图3-17)。一些细胞黏附分子在引导轴突生长过程中可起接触介导吸引作用,如 NCAM 和束素Ⅱ(fasciclinⅡ);一些可引起接触介导的排斥作用,如细胞表面连接蛋白(connectin);一些可引起化学吸引作用,如网蛋白Ⅰ(netrinⅠ);另一些可引起化学排斥作用,如导向蛋白Ⅱ(semaphorin)。但这种划分并不是绝对的,有时不能把某些细胞黏附分子绝对的归类为上述四类机制中的任何一类。另外,有些黏附分子在发育的不同时期或不同脑区可起不同作用,如网蛋白Ⅰ可引起化学吸引和化学排斥作用。

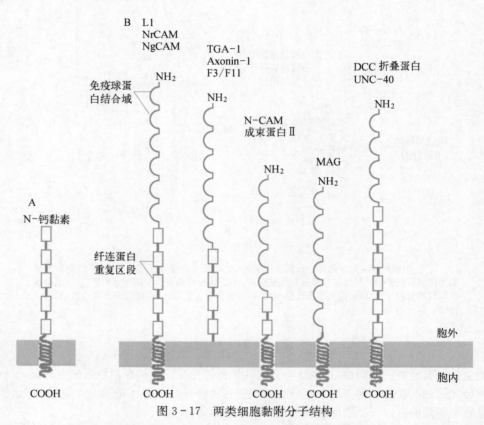

图3-17 两类细胞黏附分子结构

A. N-钙黏素介导同源性、依赖于钙的细胞粘连;B. 免疫球蛋白超家族成员的特征,有多个由两个硫键连接的环,这些环与首先在免疫球蛋白分子的恒定区被表征的结构域同源。许多这类细胞粘连分子,也含有多个与第三类纤维粘连蛋白重复片段相似的结构域(长方形)。不同种类动物中同源的蛋白质有多个名称

3.5.3 轴突引导机制

脑功能的运行需要神经元通过复杂的神经网络进行信息传递。神经元中主要的信息传出结构是轴突,在胚胎发育过程中,神经元长出轴突。轴突上有延伸生长功能的部分称为生长锥。生长锥最后到达它的靶位形成突触。生长锥的生长有较为精确的导向性,机体通过至少四种(接触吸引、化学吸引、接触排斥和化学排斥)导向机制的相互作用,调节生长锥的靶向性生长。早在一个世纪前,Cajal 就提出轴突生长可能有远程的化学性诱导,其机制类似于一些迁移的趋化性现象,靶细胞分泌可扩散的化学吸引物质,远距离诱导轴突生长。近年来,又发现了可扩散的具远程作用的化学排斥物质如导向蛋白(semaphorin),但轴突也能被近距离诱导,即通过直接接触的机制包括存在于细胞表面和细胞外基质内非扩散性的分子,多种非扩散性吸引分子营造了允许某类轴突生长和附着的空间通道。另外,通过接触排斥作用使得轴突行经空间通道更为精细。轴突的生长在接触吸引与排斥的所谓推-拉双重力作用下,只能沿着一个特定的通道穿行。在神经纤维的选择性成束过程中也有接触吸引与接触排斥分子参与,轴突向前生长过程中与排斥物质接触,可使轴突转向,也可发生更为剧烈的变化,如生长锥的塌陷与回缩,从而导致轴突生长停止。

1. netrin 及其受体

netrin 属于网蛋白家族,具有吸引某些轴突而排斥另一些轴突的双向调节作用。netrin 由与 laminin 同源的 600 个左右的,氨基酸组成。它们能够扩散,并通过与细胞表面或 ECM 相互作用调节其扩散的程度。免疫球蛋白超家族中 DCC 子家族是 netrin 介导亲和吸引作用的受体成分,而网蛋白家族的另一个成员 UNC‐6 介导化学排斥作用。

2. Semaphorin 家族

Semaphorin 家族即导向蛋白家族,是一个细胞表面蛋白和分泌蛋白的大家族。主要有化学排斥或抑制的作用,这个家族的蛋白特征是有一个细胞外大约 500 个氨基酸的保守序列。Semaphorin 受体的特征还不清楚。此类蛋白提供抑制信号,调节生长锥的方向。脊椎动物的 Semaphorin 能诱导感觉神经生长锥塌陷,故又称萎陷蛋白(collapsin)。它作为一种可扩散性的化学排斥物质,与脊髓内的感觉神经投射的模式化有关。Semaphorin 还可以影响轴突的转向,抑制突触分支,防止轴突进入某些特定靶区。导向蛋白 3A(sem 3A)在外周神经系统排斥一级感觉轴突。在大脑皮质 sem 3A 排斥锥体细胞的轴突,却对锥体细胞的树突有吸引作用。由于皮质内 sem 3A 存在浓度梯度(脑室软膜表面含量高,皮质下白质含量低),所以锥体细胞的轴突向白质生长,而树突向相反的方向生长。

3. silt

美、法学者在神经轴突导向的研究中发现一种被称为 silt 的蛋白及其受体 roundabout(robo)。silt 有 3 种不同的形式(silt$_1$、silt$_2$、silt$_3$),robo 基因也有 3 种不同的剪接形式(robo$_1$、robo$_2$、robo$_3$)。这些基因已克隆,但仅 robo$_1$ 和 robo$_2$ 为 silt 的受体。已发现 silt 对某些神经元迁移及轴突延伸起化学排斥作用。此外,silt 能刺激感觉神经元轴突分支。通过原位杂交方法观察到 silt/robo 动态的表达,silt 分子是轴突寻找通路的相关分子,亦是与神经元迁移相关的分子。

3.5.4　突触形成与突触重排

突触是实现神经元之间或神经元与效应器之间信息传递的机能性接触的一种特殊结构。神经系统发育时,所生成的神经元要比以后存活下来的神经元多得多。轴突到达靶点后,它们相互间竞争与靶细胞形成突触,称突触发生(synaptogenesis)。没有形成突触的神经元将会凋亡。由靶组织和其他来源的神经营养因子有利于形成突触神经元的存活。

突触形成后,已形成的突触即开始重排,这一过程相当漫长。突触联系由突触前神经元的电活动决定。一个突触后神经元起初可被许多不同的突触前轴突支配。只有那些突触前电活动与特定突触后细胞的电活动相关或两者的发放同步时,突触形成才得以稳定,而电活动发放不同步的突触前轴突则回缩甚至消失,由多神经元支配的突触后单位如肌纤维,最后仅由一个运动神经元所支配(图 3‐18)。

突触联系的重建在整个成长过程中都在继续,而且在学习、记忆的突触可塑性中,以及神经损伤后的修复中发挥重要作用。

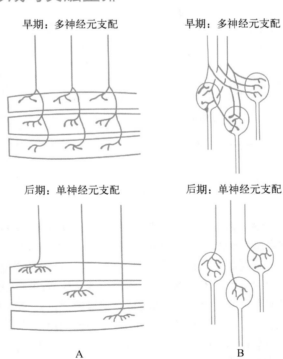

图 3‐18　哺乳动物生后数周内的突触重排

A. 运动神经元对肌细胞的支配;B. 自主神经元对神经节的支配,图示两者对靶细胞由早期多神经元支配到后期单一神经元支配

3.6 中枢神经系统结构

中枢神经系统包括脑和脊髓。脑(brain)位于颅腔内,可分端脑、间脑、中脑、脑桥、延髓和小脑6部分。端脑、间脑具有感觉、运动等多种神经中枢,调节人体多种生理活动;中脑、脑桥和延髓是专门调节心跳、呼吸及血压等人体基本生命活动的部位;小脑使运动协调、准确,维持身体平衡。脊髓(spinal cord)位于椎管内,当受到外界或体内的刺激时,会产生有规律的反应,还能将这些反应传导到大脑,是脑与躯干和内脏之间的联络通路。

3.6.1 脊髓外形与内部结构

1. 脊髓外形

脊髓位于椎管内。上端在枕骨大孔处与延髓相连,下端在成人约平对第1腰椎体下缘,儿童位置较低,新生儿约平对第2腰椎下缘。脊髓外形呈前后略扁圆柱状,并可见两处膨大(图3-19),分别为颈膨大和腰骶膨大。这两处膨大与四肢的发生、发展相关。在腰骶膨大以下脊髓变细呈圆锥状,称脊髓圆锥(conus medullaris)。

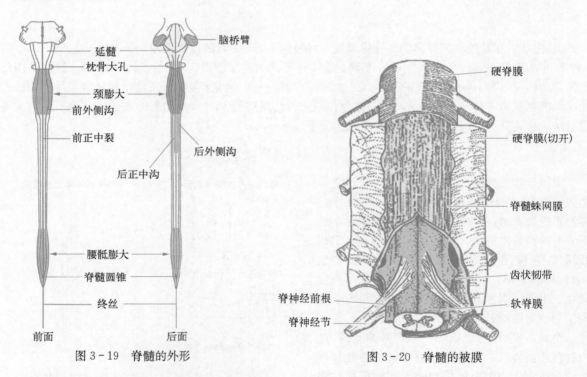

图3-19 脊髓的外形

图3-20 脊髓的被膜

脊髓表面由外向内包有3层被膜,即硬脊膜(spinal dura mater)、脊髓蛛网膜(spinal arachnoid mater)和软脊膜(cerebral pia mater)(图3-20)。脊髓表面有数条纵行的沟或裂,腹面正中纵行的深沟称为前正中裂。后面正中纵行的浅沟称后正中沟。每一半脊髓的前外侧面和后外侧面又各有一条沟,分别称为前外侧沟和后外侧沟。前、后外侧沟中各有成排的神经根丝,前外侧沟是躯体传出神经纤维组成的脊神经前根穿出脊髓之处,后外侧沟是脊神经后根进入脊髓的部位。在脊髓的颈段和上胸段,后正中沟与后外侧沟之间有一条较浅的后中间沟,是脊髓内白质后索中薄束和楔束分界的表面标志。

一个脊髓节段通常是由脊髓与每一对脊神经前、后根丝附着相对应的范围所组成。脊髓共发出31对脊神经,相应的脊髓也有31个节段,即颈段——颈髓8个、胸段——胸髓12个、腰段——腰髓5个、骶节——骶髓5个和尾节——尾髓1个。在胚胎发育3个月期间,椎管中充满脊髓,脊髓各节段也与相应的椎骨相平齐,31对脊神经根从相应的椎间孔发出,几乎呈直角状。此后,由于椎管发育速度较快,同时脊髓上端因与脑相联结而被固定,致使脊髓节段的位置就逐渐高于相应的椎骨。由于椎管长于脊髓,脊神经根越来越远离各自的椎间孔,结果脊神经根在椎管内自上而下逐渐倾斜,最后腰骶部的神经根几乎垂直下行,这些下行的腰、骶和尾神经根围绕终丝,形成束状称马尾(cauda equina)。掌握脊髓节段与椎骨的对应关系之后,就能熟练利用于临床,譬如确定麻醉平面和脊髓病变部位。成人脊髓节段与椎体的对应关系:脊髓颈 $1\sim4(C_1\sim C_4)$ 节段与同序数椎骨(体)相对应;颈 $5\sim8(C_5\sim C_8)$ 节段和胸 $1\sim4(T_1\sim T_4)$ 节段与同序数椎骨上 1 个椎骨(体)相对应;胸 $5\sim8(T_5\sim T_8)$ 节段与同序数椎骨上 2 个椎骨(体)相对应;胸 $9\sim12(T_9\sim T_{12})$ 节段与同序数椎骨上 3 个椎骨(体)相对应;腰 $1\sim5(L_1\sim L_5)$ 节段与第 10、11 胸椎和第 12 胸椎体上半部相齐平;骶 $1\sim5(S_1\sim S_5)$、尾 $1(Co_1)$ 节段与第 12 胸椎体下半部和第 1 腰椎相齐平(表 3-1)。

表 3-1　脊髓节段与椎骨的对应关系

脊 髓 节 段	相 应 的 椎 骨
$C_1\sim C_4$	平对同序数椎骨(体)
$C_5\sim T_4$	较同序数椎骨高 1 个椎骨(体)
$T_5\sim T_8$	较同序数椎骨高 2 个椎骨(体)
$T_9\sim T_{12}$	较同序数椎骨高 3 个椎骨(体)
$L_1\sim L_5$	平对第 10、11 胸椎和第 12 胸椎体上半部
$S_1\sim S_5$、Co_1	平对第 12 胸椎体下半部和第 1 腰椎

2. 脊髓内部结构

将脊髓横切,中央有被横断的纵行小管,称中央管,该管纵贯脊髓,向上通第四脑室,向下达脊髓圆锥处并扩大成终室,脑脊液存在终室中。中央管周围是灰质,呈"H"形,主要由神经细胞和纵横交错的神经纤维组成。白质位于灰质的周围,主要由纵行排列的纤维束组成。

（1）灰质

灰质(gray matter)从脊髓的顶部一直延伸到底部,中枢神经系统内神经元胞体集中存在于灰质中,主要由神经元胞体、树突及与之联系的神经末梢和胶质细胞构成。灰质的前后两侧部分称为前角(anterior horn)和后角(posterior horn),前角向前伸展,较为膨大;后角向后延伸,较为狭长,并且几乎到达脊髓表面。前、后角之间的灰质称为中间带(intermediate zone of spinal cord),中间带向外侧突出,形成一个近三角形的侧角。前、后角之间的外侧有部分灰、白质混杂交织而成的网状结构。围绕中央管周围的灰质称为中央灰质(central gray substance),其在中央管的前方和后方分别成为灰质前连合和灰质后连合(图 3-21)。

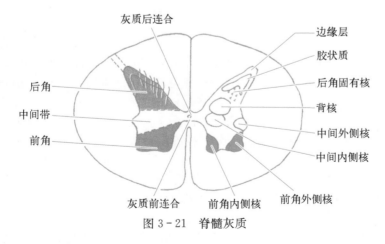

图 3-21　脊髓灰质

1) 前角:主要成分为运动神经元胞体,在颈、腰骶膨大处特别发达。运动神经元可分为大型的 α-运动神经元(25 μm 以上)和小型的 γ-运动神经元(15～25 μm)。它们的轴突出前外侧沟组成脊神经前根,其中 α-运动神经元轴突约占前根运动纤维的 2/3,分布到骨骼肌的梭外肌纤维,主要传送随意运动冲动;γ-运动神经元的纤维则分布到骨骼肌的梭内肌纤维,对维持肌张力起重要作用。这些细胞又分为内群和外群,颈部、躯干的固有肌受内侧群支配,贯穿脊髓;外侧群支配四肢肌,通常只存在于脊髓颈膨大和腰骶膨大中。

2) 后角:后角存在较多的细胞分群,主要由链接着后根传入纤维的中间(联络)神经元组成。后角的末端称尖部,有一"∧"形的贯穿脊髓全长的胶状结构,称 Rolando 胶状质,位于边缘层的前方,它的主要作用是联系着脊髓的感觉信息和节段间;后角边缘核存在胶状质后面,而脊髓丘脑束的主要成分就是此类神经元发出的轴突;后角固有核位于胶状质的前方,细胞排列较大且松散并贯穿脊髓全长;它外侧的网状结构中,有由中、小型细胞组成的网状核。

3) 中间带:前、后角之间的部分被称为中间带,它在胸髓和上腰段($T_1 \sim L_3$)会向外侧突出,形成一个侧角形似三角形,内有中间外侧核,是交感神经的低级中枢。中间带内侧为贯穿脊髓全长的中间内侧核,与内脏感觉有关。在脊髓 $S_2 \sim S_4$ 节段,相当于侧角位置的部分神经元聚集为骶副交感核,它们发出轴突,经脊神经前根,组成盆内脏神经抵至盆腔内的副交感神经节。

(2) 白质

白质(white matter)围绕着灰质,主要成分是神经纤维、神经胶质细胞以及血管。白质中的纵行纤维束组成脊髓与脑之间的上下通路。这些神经纤维的主要成分是上行(感觉)传导束和下行(运动)传导束及短的固有束。

前外侧沟(anterolateral sulcus)和后外侧沟(posterolateral sulcus)的存在将每侧的白质分为 3 个索。前索(anterior funiculus)是前正中裂和前外侧沟之间的白质部分;后索(posterior funiculus)是后正中沟和后外侧沟之间的白质部分,而在颈髓和胸髓上段后索又被后中间沟分为内侧的薄束和外侧的楔束;外侧索(lateral funiculus)使前外侧沟和后外侧沟之间的白质部分。在灰质前连合的前方,连接两侧前索的白质,称白质前连合(anterior white commissure)(图 3-22)。

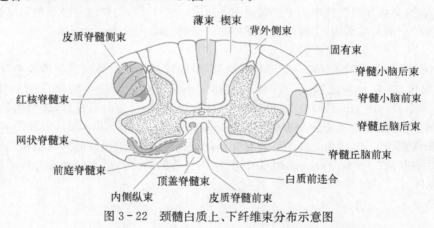

图 3-22 颈髓白质上、下纤维束分布示意图

1) 上行(感觉)传导束(ascending conduction bundle):脊神经中传导躯体和内脏的感觉纤维,经后根进入脊髓时分为内侧部和外侧部。内侧部主要为粗的有髓纤维(A 类纤维),传导本体(深)感觉和精细触觉,它们的升支组成薄束、楔束,降支进入灰质后角;外侧部为细的有髓纤维和无髓纤维(B 类和 C 类纤维),进入灰质后角后方形成背外侧束(dorsolateral fasciculus,又称 Lissauer 束),主要传导浅感觉和内脏感觉。这些上行传导束,将机体从内、外环境获得的感觉信息经过中继上传至大脑皮质,引起意识感觉,也将信息传至脑干和小脑,以调节肌肉张力和运动的协调。

A. 薄束(fasciculus gracilis)和楔束(fasciculus cuneatus)。位于后索。薄束位于内侧,起自脊髓的下端,由同侧 T_4 节段以下脊神经后根内侧部粗的有髓纤维入脊髓后上行组成;楔束位于外侧,由同侧 T_4 节段以上的脊神经节细胞的中枢突组成。薄束、楔束中的纤维按骶、腰、胸、颈的顺序由外向内排列进入脊髓。

B. 脊髓丘脑束(spinothalamic tract)。位于外侧索和前索。在外侧索上行的纤维束称脊髓丘脑侧束,传导痛觉和温度觉的冲动;在前索上行的纤维束称脊髓丘脑前束,传导粗触觉和压觉的冲动。脊髓丘脑侧束和前束的纤维均起自后角边缘层和固有核,其纤维大部分斜经白质前连合交叉到对侧,在外侧索和前索内上行,行经脑干时两束合成为脊髓丘系,终于背侧丘脑。

在脊髓白质内还有一些较小的上行纤维束,如脊髓小脑束、脊髓顶盖束、脊髓中脑束、脊髓网状束、脊髓皮质束、脊髓橄榄束、脊髓前庭束、脊髓脑桥纤维和内脏感觉束等。

2) 下行(运动)传导束(motor tracts)：脊髓内的下行传导束起始于不同脑部,直接或间接止于脊髓前角或侧角。管理骨骼肌运动的下行纤维束分别属于锥体系和锥体外系,属于锥体系的有皮质脊髓束和皮质核束,属于锥体外系的有红核脊髓束、前庭脊髓束、顶盖脊髓束、网状脊髓束和内侧纵束等。其功能为支配躯体和内脏活动,调节肌张力和参与脊髓反射等。

A. 皮质脊髓束(corticospinal tract)：脊髓中最大且最重要的下行纤维束。来自大脑皮质的锥体细胞,下行经内囊、脑干,在延髓的锥体交叉处,大部分纤维交叉到对侧,在脊髓外侧索中下行,称皮质脊髓侧束。皮质脊髓侧束纵贯脊髓全长,占据侧索的后部,在下降过程中不断地终于脊髓灰质前角,越向下纤维数量越少,直到脊髓下部。此束纤维排列由外向内依次为骶、腰、胸、颈的纤维。皮质脊髓束的功能是控制躯干和四肢骨骼肌的随意运动,特别是肢体远端的灵巧运动。当皮质脊髓束在锥体交叉以上受损后,导致对侧肢体偏瘫。瘫痪最明显的是肢体远端肌,尤其是指与手的个别运动肌最严重。

B. 红核脊髓束(rubrospinal tract)：位于皮质脊髓侧束腹侧,脊髓小脑后束的内侧。此束起自中脑红核,纤维发出后经被盖腹侧交叉下行,其纤维终于各脊髓节段的 Ⅴ、Ⅵ、Ⅶ 板层,经中继后再到前角运动神经元。红核脊髓束的纤维呈躯体定位性有序排列,即自红核背内侧部、腹外侧部、中间部发出的纤维分别投射至脊髓颈节、腰骶节和胸节,其功能主要是调节(兴奋)屈肌的活动和肌张力。

3) 固有束：紧贴灰质表面,分布于白质的三个索内,分别称为前固有束、外侧固有束和后固有束。其上行和下行伸展范围仅限于脊髓内,对脊髓的反射活动起重要作用。

3.6.2　脊髓反射和损伤表现

1. 脊髓反射

脊髓反射(spinal reflex)是指通过脊髓固有装置(脊髓灰质、固有束、脊神经前根和后根)所完成的反射。脊髓的反射功能主要包括躯体反射和内脏反射。

(1) 躯体反射

躯体反射(somatic reflex)主要是指一些骨骼肌的反射活动,如牵张反射和屈肌反射。肌肉在外力或自身的其他肌肉收缩的作用下而受到牵拉时,由于本身的感受器受到刺激,诱发同一肌肉产生收缩的一类反射,称为牵张反射。腱反射,又称深反射,是指快速牵拉肌腱时发生的不自主的肌肉收缩,其实是肌牵张反射的一种(另一种为肌紧张)。临床上常通过检查腱反射来了解脊髓的功能状态,如果某一腱反射减弱或消失,则表示相应节段的脊髓功能受损。如果腱反射亢进,则表示相应节段的脊髓不受高位中枢影响。肌紧张是缓慢持续牵拉肌肉时,所引起的牵张反射。正常机体即使在安静时,其骨骼肌也存在着一定的肌紧张以维持某种姿势;在活动时,肢体的肌肉也是在一定的肌紧张的背景上发生收缩。脊髓的牵张反射可以产生一定的肌紧张,但远不足以维持机体的姿势和平衡。在正常情况下,脊髓的牵张反射要受高位中枢的调控。

(2) 内脏反射

脊髓内存在内脏反射(visceral reflex)的低级中枢的缘由是脊髓内有交感神经和部分副交感神经节前神经元,像排尿、排便反射均由脊髓完成,其反射中枢位于脊髓 $S_2 \sim S_4$ 节段;血管张力反射的反射中枢位于脊髓 $T_1 \sim L_1$ 侧角;面部发汗反射中枢位于 $T_1 \sim T_4$,上肢位于 $T_4 \sim T_7$,躯干及下肢位于 $T_7 \sim L_2$;脊髓的勃起反射中枢包括交感神经中枢和副交感神经中枢,前者在脊髓 $T_{12} \sim L_2$ 节段,后者在 $S_3 \sim S_4$ 节段。脊髓内支配瞳孔的交感神经中枢位于脊髓 $C_8 \sim T_3$ 的侧角内,发出的节前纤维经交感干上升到颈上节,在此换元,发出的节后纤维攀附颈内动脉至海绵窦,经眶上裂入眶,再穿经睫状神经节支配瞳孔开大肌。损伤后可产生颈交感神经麻痹综合征。

2. 脊髓损伤表现

根据脊髓的结构和功能,脊髓不同部位的病变或损伤会导致不同的临床表现。

(1) 脊髓横断

脊髓横断损伤(spinal cord transection injury)常见于脊髓外伤、横贯性脊髓炎等。当外伤引起脊髓横断受损,导致脊髓中高级中枢控制丢失,病灶节段水平以下呈现弛缓性瘫痪,感觉以及深、浅反射均消失,将会出现体温失衡,大便滞留,膀胱不能排空以及血压下降等现象,总称为脊髓休克(spinal shock)。待脊髓休克期(一般2～3周)过后,脊髓反射慢慢恢复,如肌张力增加、深反射亢提高,为保护皮肤免受损害性刺激,也会出现屈肌反射。随意运动功能丧失,病理反射阳性(如巴宾斯基征阳性)。

(2) 脊髓半横断

脊髓外伤或髓外肿瘤压迫时,可引起脊髓半横断损伤,导致损伤平面以下出现布朗-塞卡综合征(Brown-Sequard syndrome)。主要表现为:在同侧,损伤平面以下出现上运动神经元瘫痪(硬瘫、痉挛性瘫痪),肌张力增强、深反射亢进,巴宾斯基征阳性(皮质脊髓侧束阻断),本体感觉和精细触觉丧失(后索被阻断),下运动神经元瘫痪(软瘫、弛缓性瘫)和血管运动障碍(由于伤及部分前角);在对侧,损伤平面1～2节段以下痛、温觉减退或丧失(脊髓丘脑束在脊髓内交叉),但触觉功能完好。

(3) 脊髓前角受损

病变累及前角运动神经元,表现为这些神经元所支配的骨骼肌瘫痪,肌张力低下,腱反射消失,肌萎缩,但感觉无异常。常见于脊髓前角灰质炎和肌萎缩性侧索硬化症等。

(4) 中央灰质周围病变

若病变侵犯白质前连合,阻断了脊髓丘脑束在此的交叉纤维,则可引起双侧相应部位的痛、温觉消失,而本体感觉和精细触觉的功能正常运行,这种现象称感觉分离,见于脊髓空洞症或髓内肿瘤等。

3.6.3　脑干外形与内部结构

脑干(brain stem)位于脊髓和间脑之间,主要成分为延髓、脑桥和中脑。延髓在枕骨大孔处下接脊髓,中脑上连间脑,延髓和脑桥前靠颅后窝的斜坡,背面与小脑相连,延髓、脑桥和小脑之间的室腔为第四脑室。脑干从上向下依次与第3～12对脑神经相连。

1. 脑干的外形

(1) 腹侧面

延髓(medulla oblongata)形似倒置的圆锥体(图3-23),其下端以第一颈神经最上根丝为界,约相当于枕骨大孔处,向下与脊髓相连,其上端以脑桥延髓沟与脑桥分隔,其腹侧面上有与脊髓相续的沟和裂。位于前正中裂两侧的纵行隆起,称为锥体,其内有皮质脊髓束通过,在延髓腹侧的下部,该纤维束的大部分纤维交叉,称锥体交叉。在延髓上部锥体背外侧的卵圆形隆起为橄榄,内含下橄榄核。橄榄和锥体之间的前外侧沟中有舌下神经根丝,在橄榄的背侧有橄榄后沟,自上而下依次有舌咽神经、迷走神经和副神经的根丝出入。

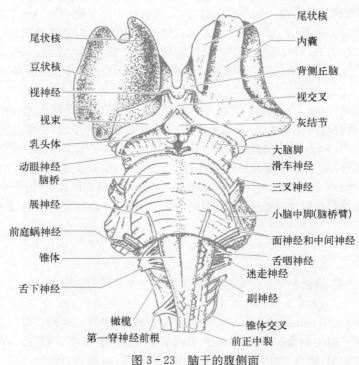

图3-23　脑干的腹侧面

脑桥(pons)位于脑干中部,其腹侧面宽阔膨大,称脑桥基底部;其下缘以脑桥延髓沟与延髓分隔,上缘与中脑大脑脚相接;其基底部向后外逐渐变窄,移行为小脑中脚,又称脑桥臂,由进入小脑的粗大的脑桥小脑纤维束组成。在脑桥下缘的脑桥延髓沟中,自内向外依次有展神经根、面神经根和前庭蜗神经根出入。

中脑(midbrain)腹侧面上界是间脑的视束,与间脑乳头体和松果体邻近,下界为脑桥上缘。两侧各形成一对粗大的柱状隆起,称大脑脚,主要由大量来自大脑皮质发出的下行纤维束构成。两侧大脑脚之间的凹陷为脚间窝。动眼神经根在大脑脚内侧、脚间窝的尾端出脑。

(2) 背侧面

在背面,延髓和脑桥之间一般以横行的髓纹作为界限(图3-24)。下半部形似脊髓,内腔仍为中央管,上部中央管向背侧敞开为第四脑室的一部分,构成菱形窝的下部。延髓背面下部与脊髓的薄束和楔束相续,且向上延伸,分别扩展为薄束结节和楔束结节,薄束、楔束分别终于其深面的薄束核(gracile nucleus)和楔束核(cuneate nucleus)。在楔束结节与橄榄之间,有一不明显的纵行隆起,称三叉结节,其深面为三叉神经脊束及其核。

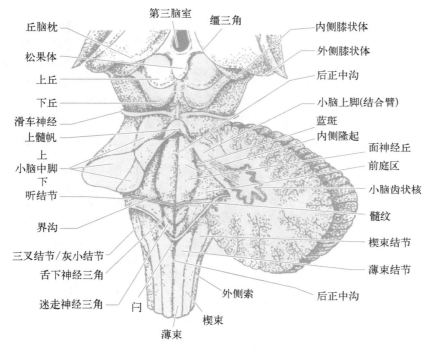

图 3-24　脑干的背侧面

脑桥背侧面形成菱形窝的上半部,与延髓上半部的背面构成第四脑室底,室底的两侧壁是小脑上脚和小脑中脚。小脑上脚又称结合臂,是一对连接小脑与中脑的扁纤维束,它从小脑向前上方上升,至下丘尾侧平面深入中脑。上髓帆是张于左右小脑上脚之间的白质层,它形成第四脑室顶壁的上部,其尾侧部紧贴于小脑蚓的小舌下面,嘴侧部连于四叠体的正中沟。此沟有隆起的窄带,称上髓帆系带。在系带两侧,有滑车神经出脑。

中脑背侧面上、下各有二个圆形隆起,合称为四叠体,又称中脑顶盖。上、下两对分别称为上丘和下丘,前者是与视觉反射有关的脑区,在整合眼球运动的机制中起重要作用,后者是与听觉反射有关,在下丘的下部有滑车神经根出脑。两侧上丘和下丘各向前外方伸出一对长隆起,上丘者称为上丘臂,终于间脑的外侧膝状体;下丘者称为下丘臂,终于间脑的内侧膝状体。

(3) 菱形窝

菱形窝(rhomboid fossa)又称第四脑室底,呈菱形,由延髓的上半部和脑桥背侧面构成。窝的上外侧界为小脑上脚,下外侧界自内侧向外侧依次为薄束结节、楔束结节和小脑下脚。窝的外侧角与其背侧的小脑之间为第四脑室的外侧隐窝。在窝的正中线上的纵沟,称正中沟,其外侧的纵沟为界沟。界沟外侧的三角区,称前庭区,深面为前庭神经核。前庭区的外侧角上的小隆起称为听结节,内含蜗神经核。横行于菱形窝外侧角与中线之间浅表的纤维束称髓纹,其为脑桥和延髓的分界。

（4）第四脑室

第四脑室(fourth ventricle)位于延髓、脑桥和小脑之间的腔室,顶朝向小脑,室底即为菱形窝,其顶尖部由前后髓帆构成,背侧为小脑,腹侧为脑桥和延髓。顶的后部由下髓帆和第四脑室脉络组织构成。脉络组织上的部分血管反复分支成丛,夹带着软膜和室管膜上皮突入室腔,形成第四脑室脉络丛(choroidal branch of fourth ventricle)。第四脑室向上经大脑水管与第三脑室相通,向下通延髓中央管,并借第四脑室正中孔和左、右外侧孔与蛛网膜下腔相通。

2. 脑干内部结构

脑干(brain stem)内部结构由灰质、白质和网状结构构成。脑干的灰质在结构上与脊髓的灰质不同,而是机能相似的神经细胞聚结成团或柱形的神经核,断续地存在于白质之间,但仍保持着有规律的节段性的排列。脑干内的神经核主要有脑神经核、非脑神经核和网状结构核团。脑干内的白质主要由脊髓与间脑、大脑和小脑间的上下行纤维束构成。另外,脑干内还有很发达的灰白质交织的网状结构。

（1）脑神经核

脑神经核(nucleus of cranial nerve)指脑干内直接与第3～12对脑神经相连的神经核。脑神经核可分7种,并与脑神经的7种纤维成分相对应(图3-25)。其中,一般内脏感觉核和特殊内脏感觉核其实是同一个核,即孤束核。此核的颅侧部接受味觉纤维,其余部分接受一般内脏感觉纤维。因此,脑干内实际存在6种不同机能性质的核团。脑神经核依其功能有规律地在脑干内排列,与脊髓不同的是,由于中央管在脑干逐渐移向背方,并过渡到第四脑室。因此,感觉性和运动性核团的排列关系则由背腹方向变成内外方向,两者以界沟为界。位于界沟以外的感觉柱相当于脊髓灰质的后角;位于界沟内侧的运动柱相当于脊髓灰质的前角和侧角;与内脏运动和内脏感觉相关的机能柱分别靠近界沟的内、外侧,而与躯体相关的机能柱均离界沟较远。

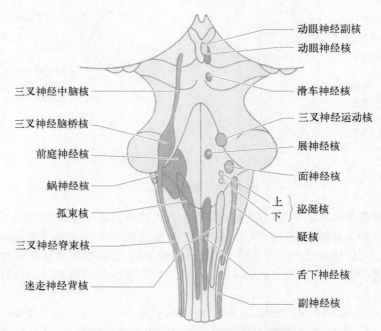

图3-25　脑神经核在脑干背侧面的投影

1）一般躯体运动柱(general body movement column)：此柱核团邻近正中线,支配骨骼肌,由舌下神经核、展神经核、动眼神经核和滑车神经核4对核团组成。

A. 舌下神经核(hypoglossal nucleus)：位于菱形窝舌下神经三角的深方。舌下神经核的传入纤维主要来自皮质核束纤维,其中支配颏舌肌的细胞仅接受对侧纤维,舌下神经核其他部分则接受双侧纤维。

B. 展神经核(abducent nucleus)：位于脑桥中下部,面神经丘深面。其发出纤维投射至对侧动眼神经核中支配内直肌。

C. 动眼神经核(oculomotor nucleus)：位于上丘平面,导水管周围灰质(periaqueductal gray matter,

PAG)的腹侧,内侧纵束的背侧。动眼神经核包括成对的外侧核和不成对的中央尾侧核。外侧核支配下直肌、上直肌和上睑提肌,中央尾侧核主要支配两侧上睑提肌。

D. 滑车神经核(trochlear nucleus):位于中脑下丘平面,PAG 的腹侧,内侧纵束的背侧。发出纤维组成滑车神经,支配上斜肌。

2) 特殊内脏运动柱(special visceral motor column):位于一般躯体运动核的外侧,靠近界沟,自上而下依次为三叉神经运动核、面神经核、疑核及副神经核。支配由鳃弓衍化的骨骼肌(咀嚼肌、面肌、咽喉肌、胸锁乳突肌及斜方肌)。

A. 三叉神经运动核(motor nucleus of trigeminal nerve):位于三叉神经脑桥核内侧。三叉神经运动核的轴突除支配咀嚼肌外,还支配鼓膜张肌、下颌舌骨肌、二腹肌前腹等。

B. 面神经核(facial nucleus):位于脑桥下部被盖的腹外侧区,疑核的上方。面神经核属特殊内脏运动核,主要支配面部表情肌。

C. 疑核(mideus ambiguus):位于延髓腹外侧网状结构内,居下橄榄核的背侧,三叉神经脊束核的内侧。疑核上端的运动神经元支配茎突咽肌,疑核下端的运动神经元支配咽喉肌。疑核的神经元可被电刺激孤束核所兴奋,又可被动脉压力感受器传入冲动所激活,是压力感受器的重要组成部分之一。

D. 副神经核(accessory nucleus):由颅部和脊髓部组成。颅部起自疑核的尾端,其纤维从延髓橄榄后沟下部穿出,出颅后并入迷走神经,形成喉返神经的运动纤维,支配大部分喉肌。

3) 一般内脏运动柱(general visceromotor column):位于一般躯体运动柱的外侧,靠近界沟,主要包括 4 对核团,自上而下依次为动眼神经副核、上泌涎核、下泌涎核和迷走神经背核。支配头、颈、胸、腹部的平滑肌、心肌和腺体。

A. 动眼神经副核(accessory nucleus of oculomotor nerve):也称埃丁格-韦斯特法尔核(Edinger-Westphal nucleus),位于上丘水平,动眼神经核上部的背内侧,该核细胞发出的纤维至睫状神经节交替,节后纤维支配瞳孔括约肌和睫状肌。

B. 上泌涎核(cranial salivatory nucleus):位于脑桥下部,面神经核尾侧部附近的网状结构中。上泌涎核发出的节前纤维加入面神经。一部分至翼腭神经节换神经元,其节后纤维分布于泪腺、鼻腔及腭部黏膜的腺体;另一部分以鼓索加入舌神经,至下颌下腺、舌下腺及口腔黏膜的腺体。

C. 下泌涎核(inferior salivatory nucleus):位于延髓橄榄上部,迷走神经背核嘴侧端附近的网状结构内。发出的副交感节前纤维进入舌咽神经,经鼓室神经到鼓室丛,由鼓室丛发出分支进入耳神经节换神经元,其节后纤维分布于腮腺。

D. 迷走神经背核(dorsal nucleus of vagus):位于延髓内侧丘系交叉至橄榄中部平面,在舌下神经核的背外侧。该核发出的副交感节前纤维加入迷走神经,分支到达心、肺、肝、脾、胰、肾及结肠左曲以上消化管的器官旁节或壁内节换神经元,其节后纤维分布于上述器官的平滑肌、心肌和腺体。

4) 内脏感觉柱(visceral sensory column):位于界沟外侧,由单一孤束核构成。孤束核接受一般内脏感觉和特殊内脏感觉纤维。孤束核上部的味觉核,因接受面神经和舌咽神经的味觉纤维而得名;下部的心-呼吸核,接受舌咽神经和迷走神经中的一般内脏感觉纤维。孤束核是脑内传递味觉冲动和其他内脏感觉信息的第一级中继站,参与介导味觉分辨及心血管、呼吸和消化等系统的功能调制。

5) 一般躯体感觉柱(general somatosensory column):位于内脏感觉柱的腹外侧,自上而下依次为三叉神经中脑核、三叉神经脑桥核、三叉神经脊束核。接受头面部皮肤及口、鼻腔黏膜的一级感觉纤维。

A. 三叉神经中脑核(mesencephalic nucleus of trigeminal nerve):自三叉神经入脑平面至上丘上端平面,紧邻蓝斑核外侧,其功能主要与传导咀嚼肌、面肌和眼外肌等的本体感觉有关。

B. 三叉神经脑桥核(pontine nucleus of trigeminal nerve):又称三叉神经感觉主核。位于脑桥中间平面的被盖外侧区,三叉神经运动核的外侧,其功能主要与头面部皮肤、口腔软组织和牙的触、压觉有关。

C. 三叉神经脊束核(spinal nucleus of trigeminal nerve):是脊髓后角结构向上的延续,位于延髓和脑桥下部的外侧区。三叉神经脊束由三叉神经感觉根下行纤维汇合而成,大部分为传递痛、温觉的细纤维,亦含部分传递触觉冲动的粗纤维。来自面神经、舌咽神经和迷走神经的一般躯体及一般内脏感觉纤维,在三叉神经脊束的背侧缘加入此束。

6) 特殊躯体感觉柱(special somatic sensory column):位于内脏感觉柱外侧,相当于延髓上部和脑桥下部水平、菱形窝前庭区的深面,有两个核团参与组成,即蜗神经核和前庭神经核。

A. 蜗神经核(cochlear nucleus)：分为蜗腹侧核(ventral cochlear nucleus)和蜗背侧核(dorsal cochlear nucleus)，分别位于小脑下脚的腹外侧和背外侧，接受来自前庭蜗神经中螺旋神经节(蜗神经节)发出的传导听觉的纤维。

B. 前庭神经核(vestibular nuclei)：由若干核团所组成，接受来自前庭蜗神经中前庭神经节发来的传导平衡觉的纤维。

(2) 非脑神经核

非脑神经核(non-cranial nucleus)为脑干的低级中枢或上、下行传导通路的中继核。中脑的非脑神经核包括上丘、下丘、顶盖前区、红核和黑质；脑桥的非脑神经核包括脑桥核、上橄榄核、外侧丘系核和蓝斑；延髓的非脑神经核包括薄束核、楔束核、下橄榄核和楔束副核。

1) 上丘和下丘：中脑顶盖包括上丘(superior colliculus)和下丘(inferior colliculus)。上丘在中脑上部背侧，上丘浅层主要接受视网膜经视束、上丘臂的直接投射，并接受大脑皮质视区和眼外肌运动中枢的投射；上丘深层主要为丘系层，其主要接受大脑皮质视觉中枢、下丘、三叉神经脊束核和脊髓等处的投射。上丘发出的纤维环绕中央灰质的外缘，并在腹侧中线上进行交叉，称被盖背侧交叉，越边后至对侧下行形成顶盖脊髓束，向下至脊髓，完成视觉和听觉所引起的反射活动。

下丘是听觉传导通路上的重要中继站，外侧丘系大部分纤维终于此，自下丘发出纤维组成下丘臂，向上止于内侧膝状体。听觉通路中的下行抑制纤维也自双侧听觉皮质先到下丘，由下丘再发纤维到听觉系统中较低部位的中继核。下丘也是听觉的反射中枢，它发出纤维到上丘，再经顶盖脊髓束完成反射活动。

2) 黑质(substantia nigra)：主要是大量含有黑色素的神经细胞群，位于中脑被盖和大脑脚底之间，延伸至中脑全长。黑质细胞内还含有丰富的DA。这种神经递质沿黑质的传出纤维释放到它所终止的核团。黑质与新纹状体有往返的纤维联系。这种DA能的黑质纹体纤维被认为是纹状体中DA的主要来源。

3) 脑桥核(pontine nucleus)：是大量散在分布于脑桥基底部纵横纤维之间大小不等的神经元群，是传递大脑皮质运动信息的主要中继站。除主要接受同侧大脑皮质广泛区域的皮质脑桥束外，其传入纤维还包括上丘和下丘的顶盖脑桥纤维、脊髓脑桥纤维、丘系核脑桥纤维等。脑桥核发出纤维组成粗大的小脑中脚进入对侧小脑。

4) 外侧丘系核(nucleus of lateral lemniscus)：位于外侧丘系纤维中，自脑桥中下部至中脑尾侧。外侧丘系核常可分为背、腹二核。外侧丘系腹侧核位于脑桥腹内侧部，主要接受外侧丘系纤维侧支，传出纤维至同侧下丘。外侧丘系背侧核位于外侧丘系背侧部，接受两侧上橄榄外侧核纤维，发出纤维至下丘。该核接受蜗腹侧核及外侧丘系轴突侧支的终支，发出的上行纤维越过中线交叉到对侧，加入对侧外侧丘系。

5) 薄束核(gracile nucleus)和楔束核(cuneate nucleus)：分别在薄束结节和楔束结节的深面。薄束核和楔束核为深感觉传导通路上的第二级神经元胞体集中处，由此发出的二级纤维弯向前内，形成内弓状纤维，绕中央管前方，在延髓下部横过中线形成交叉，即内侧丘系交叉，交叉后折向上行即为内侧丘系。

3. 纤维束

(1) 上行纤维束

1) 内侧丘系(medial limniscus)：由薄束核和楔束核发出的纤维在中央管前方左右互相交叉，称为内侧丘系交叉。交叉后的纤维折向上行，组成内侧丘系。内侧丘系传导来自对侧躯干和四肢的意识性本体觉和精细触觉冲动。该系下肢代表区的纤维，由薄束核发出，在延髓行于该系腹侧部，在脑桥和中脑则行于该系内侧部；该系上肢代表区的纤维，由楔束核发出，在延髓行于该系背侧部，在脑桥以上则行于该系外侧部。

2) 脊髓丘脑束(spinothalamic tract)：也称脊髓丘系(spinal lemniscus)，包括脊髓丘脑前、侧两束。由脊髓向上，该系在延髓，位于外侧区，下橄榄核的背外侧。在脑桥和中脑部，位于内侧丘系的背外侧。最后该系脊髓丘脑束的大部分纤维终于背侧丘脑腹后外侧核。其功能是传导对侧躯干及四肢的温、痛、触压觉(精细触觉除外)冲动。

3) 三叉丘系(trigeminal lemniscus)：由三叉神经脑桥核和脊束核发出的纤维，交叉到对侧上行，组成三叉丘系，终于背侧丘脑腹后内侧核。其功能是传导对侧头面部痛、温、触、压等感觉冲动。

此外，上行纤维束还包括外侧丘系、脊髓小脑前束、脊髓小脑后束和内侧纵束等。

(2) 下行纤维束

1) 锥体束(pyramidal tract)：由至脊髓前角躯体运动神经元的皮质脊髓束(corticospinal tract)和至

脑干躯体运动神经核的皮质核束(corticonuclear tract)构成,为大脑皮质锥体细胞发出的控制骨骼肌随意运动的下行纤维束,经内囊、中脑的大脑脚底,穿越脑桥基底部后继续下行入延髓锥体,在锥体下端,大部分纤维越至对侧,形成锥体交叉。

2) 皮质脑桥束(corticopontine tract)：由大脑皮质额叶、顶叶、枕叶、颞叶广泛发出的纤维下行组成额桥束和顶枕颞桥束,经内囊、大脑脚底内侧 1/5 和外侧 1/5 部进入脑桥基底部,终于脑桥核。脑桥核发出纤维越至对侧,聚为小脑中脚,折向背侧进入小脑,主要止于小脑半球的皮质。因此,脑桥基底部实为大脑皮质和小脑皮质通路上的一个中继站。

此外,下行纤维束还有红核脊髓束、顶盖脊髓束、前庭脊髓束和网状脊髓束等。

(3) 脑干网状结构

脑干网状结构(reticular formation of brain stem)在脑干中央部的腹侧内,神经纤维纵横交错,其间散在着大小不等的细胞团,称为网状结构。在脑干网状结构内散在分布着 40 余个细胞核团,这些核团的纤维与大脑、小脑、脊髓等均有密切联系。脑干网状结构的主要功能包括：影响颅侧脑区,特别是大脑皮层,与睡眠、觉醒的发生和交替有关;影响尾侧脑区,与肌紧张的维持,以及循环、呼吸、消化等自主性功能的调节有关。

3.6.4　小脑分部与功能

小脑(cerebellum)(图 3-26)位于颅后窝,在延髓和脑桥的背侧,通过小脑上脚、中脚和下脚分别与中脑、脑桥和延髓相连。小脑中间比较狭窄的部位,称小脑蚓,两侧膨大部分,称小脑半球。小脑半球上面前 1/3 和后 2/3 交界处的深沟,称原裂。下表面有横行的后外侧裂,它介于绒球和绒球脚与小脑扁桃体等之间,两侧后外侧裂的连线是蚓小结和蚓垂的分界。下面中部凹陷,容纳延髓。小脑蚓与半球之间有纵沟分隔。小脑的上面平坦,小脑蚓与半球相互移行。在小脑蚓下部两旁,部分靠近延髓背面的小脑半球向下膨隆,称小脑扁桃体。

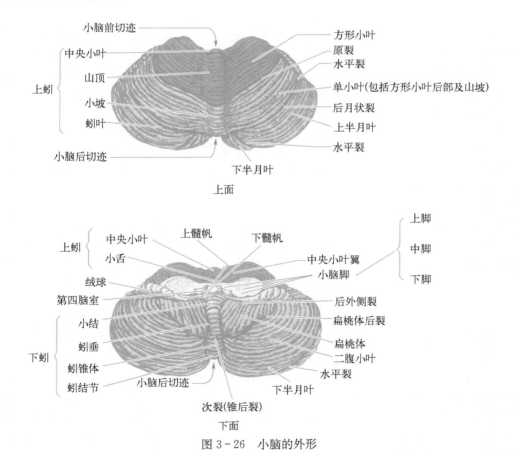

图 3-26　小脑的外形

小脑表面是一层灰质,即小脑皮质,皮质下为白质(髓质)。小脑皮质从外到内明显地分 3 层,即分子层、浦肯野细胞(Purkinje cell)层和颗粒层。分子层较厚,神经元较少,主要包括星形细胞和篮状细胞。

浦肯野细胞是小脑皮质中最大的神经元,也是唯一的传出神经元。颗粒层由密集的颗粒细胞和一些高尔基细胞组成(图 3-27)。

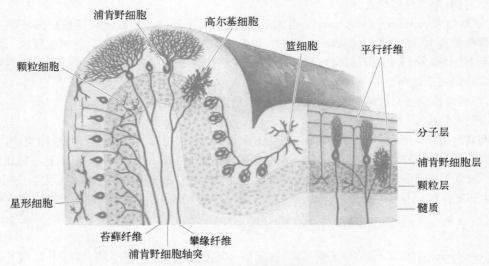

图 3-27 小脑皮质结构模式图

小脑表面有 2 条深沟将小脑分为 3 个叶:在小脑上面前 1/3 和后 2/3 交界处的深沟,称原裂,将小脑分成前叶和后叶。在小脑下面,后叶与绒球小结叶之间的,为后外侧裂分界。前叶和后叶合称为小脑体。小脑体可纵向分为 3 个区带:中间缩窄的部分即小脑蚓,居小脑蚓两侧的分别为较小的半球中间带和较大的半球外侧部。小脑的分叶和小脑体的纵向分区与小脑的进化、传入纤维联系和机能密切相关。

(1) 古小脑

古小脑(archaeocerebellum)即绒球小结叶,由绒球、绒球脚和小脑蚓小结组成。种系发生上最古老,是小脑最原始的部分。主要接受同侧前庭神经初级平衡觉纤维和前庭神经核发出的纤维,经小脑下脚进入小脑。其传出纤维由绒球小结叶皮质直接发出,主要至同侧前庭神经核,再经前庭脊髓束和内侧纵束,控制躯干肌及眼外肌运动神经元,维持身体平衡,协调眼球运动。

(2) 旧小脑

旧小脑(paleocerebellum)由在种系发生上较晚的小脑蚓部(蚓小结除外)和半球中间带组成,又称脊髓小脑。该部主要从脊髓小脑束获取上、下肢骨骼肌牵张感受器冲动,以及反映下行运动通路神经元活动的反馈信号。其传出纤维经顶核和中间核(球状核和栓状核)离开小脑,控制运动中的躯干肌、肢带肌,以及肢体远端肌肉的张力和协调。

(3) 新小脑

新小脑(neocerebellum)为小脑半球外侧部,因其在进化中出现最晚,且它的出现与大脑皮质的发展有关,主要接受大脑皮质经由脑桥核中继的信息,从而控制上、下肢精确运动的计划和协调,故又称为大脑小脑或脑桥小脑。

3.6.5 间脑组成部分及其结构

间脑(diencephalon)位于中脑与端脑之间,分为背侧丘脑、后丘脑、上丘脑、下丘脑和底丘脑 5 个部分。间脑中间的窄腔为第三脑室,分隔左右间脑。

(1) 背侧丘脑

背侧丘脑(dorsal thalamus)简称丘脑(thalamus),由一对卵圆形的灰质团块组成。前端突起称前结节,后端膨大称丘脑枕;背面的外侧缘与端脑尾状核之间隔有终纹,内侧面有一自室间孔走向中脑水管的浅沟,称下丘脑沟,它是背侧丘脑与下丘脑的分界线。背侧丘脑灰质的内部被"Y"形的内髓板分隔成 3 个核群,即前核群、内侧核群和外侧核群。前核群与内脏活动有关;内侧核群的功能可能是联合躯体和内脏感觉冲动的整合中枢;外侧核群传导头面部、上肢、躯干和下肢感觉纤维。

(2) 下丘脑

下丘脑(hypothalamus)位于背侧丘脑的下方,组成第三脑室侧壁的下部和底壁,上方借下丘脑沟与丘脑分界,前端达室间孔,后端与中脑被盖相续,此部分包括:左、右视神经会合而成的视交叉,视交叉向后延为视束。视交叉的前上方连接终板,后方有灰结节,灰结节向下移行为漏斗。漏斗的下端与垂体相接。灰结节后方还有 1 对圆形隆起,称乳头体。下丘脑从前向后可分为视前区、视上区、结节区和乳头体区 4 个部分。下丘脑内有许多核团(图 3-28),主要包括视上区的视上核、室旁核和下丘脑前核,在结节区的漏斗核、腹内侧核和背内侧核,以及在乳头体区的乳头体核和下丘脑后核。其中最早引人注意的是跨越视交叉背方的视上核和紧贴第三脑室壁的室旁核。两个核的细胞中含有内分泌物质,它们的轴突主要合成视上垂体束和室旁垂体束,止于垂体后叶。下丘脑是神经内分泌中心,它通过与垂体的密切联系,将神经调节和体液调节融为一体,调节机体的内分泌活动;它也是内脏活动的较高级中枢,能对机体的体温、摄食、生殖、水盐平衡和内分泌活动等进行广泛的调节;另外还参与情绪行为以及机体昼夜节律功能的调节。

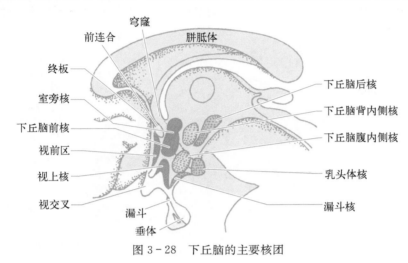

图 3-28　下丘脑的主要核团

(3) 上丘脑

上丘脑(epithalamus)位于间脑的背侧部与中脑顶盖前区相移行的部分,第三脑室顶部周围。在背侧丘脑的背侧面和内侧面交界处有一纵行纤维束,称丘脑髓纹,它向后进入缰三角。左、右缰三角间为缰连合,它的后方连有松果体,在缰连合的下方,中脑水管上口的背侧壁上有横行纤维束,称后连合。丘脑髓纹是主要来自隔区的纤维束,大部分终于缰核,也有纤维至中脑 PAG 和其他丘脑核团。缰三角内有缰核,接受经髓纹来自隔核等处的纤维,并发出纤维组成缰核脚间束投射至中脑脚间核,缰核被认为是边缘系统与中脑之间的中继站。松果体为内分泌腺,产生褪黑素,具有抑制生殖腺和调节生物钟等作用。

(4) 后丘脑

后丘脑(metathalamus)位于丘脑的后下方,中脑顶盖的上方,包括内侧膝状体和外侧膝状体,内、外侧膝状体分别借下丘臂和上丘臂与下丘和上丘相连,分别为听觉和视觉通路上的中继核。前者接受来自下丘臂的听觉传导通路的纤维,发出纤维至颞叶的听觉中枢;后者将视束的传入信息经视辐射投射至枕叶的视觉皮质。

(5) 底丘脑

底丘脑(subthalamus)又称丘脑底部,或腹侧丘脑,位于间脑与中脑的过渡区,底丘脑背侧为丘脑,腹侧和外侧为大脑脚和邻近的内囊,内侧为下丘脑,向尾侧移行为中脑被盖。其中主要的核团是底丘脑核,参与锥体外系的功能。

(6) 第三脑室

第三脑室(third ventricle)是位于左、右背侧丘脑和下丘脑之间的狭窄腔隙,其前方借左、右室间孔与左、右侧脑室相通,后方借大脑水管与第四脑室相通。

3.6.6　端脑结构和功能

端脑(telencephalon)是脑的最高级部位,由胚胎时的前脑泡演化而来,在演化过程中,前脑泡两侧高度发育,形成端脑即左、右大脑半球。左、右大脑半球由大脑纵裂将其分开,大脑纵裂底部有连接两半球的横行纤维,称胼胝体。大脑半球表面的一层灰质,称大脑皮质;皮质深面是髓质(白质);深埋在髓质内的一些灰质核团,称基底核。大脑半球内部的腔隙,称侧脑室。由于大脑皮质各部发展不平衡,发育慢的部分陷在深处,发育快的部分露在表面,从而大脑半球表面出现许多隆起的大脑回和凹陷的大脑沟。

1. 端脑外形

每个半球分为背外侧面、内侧面和下面(图3-29～图3-31)。背外侧面隆凸,内侧面平坦,两面以上缘为界。下面凹凸不平,和内侧面之间无明显分界,和背外侧面之间以下缘为界。半球内有3条恒定的沟,外侧沟起于半球下面,行向后上方,至上外侧面;中央沟起于半球上缘中点稍后方,斜向前下方,下端与外侧沟隔一脑回,上端延伸至半球内侧面;顶枕沟位于半球内侧面后部,自距状沟起,自下向上并略转至上外侧面。以上3条沟将每侧大脑半球分为5叶,分别为额叶、顶叶、颞叶、枕叶和岛叶。中央沟前方的部分是额叶;中央沟后方、外侧沟上方的部分是顶叶;外侧沟下方的部分是颞叶;顶枕沟后方较小的部分是枕叶;岛叶则藏于外侧沟的深部。

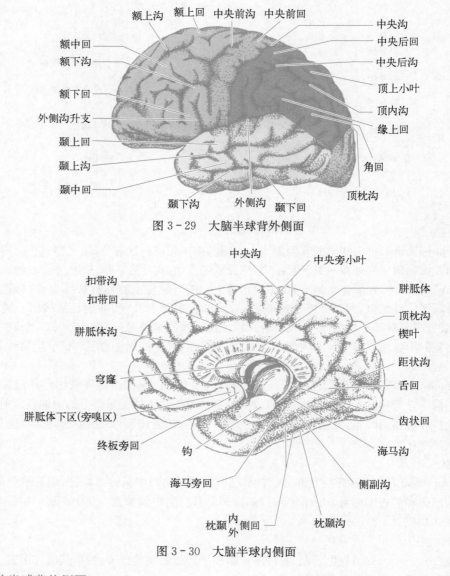

图3-29　大脑半球背外侧面

图3-30　大脑半球内侧面

(1) 大脑半球背外侧面

1) 额叶(frontal lobe):在中央沟前方有与之平行的中央前沟,两沟间的部分称中央前回。自中央前沟有额上沟和额下沟向前水平走行,居额上沟上方,沿半球上缘并转至半球内侧面的是额上回;居额上、下沟之间的是额中回;额下回居额下沟和外侧沟之间。

2) 顶叶(parietal lobe):在中央沟后方有与之平行的中央后沟,此沟与中央沟之间为中央后回。在中央后沟后方,有一条与半球上缘平行的顶内沟。顶内沟的上方为顶上小叶,下方为顶下小叶。顶下小

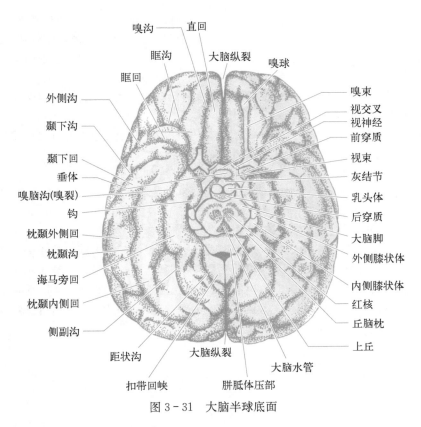

图 3-31 大脑半球底面

叶又分为围绕外侧沟末端的缘上回和围绕颞上沟末端的角回。

3)颞叶(temporal lobe):在外侧沟的下方,有与之平行的颞上沟和颞下沟。颞上沟的上方为颞上回,颞上沟和颞下沟之间的部分是颞中回,颞下沟的下方为颞下回。自颞上回转入外侧沟内有几条自上外向下内的颞横回。

4)枕叶(occipital lobe):在外侧面上有些恒定的沟和回,如枕横沟、枕外侧沟、枕上回和枕下回。

5)岛叶(insula):藏于外侧沟的深部,周围有环状的沟围绕,其表面有长短不等的脑回。

(2)大脑半球内侧面

额叶、顶叶、枕叶、颞叶都有部分扩展到大脑半球内侧面。在间脑上方有联络两半球的胼胝体。胼胝体下方的弓形纤维束称穹窿,其与胼胝体间的薄板,称透明隔(septum pellucidum)。在胼胝体上方的沟称胼胝体沟,此沟绕过胼胝体后方,向前移行于海马沟。扣带沟位于胼胝体沟的上方,与之平行,此沟末端转向背方,称边缘支(marginal ramus)。扣带沟与胼胝体沟之间为扣带回(cingulate gyrus)。中央前、后回自半球上外侧面延续到半球内侧面的部分,称为中央旁小叶。从胼胝体的后方,有一沟呈凸向上的弓形走向枕叶的后端,为距状沟,此沟中部与顶枕沟相遇。

(3)大脑半球下面

在半球底面,额叶内有纵行的嗅束,其前端膨大为嗅球,后者与嗅神经相连。在颞叶紧紧围靠于中脑外侧面前后走行的回,称为海马旁回。海马旁回的前端弯成钩形,称为钩。在海马旁回上内侧为海马沟,其上方有呈锯齿状窄条皮质,称齿状回。在齿状回的外侧,侧脑室下角底壁上有一弓状的隆起,称海马(hippocampu)。海马和齿状回构成海马结构。

2. 端脑内部结构和功能

每个半球表面被覆一层灰质,称为大脑皮质(cerebral cortex)。皮质的深方,为白质,又称大脑髓质(cerebral medulla)。髓质内埋有左右对称的空腔和灰质团块,前者为侧脑室,后者为基底核。

(1)大脑皮质

人类的大脑皮质高度发达,其总面积约 2 200 cm²,约有 26 亿个神经细胞,都是多极神经元,按其细胞的形态分为锥体细胞、颗粒细胞和梭形细胞三大类(图 3-32)。锥体细胞形似锥形,尖端发出一条较粗的主树突,伸向皮质表面,轴突自胞体底部发出,较短者不越出所在皮质范围,较长者离开皮质,进入髓质(白质),组成投射纤维或联合纤维,是大脑皮质的主要投射(传出)神经元。颗粒细胞数目最多,主要包括星形细胞、水平细胞和篮状细胞等。它们的轴突多数很短,终于附近的锥体细胞或梭形细胞。可见,颗粒细胞主要传递皮质内的信息,所以颗粒细胞是大脑皮质区的局部(中间)神经元。

1) 大脑皮质分层:大脑皮质的神经元是以分层方式排列的,除大脑的个别区域外,一般可分为6层,从表面至深层的结构如下。

A. 分子层:该层神经元小而少,主要是水平细胞和星形细胞,还有许多与皮质表面平行的神经纤维。

B. 外颗粒层:主要由许多星形细胞和少量小型锥体细胞构成。

C. 外锥体细胞层:此层较厚,由许多锥体细胞和星形细胞组成。

D. 内颗粒层:主要由密集的星形细胞组成。

E. 内锥体细胞层:主要由中型和大型锥体细胞组成。

F. 多形细胞层:以梭形细胞为主,还有锥体细胞和颗粒细胞。

大脑皮质的1~4层主要接受传入冲动。大脑皮质的传出纤维分投射纤维和联合纤维两种。第5层的锥体细胞和第6层的大梭形细胞的轴突组成投射纤维,下行至脑干及脊髓。第3、5、6层的锥体细胞和梭形细胞的轴突组成联合纤维,分布于皮质的同侧及对侧脑区。皮质的第2、3、4层细胞主要与各层细胞相互联系,对信息进行分析、整合和贮存。大脑皮质是高级神经活动的物质基础,机体各种功能的最高级中枢在大脑皮质上都有特定的功能区。

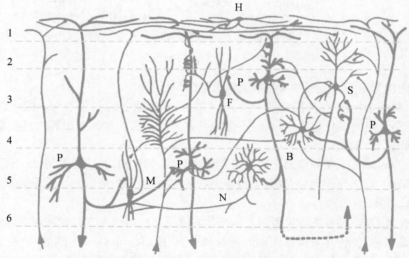

图 3-32　大脑皮质神经元的形态和分布

1. 分子层;2. 外颗粒层;3. 外锥体细胞层;4. 内颗粒层;5. 内锥体细胞层;6. 多形细胞层,右侧和左侧的传入纤维为联络纤维或皮质-皮质联系纤维,中央的传入纤维为特异性传入纤维;P. 锥体细胞;M. 上行轴突细胞;F. 梭形细胞;H. 水平细胞;N. 神经胶质样细胞;B. 篮细胞;S. 星形细胞

2) 大脑皮质功能定位

A. 第1躯体运动区(first somatic motor area):位于中央前回和中央旁小叶的前部,包括 Brodmann 第4区和第6区。第1躯体运动区管理全身骨骼肌的运动,是随意运动的最高中枢。

B. 第1躯体感觉区(first somatic sensory area):主要位于中央后回和中央旁小叶后部,包括第3、1、2区。第3区在中央沟的后壁上,与前方的第4区移行。腹后核发出的纤维是躯体感觉区传入的主要来源,将身体对侧的一般躯体感觉的各种信息传递至此,更多的纤维止于第3区。传递皮肤感觉的纤维比深感觉的更靠前方终止。

C. 视区(optic zone):位于枕叶内侧面距状沟两侧的皮质。在视觉通路上,经过后丘脑外侧膝状体的中继,一侧视区接受双眼同侧半视网膜传来的冲动,损伤一侧视区可引起双眼对侧视野偏盲称同向性偏盲。因此两视野的左半代表区在右侧半球的视区上;反之亦然。

D. 听区(acoustic area):位于颞横回,自内侧膝状体发出的听辐射是此区的主要传入纤维。每侧的听觉中枢都接受来自两耳的冲动,因此一侧听觉中枢受损,不致引起全聋。

E. 语言区(language zone):人类大脑皮质是进行思维和意识的高级中枢,同时大脑皮质上还具有相应的语言中枢,此区多在左侧大脑半球上。从语言功能上看,左侧半球可视为优势半球。

（2）基底核

基底核(basal nuclei)位于大脑半球白质内的灰质团块,位置靠近脑底,包括尾状核、豆状核、杏仁体和屏状核。尾状核和豆状核借内囊相分割,但二核在它们前部的腹侧,靠近脑底处是相互连接的,故此二核合称为纹状体。尾状核是由前向后弯曲的圆柱体,分为头、体、尾 3 部,位于丘脑背外侧,伸延于侧脑室前角、中央部和下角。

（3）大脑髓质

大脑半球的髓质主要由大量的神经纤维组成,可分为 3 种纤维。

1) 连合纤维(commissural fiber):连接左右大脑半球皮质的纤维,包括胼胝体、前连合、穹窿。胼胝体位于大脑纵裂底,由连合两半球新皮质的纤维构成。在正中矢状切面上,胼胝体自前向后分嘴、膝、干、压 4 部,自嘴部向下连接终板。平胼胝体上部做半球的水平断面时,可见它的纤维在半球内向前、后、左、右放射,广泛联系额叶、顶叶、枕叶、颞叶。胼胝体的下面构成侧脑室顶。前连合由前后两个弓状纤维束组成,呈"H"形,中间部彼此紧聚,末端则分别向前后分散。主要连接两侧颞叶,有小部分联系两侧嗅球。穹窿是发自海马的投射纤维,此纤维在海马的内侧结成海马伞,海马伞向后与海马离开,称为穹窿。两侧穹窿经胼胝体的下方前行并互相靠近,其中一部分纤维越至对边,连接对侧的海马,称穹窿连合。

2) 联络纤维(association fiber):联系同侧大脑半球各部之间的纤维,其中短纤维联系相邻脑回称弓状纤维,长纤维联系本侧半球各叶,其中主要的有:① 上纵束在外侧沟的上方,连接额叶、顶叶、枕叶和颞叶;② 下纵束位于半球的下面连接枕叶和颞叶;③ 钩束呈钩状绕过外侧裂,连接额叶、颞叶的前部;④ 扣带位于扣带回和海马旁回的深部,连接边缘叶的各部。

3) 投射纤维(projection fiber):系大脑皮质和脑干、脊髓的上、下行纤维称为投射纤维。这些纤维绝大部分经过内囊。内囊是由上、下行纤维密集而成的白质区,位于丘脑、尾状核和豆状核之间。在水平面上,内囊为一呈"V"形的白质板,尖向内侧,分 3 部:内囊前肢、内囊后肢和内囊膝。

（4）侧脑室

侧脑室(lateral ventricle)左右各一,分别位于左、右大脑半球内,在胼胝体与穹窿之间;顶壁为胼胝体;底壁的前部为尾状核,后部是海马,由于侧脑室深入于大脑各叶之内,因此形态很不规则,可分为 4 部:中央部、前角、后角和下角。中央部位于顶叶内,是一狭窄的水平裂隙;前角为室间孔以前的侧脑室部分,向前下方伸入额叶内,宽而短,在额状切面上呈三角形;后角由中央部伸入枕叶而成,较小,一般呈短三面锥体形;下角最长,于颞叶内伸向前方,抵达海马旁回的钩处。侧脑室脉络丛位于中央部和下角,在室间孔处与第 3 脑室脉络丛相连,是产生脑脊液的主要部分。

3.6.7　边缘系统

边缘系统(limbic system)是由边缘叶加上与它联系密切的皮质下结构,如杏仁体、隔核、下丘脑、背侧丘脑的前核和中脑被盖的一些结构等共同组成。边缘叶是由扣带回、海马旁回、海马和齿状回等结构围绕胼胝体等形成一环状结构。边缘系统内部互相连接与神经系统其他部分也有广泛的联系。边缘系统在进化上是脑的古老部分,它主要参与内脏调节、情绪反应、记忆和性活动等,这在维持个体生存和延续后代是重要的。

3.6.8　神经传导通路

人体在生命活动中,通过感受器接受内、外环境的各种刺激,并将其转化为神经冲动经传入神经传至中枢,最后至大脑皮质。另一方面,大脑皮质对传入的感觉信息进行整合后,发出神经冲动,沿传出纤维,经脑干和脊髓的运动神经元至效应器,引起效应。因此,在神经系统内存在着两大类传导通路:感觉(上行)传导通路和运动(下行)传导通路。

1. 感觉传导通路

（1）本体感觉和精细触觉传导通路

本体感觉(proprioceptive sensation,又称深感觉)是指肌、腱、关节的位置觉、运动觉和振动觉。本体感觉传导通路还传导浅感觉中的精细触觉(如辨别两点距离和物体的纹理粗细等)。

1) 躯干和四肢意识性本体感觉和精细触觉传导通路:该通路由3级神经元构成(图3-33)。第1级神经元胞体位于脊神经节内,其周围突随脊神经分布于肌、腱、关节等处的本体觉感受器与皮肤的精细触觉感受器,中枢突经脊神经的后根进入脊髓后索,在同侧后索内上行组成薄、楔两束,分别终于薄束核与楔束核。在此更换第2级神经元后,纤维交叉到对侧,组成内侧丘系。内侧丘系在脑桥呈横位居被盖前缘,在中脑被盖则居红核外侧,最后止于背侧丘脑的腹后外侧核。第3级神经元胞体位于丘脑的腹后外侧核,其发出纤维组成丘脑中央辐射(丘脑皮质束),经内囊后肢,大部分纤维投射至大脑皮质中央后回的中、上部与中央旁小叶的后部,小部分纤维投射至中央前回。

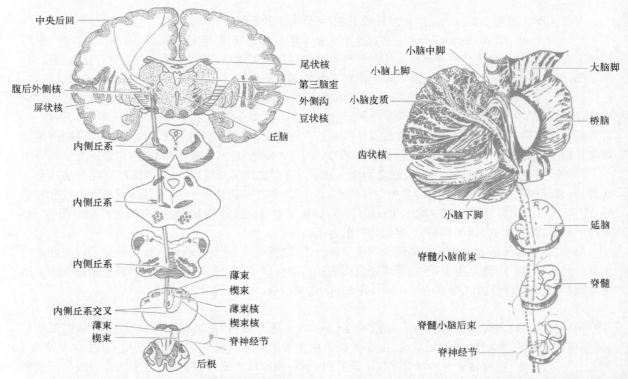

图3-33 躯干、四肢意识性本体感觉传导通路　　　　图3-34 躯干、四肢非意识性本体感觉传导通路

2) 躯干和四肢非意识性本体感觉传导通路:该通路实际上是反射通路的上行部分,为传入至小脑的本体感觉,由2级神经元组成(图3-34)。第1级神经元为脊神经节细胞,其周围突分布在肌、腱、关节的本体感受器,中枢突经脊神经后根的内侧部进入脊髓,终于$C_8 \sim L_2$节段胸核和腰骶膨大第Ⅴ～Ⅷ层外侧部,在此换元后发出纤维组成脊髓小脑后束和脊髓小脑前束。向上分别经小脑下脚和上脚进入旧小脑皮质,传导躯干(除颈部外)和下肢的本体感觉。传导上肢和颈部本体感觉的第2级神经元胞体在颈膨大部第Ⅵ、Ⅶ层和延髓的楔束副核,这两处神经元发出的第2级纤维也经小脑下脚进入小脑皮质。

(2) 痛觉、温度觉和粗触觉传导通路

传导全身皮肤、黏膜的痛觉、温度觉和粗触觉的传导通路,又称浅感觉传导通路(superficial sensory pathway)。由3级神经元组成(图3-35)。

1) 躯干和四肢痛温觉和粗触觉压觉传导通路:该通路的第1级神经元胞体位于脊神经节内,其周围突伴随脊神经分布于躯干、四肢等处皮肤内的感受器,中枢突组成后根进入脊髓上升1～2个脊髓节段后,终于脊髓后角固有核。在此换元后发出的纤维斜穿白质前连合至对侧的前索和外侧索,组成脊髓丘脑前束(传导粗触觉)和脊髓丘脑侧束(传导痛觉和温度觉),终于丘脑的腹后外侧核。第3级神经元的胞体位于丘脑的腹后外侧核,其发出纤维组成丘脑中央辐射(丘脑皮质束),经内囊后肢,纤维投射至大脑皮质中央后回的中、上部和中央旁小叶的后部。

2) 头面部浅感觉传导通路:该通路的第1级神经元胞体位于三叉神经节(trigeminal ganglion, TG)内,其周围突组成三叉神经的感觉支,分布于头面部皮肤和黏膜的浅部感受器,中枢突组成三叉神经感觉

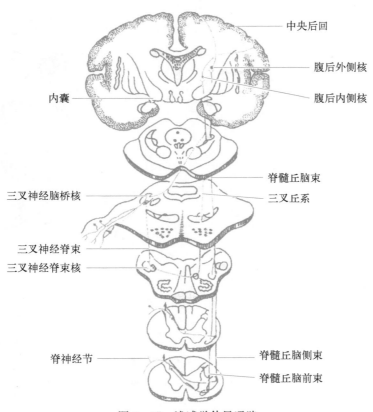

图 3 - 35　浅感觉传导通路

根进入脑桥,其中传导痛、温度觉的纤维下降,终于三叉神经脊束核;传导粗触觉的纤维上升终于三叉神经脑桥核。在此二核换元后发出的纤维交叉到对侧组成三叉丘系,上升至背侧丘脑终于腹后内侧核。再次换元,发出纤维组成丘脑中央辐射(丘脑皮质束),经内囊后肢,投射到大脑皮质中央后回的下部。在此通路中,若三叉丘系以上受损,则导致对侧头面部痛温觉和触压觉障碍;若三叉丘系以下受损,则同侧头面部痛温觉和触压觉发生障碍。

(3) 视觉传导通路与瞳孔对光反射

1) 视觉传导通路(visual pathway):由 3 级神经元构成(图 3 - 36)。第 1 级神经元为视网膜的双极细胞,其周围突连于视网膜的视锥细胞与视杆细胞,中枢突和第 2 级神经元——视网膜节细胞,形成突触。视网膜节细胞的轴突在视神经盘处聚集成视神经,穿视神经管入颅,经视交叉、视束,终于外侧膝状体。第 3 级神经元胞体位于外侧膝状体内,其发出纤维组成视辐射,经内囊后肢投射至大脑皮质视区,产生视觉。

2) 瞳孔对光反射通路(pupillary light reflex):当强光照一侧眼时,引起双眼瞳孔缩小的反应称瞳孔对光反射。光照一侧的瞳孔缩小反应称直接对光反射;另一侧的瞳孔缩小反应称间接对光反射。瞳孔对光反射的通路如下:视网膜→视神经→视交叉→两侧视束→上丘臂→顶盖前区→两侧动眼神经副核→动眼神经→睫状神经节→节后纤维→瞳孔括约肌收缩→两侧瞳孔缩小。

(4) 听觉传导通路

听觉传导通路(auditory pathway)由 4 级神经元组成(图 3 - 37),第 1 级神经元为蜗螺旋神经节内的双极细胞,其周围突分布于内耳的螺旋器;中枢突组成蜗神经,与前庭神经一道在延髓和脑桥交界处入脑,止于蜗神经腹侧核和背侧核。在此两核换元后发出纤维大部分在脑桥内形成斜方体并交叉至对侧,向上折行形成外侧丘系。外侧丘系的大部分纤维止于下丘,在下丘换元后,发出纤维经下丘臂终于内侧膝状体。第 4 级神经元胞体于内侧膝状体,发出纤维组成听辐射,经内囊后肢,止于大脑皮质的听区颞横回。

(5) 平衡觉传导通路

平衡觉传导通路(equilibrium conduction path)中传导平衡觉的第 1 级神经元是前庭神经节内的双极细胞,其周围突分布于内耳半规管的壶腹嵴及前庭内的球囊斑和椭圆囊斑;中枢突组成前庭神经,与蜗神经一道经延髓和脑桥交界处入脑,止于前庭神经核群(图 3 - 38)。在此换元后发出纤维至中线两侧组成

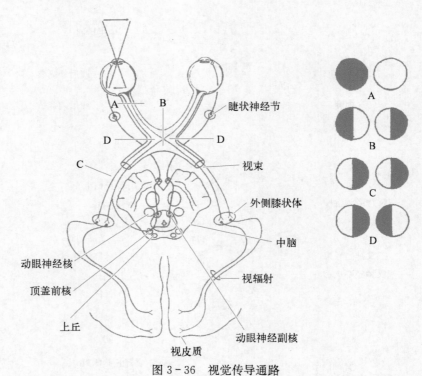

图 3-36 视觉传导通路

A. 左眼双盲；B. 双眼颞侧偏盲；C. 双眼右侧偏盲；D. 双眼鼻侧偏盲

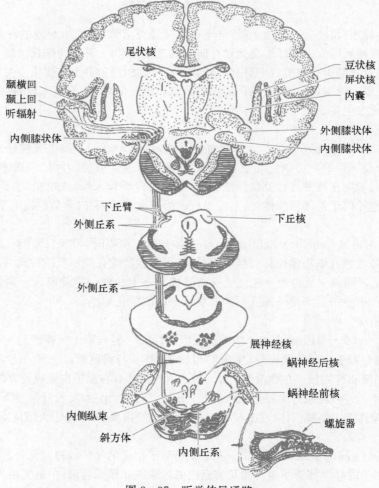

图 3-37 听觉传导通路

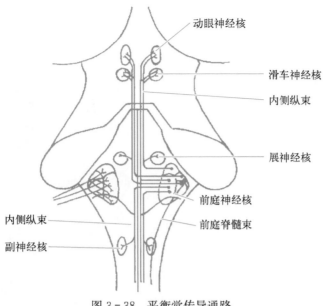

图 3-38　平衡觉传导通路

内侧纵束,上下行纤维分别完成眼肌前庭反射(如眼球震颤)和转眼、转头的协调运动。此外,由前庭神经外侧核发出纤维组成前庭脊髓束,完成躯干、四肢的姿势反射(伸肌兴奋、屈肌抑制)。

2. 运动传导通路

运动传导通路是指从大脑皮质至躯体运动效应器的神经联系。由 2 级神经元组成:上运动神经元为自大脑皮质至脑神经运动核和脊髓前角的传出神经元;下运动神经元为脑神经运动核和脊髓前角的神经细胞,它们的胞体和轴突构成传导运动冲动的最后通道。躯体运动传导通路依据其功能不同可分为锥体系和锥体外系两部分。

(1) 锥体系

锥体系(pyramidal system)是支配人体骨骼肌随意运动的主要传导通路。组成锥体系的神经元为巨型锥体细胞和其他类型锥体细胞,其胞体位于中央前回和中央旁小叶的皮质,其轴突组成下行的锥体束。其中,终于脊髓灰质前角运动神经元的下行纤维,称皮质脊髓束(corticospinal system);终于脑干内运动神经核的下行纤维,称皮质核束(corticonuclear tract)。下运动神经元为脑干内脑神经运动核与脊髓灰质前角运动神经元,其轴突分别构成脑神经和脊神经的运动纤维。临床上将上运动神经元损伤的痉挛性瘫痪(spastic paralysis,表现为:随意运动障碍、肌张力增高、腱反射亢进、浅反射减弱或消失、肌不萎缩、出现病理反射等)称核上瘫(supranuclear paralysis);下运动神经元损伤的软瘫(five kinds of flaccidity,表现为:随意运动障碍、肌张力下降、浅反射和深反射都消失、也不出现病理反射、肌萎缩)称核下瘫(inpranuclear paralysis)。

1) 皮质脊髓束:由中央前回上、中部和中央旁小叶的前部大脑皮质的锥体细胞的轴突聚合组成,下行经内囊枕部的前 2/3、中脑的大脑脚底、脑桥的基底部至延髓锥体,绝大部分纤维在锥体下端交叉到对侧组成皮质脊髓侧束,在下行过程中止于同侧前角运动神经元,支配四肢肌(图 3-39)。未交叉的纤维则在同侧脊髓前索内下行,称为皮质脊髓前束,支配躯干与四肢骨骼肌的运动。皮质脊髓前束中有一部分纤维始终不交叉而止于同侧脊髓前角细胞,支配躯干肌。因此,躯干肌是由两侧大脑皮质支配的。一侧皮质脊髓束在锥体交叉前受损,主要引起对侧肢体瘫痪,躯干肌运动无明显影响。

2) 皮质核束(corticonuclear tract):由中央前回下部大脑皮质的锥体细胞轴突聚合组成,经内囊膝部下行至脑干,陆续分出纤维止于脑神经运动核(图 3-40)。也有纤维先至脑干中间神经元,换神经元后再到脑神经运动核。动眼神经核、滑车神经核、三叉神经运动核、展神经核、面神经核上部(支配眼轮匝肌和额肌)、疑核和副神经的脊髓核都受双侧皮质延髓束的支配;面神经核下部(支配口轮匝肌和颊肌)和舌下神经核只接受对侧皮质脑干束的支配。因此,一侧皮质核束损伤出现对侧眼裂以下面肌和舌肌瘫痪。一侧面神经损伤则出现该侧面肌全部瘫痪。一侧舌下神经损伤则出现患侧舌肌全部瘫痪。

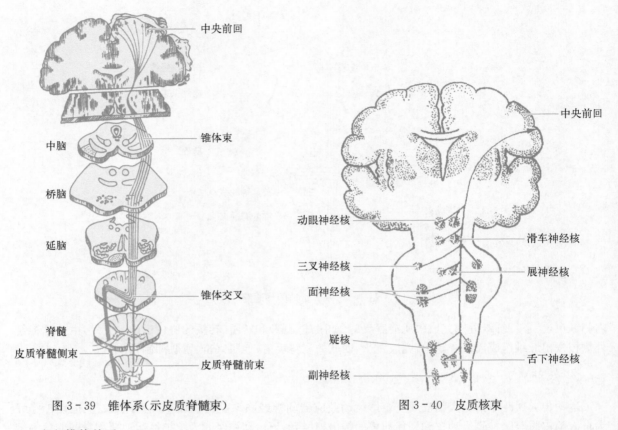

图 3-39　锥体系(示皮质脊髓束)　　　　　图 3-40　皮质核束

(2) 锥体外系

皮层下的某些核团(尾核、壳核、苍白球、黑质、红核等)有下行通路控制脊髓的运动神经元活动,由于它们的通路在延髓锥体之外,因此称为锥体外系(extrapyramidal system)。锥体外系的纤维起自大脑皮质,在下行过程中与纹状体、小脑、红核、黑质及网状结构等发生广泛联系,并经多次更换神经元,最后经红核脊髓束、网状脊髓束等中继,下行终于脑神经运动核和脊髓前角细胞。锥体外系的主要功能是调节肌张力、协调肌肉活动,以协助锥体系完成精细的随意运动。

3. 神经回路

在神经系统中有些神经通路具有环路特征,这些神经通路并不能被简单地划分为上行通路或下行通路,因此一般称为神经回路(neural circuit)。众所周知神经元是信息处理的最小载体,也是组成神经回路的基本单位,而由神经元构成的神经回路是大脑中普遍存在的结构,同时也是脑信息处理的主要功能单元。在解剖学中神经回路主要指把脑内一组或一群不同性质和功能神经元通过各种复杂的相互连接而形成一个神经网络完成其特定的功能。神经回路最基础的结构是三突触模型,即上一级神经元的轴突分枝,一方面兴奋一个主神经元,另一方面通过兴奋中间神经元抑制该主神经元,从而在一个最小的环路上达到兴奋与抑制的平衡。

由海马→穹窿→乳头体→乳头丘脑束→丘脑前核→扣带回→海马构成的海马神经回路,是20世纪就认识到的边缘系统的主要回路,称为帕佩兹环路(Papez circle)。在这条环路中,海马结构是中心环节。所以,研究早期曾认为海马结构与情绪体验有关。近些年发现,内侧嗅回与海马结构之间存在着三突触回路,它与记忆功能有关。三突触回路始于内嗅区皮质,首先内嗅区皮质神经元轴突与齿状回颗粒细胞的树突形成第一个突触联系。之后齿状回颗粒细胞的轴突形成苔状纤维(mossy fiber)与海马 CA3 区和锥体细胞的树突形成第二个突触联系。CA3 区锥体细胞的轴突发出侧支与 CA1 区锥体细胞发生第三个突触联系,最后由 CA1 区锥体细胞的轴突在至内侧嗅区联系。这种三突触回路是海马齿状回内嗅区与海马之间的联系,此回路与记忆功能有密切关系,是学习和记忆的重要基础。

3.7　周围神经系统结构

周围神经系统(peripheral nervous system)是指中枢神经系统脑和脊髓以外的神经组织。根据与中枢相连部位及分布区域的不同,通常将周围神经系统分为 3 部分:与脑相连的脑神经,共 12 对,主要分布于头面部;与脊髓相连的脊神经,共 31 对,主要分布于躯干、四肢;与脑和脊髓相连的内脏神经,主要分布于内脏、心血管、平滑肌和腺体。

3.7.1　脊神经组成与支配

脊神经(spinal nerve)共 31 对,每对脊神经通过前根和后根与相应的脊髓节段相连。前根由脊髓前角内的躯体运动神经元和侧角内的内脏运动神经元(交感神经元)发出的轴突所组成;后根在椎间孔附近有椭圆形的膨大,称脊神经节,其中含假单极的感觉神经元,它们的中枢突构成脊神经后根。前根和后根在椎间孔处合成一条粗短的脊神经,因此脊神经为混合性神经,含有躯体感觉纤维、内脏感觉纤维、躯体运动纤维和内脏运动纤维等 4 种纤维成分。

31 对脊神经由 8 对颈神经、12 对胸神经、5 对腰神经、5 对骶神经和 1 对尾神经组成。第 1 对颈神经在寰椎与枕骨之间穿出椎管,第 2~7 对颈神经均经同序数椎骨上方的椎间孔穿出,而第 8 对颈神经在第 7 颈椎下方的椎间孔穿出;胸、腰神经分别从同序数椎骨下方的椎间孔穿出;第 1~4 骶神经由同序数的骶前孔、骶后孔穿出,第 5 对骶神经和尾神经则经骶管裂孔穿出。

脊神经干很短(图 3-41),出椎间孔后立即分为 4 支,即脊膜支、交通支、脊神经后支和脊神经前支。脊膜支分布于脊髓被膜、血管壁、骨膜、韧带、椎间盘等处。交通支连于脊神经与交感干之间,有白交通支和灰交通支 2 种。脊神经后支为混合性神经,细而短,经相邻椎骨横突之间或骶后孔向后走行,除骶神经外,一般脊神经后支绕上关节突外侧向后行至相邻横突之间再分为内侧支和外侧支,它们又都分成肌支分布于项、背、腰、骶部深层肌,皮支分布于枕、项、背、腰、骶、臀部的皮肤。脊神经前支也为混合性神经,粗而长,分布于躯干前外侧及四肢的肌肉、关节、骨和皮肤。胸神经前支保持节段性走行和分布,其余脊神经前支则交织形成 4 个脊神经丛,即颈丛、臂丛、腰丛和骶丛,再由各神经丛发出分支分布。

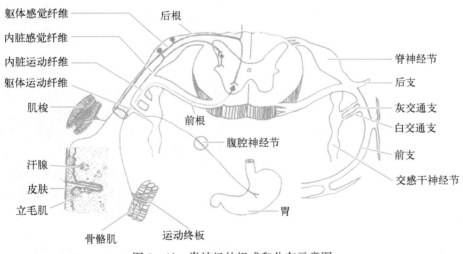

图 3-41　脊神经的组成和分布示意图

1. 颈丛

(1) 颈丛组成和位置

颈丛(cervical plexus)由第 1~4 颈神经前支交织而成,位于胸锁乳突肌中上部的深面,中斜角肌和肩胛提肌起端的前方(图 3-42)。

(2) 颈丛分支与支配

颈丛的分支包括皮支、肌支,以及与其他神经的交通支。皮支较集中于胸锁乳突肌后缘中点附近浅

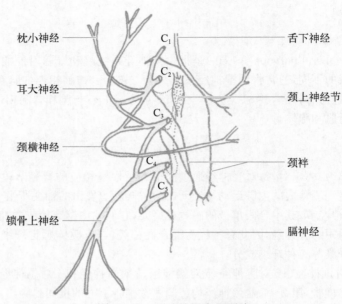

图 3-42 颈丛的组成和颈襻

出,再散开行向各部皮肤。其浅出位置,是颈部浅层结构浸润麻醉的一个阻滞点,其分支包括:枕小神经、耳大神经、颈横神经和锁骨上神经。肌支分布于颈深部的肌群、肩胛提肌,舌骨下肌群和膈。

膈神经为混合性神经,是颈丛中最重要的分支。膈神经中的运动纤维支配膈肌,感觉纤维分布于心包、胸膜及膈下部分腹膜。一般认为右膈神经的感觉纤维尚分布到肝、胆囊和肝外胆道的浆膜。膈神经损伤的主要表现为同侧膈肌瘫痪、呼吸困难。膈神经受刺激时可产生呃逆。

2. 臂丛

(1) 臂丛组成和位置

臂丛(brachial plexus)由第 5～8 颈神经前支和第 1 胸神经前支的大部分纤维组成,先经斜角肌间隙穿出,位于锁骨下动脉的后上方,继而经锁骨后方进入腋窝。臂丛的 5 个来源反复分支、组合,最后围绕腋动脉形成内侧束、外侧束和后束(图 3-43)。

(2) 臂丛主要分支与支配

臂丛的分支可依据其发出的局部位置分为锁骨上部分支和锁骨下部分支。锁骨上部分支多为短肌支,分布于颈深肌、背浅肌(斜方肌除外)、部分胸上肢肌及上肢带肌,其主要长分支有胸长神经、肩胛背神经和肩胛上神经等。胸长神经分布前锯肌和乳房,损伤此神经可引起前锯肌瘫痪,肩胛骨脊柱缘翘起出现"翼状肩"体征;肩胛背神经分布菱形肌和肩胛提肌;肩胛上神经分布冈上肌、冈下肌和肩关节。锁骨下部臂丛分支分别发自三个束,多为长支,主要包括腋神经、肌皮神经、正中神经、尺神经和桡神经等。

1) 腋神经(axillary nerve):发自臂丛后束,发出分支分布三角肌、小圆肌,其余纤维称为臂外侧上皮神经,自三角肌后缘穿出,分布于肩部、臂外侧区上部的皮肤。腋神经损伤而致三角肌瘫痪,臂不能外展,肩部感觉障碍,形成"方形肩"。

2) 肌皮神经(musculocutaneous nerve):自臂丛外侧束发出后,向外侧斜穿喙肱肌,经肱二头肌和肱肌之间下行,发出分支分布上述三肌。其余纤维称为前臂外侧皮神经,分布于前臂外侧的皮肤。

3) 正中神经(median nerve):发自臂丛内侧束和外侧束的两个根合成,在肘部、前臂发出许多肌支,分布于除肱桡肌、尺侧腕屈肌和指深屈肌尺侧半以外的所有前臂屈肌及旋前肌。在手掌区正中神经分布于除拇收肌以外的鱼际肌和第 1、2 蚓状肌。

4) 尺神经(ulnar nerve):发自臂丛内侧束,发出肌支,支配尺侧腕屈肌和指深屈肌尺侧半。至桡腕关节上方发出尺神经手背支,分布手背尺侧半和小指、环指及中指尺侧半背面皮肤。主干下行改称尺神经手掌支,经豌豆骨外侧分浅、深两支。

5) 桡神经(radial nerve):发自臂丛后束,至肱骨外上髁前方分为浅、深两支。桡神经浅支为皮支,沿

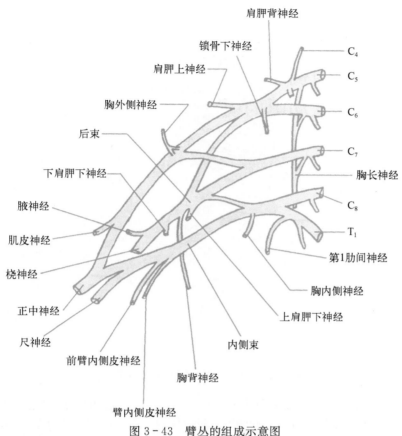

图 3-43　臂丛的组成示意图

桡动脉外侧下降,在前臂中、下 1/3 交界处转向背面,并下行至手背。

3. 胸神经前支

胸神经前支共 12 对(图 3-44、图 3-45),第 1 胸神经前支大部分加入臂丛。第 12 胸神经前支小部分加入腰丛。其余呈节段性分布,第 1~11 对各自位于相应肋间隙,称肋间神经,第 12 对胸神经前支位于第 12 肋下方,称肋下神经。第 1 肋间神经分出一大支加入臂丛,一小支分布于第 1 肋间;第 2 至第 6 肋间神经行于相应肋间隙的肋间内、外肌之间,自肋角前方发出一侧支下前行于肋间隙的下缘。上 6 对

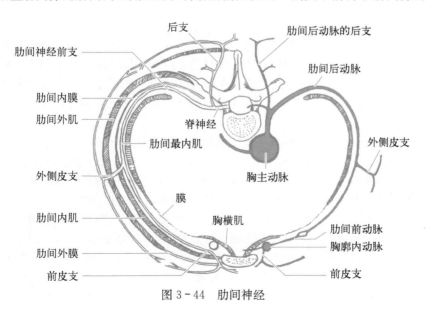

图 3-44　肋间神经

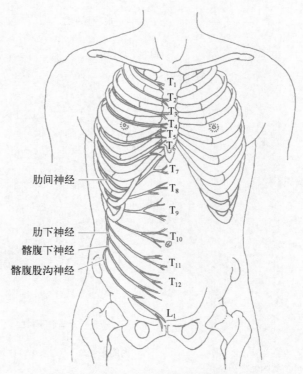

图 3-45 胸神经前支在胸、腹壁的分布

肋间神经的肌支分布肋间肌、上后锯肌和胸横肌;皮支分布于胸侧壁、肩胛区、胸前壁皮肤和胸膜壁层。下 5 对肋间神经及肋下神经的肌支分布于肋间肌及腹前外侧壁诸肌,皮支分布于胸、腹壁皮肤,还发支分布于壁胸膜和相应的壁腹膜。

胸神经前支在胸、腹壁皮肤的节段性分布最为明显,由上向下按顺序依次排列。例如 T_2 分布区相当胸骨角平面,T_4 相当乳头平面,T_6 相当剑突平面,T_8 相当肋弓平面,T_{10} 相当脐平面,T_{12} 则分布于脐与耻骨联合连线中点平面。临床上常以节段性分布区的感觉障碍来推断脊柱和脊髓的损伤平面。

4. 腰丛

(1) 腰丛的组成和位置

腰丛(lumbar plexus)由第 12 胸神经前支一部分及第 1～3 腰神经前支和第 4 腰神经前支一部分组成(图 3-46)。

(2) 腰丛主要分支与支配

腰丛组成后,除发出支配髂腰肌和腰方肌的肌支外,还发出许多分支,主要包括股神经、髂腹下神经、髂腹股沟神经、腹外侧皮神经、生殖股神经和闭孔神经等,分布于腹股沟区、大腿前部和内侧部。

1) 股神经(femoral nerve):腰丛中最大的分支,于股动脉外侧分为数支。肌支分布于髂肌、耻骨肌、股四头肌和缝匠肌;皮支分布大腿及膝关节前面的皮肤,其中最长的皮支为隐神经,分布于髌下、小腿内侧面及足内侧缘皮肤。

2) 髂腹下神经(iliohypogastric nerve)和髂腹股沟神经(ilioinguinal nerve):它们以共同的神经干发自腰丛,再分为平行的两细支。髂腹下神经以感觉纤维为主,其皮支分布于臀外侧部及下腹部的皮肤,肌支支配下腹壁肌肉。髂腹股沟神经以运动纤维成分居多,肌支支配下腹壁诸肌;皮支分布于腹股沟部及阴囊或大阴唇皮肤。此二神经在走行过程中,分布于腹股沟区的肌肉和皮肤。

3) 股外侧皮神经(lateral femoral cutaneous nerve):分布于大腿前外侧部的皮肤。生殖股神经在腹股沟韧带上方分成生殖支和股支。生殖支入腹股沟管随精索走行,分布于提睾肌和阴囊(或随子宫圆韧带分布于大阴唇);股支穿过股鞘和阔筋膜分布于阴囊(或大阴唇)及隐静脉裂孔附近皮肤。

4) 闭孔神经(obturator nerve):发出肌支支配大腿肌内侧群,也常发支分布耻骨肌;皮支分布大腿内侧面皮肤。闭孔神经也发细支分布髋、膝关节。闭孔神经损伤表现为:股内侧肌瘫痪,大腿内收力减弱,

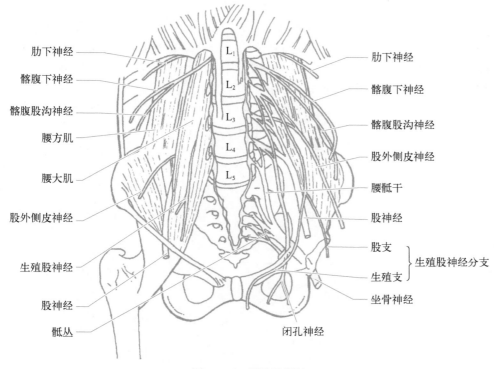

图 3-46 腰丛及骶丛

仰卧时患肢不能置于健侧大腿之上,股内侧皮肤感觉障碍。

5. 骶丛

(1) 骶丛的组成和位置

骶丛(sacral plexus)由第 4 腰神经前支余部和第 5 腰神经前支合成的腰骶干及全部骶神经和尾神经前支组成,是全身最大的脊神经丛。

(2) 骶丛主要分支与支配

骶丛除发出短小肌支,分布于梨状肌、闭孔内肌、股方肌等,还发出其他分支如臀上神经、臀下神经、股后皮神经、阴部神经和坐骨神经等。臀上神经分布于臀中、小肌和阔筋膜张肌。臀下神经分布于臀大肌;股后皮神经分布于臀下部、股后部及腘窝的皮肤。阴部神经分布于肛门、会阴部和外生殖器的肌和皮肤。主要分支有肛(直肠下)神经、会阴神经和阴茎(阴蒂)背神经。肛(直肠下)神经分布于肛门外括约肌和肛门部的皮肤;会阴神经分布于会阴诸肌和阴囊或大阴唇的皮肤;阴茎(阴蒂)背神经分布于阴茎(阴蒂)的海绵体及皮肤。

1) 坐骨神经(sciatic nerve):全身最粗大、最长的神经,经梨状肌下孔出盆腔后,在臀大肌深面下行,在坐骨结节与大转子之间下行达股后区,在股二头肌与半腱半膜肌之间深面下降至腘窝上方分为胫神经和腓总神经。

2) 胫神经(tibial nerve):胫神经在腘窝及小腿后区发出肌支分布于小腿后群诸肌;皮支腓肠内侧皮神经伴小隐静脉下行沿途分支分布于皮肤,并在小腿下部与腓总神经分出的腓肠外侧皮神经吻合成腓肠神经,分布于足背及小趾外侧缘皮肤。

3) 腓总神经(common peroneal nerve):沿腘窝外侧缘下降,绕过腓骨颈向前,穿过腓骨长肌,分为腓浅神经和腓深神经。腓总神经分布范围包括小腿前、外侧群肌、足背肌和小腿外侧、足背、趾背的皮肤。腓浅神经沿途发支分布腓骨长、短肌,在小腿中下 1/3 交界处浅出成为皮支,分布于小腿外侧、足背和第 2~5 趾背的皮肤;腓深神经分布于小腿前群肌、足背肌和第 1、2 趾相对缘的皮肤。腓总神经的分支除腓浅神经和腓深神经外,还发出皮支腓肠外侧皮神经分布小腿外侧面皮肤,并与胫神经分出的腓肠内侧皮神经吻合。

3.7.2　脑神经组成与支配

脑神经(cranial nerve)是与脑相连的周围神经,共 12 对(图 3-47),其排列顺序一般用罗马字表示:Ⅰ 嗅神经、Ⅱ 视神经、Ⅲ 动眼神经、Ⅳ 滑车神经、Ⅴ 三叉神经、Ⅵ 展神经、Ⅶ 面神经、Ⅷ 前庭蜗神经、Ⅸ 舌咽神经、Ⅹ 迷走神经、Ⅺ 副神经、Ⅻ 舌下神经。每一对脑神经中所含的纤维不尽相同,脑神经中的纤维有躯体感觉纤维、内脏感觉纤维、躯体运动纤维和内脏运动纤维等。

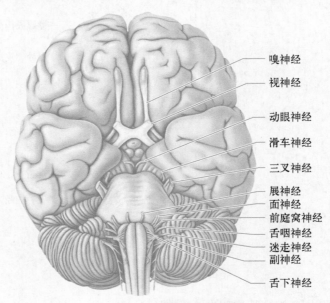

嗅神经
视神经
动眼神经
滑车神经
三叉神经
展神经
面神经
前庭蜗神经
舌咽神经
迷走神经
副神经
舌下神经

图 3-47　脑神经示意图

脑神经与脊神经相比有一些差异,每对脊神经都是混合的,由于每对脑神经内所含纤维成分不同,据此,将脑神经分为 3 类:① 仅含感觉纤维的感觉性神经,如Ⅰ、Ⅱ、Ⅷ对脑神经与头部的特殊感觉器官相联系;② 仅含运动纤维的运动性神经,如Ⅲ、Ⅳ、Ⅵ、Ⅺ、Ⅻ对脑神经;③ 其余的Ⅴ、Ⅶ、Ⅸ、Ⅹ对脑神经则为混合性神经,既含感觉纤维,又含运动纤维。另外,脊神经中所含的内脏运动纤维多数属交感成分,而且存在于每对脊神经中,仅第 2～4 骶神经中含副交感成分。脑神经中的内脏运动纤维均属副交感成分,仅存在于Ⅲ、Ⅶ、Ⅸ、Ⅹ对脑神经中。这些内脏运动纤维发出后,先经相应的副交感神经节换元,再发出纤维分布于该神经所支配的平滑肌、心肌和腺体。

(1) 嗅神经

嗅神经(olfactory nerve)由特殊内脏感觉纤维组成,起自鼻腔嗅区黏膜的嗅细胞。嗅细胞为双极神经元,其周围突分布于嗅黏膜上皮,中枢突聚集成 15～20 条嗅丝(嗅神经),穿筛孔入颅前窝,进入嗅球传导嗅觉。

(2) 视神经

视神经(optic nerve)由特殊躯体感觉纤维组成,由视网膜内的节细胞轴突,在视网膜后部聚集成视神经盘,再穿过巩膜筛板构成视神经。视神经离开眼球行向后内侧,经视神经管入颅中窝,形成视交叉,再经视束与间脑相连,传导视觉冲动。

(3) 动眼神经

动眼神经(oculomotor nerve)为运动性神经,内含一般躯体运动和一般内脏运动两种纤维。前者起于中脑上丘平面的动眼神经核,后者起于动眼神经副核。两种纤维合并成动眼神经后,自中脑的脚间窝出脑,经海绵窦外侧壁前行,穿眶上裂入眶。一般躯体运动纤维支配提上睑肌、上直肌、下直肌、内直肌和下斜肌;一般内脏运动纤维进入视神经后段外侧的睫状神经节换神经元,其节后纤维进入眼球,分布于睫状肌和瞳孔括约肌,参与调节反射和瞳孔对光反射。

(4) 滑车神经

滑车神经(trochlear nerve)为运动性神经,起于中脑下丘平面对侧的滑车神经核,自中脑背侧下丘下方出脑,经眶上裂入眶内,支配眼上斜肌。

(5) 三叉神经

三叉神经(trigeminal nerve)为最粗大的混合性神经,含一般躯体感觉和特殊内脏运动两种纤维。特殊内脏运动纤维起于脑桥中段的三叉神经运动核,纤维组成细小的三叉神经运动根,进入三叉神经第 3 支下颌神经中,随下颌神经分支分布于咀嚼肌等。三叉神经内以躯体感觉神经纤维为主,这些纤维的细胞体位于 TG 内。TG 由假单极神经元组成,其中枢突集中构成了粗大的三叉神经感觉根,由脑桥基底部与脑桥臂交界处入脑,传导痛温觉的纤维和传导触觉的纤维分别终于三叉神经脊束核和三叉神经脑桥核;其周围突组成三叉神经三大分支,即第 1 支眼神经、第 2 支上颌神经、第 3 支为下颌神经。传导头面部痛、温、触等多种感觉。

(6) 展神经

展神经(abducent nerve)为运动性神经,经眶上裂入眶,分布于外直肌。展神经损伤可引起外直肌瘫痪,产生内斜视。

(7) 面神经

面神经(facial nerve)为混合性神经,含有 4 种纤维:① 起于脑桥被盖部面神经核的特殊内脏运动纤维,主要支配面肌的运动;② 起于脑桥上泌涎核的一般内脏运动纤维,属副交感神经节前纤维,其节后纤维主要控制泪腺、下颌下腺、舌下腺及鼻、腭黏膜腺的分泌;③ 特殊内脏感觉纤维,即味觉纤维,其胞体位于膝神经节,周围突分布于舌前 2/3 黏膜的味蕾,中枢突终于脑干内的孤束核;④ 传导耳部皮肤的躯体感觉和表情肌的本体感觉纤维。面神经在展神经外侧出延髓脑桥沟后,进入内耳门,经内耳道入面神经管,再经茎乳孔出颅,向前穿过腮腺至面部。

(8) 前庭蜗神经

前庭蜗神经(vestibulocochlear nerve)为特殊感觉性脑神经,由前庭神经和蜗神经两部分组成。前庭神经传导平衡觉。其双极感觉神经元胞体在内耳道底聚集成前庭神经节,其周围突分布于壶腹嵴、球囊斑和椭圆囊斑中的毛细胞,中枢突组成前庭神经与蜗神经伴行,出内耳门入颅终于脑干的前庭神经核。蜗神经传导听觉。其双极感觉神经元胞体在内耳部耳蜗的蜗轴内聚集成蜗神经节,其周围突分布于螺旋器,中枢突在内耳道聚成蜗神经,与前庭神经伴行入颅,终于脑干的蜗神经核。

(9) 舌咽神经

舌咽神经(glossopharyngeal nerve)为混合性神经,含有 5 种纤维成分:① 特殊内脏运动纤维,起于疑核,支配茎突咽肌;② 一般内脏运动纤维,起于下泌涎核,在耳神经节内交换神经元后支配腮腺分泌;③ 一般内脏感觉纤维,其神经元胞体位于舌咽神经下神经节,周围突分布于咽、舌后 1/3,司黏膜一般感觉,也分布于咽鼓管和鼓室等处黏膜,中枢突终于孤束核,传导一般内脏感觉;④ 特殊内脏感觉纤维传导舌后 1/3 味觉,神经元胞体和中枢突同一般内脏感觉纤维;⑤ 一般躯体感觉纤维很少,其神经元胞体位于舌咽神经上神经节内,周围突分布于耳后皮肤,中枢突入脑后止于三叉神经脊束核。一侧舌咽神经损伤表现为同侧舌后 1/3 味觉消失,舌根及咽峡区痛觉消失,同侧咽肌无力。

(10) 迷走神经

迷走神经(vagus nerve)为混合性神经,是第 10 对,同样也是脑神经中最长、分布最广的一对。含有 4 种纤维成分:① 起于延髓的迷走神经背核的内脏运动纤维,属副交感节前纤维,其节后纤维主要控制颈、胸、腹部器官的平滑肌、心肌和腺体的活动;② 特殊内脏运动纤维,起于延髓的疑核,支配咽喉部肌;③ 一般躯体感觉纤维,其胞体位于迷走神经上神经节内,其中枢突止于三叉神经脊束核,周围突分布于硬脑膜、耳郭及外耳道皮肤,传导一般感觉;④ 一般内脏感觉纤维,其胞体位于迷走神经下神经节内,中枢突终于孤束核,周围突分布于颈、胸、腹部的多种器官,传导一般内脏感觉冲动。

总之,迷走神经分布到硬脑膜、耳郭、外耳道、咽喉、气管和支气管、心、肺、肝、胆、胰、脾、肾及结肠左曲以上的消化管等众多器官,是副交感神经的主要组成部分。迷走神经主干一旦受到损伤,则内脏活动将表现为恶心、呕吐、脉速、心悸、呼吸深慢和窒息等症状。同时由于咽喉部感觉和肌肉的功能受到损害,可出现声音嘶哑、语言和吞咽困难,腭垂偏向一侧等症状。

(11) 副神经

副神经(accessory nerve)为特殊内脏运动纤维。自延髓橄榄后方出脑。出颅后分为内、外 2 支,内支加入迷走神经,随其分支支配咽喉部肌肉;外支较粗,经颈内动、静脉之间向后外斜穿胸锁乳突肌,于胸锁乳突肌后缘中上点上方浅出,支配胸锁乳突肌和斜方肌。副神经外支损伤时,由于胸锁乳突肌瘫痪使头不能向患侧侧屈,也不能使面部转向对侧。由于斜方肌瘫痪,患侧肩胛骨下垂。因为舌咽、迷走、副神经同时经颈静脉孔出颅,所以颈静脉孔处的病变常累及上述 3 对脑神经,出现所谓"颈静脉孔综合征"。

(12) 舌下神经

舌下神经(hypoglossal nerve)为运动性脑神经,主要成分为一般的躯体运动纤维。该神经从延髓前外侧沟出脑,经舌下神经管出颅。分布于舌内肌、茎突舌肌、舌骨舌肌和颏舌肌。一侧舌下神经完全损伤时,患侧半舌肌瘫痪,伸舌时,由于患侧半颏舌肌瘫痪不能伸舌,而健侧半颏舌肌收缩使健侧半舌强力伸出,致使舌尖偏向患侧;若舌肌瘫痪时间过长,可造成舌肌萎缩。

3.7.3　内脏神经组成与支配

内脏神经(visceral nerve)(图 3-48)通常存在于内脏、平滑肌、心血管和腺体中。与躯体神经一样,按照纤维的性质也可将内脏神经分为感觉和运动两种。内脏运动神经主要负责调节内脏、心血管的运动和腺体的分泌,是不随意的,不受人的意志控制,故将其称为自主神经系统;和躯体感觉神经一样,内脏感觉神经的初级感觉神经元也位于脑神经节和脊神经节内,周围支主要分布于内脏和心血管等处的内感觉器,把传来的刺激和信息传递给中枢神经,也可到达大脑皮质,通过反射调节内脏、心血管等器官的活动,以维持机体内外环境的动态平衡,并保持机体正常的生命活动。

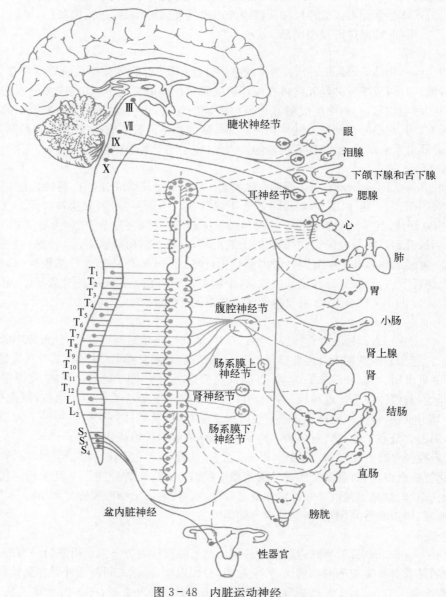

图 3-48　内脏运动神经

1. 内脏运动神经

内脏运动神经与躯体运动神经在结构和功能上存在着较大的差别：躯体运动神经一般只有 1 种纤维成分,而内脏运动神经则含有交感神经和副交感神经 2 种纤维成分,且多数器官同时接受交感神经和副交感神经的双重调节;内脏运动神经主要支配心肌、平滑肌和腺体,一般不受意志控制,而躯体运动神经则支配骨骼肌,一般受意志控制;内脏运动神经自低级中枢至效应器之间有 2 个神经元,第 1 个神经元胞体位于脑干和脊髓内,称节前神经元(preganglionic neuron),其轴突构成节前纤维,第 2 个神经元的胞体位于内脏神经节内,称节后神经元,其轴突构成节后纤维,而躯体运动神经自低级中枢至效应器之间只有一个神经元;躯体运动神经纤维一般是比较粗的有髓纤维,而内脏运动神经纤维一般是比较细的纤维,其节前纤维有一层薄髓,节后纤维是属于无髓纤维;内脏神经节后纤维常攀附脏器表面形成神经丛,由丛再分支至效应器,而躯体神经则以神经干的形式分布。

(1) 交感神经

交感神经(sympathetic nerve)的低级中枢位于脊髓 $T_1 \sim L_3$ 节段灰质侧角的中间带外侧核。交感神经节前纤维起自此核的细胞,因此交感神经又称交感部或胸腰部。交感神经的周围部包括交感干、交感神经节,以及由节发出的分支和交感神经丛等,根据交感神经节所在位置不同,又将交感神经节分为椎旁节和椎前节。椎旁节位于椎体的两侧,共 22～23 成对节及尾部 1 个单元。节间支将每个神经节相连,在每侧相连形成一条链索,称为交感干,因此椎旁神经节又称为交感干神经节。交感干上自颅底,下至尾骨,两干下端合于尾节。椎前节位于椎体的前方,同名动脉的根部。椎旁节通过灰、白交通支与相应的脊神经相连。

交感神经节前纤维由脊髓中间带外侧核发出,进入交感干后有 3 种去向：① 于相应的椎旁节换神经元;② 于交感干内上升或下降,在相应的椎旁节换神经元;③ 穿过椎旁节至椎前节换神经元。交感神经的节后纤维也有 3 种去向：① 起于椎旁节的节后纤维经灰交通支返回脊神经,并随脊神经一起分布于头颈、躯干及四肢的血管、汗腺及竖毛肌等处;② 攀附在动脉表面形成神经丛,再随动脉至支配器官;③ 直接分布至支配器官。

(2) 副交感神经

副交感神经(parasympathetic nerve)的低级中枢位于脑干的 4 对副交感核(动眼神经副核、上泌涎核、下泌涎核和迷走神经背核)和脊髓骶 2～4 节段的骶副交感核,由这些核的细胞发出的纤维即节前纤维;周围部由副交感神经节及进出此节的节前纤维和节后纤维以及神经丛组成;周围部的副交感神经节位于器官的周围或器官的壁内,称器官旁节和器官内节,节内的细胞即为节后神经元。位于颅部的副交感神经节可以分为睫状神经节、下颌下神经节、翼腭神经节和耳神经节等。颅部副交感神经节前纤维即在这些神经节内交换神经元,然后发出节后纤维随相应脑神经到达所支配的器官。

(3) 交感神经与副交感神经的主要区别

交感神经与副交感神经都是内脏运动神经,常对一个器官形成双重神经支配,但在神经来源、形态结构、分布范围和功能上,交感神经与副交感神经又有明显的区别。

1) 两者的低级中枢部位不同,位于脊髓胸腰部灰质的中间带外侧核的是交感神经低级中枢,而位于脑干脑神经副交感核和脊髓骶部的副交感核的是副交感神经的低级中枢。

2) 周围部神经节的位置不同,交感神经节位于脊柱两旁(椎旁节)和脊柱前方(椎前节),副交感神经节位于所支配的器官内或附近。因此副交感神经节后纤维比交感神经短,而其节前纤维则较长。

3) 节前神经元与节后神经元的比例不同,一个交感节前神经元的轴突可与许多节后神经元形成突触,而一个副交感节前神经元的轴突则与较少的节后神经元形成突触。因此交感神经的作用范围较广泛,除至头颈部、胸、腹腔脏器外,尚遍及全身血管、腺体、竖毛肌等。副交感神经的作用较局限,一般认为大部分血管、汗腺、竖毛肌、肾上腺髓质均无副交感神经支配。

4) 交感与副交感神经的活动,是在脑的较高级中枢,特别是在下丘脑和大脑边缘叶的调控下进行的。它们对同一器官的作用既互相拮抗又互相统一,机体才得以更好地适应环境的变化。

(4) 内脏神经丛

交感神经、副交感神经和内脏感觉神经在分布到器官前互相交织形成内脏神经丛(splanchnic plexus),大部分内脏神经丛由交感和副交感神经组成,这些神经丛主要攀附于头、颈部和胸、腹腔内动脉的周围,或分布于脏器附近和器官之内。再由丛发出分支至所支配的器官,如心丛、肺丛、腹腔丛、腹主动脉丛及腹下丛等。

2. 内脏感觉神经

内感受器接受来自内脏的刺激,并转化为神经冲动,通过内脏感觉神经将这一冲动传到中枢,中枢则直接通过内脏运动神经或间接通过体液调节各效应器官的活动。内脏感觉神经元为假单极神经元,胞体位于脑神经节和脊神经节内,其周围突是粗细不等的有髓或无髓纤维。脑神经节包括膝、迷走神经下节、舌咽神经下节,其周围突随同面、舌咽、迷走神经分布于内脏器官,中枢突随同面、舌咽、迷走神经进入脑干,终于孤束核。脊神经节细胞的周围突,随同交感神经与骶部副交感神经分布在内脏器官,中枢突随同交感神经与盆内脏神经进入脊髓,终于灰质后角。

内脏感觉神经在形态结构上虽与躯体感觉神经大致相同,但仍有某些不同之处。首先,内脏感觉纤维数目较少,且多为细纤维,痛阈较高,一般强度刺激不会引起主观感觉,例如,在外科手术挤压、切割或烧灼内脏时,患者并不感觉疼痛,但对牵拉、膨胀和痉挛等刺激敏感。其次,内脏感觉的传入途径较分散,即一个脏器的感觉纤维经过多个节段的脊神经进入中枢,而一条脊神经又包含来自几个脏器的感觉纤维。因此,内脏痛常常是弥散性的,定位亦不准确。

参 考 文 献

柏树令,2001.系统解剖学.第五版[M].北京:人民卫生出版社.

蔡文琴,李海标,1999.发育神经生物学[M].北京:科学技术出版社.

顾晓松,2004.人体解剖学.第二版[M].北京:科学出版社.

鞠躬,2004.神经生物学[M].北京:民卫生出版社.

茹立强,2004.神经科学基础[M].北京:清华大学出版社.

阮怀珍,蔡文琴,2006.医学神经生物学基础[M].西安:第四军医大学出版社.

徐慧君,2004.神经生物学[M].苏州:苏州大学出版社.

许绍芬,2006.神经生物学[M].上海:上海医科大学出版社.

朱长庚,2002.神经解剖学.第一版[M].北京:人民卫生出版社.

Alvarez F J, Fyffe R E, 2007. The continuing case for the Renshaw cell[J]. J Physiol, 584(Pt 1): 31-45.

Boonman Z, Isacson O, 1999. Apoptosis in neuronal development and transplantation: role of caspases and trophic factors[J]. Exp Neurol, 156(1): 1-15.

Frank H. Netter,2002.人体解剖图谱.第一版[M].北京:人民卫生出版社.

John Nolte, 2002. The Human Brain: An Introduction to Its Functional Anatomy, 5th Edition. USA: Mosby, Inc.

Johnson F B, Sinclair D A, Guarente L, 1999. The molecular biology of aging[J]. Cell, 96(2): 291-302.

Koch M, Murrell J R, Hunten D D, et al., 2000. A novel member of the netrin family, β-netrin, share homology with the chain of laminin: identification, expression and functional characterization[J]. J Cell Biol, 151(2): 221-234

Marillat V, Cases O, Nguyen-Ba-Charvet K T, et al., 2002. Spatiotemporal expression pattern of silt and robogenes in the rat brain[J]. J Comp Neurol, 442(2): 130-155.

Mark F. Bear, Barry W. Connors, Michael A. Paradiso. 2001. Neuroscience: Exploring the Brain, 2nd Edition. Lippincott Williams & Wilkins Inc.

Ming G L, Wong S T, Henley J, et al., 2002. Adaptation in the chemotactic guidance of nerve growth cones[J]. Nature, 417(6887): 411-418.

Nasrallah I M, Golden J A, 2006. Brain malformations associated with cell migration[J]. Pediatr Dev Pathol, 9(2): 89-97.

Porcionatto M A, 2006. The extracellular matrix provides directional cues for neuronal migration during cerebellar development[J]. Braz J Med Biol Res, 39(3): 313-320.

Rakic P, 1999. Discriminating migrations[J]. Nature, 400(6742): 315-316.

Shewan D, Dwivedy A, Anderson R, et al., 2002. Aged-related changes underlie switch in netrin-I responsiveness as growth cones advance along visual pathway[J]. Nat Neurosci, 5(10): 955-962.

Stevens A, Jacobs J R, 2002. Integrins regulate responsiveness to seit repellence signals[J]. J Neuro Sci, 22(11): 4448-4455.

van Strien N M, Cappaert N L, Witter M P, 2009, The anatomy of memory: an interactive overview of the parahippocampal-hippocampal network[J]. Nat Rev Neurosci, 10(4): 272-282.

Yuan J, Yankner B A, 2000. Apoptosis in the nervous system[J]. Nature, 407(6805): 802-809.

第4章 神经生理学基础

活的机体能对环境变化做出适当的反应,说明机体具有兴奋性,这是生命活动的基本特征之一,也是生存的必要条件。机体的各种活动都是在神经系统的调节下完成的,而神经系统的基本结构与功能单位是神经细胞。神经细胞是可兴奋细胞之一,能对刺激发生明显的反应,并产生特征性的电位变化。因此,学习神经生理学的基础知识,了解细胞的兴奋和兴奋性变化等基本生理过程,才能更好地学习与理解脑的高级活动。

人体器官组织无论在安静或活动时,都具有电变化,称为生物电现象(bioelectricity)。生物电现象产生的单位是细胞,其产生的基础是带电离子在细胞膜两侧的不均衡分布以及选择性跨膜转运。生物电在细胞水平主要有两种形式:在未受外界刺激时,细胞外正内负的电位差即静息水平电位;受到刺激时产生的可迅速扩布的电位,即动作电位。静息膜电位是因静息状态下,细胞膜上某些离子通道持续开放,容许特定离子沿其浓度梯度跨膜移动而形成的。能产生动作电位的细胞称为可兴奋细胞,但需要一个合适的刺激才能触发可扩布的膜电位波动。所谓兴奋的传导,实质上就是动作电位的扩布,它是可兴奋细胞的特征之一。如果发生在神经纤维上,传导的动作电位又称为神经冲动。细胞水平的生物电是神经细胞上及神经元之间信息传递的基础。流入与流出细胞的电流是由镶嵌在细胞膜上的离子通道控制的。膜上有门控与非门控两类通道。非门控通道总是处于开放状态,外在因素对之无明显影响,这类通道在维持静息膜电位上特别重要。门控通道可开放和关闭。大多数门控通道在膜静息时处于关闭状态,其开放概率受膜电位变化、配体结合和膜的伸展三种因素的影响。

4.1 生物电研究简史

恩格斯在19世纪总结自然科学成就时就曾指出:"地球上几乎每一种变化发生都同时显示出电的现象",生物体当然也是如此。实际上,亚里士多德早在公元前三百多年就观察到电鳐在捕食时的生物放电现象。对于电现象的规律和本质的认识正随着电测量仪器的精密化而深入。目前,生物电检查手段已广泛应用于临床,如心电图、脑电图、肌电图、视网膜电图及胃肠电图等检查的生理基础就是人体器官在细胞水平的生物电现象。

综观历史,1786年,意大利生理学家 Galvani 在研究神经与肌肉活动过程中开启了生物电研究的序幕。

1827年物理学家 Nobeli 改进了电流计,并在肌肉的横切面和完整的纵表面之间记录到了电流,其损伤处为负,完整部分为正,称为损伤电位,即神经的静息电位。这是首次实现对生物电的直接测量。

1848年,德国生理学家 Reyonond 改进和设计了许多研究生物电现象的仪器设备,并用电流计测量神经传导时的电变化,电表的偏动表明了这种电流方向是正常部位向损伤部位,这种现象称为"负电变化",即为神经的动作电位。在此研究的基础上,1849年他首次提出了关于生物电产生机制的学说——"极化分子说"。

1850年 Helmholtz 测定了神经传导速度,他用很简单的实验测出蛙神经的传导速度仅为 20～30 m/s。

随着实验的不断进步,有关电现象的理论也相继出现,Reymond 的学生 Bernstein 根据当时关于电离和电化学的理论成果,提出了经典的膜学说。

伴随着电学和电化学的发展,神经电生理学的研究也更加精确。20世纪20年代,Erlanger 和 Gasser 将阴极射线示波器应用于神经生理学研究,促进了生物电研究的较快发展,这也标志着现代电生理学的开始。1944年,他们两位也因此同时获得了诺贝尔医学生理学奖。

在微电极记录技术的推动下,神经细胞生理学的研究又步入了新的发展时期。1939年,英国生理学家 Hodgkin 和 Huxley,应用微电极技术,选择枪乌贼的巨轴突为测试对象,利用一灌注海水的玻璃毛细管直接插入巨轴突膜内,另一极置于膜外,两电极之间仅隔一层膜,将两电极连接到放大器和示波器上,直接记录膜内外的电位差,证实了 Bernstein 关于静息电位膜学说,同时又提出了动作电位的 Na^+ 学说,并对动作电位的产生提出解释和论证,这就是我们现在所知道的坐骨神经动作电位产生的机制。接着,他们应用电压钳技术进一步在乌贼巨轴突上记录了动作电流,发现并证明它包含了 Na^+ 与 K^+ 电流。在此基础上,他们提出了双离子通道模型,离子通道分子生物学的研究至此找到了方向。

之后,Eccles 应用玻璃微电极对脊髓神经元及其突触进行在体电生理研究,发现了兴奋性和抑制性突触后电位。Hodgkin、Huxley 和 Eccles 三人,基于对神经生理学研究的贡献,分享了 1963 年的诺贝尔医学生理学奖。1970 年,Katz 则应用微电极技术开展了神经肌肉接头突触的研究,为此于当年也获得了诺贝尔医学生理学奖。

4.2 静 息 电 位

静息电位(resting potential),是指神经元及其他可兴奋细胞未受刺激时存在于细胞膜内外两侧的电位差。由于这一电位存在于安静状态下细胞膜的两侧,又称为跨膜静息电位(transmembrane resting potential),简称膜电位(membrane potential)。膜电位也可泛指膜两侧所存在的电位差,即跨膜电位(transmembrane potential)。绝大多数细胞的静息电位表现为膜内负电位,膜外正电位。所谓静息电位大小,都是指规定膜外电位为 0 时膜内电位的相对数值,所以静息电位多为负值,一般为 $-100 \sim -10 \, mV$,在不同的细胞,其大小不同(图 4-1)。静息电位在大多数细胞是一种稳定的直流电位,一些有自律性的细胞如心肌细胞、胃肠平滑肌细胞则例外。

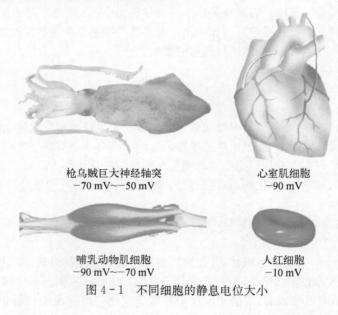

枪乌贼巨大神经轴突
$-70 \, mV \sim -50 \, mV$

心室肌细胞
$-90 \, mV$

哺乳动物肌细胞
$-90 \, mV \sim -70 \, mV$

人红细胞
$-10 \, mV$

图 4-1 不同细胞的静息电位大小

4.2.1 概 述

由于生物电现象是以细胞为单位产生,并以膜两侧的离子不均衡分布和选择性跨膜转运为基础,所以要测量生物电的具体数值及其产生机制必须在单一神经或细胞上进行。针对静息电位的测量,主要有胞内和胞外记录法。静息电位最初是以"损伤电位"的形式被发现的,所涉及的方法便属胞外记录法,目前已不再被采用。

胞内记录法主要有两种:一是利用某些无脊椎动物特有的巨大神经或肌细胞,如直径最大可达 $100 \, \mu m$ 左右的枪乌贼神经轴突,以便单独分出来进行实验观察。如图 4-2 所示:采用示波器等测量仪器,与它相连的一对测量电极中有一个放在神经纤维的表面,另一个微电极插入纤维中,随电极尖端的深入,记录到的电位差随之增大,待插入一定深度,则电位差便停止增加,测量仪器所记录到的电位差大小,便是静息膜电位值,该种测定电位的方法简单易行。如给巨轴突以电刺激,便可记到胞内动作电位。

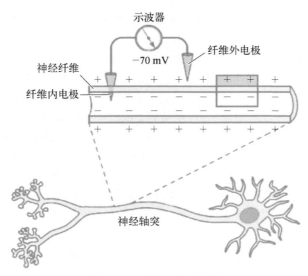

图 4-2　静息电位的记录

虽然也可以通过剥离脊椎动物的单一神经纤维进行记录,但由于其直径≤20 μm,用传统方法难以记录,可通过细胞内微电极记录的方法记录其电位。细胞内微电极记录是采用充有导电液体而尖端直径只有1.0 μm或更细的金属丝或细玻璃管制成微型记录电极,可通过尖端导电刺入在体、离体细胞或神经轴突膜内,即可测量细胞膜内电位与另一置于膜外的参考点之间的电位差以反映细胞在不同功能状态下的电位变化,即跨膜电位(图 4-3),这一电位变化只与该细胞本身有关。

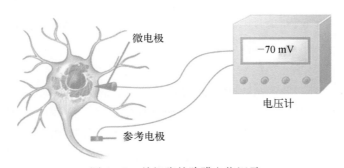

图 4-3　单细胞的跨膜电位记录

4.2.2　形成机制

处于静息状态的神经和肌肉等可兴奋细胞膜的两侧存在着高达几十毫伏的电位差,这提示在它们的胞膜内侧面与外表面分别有负离子和正离子的分布,即分别汇聚有多余的负、正离子。本节将阐明此电荷的跨膜分布形成和维持的机制。

1. 离子运动

动作电位和静息电位的产生都依赖于横跨膜磷脂双层(phospholipid bilayer)的蛋白质,这些蛋白质是离子跨膜转运的中介。通常神经元膜是由厚6~8 nm疏水的磷脂双层构成,水分子的净电荷为零,但在分子内部存在电荷的分离,称为双极子(bipolar),其氧原子倾向于吸引电子,而呈现少许净负电荷,其氢原子则倾向于失去电子而呈现净正电荷,所以氧和氢原子便分别被正、负离子吸附在自己的周围,而形成水合离子。形成亲水的离子位于膜内外,水分子吸附在它们的周围。因此如无足够的能量供应,离子便不能脱去吸附在周围的水分子而进入并越过磷脂双层,这表明膜的磷脂双层是离子扩散的障碍物,它有效地把神经元细胞质和细胞外液分隔开来。离子通过通道的运动受物理与化学两方面因素的影响,动力为离子浓度差与电位差,体现在扩散与电场两个物理过程中。

(1) 扩散

溶解在水中的离子和分子处于不断的运动中,这种温度依赖性的随机运动使得溶液中的离子均匀分布。因此,就会有离子从高浓度区域向低浓度区域的净移动,这种由于粒子(原子、分子或分子集团)的热运动自发产生物质迁移的现象叫扩散(diffusion)。

离子通道是分散镶嵌在连续磷脂双层细胞膜中的蛋白质分子。它们横贯胞膜,在其分子中轴含有亲水性微孔道,可选择性地允许特定离子通过。按它们可通过的离子种类,如 K^+、Na^+、Cl^- 和 Ca^{2+},分别称为钾通道、钠通道、氯通道和钙通道。离子通道至少有两种状态,即开放态和关闭态。尽管离子不能直接通过磷脂双层,但离子通道开放时出现扩散,推动离子流过膜上的通道。例如,KCl 溶解于可通透膜的一侧溶液中(即该膜有 K^+ 和 Cl^- 的通道),K^+ 和 Cl^- 就会跨膜移动,直至膜两侧溶液中的 K^+ 和 Cl^- 均匀分布(图 4-4)。这种净移动是从高浓度到低浓度区,它们之间的浓度差称为浓度梯度(concentration gradient)。因此,离子通道开放便会有特定离子顺浓度差跨膜移动。扩散驱使离子跨膜运动需要两个基本条件:① 膜上有相应的离子通道;② 存在跨膜的离子浓度梯度。

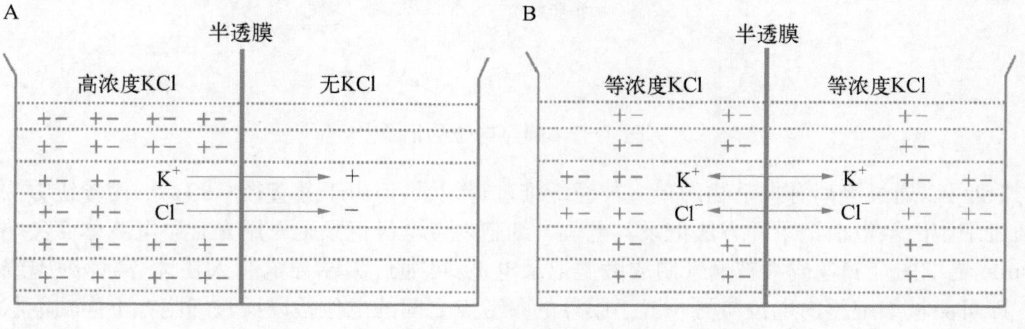

图 4-4 扩散

A. 半透膜允许 K^+ 和 Cl^- 自由通过,由于有一较大的跨膜浓度梯度,K^+ 和 Cl^- 就会发生从高浓度到低浓度区域的净移动,图中为从左到右;B. 在没有其他因素存在的情况下,当 K^+ 和 Cl^- 在半透膜两侧均匀分布后,K^+ 和 Cl^- 的跨膜净移动停止

(2) 电场

离子是带电荷的粒子,所以除了顺浓度梯度扩散外,另一个驱使溶液中的离子净移动的因素是电场,即跨膜电位差。电荷的移动称为电流(electrical current),用符号 I 表示,测量单位为安培(A)。根据 Franklin 的理论,电流的正方向是正电荷移动的方向。电流的大小受两个因素决定:电位和电导。电位(electrical potential),又称电压(voltage),是施加在带电粒子上的力,它反映的是阳极和阴极之间的电荷分布差异,它们之间差值越大,流过的电流越多。电压用符号 V 表示,单位为伏特(V)。电导(electrical conductance)是电荷迁移的相对能力,用符号 g 表示,单位为西门子(S)。电导依赖于可利用的带电粒子数目和粒子在空间移动的难易程度。电导的倒数是电阻(electrical resistance),它指电荷迁移的相对阻力,用符号 R 表示,即 $R=1/g$,单位是欧姆(Ω)。

电压(V)、电导(g)和电流之间遵循欧姆定律(Ohm's law),写作:$I=gV$。电流是电导和电压差的乘积。当电导为零时,即使电压非常大,也没有电流通过;同样,如果电压为零,即使电导非常大,也没有电流流过。如图 4-5A 所示,NaCl 以等浓度溶解在磷脂双层的两侧,再将连于电池两极的导线放在溶液两侧,此时就会有一较大的跨膜电位差。然而,由于没有允许 Na^+ 和 Cl^- 跨膜运动的通道,膜电导为零,所以溶液中没有电流通过。只有膜中拥有通道,才会出现电流(图 4-5B)。因此,驱使离子跨膜移动需要:① 膜拥有通透离子的通道;② 有跨膜电位差的存在。

综上所述,神经元膜两侧溶液中存在带电的粒子,离子仅能通过相应的离子通道跨膜运动,离子通道对特殊的离子有高度选择性,任何离子通过通道的移动依赖于跨膜的浓度梯度和电位差。上述因素也正是形成膜静息电位的基础。静息电位是由于在静息状态下,可兴奋细胞膜中所谓的静息离子通道(resting ion channel)持续开放,容许特定离子沿其浓度梯度跨膜移动而形成的。

2. 膜电位

一旦膜上拥有离子通道,此时跨膜电位差和跨膜离子浓度差都是驱动离子跨膜移动的驱动力。下面探讨这两种力如何达到平衡,保持离子的流入与流出量相等,即净流量为零时膜电位的形成与维持。

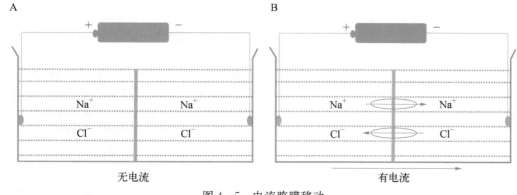

图 4-5　电流跨膜移动

A. 膜上不存在可以通透离子的通道,膜电导为零,施加的电压不引起电流;B. 在膜中插入通道,电流以阳离子运动方向流动(从左到右)

(1) 扩散电位

如图 4-6 所示,含有 K^+、Cl^- 通道的磷脂膜将细胞分隔,膜两侧分别溶解了 10 mol/L 和 1 mol/L 的 KCl 水溶液。此时溶液中 K^+ 与 Cl^- 在浓度差的驱使下由细胞内向细胞外移动,直至细胞内外的浓度相等时达到平衡。在此过程中,若两种离子的移动速度相同,则在细胞内外便不会有电位差出现。但事实上,Cl^- 比 K^+ 的移动速度慢,因为 Cl^- 的直径比 K^+ 的大。于是因细胞外中的 K^+ 浓度升高快,便可在细胞两侧形成电位差,细胞外为正,细胞内为负。但随着这种电位差的逐渐增大,又会减慢 K^+ 并促进 Cl^- 的移动,直至两种离子的移动速度相等,最终细胞内外的电位差和浓度差均消失,达到平衡。在此过程中所产生的电位被称为扩散电位(diffusion potential)。由这个例子可以看出,扩散电位只是当离子移动速度不同时产生的电位,它并不能被稳定地维持,因此不是形成静息膜电位的机制。

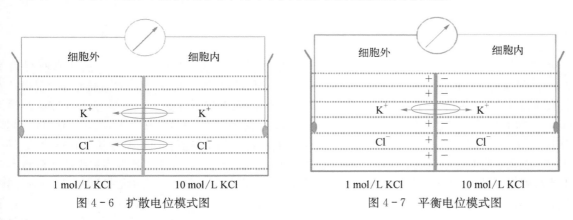

图 4-6　扩散电位模式图　　　　图 4-7　平衡电位模式图

(2) 平衡电位

如果上述的隔膜中只拥有钾通道,那么因为通道的选择通透性,K^+ 将自由地跨膜通过,但 Cl^- 不能。根据扩散规律,开始时,K^+ 顺其浓度梯度通过通道由左向右移动,但 Cl^- 被留在了细胞内,细胞内就开始积聚负电荷,跨膜电位差随即出现。随着细胞外正电荷、细胞内负电荷急剧增加,这种外正内负的电场力,将阻碍 K^+ 的继续外移。当达到一定电场后,阻碍 K^+ 外移的电场力和推动它们外出的扩散力刚好相等,从而达到平衡状态,但两者方向相反,跨膜 K^+ 净运动停止(图 4-7)。精确地平衡某种离子浓度梯度的电位差称为离子平衡电位(ionic equilibrium potential),简称平衡电位(equilibrium potential),用符号 Eion 表示。这种平衡电位可以形成稳定的电位差,它是静息电位形成的基础。

K^+ 通过通道,顺浓度梯度从右向左净移动;细胞外的正电荷和细胞内的负电荷积聚减缓 K^+ 从内向外移动。当两者平衡时,跨膜净移动就停止,膜两侧形成稳定的电位差。

由于磷脂双层膜很薄(<5 nm),使得膜一侧的离子与另一侧的离子相互发生静电作用,神经元内的负电荷和膜外的正电荷会因相互吸引而分布在细胞膜两侧,此时净电荷出现在膜的内和外表面(图 4-8),细胞膜也因此能储备电荷,这种性质恰似电容。

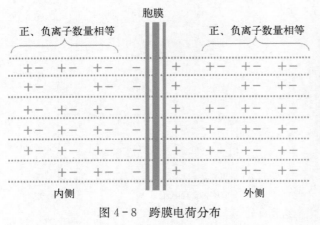

图 4-8 跨膜电荷分布

神经元膜内、外表面呈现不均匀的电荷分布,但整个胞质和胞外液呈电中性。由此可知,产生稳定的跨膜电位差所需基本条件是:离子的浓度梯度和选择性离子通透性。每一种离子都有其自己的平衡电位,如果细胞膜仅对某种离子有通透性,就可以得到稳定的电位,如钾平衡电位 E_K、钠平衡电位 E_{Na}、氯平衡电位 E_{Cl},等等。已知离子的电荷和跨膜梯度,就可知在平衡时胞内为正或负。而且如果已知该种离子的跨膜浓度差,就可以利用 Nernst 方程(Nernst equation)计算其确切的平衡电位值(mV)。Nernst 方程是利用物理化学原理得到,它综合了离子的电荷、温度、细胞内外离子浓度梯度等因素。Nernst 方程为

$$E_{ion} = 2.303 \frac{RT}{ZF} \lg \frac{[ion]_o}{[ion]_i}$$

E_{ion} 为离子平衡电位,R 为气体常数,T 为绝对温度,Z 为离子电荷,F 为法拉第常数,lg 以 10 为底的对数,$[ion]_o$、$[ion]_i$ 分别表示细胞外、内的离子浓度。设室温为 27℃,K^+ 离子价为 1,则对于 K^+ 的平衡电位为

$$E_K = 2.303 \times \frac{8.31 \times (273 + 27)}{1 \times 96\,500} \lg \frac{[ion]_o}{[ion]_i} \text{(V)}$$

$$= 0.059\,5 \lg \frac{[K^+]_o}{[K^+]_i} \text{(V)}$$

$$= 59.5 \lg \frac{[K^+]_o}{[K^+]_i} \text{(mV)}$$

由表 4-1 可知,神经元细胞内 K^+ 浓度比细胞外高约 20 倍,则由 Nernst 方程计算所得值为 -80 mV,但通过细胞内记录实际测得的值为 -65 mV,这种差异是因为实际上神经元膜并非只对单一离子具有通透性所致。如果一个神经元的膜仅允许 K^+ 透过,膜电位就等于 E_K,根据 Nernst 方程算得为 -80 mV。如果神经元膜上只有 Na^+ 的通道,那么根据它的跨膜浓度,膜电位就等于 E_{Na},为 62 mV。如果膜对 K^+、Na^+ 有相同的通透性,形成的膜电位将会是 E_K 和 E_{Na} 的平均值。如果膜对 K^+ 的通透性是 Na^+ 的 40 倍,那么实际的膜电位就会位于 E_K 和 E_{Na} 之间,但更接近于 E_K。现在发现大多数细胞的静息电位是由于细胞内的高 K^+ 和静息时膜对 K^+ 有一定的通透性。但静息电位的数值非常接近却又总是不同程度小于 K^+ 理论上的 E_K 值,这是因为膜对 Na^+ 也有极小的通透性(只有 K^+ 通透性的 $1/40 \sim 1/100$),扩散内流的钠离子部分抵消钾离子外流形成的膜内负电位。所以,任何细胞的实际静息膜电位大小必须要综合考虑膜对不同离子的相对通透性及其跨膜浓度梯度。

表 4-1　神经细胞内外大致的离子浓度

胞　外	胞　内	胞外：胞内比值	E_{ion}(37℃)
$[K^+]_o = 5$ mmol/L	$[K^+]_i = 100$ mmol/L	1：20	-80 mV
$[Na^+]_o = 150$ mmol/L	$[Na^+]_i = 15$ mmol/L	10：1	62 mV
$[Ca^{2+}]_o = 2$ mmol/L	$[Ca^{2+}]_i = 0.000\,2$ mmol/L	10\,000：1	123 mV
$[Cl^-]_o = 150$ mmol/L	$[Cl^-]_i = 13$ mmol/L	11.5：1	-65 mV

注：E_{ion} 为室温 37℃ 条件下,假设膜仅对该种离子单一通透时的电位

(3) 离子的跨膜分布

离子的跨膜浓度梯度是形成静息电位的必要条件之一,且膜电位的大小也主要由膜两侧的离子浓度决定。由表 4-1 可见,在正常神经元中,K^+ 浓度膜内高于膜外,而 Na^+ 和 Ca^{2+} 则为膜外高于膜内。

膜内外各种离子浓度梯度的形成,依赖于质膜上离子泵的活动,这属于物质转运中的主动转运。在

细胞神经生理学中有两种离子泵尤其重要：钠泵和钙泵。钠泵(sodium pump)实际上是一种 Na^+,K^+-ATP 酶,可被细胞内 Na^+ 增加或细胞外 K^+ 增加激活而分解 ATP,反应释放出的化学能驱动该泵,使膜内 Na^+ 和膜外 K^+ 进行交换,形成并保持膜内高 K^+ 而膜外高 Na^+ 的不对称分布。

钙泵(calcium pump)为一种 Ca^{2+},Mg^{2+}-ATP 酶,可将 Ca^{2+} 从胞内跨膜转运至胞外。另外,也可通过膜内钙结合蛋白和细胞器(如线粒体、内质网等),使细胞质内的游离 Ca^{2+} 浓度降到一个很低的水平(约 0.000 2 mmol/L)。

4.3　动　作　电　位

动作电位是可兴奋细胞兴奋时在原有膜电位基础上出现跨膜电位变化。下面详细探讨动作电位的产生、特征及动作电位在细胞上的扩布或传导机制。

4.3.1　概　　述

细胞水平的生物电现象主要有两种表现形式,即在安静时具有的静息电位和受到刺激时产生的动作电位(图 4-9)。

静息电位的存在表明膜两侧聚集着不同极性的电荷。膜将电荷分隔开的状态称为膜的极化(polarization),静息电位朝负电位增加的方向发展称为膜的超极化(hyperpolarization),静息电位朝负电位降低或朝零电位方向发展称为膜的去极化或除极(depolarization)。在图 4-2 的胞内记录法中,如果给枪乌贼巨轴突以一定的电刺激,则静息电位会出现快速而可逆的翻转和复原,即瞬间胞内电位相对于胞外为正电位,最后膜电位逐步恢复到静息电位水平。相对于静息电位,此电位是在活动时产生的,故称为动作电位(action potential)。

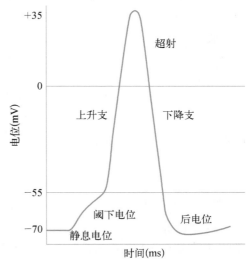

图 4-9　用胞内微电极在乌贼巨轴突记录到的静息电位和动作电位

如图 4-9 所示,神经纤维在安静状态下膜内电位处于 -70~-90 mV 水平,当神经纤维受到一次短暂的阈刺激或是阈上刺激时,膜内电位即在瞬间由负变正,并达到 +20~+40 mV 水平,但是,这种逆转只是暂时的,膜内电位随即又迅速下降,并恢复到原来的静息电位水平,这样一个完整的过程也就构成了一次动作电位。膜内电位由静息时的 -70~-90 mV 上升到 +20~+40 mV 构成了动作电位变化曲线的上升支,其中膜内电位由零值上升到最大值的部分称为超射(overshoot)。当膜内电位到达最大值后又迅速下降,并逐渐达到静息时的负电位水平,这样构成了动作电位曲线的下降支。膜电位下降并达到静息电位水平需要经历一些微小而缓慢的波动,被称为后电位(after-potential),后电位又分负后电位和正后电位,一般先发生一段持续时间为 5~30 ms 的去极化后电位,也即负后电位,此时复极尚不完全,随后再出现一段延续更长的超极化后电位,即正后电位,此时的膜电位仍大于静息电位,持续时间约 40 ms 或更长,最后才恢复到静息电位水平。当神经纤维受到阈刺激或阈上刺激时,一般在 0.5~2.0 ms 的时间内即可完成一次动作电位,故动作电位在所描记的图形上表现为一次快速而尖锐的脉冲样变化,称为锋电位(spike potential)。

4.3.2　形　成　机　制

1950~1952 年 Hodgkin、Huxley 和 Katz 提出著名的钠学说,即离子学说。认为膜静息时：P_K(钾离子通透性)$>P_{Na}$(钠离子通透性),$P_K>P_{Cl}$(氯离子通透性)；膜兴奋时：$P_{Na}>P_K$,$P_{Na}>P_{Cl}$,此时 $E_{Na}=2.303\dfrac{RT}{ZF}\lg\dfrac{[Na^+]_o}{[Na^+]_i}=+53\,mV$,这与实验测得 +55 mV 的超射值相近。后来钠学说又得到各方面实验证实。如图 4-10 所示,动作电位的时程和大小随细胞外 Na^+ 浓度而变化：① 曲线 1 表示正常的动作电位；② 将胞外 Na^+ 浓度稍减,动作电位则上升缓慢,超射减少,传导速度变慢(图 A 曲线 2)；③ 胞

外 Na^+ 浓度减少 50%，超射几乎减少一半，上升相更慢(图 B 曲线 2)；④ Na^+ 浓度减少至原来 33% 时，超射几乎完全消失(图 A 曲线 3)；⑤ 如果细胞外溶液中不含 Na^+，则不产生动作电位。

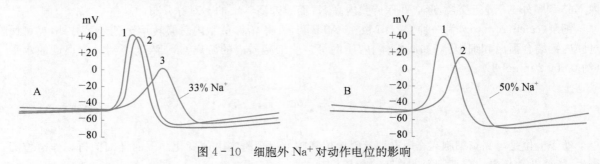

图 4-10　细胞外 Na^+ 对动作电位的影响

其后，电压钳(voltage clamp)及近代膜片钳(patch clamp)技术使得人们对动作电位的原理有了比较彻底的认识：每次动作电位期间 Na^+ 内流量与 K^+ 外流量大致相等，关键是两种离子在动作电位期间流动的时相不同。

1) 静息时细胞膜内外存在各种离子的浓度差，而膜对这些离子的通透性不同，膜内静息时能维持 $-70\ mV$ 电压，与细胞膜对这些离子的通透性不同有关。

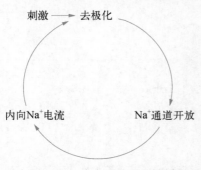

图 4-11　Na^+ 内流的再生性循环

2) 细胞膜受到电刺激时，细胞膜对 Na^+、K^+ 通透性发生变化，发生去极化。首先细胞膜对 Na^+ 通透性增大，部分钠通道开放，膜外大量的 Na^+ 顺浓度梯度且受膜内负电的吸引，经钠通道流入膜内，膜去极化，而去极化的进行又促使更多的钠通道开放，膜对 Na^+ 的通透性进一步增加。如此反复，促进更多的 Na^+ 内流，称为 Na^+ 内流的再生性循环(图 4-11)，这是一个正反馈的倍增过程。这一过程使膜内外的 Na^+ 迅速达到平衡，膜电位从静息时的 $-70\ mV$ 跃升到 0，并继续攀升到 $+35\ mV$，形成超射，构成动作电位上升支。此时，原来是负电性的膜内暂时地转变为正电性，原来是正电性的膜外反而变成负电性。

3) 钠通道迅即失活而关闭，此时膜的极性并未恢复到原来的静息电位，钠通道在遇到刺激时不能被激活，钠通道这一短暂的失活时期相当于不应期，只有等到膜恢复到原初的静息电位时，关闭的钠通道遇到刺激才能重新开放。Na^+ 流入神经细胞后，膜内正离子增多，此时钾通道开放，膜对 K^+ 的通透性提高，于是 K^+ 顺浓度梯度从膜内流出。由于 K^+ 的流出，膜内恢复原来的负电性，膜外也恢复原来的正电性，这样就出现了膜的复极化，膜电位恢复原来的静息电位水平。在这一电位变化过程中，钠通道失活，而钾通道活化，K^+ 外流，形成了动作电位的下降支，因为 K^+ 电导无明显失活特征，仅在膜电位恢复到静息电位水平的过程中逐渐降低，且持续一段相对比较长的时间，产生了负后电位。

4) 膜电位恢复到静息电位的过程中，由于去极化过程使膜内 Na^+ 增加、膜外 K^+ 增加，激活了钠泵，将流到膜外的 K^+ 泵入膜内，将流到膜内的 Na^+ 泵到膜外，使之恢复兴奋发生之前膜内外离子的不均衡分布状态。此时由于出入离子的总数几近相等，膜电位几乎不发生明显变化。但是当钠泵因为膜内 Na^+ 积蓄过多而活动过度增强时，泵出的 Na^+ 量明显高于泵入的 K^+ 量，膜内电位即可发生改变，使膜内电位更负，这种活动过度增强的钠泵称为生电性钠泵。有人认为，正后电位的出现是由于生电性钠泵的作用，造成两种离子不完全对等的进出。而负后电位则是复极化时外流的 K^+ 积聚在膜外附近而短暂阻止了 K^+ 进一步外流的结果。

4.3.3　动作电位的特征

1. "全或无"现象

动作电位的出现呈现全或无(all or none)现象，即需要刺激强度达到或大于阈刺激，动作电位幅度也自我再生地快速达到固定的最大值(全)；如果刺激强度小于阈刺激，则不形成动作电位(无)。尽管不同的可兴奋细胞发生动作电位的幅度和持续时间不尽相同，如心肌细胞动作电位持续时间可达数百毫秒，而神经和骨骼肌细胞动作电位仅持续几毫秒,但是它们都遵守"全或无"的反应方式。

2. 不衰减性扩布

动作电位一旦产生于神经元的某一处,该处的膜电位即快速变成外负内正,而此时神经元的邻近部位仍为外正内负的静息电位,动作电位发生处对其邻近的静息电位相当于形成了一种刺激,且这种刺激的强度超过阈值,也就使相邻的部位也产生动作电位,这样,神经元某一处产生的动作电位便依次诱发相邻的部位产生动作电位。又因为动作电位是全或无式的反应,它的幅度不会因为扩布距离的延长而衰减。

3. 脉冲式发放

由于不应期的存在使连续的多个动作电位不可能融合,两个动作电位之间总有一定间隔,而呈脉冲式波形。

4. 兴奋性的变化

可兴奋细胞一旦发生了动作电位,则该处的兴奋性将产生一系列变化。利用一次有效刺激使可兴奋细胞兴奋后,接着用二次刺激来检验细胞在兴奋后的不同时间内再次兴奋的可否与难易,判断细胞兴奋性的变化,这种变化一般可依次分为以下几个时期(图 4-12)。

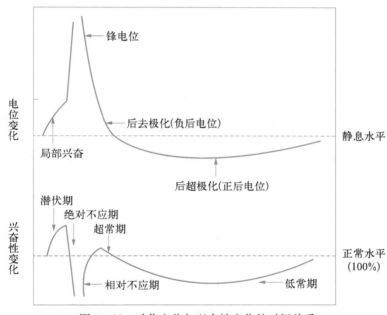

图 4-12　动作电位与兴奋性变化的时间关系

(1) 绝对不应期

绝对不应期(absolute refractory period, ARP)相当于整个锋电位持续的期间,在此期间,无论给予多强的电流刺激,都不能诱发此处的动作电位。这是由于在 ARP 内,钠通道处于完全失活(inactivation)状态而不能重新开放。ARP 的存在具有重要的生理意义,即细胞在受到连续刺激时,不可能连续产生兴奋,落入绝对不应期的刺激是无效的。

(2) 相对不应期

在随后的较短时间内,要引起动作电位需要较强的阈上刺激,且形成的动作电位的振幅小于正常情况。在时间上,相对不应期(relative refractory period, RRP)相当于去极化后电位的前半期,在此期,钠通道或钙通道处于部分复活、部分失活的状态。此时细胞的兴奋性低于正常,因此要引起细胞兴奋,就需要较强的刺激。

(3) 超常期

超常期(supernormal period, SNP)是指在相对不应期之后,细胞的兴奋性稍高于正常,用略低于阈值的刺激,即可引起新的兴奋时期。SNP相当于去极化后动作电位的后半期,由于细胞处于轻度去极化状态,距阈电位较近,易于达到阈电位水平,故用较小的阈下刺激,就可以引起兴奋。

(4) 低常期

位于超常期之后,此时细胞的兴奋性稍低于正常的时期,需要较大的刺激强度才能引起细胞的兴奋,称为低常期(subnormal period)。相当于超极化后电位出现的时期,距阈电位较远,需要较大的刺激强度才能引起细胞的兴奋。

动作电位的主要生理功能为:① 作为快速而长距离传导的电信号;② 调控神经递质的释放、肌肉的收缩和腺体的分泌等。各种可兴奋细胞的动作电位虽有共性,但它们的发放频率、振幅、形状、甚至产生的离子基础都存在一定的差异。

4.3.4　兴 奋 的 产 生

1. 阈电位

刺激(stimulation)是可兴奋细胞产生动作电位的前提,所谓的刺激泛指引起细胞发生反应的环境变化,包括化学、温度、机械、光和电等不同种类的刺激。但任何刺激要产生兴奋,该刺激必须达到一定的强度,将引起细胞或组织兴奋的最小刺激强度,称作阈强度(threshold intensity)或阈值(threshold),强度高于阈值的刺激称为阈上刺激(superthreshold stimulation),低于阈值的刺激称为阈下刺激(subthreshold stimulation),等于阈值的刺激则称为阈刺激(threshold stimulation)。

在外加的有效刺激(阈刺激或阈上刺激)的作用下,膜电位去极化到某一临界值时,产生动作电位,这个临界值称为阈电位(threshold potential),比正常静息电位的绝对值小10～20 mV。神经和骨骼肌的阈电位一般为$-70 \sim -50$ mV。

2. 局部兴奋及其特性

如果给予可兴奋细胞的刺激强度低于阈值,细胞不能爆发动作电位,但可以在受刺激的膜局部出现一个较小的去极化反应,称为局部兴奋(local excitation)或局部反应(local response)。胞膜受阈下刺激时,该段膜中的钠通道开放的概率较小,少量内流的Na^+和电刺激造成的去极化叠加起来引起了局部兴奋。局部兴奋能很快被外流的K^+抵消,再加上强度较弱,故不会诱发再生性循环,不能产生动作电位。如图4-13A所示,将膜内的微电极与电源的负极相连,会引起膜不同程度的超极化,此时即使刺激强度很大,也不会引起细胞产生动作电位(图4-13B中横轴以下各条曲线)。将膜内微电极与电源的正极相连,将引起膜的去极化(图4-13B中横轴以上各条曲线),在阈下刺激的范围内,刺激强度愈强,引起的膜的去极化即局部兴奋的幅度愈大,延续的时间也愈长。只有当给予阈刺激或阈上刺激时,膜可以在已经

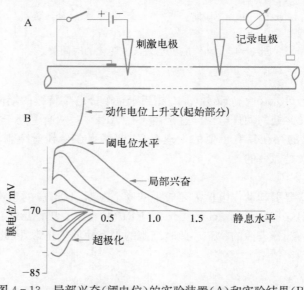

图4-13　局部兴奋(阈电位)的实验装置(A)和实验结果(B)

去极化的基础上产生动作电位。

局部兴奋有以下几个基本特性：

1) 强度呈等级性，即兴奋强度与阈下刺激强度呈正相关，刺激强度越大，兴奋强度越高。无"全或无"现象。

2) 电位幅度小且呈衰减性传导，故不能在膜上远距离传播。由于膜内外充满了电解质溶液且膜本身有电阻特性，膜上某一点发生的局部兴奋也可以波及邻近的膜，发生类似的去极化反应，称为电紧张扩布(electrotonic propagation)。电紧张扩布波及范围一般仅有数十至数百微米，但是，由于神经元胞体较小，电紧张扩布还是有一定生理意义的。

3) 无不应期。

4) 具有总和效应。由于没有不应期，局部兴奋是可以互相叠加的。当膜上一处局部兴奋通过电紧张扩布使邻近的膜上也出现较小的去极化反应，而此时邻近的膜上也刚好受到另一阈下刺激并产生了局部兴奋，两者相遇时可以使去极化反应叠加，到达一定程度时即可以引发动作电位，这称为局部兴奋的空间性总和(spatial summation)。当膜上一处连续受到多个阈下刺激，且后一个阈下刺激作用于膜上时，前一个阈下刺激引起的局部兴奋仍未消失，这两个刺激引起的局部兴奋即可发生叠加，这称为局部兴奋的时间性总和(temporal summation)。经过总和后，多个阈下刺激可达到阈电位，而产生动作电位，致使膜出现一个不再依赖于原刺激强度的、自动连续的去极化过程，使膜的反应从量变转为质变，从局部兴奋转化成为以动作电位出现为标志的可传导的兴奋。

4.3.5　兴奋的传导

动作电位一旦在某一处膜上产生，便沿着细胞膜向周围远距离传播，且保持恒定的速度和振幅，使整个细胞膜都发生一次类似于被刺激部位胞膜发生的离子电导的变化，即动作电位能沿着整个细胞膜传导(conduction)。所谓兴奋的传导，实质上就是动作电位的扩布，它是可兴奋细胞的特征之一。如果发生在神经纤维上，传导的动作电位又称为神经冲动(nerve impulse)；如果动作电位在两个细胞之间进行传播，则称为传递(transmission)。

1. 无髓神经纤维上的兴奋传导

无髓神经纤维的某一点受到足够强度的刺激时，该点对刺激的应答反应是极性变化，即 Na^+ 流入，K^+ 流出，膜两侧电位出现暂时性倒转，膜电位也由静息时的外正内负变为外负内正。该处膜电位也与其邻近膜上的静息电位形成电位差。电位差的存在使已兴奋的神经段与邻近的未兴奋神经段发生电荷移动，进而产生了局部电流(local current)。于是左右相邻的膜也都发生通透性变化，从而爆发动作电位。这种情况就像一根点燃的导火索，在导火索上一个部位产生的热量点燃了下一个部位。这样的连锁反应使动作电位得以顺序传播下去，也即神经冲动的传导(图 4 - 14)。

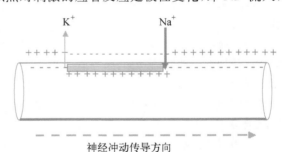

图 4 - 14　动作电位在无髓神经纤维上的传导

动作电位的产生速度很快，每个动作电位持续时间仅一到数毫秒，且具"全或无"特征。动作电位发生后会从受刺激点向周围扩布，这就是神经冲动。只有当刺激强度达到了阈值才能产生动作电位，也才会产生神经冲动。当刺激达到了阈强度后，再增加刺激强度不会影响神经冲动的强度和传导速度。如果刺激发生在神经纤维的中部，产生的动作电位理论上可以由中间向神经纤维的两端传送，呈双向传导。但是在动物体内，接受刺激的部位都是神经末端或胞体侧，故神经纤维上神经冲动的传导呈单向性。

2. 有髓神经纤维上的兴奋传导

有髓神经纤维在轴突外面包有一层相当厚的髓鞘，它是由施万细胞(Schwann cell)重复折叠成筒状、环绕而形成的一个多层的脂质鞘，由于脂质鞘不导电，外界刺激或局部电流很难通过髓鞘使细胞兴奋。而郎飞结为髓鞘暂时中断处，此处胞膜与细胞外液直接接触，带电离子可以发生跨膜移动。因此，当外界刺激作用于有髓神经纤维时，动作电位和局部电流只能在邻近的郎飞结之间产生和传导，动作电位就在邻近的郎飞结之间相继传递,这称为兴奋的跳跃式传导(saltatory conduction,图 4-15)。通过跳跃式传导,兴奋在有髓神经纤维上的传导速度比无髓神经纤维快很多,并且跳跃式传导耗能少,这是因为这种传导发生时只需要郎飞结处发生跨膜离子运动,比其他传导方式所涉及的跨膜离子运动总数少很多。

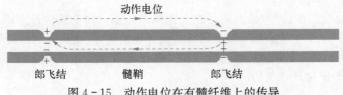

图 4-15　动作电位在有髓纤维上的传导

　　动作电位可以作为细胞兴奋的指标,兴奋在各种细胞上的传导速度也可以通过动作电位来测定。兴奋的传导速度主要受神经纤维的直径大小、有无髓鞘及锋电位时程长短的影响。因此,动作电位沿不同神经纤维传导的速度差异很大。在进化过程中,神经纤维为获得快速传导冲动的性能而采取了两种策略:即增加轴突直径和髓鞘化而跳跃式传导。

4.4　离子通道与门控电流

　　神经元处于不同功能状态时对离子的通透性不同,也在一定程度上影响跨膜离子浓度梯度。不论是静息电位或在此基础之上产生的局部电位和动作电位,都受细胞膜跨膜离子浓度与离子通透性影响。离子通透性取决于膜上不同特性的离子通道。换言之,离子通道是调控神经电活动的产生与传递的基本单元。离子通道具有两个基本特征——对离子的特异性和对调节的易感性。

4.4.1　离子通道

　　离子通道(ion channel)在生物体内起着至关重要的作用,如在细胞信号转导、神经兴奋传导、细胞微环境平衡等方面起着决定性的作用,从而影响机体的各种生理活动。20 世纪 70 年代中期,德国神经生理学家 Sakmann 和 Neher 首次运用膜片钳这一新技术,记录膜结构中单一离子通道的开放和关闭所引起的单通道离子电流和电导,从而揭开了离子通道研究的新篇章。为了表彰他们的突出贡献,Sakmann 和 Neher 被授予 1991 年度的诺贝尔医学生理学奖。如今,膜片钳技术已被公认为离子通道研究领域的奠基石,广泛应用于膜离子通道的鉴别及其电学特性的研究。

　　离子通道是一种跨越细胞膜的特殊蛋白质,中央有一个水相孔道,开口于细胞膜内、外两侧。两侧通道开口均加宽成孔腔,膜内的部分狭窄形成门。离子通道蛋白存在多种空间构象,并根据细胞功能状态而不断变换,单从孔道容许特定的离子通过来看,呈现两种状态:开放与关闭。这两种状态的转换受微孔道中的闸门控制,即门控(gating)机制。在离子通道蛋白中,分子的变构发生在开放和关闭状态之间,速度极快。

　　采用膜片钳技术记录单通道电流,观察离子通道的活动,一般采用该通道的平均开放时间,开放频率以及离子通道的电导作为描述通道功能与特性的重要指标。正常状态下,细胞膜上存在很少的始终处于开放状态的离子通道,如产生静息电位的静息钾通道,离子随时进出细胞,不受外界信号的影响,这种通道称为非门控通道(non-gated channel)。相反,多数离子通道一般都处于关闭状态,仅在特殊信号的刺激下,通道蛋白构象发生改变时,开放概率方大增,这称为门控通道(gated channel)。根据门控通道启闭的方式,即门控方式的不同,一般分为三大类。

1. 配体门控通道

　　配体门控通道(ligand-gated channel)与神经递质、激素及其他化学物质结合,导致通道被激活或阻断。通道与特定的化学物质结合后,构象发生改变,若离子孔道打开,产生离子的跨膜运动。激活这些配体门控通道的物质有些是细胞外的配体,这类门控通道实际上是离子通道型受体。另有一些受胞内化学物质调节的配体门控通道,如环核苷酸门控阳离子通道、ATP 敏感性钾通道等,其分子结构特征与胞外配体门控通道迥然不同,却与电压门控离子通道的分子结构有较高的相似性。此外,大多数配体门控通道常会在与配体结合后呈现开放状态,然而 ATP 敏感性钾通道却是个例外,ATP 与通道的胞内部分结合后却会关闭通道。

2. 电压门控通道

电压门控通道(voltage-gated channel)受膜电位调控,即跨膜电压的改变控制着离子通道的开放与关闭。虽然跨膜电位的幅度改变很小,只是毫伏级,但由于膜电阻较低,通道获得的电场强度常常很大,达到 100 000 V/cm。在这类离子通道的分子结构中,存在跨膜电位敏感基团或亚单位,膜电位改变诱发通道构象发生改变,从而改变其功能状态。电压门控通道一般包括钾通道、钙通道、钠通道和氯通道等。

3. 机械门控通道

机械门控通道(mechanically gated channel)受机械牵拉刺激后激活。生物体内有许多种类的细胞能感受机械性刺激并引起功能状态的改变,如内耳毛细胞,其顶部听毛在受到切力作用时产生弯曲,会产生瞬时的感受器电位,这是一种由于外来机械性信号引起的通道功能的变化,导致跨膜电位的改变。目前关于机械门控通道的研究相对较少,从细菌克隆得到的机械门控通道为两段跨膜,呈五聚体结构模式,易通透阳离子。

4.4.2 膜 片 钳

膜片钳技术(patch clamp technique)(图 4-16A)是测量单通道离子电流和电导的技术。

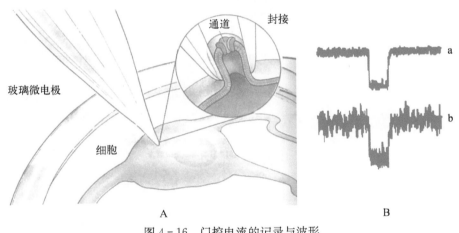

图 4-16 门控电流的记录与波形

A. 原理图;B. 波形图

用一个直径 0.5~3 μm、尖端光洁的玻璃微电极,贴附于细胞膜,在微电极另一端开口施加一定的负压,将与电极尖端接触的小片细胞膜轻轻吸入电极尖端,可使这小片膜周边与微电极开口处的玻璃边沿之间形成紧密封接,在理想的情况下,封接电阻可达数个或数十千兆欧(称为"gigaohm"封接),这等于把吸附在微电极尖端开口处的小片膜与其余部分膜在电学上完全隔离开来,确保微弱的离子电流通过放大器,而不向膜片外弥散。这一小片膜中一般仅包含一个或少数几个通道蛋白质分子,通过微电极就可记录到反映单通道开放和关闭的方形脉冲电流(门控电流,pA 级)或电导变化,并可对单通道的其他功能特性进行分析。

如果细胞膜和电极之间的封接电阻不够高且不稳定,则所记录的波形将会出现封接噪声(图 4-16B)。在实际记录中,电流幅度常相对固定,但时程变化比较大,如图 4-17A。通道状态并不是单一的,它可关闭到一种较小的"亚状态",如图 4-17B,还可呈现其他动力学变化,如通道开放呈爆发式,如图 4-17C 所示。

膜片钳实验可用于各种细胞,由于微电极不刺入细胞,即使用于纤小的细胞也不致造成严重的损伤。膜片钳技术在不断的发展过程中,逐渐形成了四种不同的记录模式,即细胞贴附模式(cell-attached mode)、外面向外式(outside-out mode)、内面向外式(inside-out mode)及全细胞模式(whole cell mode),图 4-18 表示四种通道电流记录模式形成的示意图。

上述四种记录模式各有其优缺点,选择哪种模式取决于所要研究的通道种类、研究目的等。一般而

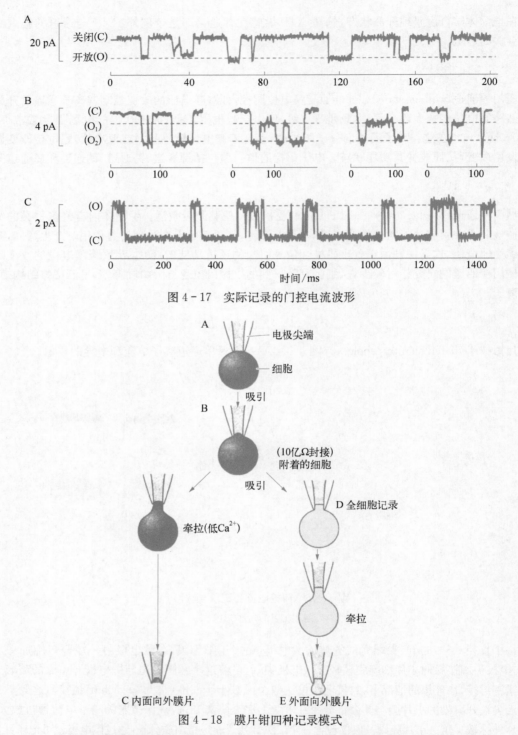

图4-17 实际记录的门控电流波形

图4-18 膜片钳四种记录模式

A. 微电极与细胞膜接触;B. 细胞贴附模式;C. 内面向外式;D. 全细胞模式;E. 外面向外式

言,细胞贴附模式、外面向外式和内面向外式三种模式主要用于单通道记录,而全细胞模式在研究胞内第二信使时具有特殊优势。

4.4.3 门控电流

离子通道表现有开启和关闭两种状态,这样的开关特性决定了离子的通透性。一般认为膜离子通道的开闭是由通道蛋白带电基团或偶极子发生位移及转动而引起。通道的开放引起特定荷电离子的移动,产生门控电流。由单个离子通道介导的通道电流即单通道电流(single-channel current)。记录单通道电流时,由于玻璃微电极尖端(直径约 1 μm)与细胞膜封接面积很小,如果单位面积上的通道数(通道密度)

足够低,那么实验者就得到对某种特定离子具有通透性的"单通道"。这是单通道的理想情况,而实际上在微小封接区内,可能有某种离子的一个或几个通道。单通道电流可用膜片钳放大器进行测量。除细胞贴附模式外,膜外朝外和膜内朝外两种模式也是适用于单通道电流记录的方法。

单通道电流非常微弱,强度通常在1～20 pA(图4-19),因此抑制噪声至关重要。

从 Neher 等开创性地利用膜片钳技术观察骨骼肌终板膜单个 Ach 门控通道的电特性以来,人们研究了多种离子通道的单通道特性,它们具有一些共同特点。通道开放和关闭具有突然性;每一种通道开放时具有恒定的电导,每一个通道只能有"开"或"关"两种状态,开放与关闭两种构象变换具有随机性,即使是同一通道,它停留在某一种状态的持续时间不恒定。另一方面,当某一通道接收特定的信号刺激时,如配体门控通道接收到相应的化学信号分子刺激,电压门控通道处于特定的膜电位时,通道构象变换次数增加,开放的频率加大。当通道处于失活状态时,它们开放的可能性大大下降。离子通过通道的速度非常迅速,一般为$(0.6～12)\times 10^7$离子/秒。

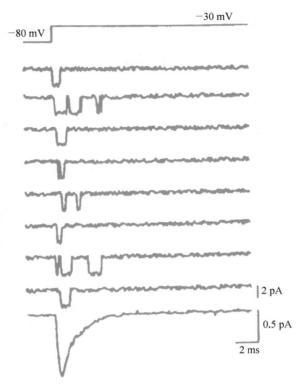

图 4 - 19　单一离子电流与宏观电流

整个细胞的电活动实际上是膜上所有不同种类离子通道活动的综合反映,各种通道的活动构成了整体平均电流,称为宏观电流(macroscopic electric current)。假设细胞膜上仅有一种类型的离子通道。i 为单通道电流,I 为整个细胞的宏观电流,那么 $I=nPi$,其中 n 为细胞膜上该离子通道的总数,P 为该通道的开放概率。很多情况下,离子通道开放概率随着电压或时间而改变,并非常数。下面以电压门控离子通道为例,简单探讨通道电流与电导。

如图 4-19 所示,当细胞膜发生去极化时,钠通道迅即开放,但开放时间较短,集中在去极化的开始部分。将记录到的单通道钠电流进行叠加,得到一条光滑稳定的内向平均电流,这就是宏观电流。从宏观电流曲线发现,在整个去极化过程中,钠通道开放概率随着时程而变化,在去极化刚开始,钠通道开放概率增加很快,并随着时间的推移其开放概率很快下降。

检测通道电流,不仅获得有关离子通道开放和关闭的时程变化,以及相关的速率常数,同时通道电流也能反映离子通过通道的量。通道电流的大小不仅取决于通道的性质,也决定于跨膜离子浓度梯度和膜电位。如图 4-20 所示,一个"外膜向外"的膜片具有能自发激活对钾有通透性的通道,当电极内液和灌流液中均含有 140 mmol/L 的 K^+ 时,没有离子电流出现;当向电极内液施加电压时,膜片两侧就会产生跨膜电压差,能驱动 K^+ 通过通道流动;当给予 20 mV 电压时,由于电极内液和灌流液之间存在电位梯度,带正电的 K^+ 通过开放的通道流向膜外,产生外向电流;当给电极内液—20 mV 电压时,钾离子则向相反的方向流动,形成内向电流。根据经通道的电流强度(I)与所施加电压(V)进行计算,结果是一个线性关系;即 $I=rV$,r 代表通道的电导。通道电导也是通道的一个描述指标,反映通道的内在特性。在特定的膜电压下,经高电导通道产生的电流比低电导通道大。然而,离子通道电导的高低取决于膜两方面的情况,一是离子通道的内在结构决定其对特定离子的通透性,即某离子进出该通道的难易程度;另一方面是该通道所处的局部离子浓度。当然,电流与电压关系并非一直是线性的,有些通道呈现的电流电压关系是非线性的,如内向整流钾通道,当膜电位差翻转由负变正时,外向电流极小或几乎没有外向电流。

4.4.4　常见电压门控离子通道

1. 电压门控钠通道

钠通道(sodium channel)是位于细胞膜上的一种跨膜整合蛋白,在电刺激作用下能被激活开放,常称

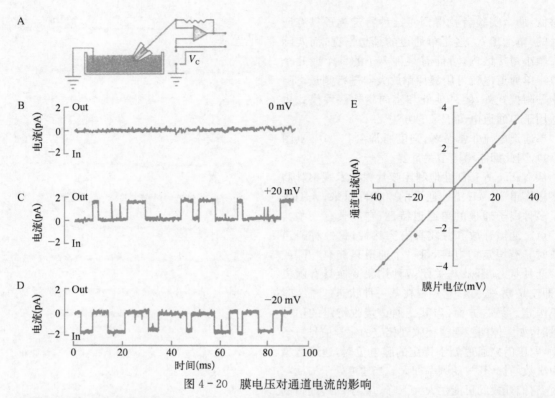

图 4-20 膜电压对通道电流的影响

A. 通道电流记录示意图；B. 膜电位钳制在 0 mV；C. 膜电位钳制在 +20 mV；D. 膜电位钳制在 -20 mV；E. 电流-电压曲线

为电压门控钠通道(voltage-gated sodium channel)，其分布范围相当广泛。钠通道不仅是可兴奋组织动作电位产生的关键离子通道，担负着重要的生理功能，而且越来越多的证据表明该通道也存在于非兴奋组织，如胶质细胞、淋巴细胞、成骨细胞、内皮细胞、成纤维细胞等。钠通道开放主要是引起细胞膜外的 Na^+ 内流，从而改变膜电位，产生去极化。

钠通道由 2 000 个左右的氨基酸残基组成，含有 2 种亚基：α 亚基(260 kDa)、β 亚基(32～37 kDa)。α 亚基是钠通道的主要构成部分，是钠通道的功能主体，β 亚基对钠通道起调控作用(图 4-21)。将 α 亚基重组到人工膜，就能记录到钠通道电流。在非洲爪蟾卵母细胞上单独表达 α 亚基时也具有钠通道的功能，如果同时表达 β 亚基，明显增强 Na^+ 电流幅度。

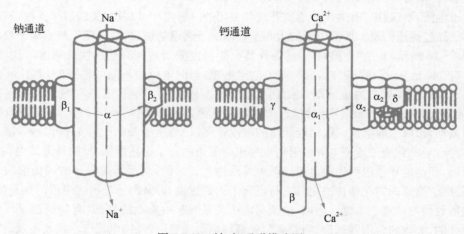

图 4-21 钠、钙通道模式图

α 亚基在细胞膜上由 4 个有 50％序列同源的结构域(Ⅰ～Ⅳ)通过胞内连接环相连而成。每个区域由 S1～S6 6 个跨膜片段组成，其中 S5、S6 片段之间的连接环构成通道孔壁，决定通道的离子选择性(图 4-22)。现已鉴定出 10 种 α 亚基亚型(NaV1.1～NaV1.9 和 NaVX)，其中 NaV1.4、NaV1.5 分别专一地分布于骨骼肌和心肌细胞。β 亚基包括 $β_1$～$β_4$ 亚基。$β_1$ 亚基被推测是一个简单的跨膜结构域，包含 1

个细胞外 N 末端、4 个潜在的糖基化位点和 1 个单一的免疫球蛋白样折叠。β₁亚基通过连接蛋白 3 与 α 亚基相连。β₃亚基与β₁亚基在结构上不同,但都来源于同一功能系列的辅助亚基。在大鼠,β₃亚基与β1 亚基的氨基酸序列有 57% 的同源性,与β₂亚基具有 40% 的同源性。β₄亚基广泛地存在于脑、脊髓和感觉神经等部位,与β₂亚基极其相似。

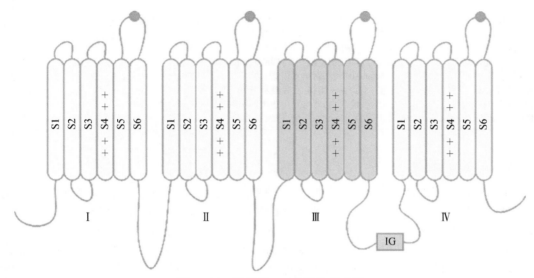

图 4-22 钠通道 α 亚基结构模式图

电压依赖性钠通道感受膜电位的变化调控其离子闸门的开放和关闭,其开放时间非常短促,从开放到完全失活一般不超过 2 ms。Hodgkin 和 Huxley 曾经假设,在膜去极化或复极化时,电场变化可使通道中带电粒子移动,通道开放或关闭,并表现微小电流。20 世纪 70 年代,采用电压钳技术记录到了通道中带电粒子移动引起的闸电流,如果去极化持续时间较短(2~4 ms),在去极化开始和结束都能记录到形态相同而方向相反的电流;如果去极化延续可使钠通道进入失活状态,闸电流推迟归位;只有当膜复极化后,钠通道复活,闸电荷才归位。钠通道的第 4 个跨膜片段(S4)因含有丰富的碱性氨基酸残基而带正电荷,充当通道的电压敏感元件(图 4-22)。在静息状态时,S4 正电荷与相邻负电荷达成平衡;当去极化时,正电荷向膜外侧旋转 60°,正电荷暴露膜外,通道闸门开放,激活通道;而当结构域Ⅲ和Ⅳ之间的胞内连接环堵塞通道内口时,便导致通道关闭,离子通道失活。目前有很多的实验资料支持这种模型。

钠通道对 Na^+ 通透具有选择性。实验证明,Ⅰ、Ⅱ、Ⅲ、Ⅳ的 4 个重复区域中位于 S5,S6 两者之间的发夹环形结构对离子通透性具有重要作用,该结构中的 1 个氨基酸残基对离子的选择性起着至关重要的作用,它们分别是天门冬氨酸、谷氨酸、赖氨酸、丙氨酸,这 4 个氨基酸残基环绕形成选择性透过区。在突变实验中,如果将选择性透过区的赖氨酸和丙氨酸残基突变成谷氨酸(和钙通道一样)时,其对 Na^+ 的通透性明显下降,而对二价阳离子(如 Ca^{2+})的通透性显著提高。

钠通道在生物进化过程中呈现高保守性,位于神经或肌肉的不同亚型钠通道氨基酸序列的同源性达到 75%,而另外 25% 非同源序列则决定了钠通道不同亚型的动力学特征、生理功能以及配体结合差异。最典型的例子就是钠通道对河豚毒素(tetrodotoxin,TTX)的敏感性。在 0.1 $\mu mol/L$ TTX 作用下,有些亚型的钠通道被完全阻断,而有些则几乎不受影响。前者被称为 TTX 敏感性钠通道(包括 NaV1.1~NaV1.4,NaV1.6 和 NaV1.7),后者被称为 TTX 不敏感性钠通道(包括 NaV1.5,NaV1.8~NaV1.9 和 NaVX)。经研究发现,影响对 TTX 敏感程度的关键部位在于第 373 位的氨基酸残基种类。在骨骼肌和神经细胞,该位置是芳香族氨基酸残基(酪氨酸或苯丙氨酸),如果用半胱氨酸替代骨骼肌上的酪氨酸,将明显降低对 TTX 的敏感性。在生物进化过程中,有些生物如河豚鱼的钠通道能演化出新的生理特性,达到自我防御或更有效地捕食的目的。

在遗传过程中,钠通道的编码基因如果发生错义突变,将产生突变体。这些突变体的氨基酸序列与正常相比,若稍有差异,就会改变通道原有的正常功能,导致生物体产生疾病,甚至死亡。它们大部分为常染色体显性遗传性疾病。目前已报道的先天性遗传病中有 8 种与钠通道的变异有关(表 4-2)。它们分别是高血钾型周期性麻痹、钾恶化性肌强直、先天性副肌强直症、LQT3 型综合征、Brugada 综合征、自发性室颤症、突发性夜间猝死综合征和全面性癫痫热性发作叠加症。这 8 种钠通道疾病中,前 3 者主要与编码骨骼肌钠通道的 *SCN4A* 基因突变有关,后 4 者主要与编码心肌钠通道的 *SCN5A* 基因突变相关,最后一种主要与神经细胞 β 亚基上 *SCN1A/B* 基因突变有关。

表 4-2 钠通道疾病综合征及其主要症状

综 合 征	主 要 症 状	基 因
高血钾型周期性麻痹	周期性短暂性地肌无力,常因低温、钾诱发,发作时血钾高于正常	*SCN4A*
钾恶化性肌强直	摄入过多的钾诱发疼痛性肌强直,伴肌肉肥大,但从不产生肌无力	*SCN4A*
先天性副肌强直症	受冷或运动时出现肌强直	*SCN4A*
LQT3 型综合征	周期性昏厥、突发致死、QT 间期延长	*SCN5A*
Brugada 综合征	晕厥、心律不齐、右束支阻滞	*SCN5A*
自发性室颤症	室颤、全身血流不畅、突发致死	*SCN5A*
突发性夜间猝死综合征	室颤、迅速死亡,通常发生于夜间睡眠时	*SCN5A*
全面性癫痫热性发作叠加症	意识障碍、自动症、阵挛,伴发作性发热	*SCN1A/B*

2. 电压门控钙通道

Ca^{2+} 参与多种生命活动过程,细胞内游离 Ca^{2+} 浓度的改变是细胞生理功能的重要物质基础,也是多种受体激动后信号传递过程的中心环节。细胞内游离 Ca^{2+} 浓度的变化是钙通道跨膜转运、胞内钙池摄取和释放等过程动态平衡的结果。钙通道(calcium channel)的本质是镶嵌在脂质双分子层中的糖蛋白,相对分子量约为 210 kDa。钙通道广泛存在于机体的各种类型组织细胞中,是控制胞外 Ca^{2+} 跨膜内流的主要途径,并且在不同的组织细胞或同一组织细胞的不同部位,钙通道的类型及生理功能都各不相同。

细胞膜上的钙通道有配体门控、机械门控与电压门控(voltage-dependent calcium channel,VDCC)之分。VDCC 随膜电位的改变而呈现开放、关闭或激活状态。按照通道激活所需膜电位阈值的高低,VDCC 分为低电压激活(low voltage-activated Ca^{2+} channel,LVA 钙通道)或称 T(transient)型和高电压激活钙通道(high voltage-activated Ca^{2+} channel,HVA 钙通道,表 4-3),其中包括 L(long-lasting)、N(non-long lasting,non-transient)、P/Q 及 R 型钙通道。这些 HVA 钙通道在膜去极化(通常大于 -40 mV)时首先激活,并缓慢失活。L 型 VDCC 广泛存在于各种可兴奋细胞与非兴奋细胞膜上,介导各种细胞功能,包括神经递质释放、兴奋收缩偶联、信号转导等;N 型 VDCC 主要分布于神经细胞中,可能在抑制性突触中占主要成分;P/Q 型和 R 型 VDCC 亦主要分布于神经细胞,参与神经递质的释放。LVA 钙通道即 T 型 VDCC,与 HVA 类钙通道相比,在膜相对低的去极化($-80\sim-60\text{ mV}$)时首先被激活。在神经元中 T 型 VDCC 也参与调控神经递质的释放。

表 4-3 钙通道的分类及通道特性

通道分类	激活阈值(mV)	活化速度(ms)	单通道电导(ps)	离子选择性
T 型	低(-70)	快(20~40)	8	$Ba^{2+}=Ca^{2+}$
L 型	高(-10)	慢(>400)	24	$Ba^{2+}>Ca^{2+}$
N 型	高(-20)	中等(40~80)	10~20	$Ba^{2+}>Ca^{2+}$
P 型	中等(-60)	快	10~12	$Ba^{2+}>Ca^{2+}$

VDCC 的分子结构如图 4-21 所示,一般是由 α 亚单位和 β、γ、δ 几个辅助亚单位构成的异聚体,由多基因编码,不同类型的钙通道其亚单位的编码基因有所不同,因而其结构也不相同。其中,对 L 型 VDCC 分子结构的研究较为深入。20 世纪 80 年代研究证实,L 型钙通道是由 α、β、γ、δ 四种亚单位组成的高分子糖蛋白复合体。α 亚单位可分为 $α_1$、$α_2$,$α_1$ 亚单位含有 1 873 个氨基酸,分子量为 170 kDa;$α_2$ 亚单位含 1 106 个氨基酸,分子量为 150 kDa。β、γ 亚基的分子量分别为 55 kDa、32 kDa,各含 524、222 个氨基酸,其中 β 亚基为非糖多肽。δ 亚基为分子量 18.4 kDa 的糖多肽。在这几种亚基中,$α_1$ 亚单位最为重要,是钙通道的功能性亚基,它和电压门控钠通道的 α 亚单位有相似的结构。

钙通道对 Ca^{2+} 具有高度的选择性和通透性,这与该通道具有 Ca^{2+} 亲和位点有关,并和胞外 Ca^{2+} 浓度高密切相关。当通道开放时,Ca^{2+} 占据通道中的两个亲和位点,由于亲和位点相邻,从而产生排斥力,迫使 Ca^{2+} 离开亲和位点,流向胞内,形成离子电流。

电压门控钙通道因为是门控性的,其开放的数目和开放时间影响进入胞内 Ca^{2+} 的量。采用膜片钳技术记录电压门控钙通道的单通道活动,发现它的开放有 3 种方式:通道一直处于开放状态的单独开放;一串通道开放,每两个开放中间间隔不超过数毫秒,即这是一种串式开放;但如果每两个开放时间间隔不超过数十毫秒即为串式开放簇。钙通道开闭的动力学相当复杂,就 L 型钙通道而言,分为快速门控和慢速门控。

钙通道的快速门控由 2 个关闭状态和 1 个开放状态组成,两种状态持续的时间较短,一般为 0.1~1 ms。因此,通道平均开放时间和平均关闭时间都较短。另一方面,各状态之间转换的速率常数 K 决定了快速门控的动力学,而且它是生物活性物质、药物及许多理化因素的主要作用环节。与快速门控不同,慢速门控存在 3 种功能状态,即关闭、开放、失活状态,其中关闭、开放是通道的功能活性状态,失活是通道的无活性状态。在单通道记录时,慢速门控的功能状态表现为串式开放簇,同时两种功能状态持续的时间都较长,一般为数百毫秒,这决定了整体平均电流的衰减速率。慢速门控的主要参数还包括两种功能状态之间的变换速率和平衡常数。

目前,学者们主要研究 T 型钙通道家族的结构和功能。1998 年 Edward 等从人类心脏成功地克隆了编码 T 型钙通道的 *CACNA1 H* 基因,定位于人类染色体 16p13.3。Chemin 首次证明在 HEK - 293 细胞过度表达 T 型钙通道,会增加胞内 Ca^{2+} 基础水平。已有研究证实包括癫痫、偏瘫性偏头痛等至少有 7 种疾病与钙通道基因突变有关,并且各种通道病都具有遗传异质性。

3. 电压门控钾通道

钾通道(potassium channel)是分布最广、类型最多的一类离子通道,存在于所有真核细胞。它决定了细胞的膜电位,并影响动作电位的发放频率和幅度。1988 年 Shaker 等开始钾通道的分子生物学研究,发现了钾通道基因。Jan 等首次从果蝇脑克隆了 Shaker 钾通道基因,从而发现了电压门控 Shaker 钾通道巨大的家族。

钾通道的种类繁多,但电压门控钾通道主要有延迟整流钾通道、内向整流钾通道、快速性钾通道以及钙激活性钾通道等。延迟整流型钾通道最初由 Hodgkin 等在枪乌贼巨轴突上发现,在膜去极化时激活,活化的速度较慢,同时失活更缓慢,失活时间常数为数百毫秒到数十秒不等。这类通道的功能是限制 Na^+ 内流,缩短动作电位持续时间,可被四乙胺(tetraethylammonium,TEA)阻断。

通常情况下,钾通道因细胞膜的去极化而开放,促使膜电位恢复到静息电位水平。然而,只有当膜电位处于超极化时,内向整流性钾通道才开放,而且此时的钾电流是内向的,趋向于钾电化学平衡电位。另一方面这类钾通道在膜去极化时关闭,所以它有利于膜去极化,容易出现动作电位平台期。

快速性钾通道也称早期钾通道,最初由 Conner 和 Stevens 在海兔神经元上记录到。这类通道在膜去极化到-60 mV 时开放,而当膜电位达-45 mV 时即完全失活,而且速度较快。当膜经超极化后再次去极化时,该通道才可被再次激活,这有利于神经元冲动发放频率的调节。该通道的激活可被 4 -氨基吡啶(4 - aminopyridine,4 - AP)阻断。另一个能控制神经元冲动发放频率的钾通道是钙激活性钾通道,于膜去极化时激活,同时受细胞内 Ca^{2+} 的影响,当 Ca^{2+} 浓度达到 1 μmol/L 时可激活该通道,其阻断剂为 TEA 和北非蝎毒素(charybdotoxin)。

电压门控钾通道在结构上与钠通道、钙通道相似,其跨膜区也是由 S1~S6 这 6 个跨膜肽段及其间的连接组成,但不同的是其每一个跨膜区即 1 个亚单位,4 个亚单位由非共价键连接成功能性钾通道。1998 年发现了编码电压门控钾通道的两种新基因 *KCNQ2* 和 *KCNQ3*,他们编码的蛋白质与 6 个跨膜区钾通道基因超家族成员有序列同源性。

参 考 文 献

刘振伟,2016.实用膜片钳技术.第二版[M].北京:科学技术出版社.

姚泰,赵志奇,朱大年,等,2015.人体生理学.第 4 版[M].北京:人民卫生出版社.

Bear M F, Connors B W, Paradiso M A, 2016. Neuroscience: exploring the brain: 4th ed[M]. Netherlands: Wolters Kluwer.

Gordon L F, 2014. Molecular and cellular physiology of neurons. 2nd ed[M]. Boston: Harvard University Press.

Kandel E R, Schwartz J H, Jessell T M, 2013. Principles of neural science. 5th ed[M]. New York: McGraw-Hill Companies.

Slater C R, 2015. The functional organization of motor nerve terminals[J]. Prog Neurobiology, 134: 55 - 103.

第5章 神经化学和神经药理学基础

神经化学（neurochemistry）借助于生物化学等现代技术和方法，研究神经活动中化学物质释放和作用规律，从分子水平研究脑及整个神经系统结构、功能以及人类行为与心理活动、神经系统疾病的物质基础，是神经生物学的重要分支。神经药理学（neuropharmacology）侧重研究药物和内源性活性物质对神经系统的作用，通过对神经系统药物作用及其机制的了解来开发更为安全有效的新药，有效预防和治疗神经系统疾病，属于药理学范畴，也是神经生物学的重要组成。由于神经系统的绝大多数药物都通过靶细胞的受体发挥作用，两者的共同基础均涉及突触和受体、药物作用的胞内信息传递、神经递质和调质的作用等。

5.1 突触传递

人的大脑大约有数百亿个神经细胞，彼此之间构成复杂的网络联系，神经细胞间通过不同的化学递质来传递信息。信号转导主要发生在被称为突触（synapse）的特殊部位，神经系统的大部分功能都是通过突触传递（synaptic transmission）来实现的。

5.1.1 概 述

神经元之间的信息交流必须十分精确，而准确无误的信息交换在一定程度上必须通过突触部位来实现。中枢神经系统中的神经元以突触的形式互联，形成神经元网络，这对于感觉和思维的形成极为重要。突触也是中枢神经系统和身体的其他部分，例如肌肉和各种感受器交换信息的渠道。

突触是指神经元之间的功能接触部位。突触的概念最早由神经生理学家 Sherrington 于 1897 年提出，用以描述两个神经元之间的紧密接触点。广义而言，突触是指一个神经元与另一个神经元、肌细胞、腺细胞以及其他效应器细胞或感受器细胞等紧密接触并形成特殊结构的功能接触部位。每个神经元有很多突触，如大脑皮质锥体细胞约有三万个突触，细胞通过突触联系，释放或接收特定的化学物质来传递信号。图 5-1 显示突触结构的一般模型。

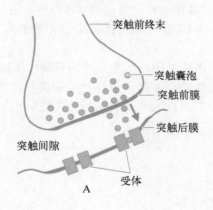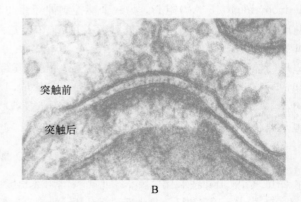

图 5-1 突触结构

A. 模式图；B. 电镜图

对突触有多种分类方法，最为常见的方法是按照神经元之间接触部位的不同，分为轴突-树突型（axodendritic）、轴突-胞体型（axosomatic）、轴突-轴突型、胞体-胞体型、树突-树突型，其中以轴突-树突型，轴突-胞体型这两种类型居多（图 5-2）。

按照结构和机制的不同可分为化学性突触（chemical synapse）和电突触（electrical synapse）。哺乳动

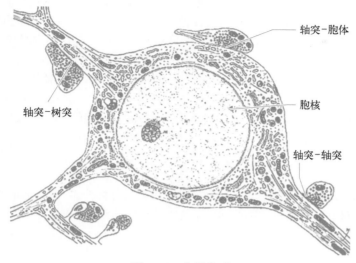

图 5-2 突触类型

物的绝大部分突触传递是化学性的,同时也存在一小部分突触通过单纯的电流扩布实现信息传递。中枢化学性突触又分为 Gray Ⅰ 型和 Gray Ⅱ 型两类。按照传递性质可分为兴奋性突触和抑制性突触,可以认为 Gray Ⅰ 型和 Gray Ⅱ 型分别与兴奋性突触和抑制性突触相对应。通常轴突-树突型多为 Gray Ⅰ 型,轴突-胞体型多为 Gray Ⅱ 型,它们主要集中在树突根部及与之相连的胞体部,而树突末梢以及胞体和轴突的移行部很少有突触形成。对低等动物的研究发现,某些神经末梢出现膨大,称为曲张体(varicosity),内含突触囊泡(synaptic vesicle),在神经冲动到来时,囊泡中的递质释放出来,在细胞间隙中扩散,其效应取决于受影响的细胞膜上是否存在相应的受体。图 5-3 比较了电突触和化学突触的结构及传递机制。

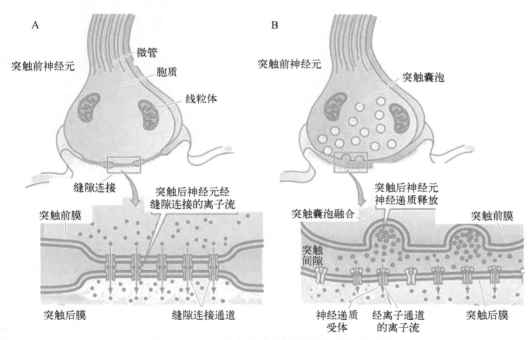

图 5-3 电突触和化学突触的结构及传递机制

A. 电突触,缝隙连接位于突触前与突触后膜之间,允许离子流动,改变突触后膜电位;B. 化学性突触,细胞之间无直接的延续和离子流动,突触前膜释放的神经递质作用于后膜的受体,从而打开离子通道

近年来有研究发现,在亿万神经细胞中,有一大群突触似乎无所事事,被称为"沉默"突触,这些"沉默"突触,是由于上一级神经元没把信号"传递"给它们。如果前一个神经元受到刺激而兴奋,就有可能促使这类突触走出"沉默"的阴影,从而传递特定信号,也可使用一定的电刺激来激活"沉默"突触。人脑中存在大量的"沉默"突触,丰富的刺激有可能促使它们转变为有功能的突触,如视觉、听觉等都可能对脑细

胞产生刺激,促使"沉默"突触转变为有功能的突触——这就是所谓的脑子越用越聪明。在婴儿大脑内,"沉默"突触的比例大于有功能的突触,发育期的各种刺激条件可使它们转化为不再"沉默"的功能突触,这种转化可能正是突触成熟的基础。还有研究指出,在成年人脑中仍存在不少沉默突触,如能实现转化,就可能发挥大脑的潜能。段树民院士等的研究发现,一种"小G蛋白CDC-42"信号分子,是突触转化的关键物质,只要激活这种信号分子,就能使突触前神经元释放谷氨酸,把信息传到突触后神经元,从而使这类"沉默"突触变为"功能"突触。通过电波来人工模仿生理的 θ 波,以刺激突触前神经元,激活细胞内"小G蛋白CDC-42",增加突触末梢骨架蛋白的聚合,最终促进关键的"信号传递分子"释放,这种转化可能是大脑学习和记忆的基础。

5.1.2 电 突 触

在可兴奋组织,通过缝隙连接(gap junction)构成电信号的直接传递,被称为电突触。这种通过电流的突触传递方式,在脊椎动物和低等动物的神经系统中起重要的作用。

1. 缝隙连接

缝隙连接(图5-4)是细胞间唯一能直接进行信息和物质交换的通道。它由相邻细胞膜上的两个连接子(connexon)相互锚定而成。连接子又称半通道,包含6个亚单位,即6个连接蛋白(connexin)排列成六角形,中央有一直径约1.5 nm的孔形成了连接两细胞的亲水性孔道。该孔道贯穿两个细胞的膜,使得两个细胞的胞质相通。连接蛋白是由十余个成员组成的一个保守大家庭,分子量26~56 kDa。编码连接蛋白的是一个多基因家族,连接蛋白基因具有的共同结构是含有1个内含子和2个外显子。

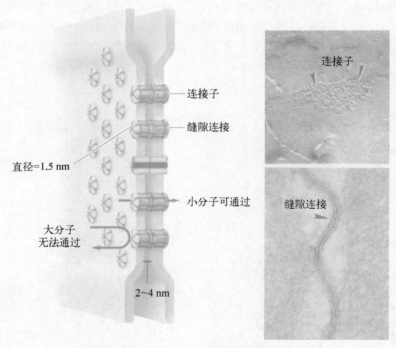

图5-4　缝隙连接模式图

缝隙连接在体内有较广泛的分布,但在不同的发育阶段和不同组织中连接蛋白表达的差异很大。发育期连接蛋白表达的数量要大大超过发育成熟后,在出生后各组织中,以心脏和神经组织分布密度最高,而在神经系统中主要存在于胶质细胞之间。缝隙连接最重要的结构特征和功能意义在于提供了细胞间物质、信息进行直接交流的通道,故缝隙连接对通过物质的选择性及通透性极为重要,除了允许 Na^+、K^+、Ca^{2+} 等离子通过外,一些小分子物质如环磷酸腺苷(cyclic adenosine monophosphate,cAMP)、环磷酸鸟苷(cyclic guanosine monophosphate,cGMP)、1,4,5-三磷酸肌醇(inositol 1,4,5-trisphosphate,IP_3)和葡萄糖等也可通过缝隙连接,但核酸和蛋白质不能通过。一般而言,分子量低于 1 kDa 或直径小于1.5 nm 的物质可通过缝隙连接。事实上,缝隙连接通道的电导、通透性的差别主要取决于构成缝隙连接的不同连接蛋白的类型。由于缝隙连接对细胞通讯意义重大,许多因素如胞质 pH、Ca^{2+}、胞内信号分子,以及一些外源性化学物质等均可通过不同机制对缝隙连接通道进行调节。

2. 电突触的作用

电突触是仅靠携带电信号的离子流来传递信息的一种细胞接触方式。由于相邻的神经元膜两侧没有突触小泡,所以信息的传递不依赖化学物质。当突触一侧发生电位变化,可直接通过电流作用到达下一级神经元或靶细胞,引起电突触另一侧膜电位发生相应的变化。

电突触对神经元可能具有多种作用,其明确的功能意义是使神经元形成同步化活动。由于通过电突触传递的电信号快速,几乎无潜伏期,使一组神经元对刺激信号产生几乎同步的反应。对低等动物而言,这种快速的同步化活动是很多防御反应的基础。神经元活动的同步化对神经发育过程发挥重要的作用。有研究表明,在脑的发育过程中,缝隙连接允许相邻的细胞共享电信号和化学信号,有助于协调它们的生长和成熟。电突触在脑内大部分集中在各类胶质细胞上,有助于不同类型的胶质细胞之间的信息交换,主要与维持离子稳态、传输信号及代谢调节有关。

5.1.3　化学突触

跨突触的化学传递是哺乳动物神经组织间信息传递的主要形式,一般而言的突触联系即指化学突触。无论是存在于中枢神经系统的化学突触,还是神经-肌肉接头处的化学突触,在结构和递质传递上都具有一些共同的特征。

1. 化学突触的解剖结构

典型的化学性突触是在两个神经元之间形成的单向通信机制,突触通常形成在突触前细胞的轴突和突触后细胞的树突或胞体之间,神经信息的流向是从突触前细胞到突触后细胞。化学性突触的结构包括突触前膜(presynaptic membrane)、突触后膜(postsynaptic membrane)和在它们之间的突触间隙(synaptic cleft)(图 5-1)。突触前膜和突触后膜比一般的神经元膜稍增厚,约 7.5 nm。突触间隙 20～30 nm,其间有黏多糖(mucopolysaccharide)和糖蛋白(glycoprotein)。

2. 突触前膜

突触前膜从形态上看,是指突触前的细胞质膜特别增厚的部位,是神经终末膨大的部分与下一个神经元接触之处。突触前神经末梢或终末是突触前神经元轴突与突触后神经元或效应细胞进行通讯的末端结构,称为突触终扣(synaptic button),与靶细胞的突触后膜紧密相邻,内含线粒体、突触囊泡、酶和其他化学物质。在突触前膜内侧有致密突起(dense projection),致密突起和网格(grid)形成囊泡栅栏,其空隙处刚好容纳一个突触囊泡,又称突触小泡(synaptic vesicle),栅栏结构引导囊泡与突触前膜接触,促进囊泡内递质的释放。

突触前终末是信号的最终输出处,是敏感而严谨的控制点。突触前终末是信号整合区,它所接收的信号能影响其对神经冲动或动作电位的反应。突触前膜含有大量的突触囊泡,它们密集地聚集在靠近突触前膜的地方,成为突触前膜的显著特征。突触囊泡直径 40～200 nm,外形一般是球状,是贮存神经递质的场所。由于突触小泡所含的神经递质不同,在超薄切片制作过程中与不同的化学试剂有不同的反应,电镜下呈现出不同的形态特征。根据囊泡的形态和大小可以将其分为以下几种类型:

1) 直径小于 60 nm 的小囊泡,且具有均匀透明中心,一般含有快速作用的神经递质,其中圆形囊泡含有兴奋性神经递质,而扁圆形囊泡含有抑制性神经递质;

2) 直径为 40～60 nm,且具有致密中心的小囊泡,一般含有儿茶酚胺类神经递质;

3) 直径为 120～200 nm,且具有致密中心的大囊泡,一般含有儿茶酚胺类或神经肽类。

一般而言,不同类型的囊泡所含的神经递质不同,而在同一个突触终扣内通常同时存在几种不同类型的小囊泡,成为多种神经递质共存的结构基础。因此,不同类型的囊泡所含有的神经递质不同,而在同一个突触终扣内通常同时存在几种不同类型的小囊泡,成为多种神经递质共存的结构基础。

3. 突触间隙

突触前膜与突触后膜之间的空隙称为突触间隙,大约 20 nm,但其宽度因突触类型的不同而异,如中枢神经系统内的突触间隙一般为 10～30 nm，神经肌肉接头的间隙可达 50～60 nm。电镜下常常观察到突触间隙内有电子致密物质，可能是突触前膜和突触后膜之间的物理性连接，有利于从前膜释放出的神经递质扩散到后膜。一般认为，突触间隙内的物质因不同的突触而不同，它们可能在突触发生的机制中以及细胞的相互识别中起作用。突触前膜和突触后膜都可以通过胞饮方式从突触间隙中获取某些物质。

4. 突触后膜

突触后膜在电镜下是一层电子致密物质的聚集，这些致密结构相连位于突触后膜的胞质侧，使突触后膜增厚，构成突触后致密质（postsynaptic density），以颗粒物质和埋在其中的细丝为特征。在不同类型的突触上，突触后膜的致密物质多少不一，可据此将突触后膜的形态分为三种：

1) 增厚型突触后膜，即突触后致密质浓厚。

2) 薄型突触后膜，即突触后致密质较少或没有。

3) 高密度电子致密物质积聚的突触后膜，即突触后膜有大量的电子致密质积聚，甚至填塞了突触间隙。

突触后膜存在多种特异的蛋白质，主要是受体蛋白、通道蛋白，还有一些能分解神经递质使之失活的酶类。突触后成分还包括线粒体、神经微管等。

5.1.4 突触传递

突触传递（synaptic transmission）是指化学突触的传递过程，是信号转导的过程，可简单地概括为以下三个部分：① 突触前神经元轴突的电信号在神经末梢被转化为化学信号；② 化学物质到达另一个细胞，即突触后神经元；③ 突触后神经元再将化学信号转化为电信号。

1. 化学突触的传递过程和特点

化学突触的传递过程包括了一系列极为复杂的生理生化变化，图 5-5 显示了突触传递的主要过程，可概括如下：

1) 突触前神经元对递质的合成和储存。

2) 动作电位引起突触前膜去极化。

3) 膜去极化引发电压门控钙通道打开。

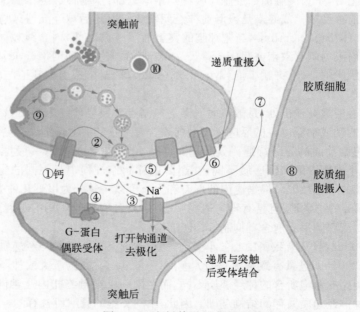

图 5-5 突触传递的主要过程

① Ca^{2+} 内流进入突触前膜；② 囊泡释放递质到突触间隙；③ 递质作用于突触后膜受体，打开钠通道；④ 递质激活突触后膜 G 蛋白偶联受体；⑤⑥⑦ 递质作用于突触前膜受体或被突触前膜重摄入；⑧ 递质被胶质细胞摄入；⑨ 突触囊泡的形成；⑩ 其他囊泡释放

4）细胞外 Ca^{2+} 内流。

5）Ca^{2+} 内流触发囊泡向突触前膜靠近和融合。

6）融合引发囊泡释放递质到突触间隙。

7）递质在突触间隙内弥散到突触后膜。

8）递质与突触后膜上相应的受体作用。

9）受体被活化导致离子通道开放或关闭。

10）离子的跨膜移动引起突触后膜电位改变。

11）突触间隙中多余的递质失活。

12）突触囊泡返回质膜。

在上述化学传递的全部过程中，主要的突触前事件包括神经递质的储存和释放，突触后事件包括神经递质作用于受体所引发的一系列信号传递过程。

突触传递需要通过化学递质的中介作用，因此其传播特点不同于神经纤维上的电传导。

1）单向传递：递质只能由突触前膜释放，作用于突触后膜，故兴奋在突触上的传递只能向一个方向进行，即从突触前神经末梢传向突触后神经元，不可能出现逆向传递。突触的单向传递，使得整个神经系统的活动能够有规律地进行。

2）突触延搁：兴奋由突触前神经末梢传至突触后神经元，需要经历递质的释放、扩散以及对突触后膜作用的过程，需要较长的时间（约 0.5 ms），这段时间即为突触延搁（synaptic delay）。因此兴奋在突触处的传递，比在神经纤维上的传导要慢。

3）总和：通常情况下兴奋性突触每兴奋一次不足以触发突触后神经元兴奋，但同一时段传来的一连串兴奋，或者若干个突触前神经末梢同时传来一组兴奋，均可引起较多的递质释放而使突触后神经元兴奋，这种现象被称为总和。

4）敏感性：指突触对内环境的变化非常敏感，如缺氧、二氧化碳增加或酸碱度的改变等，均可影响或改变突触部位的传递活动。

5）高度选择性：突触后膜的受体对递质有高度的选择性，某些药物也可以特异性地作用于突触传递过程，阻断或者加强突触的传递。

2. 突触前膜去极化和 Ca^{2+} 的内流

突触前膜在突触前细胞发生动作电位时释放神经递质。动作电位产生在神经元的轴丘，以有限的速度传导到突触前膜，突触前神经元的电信号由胞体传导到突触前末梢只需要数毫秒，导致突触前膜上的电压门控钙离子通道的打开，形成钙的内向电流。进入突触前膜内钙离子通过一系列化学反应导致突触小泡与突触前膜融合，引发神经递质的释放。

3. 突触前膜的递质释放

神经递质的释放过程十分复杂，无论何种类型的囊泡，都是通过与突触前膜的融合，以胞吐（exocytosis）的方式将神经递质释放到突触间隙。释放神经递质后的囊泡膜随即融合到细胞膜，再通过胞吞（endocytosis）的方式形成新的囊泡。根据细胞膜表面积的大小与细胞膜电容成正比的原理，当囊泡膜与细胞膜融合时，细胞膜表面积的增大导致电容的增大，故应用全细胞膜片钳技术测定细胞膜电容的变化，可以监测神经递质的释放。

突触前膜内的突触小泡含有事先在细胞体内合成并且转运过来的神经递质分子。这些神经递质在突触前细胞发生冲动（动作电位）时，钙离子通道负责将去极化转化成神经递质的释放。这一过程称为兴奋分泌耦合（excitation-secretion coupling）。神经递质则通过出胞作用释放到突触间隙并扩散至突触后膜，与后膜上的特异性受体结合，产生突触后细胞的局部电位、基因表达或其他结果。

4. 量子释放与胞吐作用

简言之，神经末梢的突触前部分含有两类囊泡：一类囊泡透明且较小，通常含有 Ach、儿茶酚胺（catecholamine，CA）等经典递质；另一类囊泡较大，有致密核心，通常含有神经肽类（neuropeptide）物质。迄今研究较深入的是前一类小囊泡，而大部分的研究材料来自对神经肌肉接头的研究结果。这类小囊泡直径大约为 50 nm,一个囊泡所含的递质是一次释放的"最小包装",即量子释放(quantal release)的基础。根据囊泡功能的不同又分为两种:① 可释放的囊泡库,占总囊泡的小部分,当神经冲动传来时,这部分囊泡能与突触前膜融合,将其包含的神经递质迅速释放至突触间隙;② 囊泡贮存库,通常被锚定在细胞骨架网上,当细胞生理需要时可补充前一种可释放的囊泡库。

突触前小囊泡的释放过程被称为"胞吐作用",神经末梢的胞吐作用包括下述一系列步骤:

1) 神经脉冲的动作电位引起突触前膜去极化。

2) 去极化导致电压门控的 N 型钙通道开放,Ca^{2+} 内流。

3) 部分可释放囊泡向突触前膜的"活性带""泊靠"(docking),突触囊泡蛋白与质膜蛋白相互作用而形成突触囊泡分泌体(synaptosecretosome)。

4) 囊泡在活性带部分与突触前膜"融合",形成"融合孔",使囊泡中所含的神经递质排至突触间隙中。融合过程有两种方式:一种是形成暂时的融合孔,即所谓的"吻了就跑"(kiss-and-run)的方式;另一种是全融合的方式。一般正常的情况下以前一种方式为主。

5) "卸货"以后的囊泡通过胞饮作用被重新回收至突触前膜,再次填充神经递质,并再包装恢复至起始状态。如此反复,形成突触囊泡的循环。

5. 参与胞吐作用的相关蛋白

突触传递的一系列过程都是以其特有的分子构筑为基础的。相关研究表明囊泡的"泊靠"及"融合"作用都由特异的蛋白质所介导。这些蛋白质可分为突触囊泡膜蛋白质、突触前膜蛋白质和胞液中的蛋白质三类,分别列举部分如下。

(1) 突触囊泡膜蛋白

1) 突触蛋白(synapsin):又称囊泡锚定蛋白。突触蛋白属磷酸化蛋白家族,能特异地与突触囊泡的胞质面缔合,有 synapsin Ⅰa、synapsin Ⅰb、synapsin Ⅱa 和 synapsin Ⅱb 4 种同源蛋白,约占总囊泡蛋白的 9%。synapsin Ⅰ、synapsin Ⅱ为蛋白激酶 A(protein kinase A,cAMP-dependent protein kinase,PKA)、钙调蛋白激酶 Ⅰ(Ca^{2+}-calmodulin-dependent protein kinases Ⅰ,CaM PK Ⅰ)的生理底物。研究显示,静息条件下处于去磷酸化状态,能将囊泡锚定于神经末梢的细胞骨架上,该作用与神经末梢突触囊泡的生理性积聚有关;当神经元有电活动时,发生与 synapsin Ⅰ 相关的磷酸化作用,囊泡、synapsin Ⅰ 与肌动蛋白三联体解离,促进 synapsin Ⅰ 由"贮存库"向"可释放库"囊泡的转换,能够有效调节胞吐。synapsin Ⅱ 与 synapsin Ⅰ 有相似的性质,参与胞吐的调节。

2) 突触小泡蛋白(synaptobrevin):又称囊泡膜缔合蛋白(vesicle-associated membrane protein,VAMP)。VAMP 是构成突触囊泡膜蛋白的主要成分,有 3 个异构体,功能相似,其不同分布与所介导的不同种类细胞的胞吐机制有关。

3) 突触结合蛋白(synaptotagmin,Syt):又称囊泡纤夫蛋白,即 p65。突触结合蛋白是第一个被分离出的突触囊泡整合蛋白,已分离出的 8 个异构体,分布于神经组织或非神经组织,其中有 5 个为脑特异的,而 Syt Ⅰ 在突触囊泡膜高度富集。体外研究显示 Syt 能与多种分子相互作用,与囊泡活性带的"泊靠"运动有关,故又被称为"囊泡纤夫蛋白"。

4) 囊泡整合蛋白家族(synaptophysin family):此家族包括囊泡整合蛋白(synaptophysin,Syn)、突触孔蛋白(synaptoporin)和囊泡循环蛋白(synaptogyrin)等,具有相似的立体结构,是细胞质膜的基本组成成分,对细胞内膜运输的调节有重要作用。

5) 原癌基因产物 Rab3a:Rab 是 Ras 超家族的最大的亚家族成员,为小分子量的 GTP 结合蛋白,对神经元而言,Rab3 主要参与介导胞吐机制。

6) 双 C2 域蛋白(double C2,DOC2):DOC2 为较晚发现的一个突触囊泡相关蛋白,C 末端的 2 个 C2 域分别结合钙和磷脂并因此而得名,DOC2 主要在神经元中表达。

7) 位于突触囊泡的蛋白激酶和磷蛋白:包括 pp60c-src$^+$、CaMK Ⅱ、酪蛋白激酶Ⅱ、突触囊泡相关磷蛋白(synaptic vesicle-associated phosphoprotein,SVAPP)等,可能均与囊泡的运输有关。

(2) 突触前膜蛋白质

1) 突触融合蛋白(syntaxin,Syx):又称突触前膜列阵蛋白,对囊泡导向及融合有重要作用。

2) 突触小体相关蛋白-25(synaptosomal-associated protein of 25 KD,SNAP-25):因分子量为

25 kDa而得名,在神经元特异性表达,定位于突触前膜,在神经元发育过程中有差异表达。SNAP-25不仅与神经递质释放有关,也与发育过程中轴突的延伸有关。

3) 生长相关蛋白-43(growth-associated protein-43,GAP-43):又称F1、B-50、神经调素(neuromodulin)或pp46等,在递质释放、轴突生长、神经再生及LTP中均有作用。

4) 突触前膜外伸蛋白(neurexin):是分子量为29~220 kDa的一组蛋白,属于高度多形性神经元表面蛋白家族成员,编码该蛋白的基因有两种,经RNA选择性剪接产生1 000多个异构体。该家族蛋白在细胞识别和/或突触发生中有作用,可能在神经递质释放过程中亦扮演某种角色。

5) 半胱氨酸串连蛋白(cysteine string protein,CSP):CSP分子量为22 kDa,特异定位于中枢及周围神经富含突触的区域,在调节胞吐过程中发挥"分子伴侣"作用,可影响蛋白质构象的稳定性或蛋白复合物的组装。

6) 泡友蛋白(physophilin):是膜整合蛋白,与Syn相互作用,在囊泡向突触前膜"泊靠"并与之融合的过程中起一定作用。

(3) 胞液中的蛋白质

1) n-Sec I:分子量68 kDa,神经元中特异表达,其中n-Sec I在神经递质释放中起作用的观点得到遗传学实验的强有力支持。

2) N-乙基马来酰亚胺敏感因子(N-ethylmaleimide-sensitive factor,NSF):是一种可溶性的胞液蛋白,神经元的NSF与突触囊泡紧密结合,在膜融合过程中必不可少。

3) 可溶性NSF附着蛋白(soluble NSF attachment proteins,SNAP):是一类35~40 kDa蛋白质家族的统称,有三种异构体,其中β-SNAP为脑组织特有。SNAP可与特定的膜受体结合,募集NSF至膜上。β-SNAP还能与Syt相互作用,可能在Ca^{2+}调节的胞吐作用过程中发挥作用。

6. 神经递质突触前释放的调制

神经递质的传递可被长期或短期调制,这种可调制性包括神经元内在过程和外部过程。前者由静息膜电位或动作电位发放的变化所引起。后者来自其他神经元的突触输入。突触调制对理解中枢神经系统信息处理十分重要,其长期的变化对发育和学习至关重要。突触递质的调制可发生在突触前受体、突触后受体以及突触间隙等不同部位。

突触前终末至少存在4种调制靶点,它们分别是:通过改变启闭钙通道以改变突触前静息Ca^{2+}浓度;改变钙通道门控;改变K^+或Na^+内流以改变动作电位过程中电压门控Ca^{2+}内流;作用于Ca^{2+}内流的下游机制。

7. 快传递与慢传递

神经细胞间的递质通常以两种形式传递信号,一种是快突触传递,另一种是慢突触传递。快突触传递是指神经递质与突触后膜受体结合后立即引起突触后膜电位的变化,产生突触后电位,大都在1毫秒之内完成。如果突触传递中引起突触后神经元的Na^+或Ca^{2+}增多,即产生兴奋性突触后电位(excitatory postsynaptic potential,EPSP);如果K^+或Cl^-增多,则产生抑制性突触后电位(inhibitory post-synaptic potential,IPSP)。慢突触传递是指神经递质与突触后膜一些受体结合后并没有立即引起膜电位的变化,而是通过一系列生物化学反应,并由其产生的活性分子来传递信息,故传递时间较快突触传递要慢一些,通常以秒计。慢突触传递造成的行为、情感、思维和精神状态甚至可持续几分钟至几小时。

5.1.5　突　触　整　合

中枢神经系统内的突触传递较神经肌肉接头更为复杂,主要表现在:中枢神经元接受更多的神经传入;中枢神经元接受传入冲动的性质不同;各种传入的强度和终止在神经元上的部位不一。因此中枢神经元的各个部位每时每刻都受着不同性质、不同强度的突触传入活动的影响,在神经元上产生幅度大小不一、持续时间不等的EPSP和IPSP。神经元可将各种传入冲动引起的突触后反应进行空间和时间的总和,最终决定是否输出动作电位,该过程被称为突触整合(synaptic integration)。突触整合并不是突触电位的简单的代数和,而是突触处被激活的电导和离子流的对抗结果,最终控制膜电位的去极化和超极化的相对数量,同时还要兼顾突触电位在神经元树突分支上的几何位置等。脑的最基本的功能活动本质上就是进行突触整合。

1. 突触整合的简单形式

突触整合的简单形式是总和,包括时间总和与空间总和。时间总和是指某一突触连续活动时,相继产生的多个突触后电位进行的叠加过程。空间总和是指几个相邻突触同时活动时产生的多个突触后电位进行的叠加过程。多个 EPSP 总和的结果,能使膜电位到达阈电位,从而触发动作电位,而多个 IPSP 总和的结果,将使膜电位远离阈电位,抵消突触兴奋产生的效应。另外,具有自发性活动特征的神经元,其突触后抑制还能改变神经元的放电类型。

2. 突触整合的关键部位

突触整合的关键部位在轴突始段(axon initial segment),此处是动作电位的触发区,其细胞膜具有高密度的电压门控钠通道,阈电位较其他部位低,当该处细胞膜发生一定程度的去极化时,将有更多的钠通道打开,更多的内向电流流过,兴奋首先在突触始段处发生。目前已知大部分神经元的树突也具有电压门控钠、钾和钙通道,也可以进行局部兴奋和抑制的总和产生动作电位,但一般情况下这些通道的数量不足以支持动作电位向细胞体的再生扩布,只能向细胞体和轴丘(axon hill)作电紧张扩布,并在那里和细胞上其他的传入信号进行整合。

5.1.6　突触可塑性

化学性突触传递效能的改变称为突触可塑性(synaptic plasticity),包括突触传递增强和突触传递减弱两方面。突触传递增强表现为突触后膜上电反应的增强,突触传递减弱表现为电反应的减弱。由于电反应改变可以持续一定时间,从数十毫秒到几天,可据此将突触可塑性分为短时程突触可塑性和长时程突触可塑性。广义的突触可塑性包括突触传递、突触发育和突触形态的可塑性。但一般如未作特殊说明,突触可塑性指的是突触传递的可塑性。突触可塑性是近年来神经科学研究进展最快、成果最大的研究领域之一,主要表现为对 LTP 和长时程抑制(long-term depression,LTD)现象的揭示。突触可塑性是学习记忆活动在细胞和分子水平的神经生物学基础,突触可塑性不仅与学习记忆功能关系密切,还参与了感觉、心血管调节等其他重要的生理或病理过程。

1. 短时程突触可塑性

短时程突触可塑性指突触前神经末梢受到一连串有效电刺激后,在短时间内(数十毫秒到数十分钟)突触前或突触后反应的增强或减弱。因此短时程突触可塑性可分为突触易化(synaptic facilitation)、强直后增强(posttetanic potentiation,PTP)和突触抑制(synaptic depression)三种表现形式。

突触易化指突触前末梢接受强直刺激(tetanic stimulation)期间,每个动作电位引起的神经递质释放和突触后电位的幅度将逐渐增强,强直刺激停止后,增强的突触反应可持续几百毫秒。PTP 指在突触前末梢接受强直刺激后,每个动作电位引起的神经递质释放和突触后反应增强的现象,PTP 的发生明显缓慢,在刺激停止后数秒才出现最大反应,PTP 持续时间较长,可延续数分或数十分钟。突触抑制指在连续的动作电位刺激过程中,突触前末梢神经递质释放逐渐减少,突触后反应逐渐减弱的现象。这种抑制可能是由于突触前递质释放减少和/或突触后受体对递质的敏感性降低。由于可释放池的消耗和/或每一个入坞囊泡释放概率的降低均有可能造成递质释放的减少,而动作电位引起的突触前 Ca^{2+} 内流下降或对 ATP 及衍生物介导的 Ca^{2+} 内流下游机制的调制则有可能导致突触后受体对递质的敏感性降低。

2. 长时程突触可塑性

长时程突触可塑性指可以持续数小时乃至数周的突触活动的增强与抑制现象,分别被称为 LTP 和 LTD。

LTP 是指突触前末梢受到强直刺激后,突触后神经元出现的一种突触后电位持续性增强的现象。对 LTP 的深入研究主要集中在海马,该区域被认为是与学习记忆密切相关的脑区。海马的 CA1、CA2 和 CA3 区具有一层连续的锥体神经元,齿状回也有一层称为颗粒细胞的神经元。海马各区神经元之间构成以下三种方式的突触联系:① 进入海马的穿通纤维与颗粒细胞的树突之间;② 颗粒细胞的轴突与 CA3 区锥体细胞的树突之间;③ CA3 区锥体细胞的轴突与 CA1 区椎体细胞的树突之间。LTP 现象在上述三处突触上均可观察到。当给予穿通纤维(突触前末梢)低频率刺激(0.02～0.03 Hz)时,每个刺激均可在颗粒细胞(突触后神经元)上记录到一定幅度的 EPSP,当给予强直刺激(100 Hz)后再用同样强度的低频刺激时,单个刺激所诱发的 EPSP 幅度则明显增强。这种增强效应在离体海马脑片上可持续数小时,在自由活动的动物甚至可持续数天至数周。长时程突触可塑性与神经系统的高级功能——学习与记忆有密切联系。在其他脑区和脊髓甚至在某些动物的神经肌肉接头处也能观察到 LTP 现象。

LTD 是指突触传递效应持续性下降的一种现象,小脑皮层是产生 LTD 的重要部位之一。来自小脑皮层颗粒细胞的平行纤维(parallel fiber,PF)和来自下橄榄核的爬行纤维(climbing fiber,CF)均和小脑皮层浦肯野细胞(Purkinje cell,PC)树突棘构成兴奋性突触联系。当单独刺激大鼠小脑 PF 时,可以在与 PF 形成突触联系的 PC 细胞内记录到一定幅度的 EPSP,当给予 PF 和 CF 低频率(1～4 Hz)的联合刺激,5 min 后再给予 PF 同样的刺激,在 PC 细胞内诱发的 EPSP 明显减少,这种 PF/PC 突触传递的 LTD 现象可以持续数小时。

5.2　神经系统信号转导

多细胞生物最基本的生命活动是细胞间的信息传递和胞内信号转导,它涉及生物的个体发育、新陈代谢及其他全部生命活动。细胞信号转导(signal transduction)是指外界环境刺激因子或胞间通讯分子等作用于细胞表面或细胞内受体,经过一系列生物化学的瀑布式级联反应,引起细胞生理反应和诱导基因表达的过程。

神经系统的基本功能就是信号的接受、整合和传递,包括细胞之间的信息传递和由细胞的一部分传至另一部分的细胞内信号转导。神经元是中枢神经系统的主角,神经元之间进行的细胞信号传递和神经元内的信号转导是神经系统基本功能实现的主体。神经元信号转导主要指神经递质、神经调质、激素、神经营养因子或细胞因子等细胞间信号转化为细胞内生物化学信号并产生后续神经细胞功能改变的过程。近年的研究表明,神经胶质细胞和神经元之间也存在多种形式的"对话"(cross talk),即神经胶质细胞也积极参与脑内的信号传递。虽然无论是神经元还是胶质细胞,细胞间信息传递和胞内信号转导仅是经大脑加工的所有信息中的一小部分,但是针对细胞外刺激引发的细胞内复杂的生化级联反应的了解,有助于更好地理解神经系统对环境变化的适应以及脑的各种功能。

5.2.1　受　　体

受体(receptor)是指存在于细胞膜或细胞内的生物大分子(糖蛋白或脂蛋白),能够特异性地识别和结合有生物活性的化学信号物质,启动一系列信号转导,产生相应的生物效应。受体在细胞信息传递过程中起着极为重要的作用,是联系细胞外信号与细胞内信息传递的桥梁。凡能与受体呈特异性结合的生物活性分子均被称为配体(ligand),细胞间信息物质就是一类最常见的配体。除此以外,某些药物、维生素和毒物也可作为配体而发挥生物学作用。

1. 受体的基本特征

受体与配体的结合是化学性的,两者之间通过范德华力、离子键、氢键等分子间的吸引力来结合。因此,受体的特征也是通过与配体结合的特点而体现的。受体通常具有以下基本特征:饱和性、特异性、可逆性、亲和性、区域分布性。

2. 受体的分类、命名及分子结构

早期按照受体识别并结合的配体的种类对受体进行分类,这是典型的药理学分类方法,如将受体分为胆碱能受体、肾上腺素能受体等,并进一步根据激动剂或拮抗剂的不同再将受体分为不同的亚型。近年来,随着对受体分子结构和跨膜信号转导机制的不断阐明,更倾向于按照受体所处的位置将受体先分为细胞膜受体和细胞内受体两大类,在此基础上按照受体本身的结构和功能特征对膜受体再进行分类。

(1) 细胞膜受体

细胞膜受体位于靶细胞的膜上,根据受体蛋白在细胞膜上的分子结构的形状和特点通常分为以下三种类型。

1) 环状受体：即配体门控离子通道(ligand-gated ion channel)，又称离子通道受体(ion channel receptor)(图5-6)。离子通道受体主要受神经递质等信息物质调节，其功能表现为当神经递质与这类受体结合后，可使水相通道瞬间"打开"，即改变膜的通透性并由此形成离子顺其浓度梯度的跨膜移动。这类受体主要在神经冲动的快速传递中起作用。

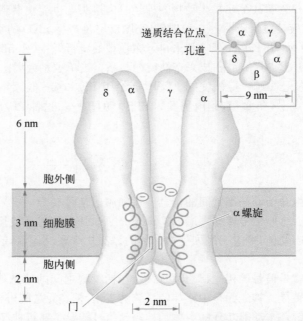

图5-6 环状受体结构示意图(显示由五个亚基构成的离子通道)

2) 七次跨膜α螺旋受体：即G蛋白偶联受体(G protein coupled receptor)，又称蛇形受体(serpentine re-ceptor)，(图5-7)。这类受体的共同特点是其胞质面第三个环与鸟苷酸结合蛋白(guanylate binding protein，简称G蛋白)相偶联，从而影响腺苷酸环化酶(adenyl cyclase，AC)或磷脂酶C(phosphatidase C，PLC)等的活性，使细胞内产生第二信使。

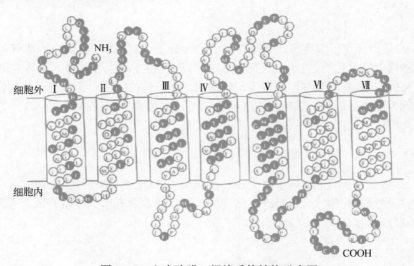

图5-7 七次跨膜α螺旋受体结构示意图

3) 一次跨膜螺旋受体：这类受体主要有催化型受体(catalytic receptor)和酶偶联受体(enzyme coupled receptor)。这类受体全部为糖蛋白且只有一个跨膜螺旋结构，图5-8显示三种常见的一次跨膜螺旋受体的结构。

(2) 细胞内受体

位于细胞质和细胞核中的受体称为胞内受体，它们全部为DNA结合蛋白。胞内受体多为反式作用因子(trans-acting factor)，当与相应配体结合后，能与DNA的顺式作用元件(cis-acting element)结合，调

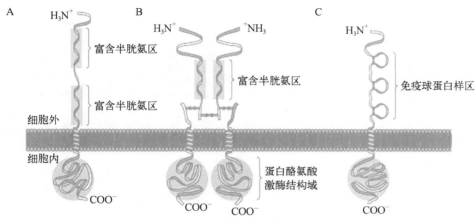

图 5-8　一次跨膜螺旋受体结构示意图

A. 表皮生长因子受体(EGF);B. 胰岛素受体;C. 成纤维细胞生长因子受体结构

节基因转录。胞内受体根据所处位置不同又分为:胞质受体和胞核受体。能与胞内受体结合的信息物质有类固醇激素、甲状腺素和维 A 酸(ratinoic acid)等。图 5-9 显示胞内受体通常包括的四个区域。

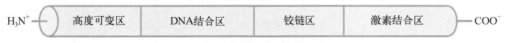

图 5-9　胞内受体结构域模式图

3.受体活性调节

许多因素可以影响细胞受体的数目和/或受体对配体的亲和力。当受体的数目减少和/或对配体的结合力降低与失敏,称为受体下调(downregulation),通常长期使用受体的激动剂可能产生此种效应;当受体的数目增多和/或对配体的结合力增加被称为受体上调(upregulation),表现敏感性增高,通常长期使用受体的拮抗剂有可能产生此种效应。

受体活性调节的常见机制有以下三种。

1) 磷酸化和脱磷酸化作用:磷酸化和脱磷酸化在许多受体的功能调节上起重要作用,如胰岛素受体和 EGF 受体分子的酪氨酸残基被磷酸化后,能促进受体与相应配体结合。

2) G 蛋白的调节:G 蛋白可在多种被活化受体与腺苷酸环化酶之间起偶联作用,当一受体系统被激活而使 cAMP 水平升高时,就会降低同一细胞受体对配体的亲和力。

3) 酶促水解作用:有些膜受体可通过内化(internalization)方式被溶酶体降解,从而出现膜受体的下调。

5.2.2　神经系统信号转导方式

根据受体性质的不同,中枢神经系统的信号转导方式(图 5-10)一般也分为以下四种,即:① 直接激活的离子通道受体;② 激活 G 蛋白偶联受体;③ 激活酪氨酸激酶;④ 亲脂性细胞外信号作用于神经元胞质或核内受体。简单分述如下:

1.直接激活的离子通道受体

神经递质直接激活离子通道是介导靶神经元兴奋性变化最简单的方式,这也是配体门控离子通道作用的共同机制。由于配体结合位点和离子通道是细胞膜上同一大分子或大分子复合物的一部分,神经递质与受体的结合直接导致与受体紧密连接的离子通道构象的改变,从而改变通道的性质,使静息状态下关闭的通道,在神经递质作用后开放,允许离子顺浓度梯度流过细胞膜。配体门控离子通道常见于神经细胞和神经肌肉接头处,该种信号转导方式的一个重要特征是对离子通道特性的调制依赖于递质和受体的持续结合,因此可介导突触传递的快速启动和快速恢复。由于受体结合后导致的空间构象改变是轻易可逆的,一旦受体不再与递质结合,通道即恢复其静息状态。常见的神经递质门控离子通道见表 5-1。

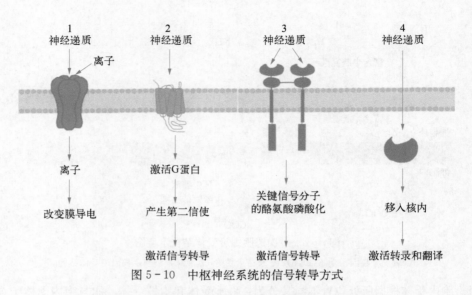

图 5-10 中枢神经系统的信号转导方式

表 5-1 神经递质门控离子通道(引自 Purves,2001)

功 能	配 体	离 子 通 道
兴奋性受体	Ach(烟碱型受体)	Na^+/K^+
	谷氨酸(NMDA 型)	Na^+/K^+ 和 Ca^{2+}
	谷氨酸(非 NMDA 型)	Na^+/K^+
	5-羟色胺(5-HT3)	Na^+/K^+
抑制性受体	γ-氨基丁酸 A 型(GABA$_A$)	Cl^-
	甘氨酸(glycine)	Cl^-

2. 激活 G 蛋白偶联受体

大多数神经递质和调质可通过激活 G 蛋白偶联受体对靶神经元产生生物效应,通过 G 蛋白直接调节某些离子通道或触发复杂的细胞内级联反应。细胞内信号通路的活化将导致第二信使的产生和蛋白磷酸化的调节,最终对细胞外刺激产生不同的生理反应,包括对离子通道的调节。表 5-2 显示某些与 G 蛋白偶联的神经递质和神经肽。

表 5-2 某些与 G 蛋白偶联的神经递质和神经肽(引自 Purves,2001)

经典神经递质	神 经 肽
Ach(M 型)	促肾上腺素皮质激素
腺苷	缓激肽
腺嘌呤核苷三磷酸	胆囊收缩素
DA	内皮素
肾上腺素	促胃酸激素
NE	阿片肽(如 β-内啡肽)
GABA$_B$	催产素(oxytocin,OXT)
谷氨酸	速激肽(如 P-物质)
组胺	甲状腺释放激素
5HT1、5HT2、5HT4 受体	血管活性肠肽
	胃泌素
	加压素

3. 激活酪氨酸激酶

大多数神经营养因子和细胞因子采用直接激活酪氨酸激酶的信号转导方式。有些神经营养因子

(neurotrophic factor, NTF)受体本身就具有酪氨酸激酶的活性,称为受体酪氨酸激酶(receptor tyrosine kinase, RTK),如 NGF 受体。有些神经营养因子的受体必须通过募集胞质中的酪氨酸激酶进行胞内信号转导,称为酪氨酸激酶偶联受体,如 GDNF。酪氨酸激酶活化可触发后续的一系列蛋白磷酸化,最终导致神经营养因子对脑功能的多种效应,也包括对离子通道的调节。

4. 作用于核内受体

类固醇激素(steroid hormone)、甲状腺激素(thyroid hormone)、视黄醛(retinaldehyde)和维生素 D (vitamin D)等亲脂性细胞外信号可直接穿过细胞膜作用于神经元胞质或核内受体。胞内受体一旦与这些细胞外信号结合,便移位到细胞核内,与 DNA 上相应基因调控区上的特定区域结合,发挥转录因子的功能。因此也把这类细胞外信号的受体视为由配体激活的转录因子。

5.2.3　第二信使介导的信号转导途径

通常以细胞膜为界,将膜外信号分子(神经递质和激素等)称为第一信使,而膜内的小分子化合物被称为第二信使(胞内信使)。大多数神经递质、调质和激素均通过 G 蛋白偶联受体的第二信使系统传递信息,在神经系统中发挥作用。常见的第二信使包括环腺苷酸(cyclic adenosine $3', 5'$ - monophosphate, cAMP)、环鸟苷酸(cyclic guanosine $3', 5'$ - cyclic monophosphatec, GMP)、Ca^{2+}、一氧化氮(NO)、磷脂酰肌醇的主要代谢产物 IP_3,以及花生四烯酸的主要代谢产物前列腺素(prostaglandin, PG)等,尤以 Ca^{2+} 和 cAMP 最为常见。下面分别阐述在神经元兴奋性调制方面发挥重要作用的几条信号转导通路。

1. 腺苷酸环化酶/cAMP-依赖性蛋白激酶系统

cAMP 在神经系统中比较肯定的功能之一是介导儿茶酚胺类神经递质的作用,如参与儿茶酚胺对神经元的长时程超级化效应(long-term hyperpolarizing responses)的调节。cAMP/PKA 途径是目前研究最完善的细胞信息传递模型,该途径以靶细胞内 cAMP 浓度改变和激活 PKA 为主要特征,是激素调节物质代谢的主要途径。PKA 的作用底物不同,产生的效应不同,主要表现为调节细胞的物质代谢和基因表达。

cAMP 信号系统含有三个存在于细胞膜上的组分:受体、G 蛋白和腺苷酸环化酶(adenylate cyclase, AC)。假设胞外刺激信号和抑制信号分别被兴奋性受体和抑制性受体所接受,则分别通过激动型 G 蛋白(stimulatory G protein, Gs)和抑制型 G 蛋白(inhibitory G protein, Gi),传递给一个共同的 AC,使其活化或抑制。当 AC 被激活后,催化胞质内 ATP 生成 cAMP,cAMP 作为第二信使通过激活 PKA,使靶蛋白磷酸化,从而调节细胞反应。PKA 可催化一大批底物蛋白的磷酸化,包括许多类型的离子通道、受体、骨架蛋白及核转录因子,例如,PKA 以磷酸化方式改变膜对离子的通透性,从而影响突触后神经元的电活动。cAMP 最终被磷酸二酯酶(phosphodiesterase, PDE)分解灭活而终止信号。在 cAMP 信号传递途径中,每个激活的受体可以活化多个 G 蛋白,每个 G 蛋白激活一个 AC,而每个 AC 可催化生成大量的 cAMP 分子,信号得以放大。cAMP 又可通过 PKA 以及随后的酶激活系列,转化大量酶底物,信号将被放大数千倍。特定细胞对 cAMP 浓度升高的反应方式取决于能够被 PKA 磷酸化的细胞特异性底物蛋白的特定组成。

PKA 对代谢的调节作用主要通过催化部分参与物质代谢的酶的磷酸化,如可使无活性的磷酸化酶激酶 b 转化为有活性的磷酸化酶激酶 a,后者催化磷酸化酶 b 转变为有活性的磷酸化酶 a。

对基因表达的调节主要是通过基因转录调控区中的一类 cAMP 反应元件(cAMP response element, CRE)实现的。当 cAMP 浓度低时,PKA 主要分布于胞质,cAMP 浓度增高,诱导 PKA 全酶解离出催化亚基并转位到细胞核(调节亚基仍保留于胞质)。当 PKA 的催化亚基进入细胞核后,可催化 cAMP 反应元件结合蛋白(cAMP response element binding protein, CREB)特定位点的丝氨酸残基(Ser133)磷酸化,磷酸化的 CREB 形成二聚体与 CRE 结合,从而激活受 CRE 调控的基因的转录(图 5-11)。

2. 鸟苷酸环化酶/cGMP-依赖性蛋白激酶系统

cGMP 是继 cAMP 之后被发现的另一种第二信使。鸟苷酸环化酶(guanylyl cyclase, GC)催化 GTP 生成 cGMP,cGMP 与 GC 一起构成细胞信息传递中另一重要的第二信使系统。虽然在细胞内 cGMP 的

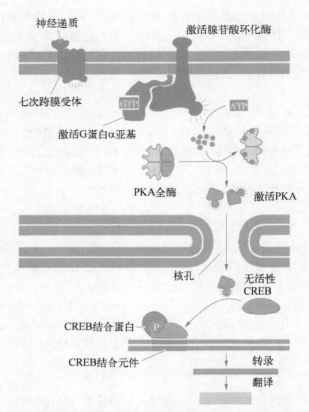

图 5-11 神经递质通过 G 蛋白偶联受体介导的 AC-cAMP-PKA 信号转导途径

水平比 cAMP 低得多,但在某些可兴奋组织中也起某种特异的调节作用。cGMP 可调节脊椎动物视网膜光电转换机制,也是小脑浦肯野细胞内的第二信使,还可以调节平滑肌的肌张力。

神经递质可通过两种机制调节 cGMP 水平:在少数情况下,膜受体含有 GC,如心房钠尿肽受体,胞外信号分子激活该类受体引发调节反应;大多数情况下,胞内可溶性 GC 可被 NO 激活,而 NO 由激活的一氧化氮合酶(nitric oxide synthase,NOS)催化精氨酸而产生。已知 NOS 有三种亚型,即神经型(nNOS)、内皮型(eNOS)和诱导型(iNOS),这三种 NOS 均广泛分布于大脑及外周组织。Ca^{2+} 和钙调蛋白可激活 NOS,故能提高胞内钙水平的神经递质一般均可通过产生 NO 来提高 cGMP 水平。由于 NO 具有独特的理化性质和生物学活性,其分子小且具脂溶性,能通过生物膜快速扩散,使它具备自分泌/旁分泌作用,因此 NO 产生后,不仅能对自身,而且能对相邻细胞中的靶分子发生作用。由于 NO 是一种既是第一信使又有第二信使特征的信息分子,目前认为 NO、GC 和 cGMP 共同构成第二信使系统。NO-cGMP 系统在人类和动物组织、细胞中广泛存在,代表了一种细胞间和细胞内信息传递和细胞功能调节的新的信号传导机制。

在中枢神经系统中,NO 的作用主要是通过激活可溶性 GC 来实现的。NO 作用于靶分子而发挥生物效应可通过两条途径进行:pmol 或 fmol 水平的 NO 主要发挥细胞信息传递作用,NO 激活 GC,激活的 GC 使细胞产生大量 cGMP,NO-cGMP 通路在多种组织、细胞中发挥作用;nmol 水平的 NO 主要引起细胞毒性,如通过产生超氧阴离子,介导谷氨酸的细胞毒性。另外,在兴奋性神经突触传递中,NMDA 受体- NO-cAMP 通路被许多实验证实普遍存在于突触 LTP、LTD、痛觉敏化(algesia sensibilization)等生理过程中。

3. 膜磷脂代谢产物介导的不同的第二信使系统

Ach 和其他神经递质或激素可以引起细胞膜上磷脂酰肌醇(phosphatidylinositol,PI)分解和更新,PI 及其他磷脂也能参与信号转导。PI 的双磷酸化衍生物磷脂酰肌醇- 4,5 -二磷酸(phosphatidylinositol - 4,5 - bisphosphate,PIP_2)是直接被酶催化分解产生的不同第二信使的起点。神经递质等细胞外信号作用于靶细胞的相应受体,通过 G 蛋白,激活细胞膜上特异的 PLC 使 PIP_2 分解产生溶于胞质的 IP_3 和保留在膜上的二酯酰甘油(diacylglycerol,DG)两种信使物质,两者分别激活两条独立又互相联系的信号传递途径。IP_3 的主要作用是通过作用于内质网上的 IP_3 受体,释放细胞内贮存的 Ca^{2+},使胞质游离的 Ca^{2+} 水平增高,通过 Ca^{2+} 浓度升高影响神经元离子通道的活动和无数其他细胞功能。细胞内游离 Ca^{2+} 水平稍有增高就可诱导蛋白激酶 C(protein kinase C,PKC)从胞质转移到细胞膜而成"待激活态"。质膜上增多的 DG 在 Ca^{2+} 和磷脂酰丝氨酸(phosphatidylserine,PS)的配合下特异地激活 PKC,从而催化细胞内各种底物蛋白(包括一些离子通道)丝氨酸和/或苏氨酸残基磷酸化,产生多种生物效应。上述两条即为 IP_3-Ca^{2+} 信号传递途径和 DG-PKC 信号传递途径(图 5-12)。细胞外信号作用于靶细胞的相应受体,通过 G 蛋白,还可以激活细胞膜上特异的磷脂酶 D (phospholipase D,PLD),使磷脂酰胆碱 (phosphatidylcholine,PC)水解,在细胞效应的晚期释放 DG,持续激活 PKC。

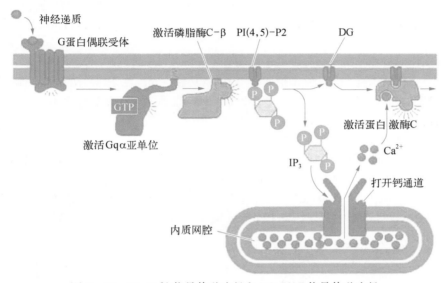

图 5-12 IP_3-Ca^{2+} 信号传递途径和 DG-PKC 信号传递途径

在神经系统还存在磷脂酶 A2/花生四烯酸信号系统。膜磷脂酶 A2(phospholipase A2,PLA2)可由多种细胞外信号激活,将多种膜磷脂甘油骨架的第 2 位碳原子上的脂肪酸水解,产生游离的花生四烯酸(arachidonic,AA)。PLA2 的活性受神经递质-受体之间相互作用调节,也可由 G 蛋白激活。游离的 AA 被环氧合酶(cyclooxygenase,COX)裂解,并经不同的酶促反应产生各种类型的 PG 和其他环内过氧化物,AA 也可被脂氧合酶裂解产生白三烯,以上通称为花生酸类,是重要的生物活性物质,主要作为第一信使在胞间通讯中起作用,也可作为第二信使参与胞内信号转导,能直接激活 PKC 或某些离子通道。花生酸类物质可以调控 AC、GC、离子通道、蛋白激酶以及其他蛋白。

4. 胞内钙信号途径

神经细胞的功能大多与 Ca^{2+} 密切相关,胞质内游离 Ca^{2+} 浓度在 0.01～1 $\mu mol/L$,比细胞外液中 Ca^{2+} 浓度(约 2.5 mmol/L)低得多。在大多数神经元,细胞内游离 Ca^{2+} 浓度静息时大约为 100 nmol/L。神经细胞的内质网和线粒体均可作为细胞内 Ca^{2+} 的储存库。Ca^{2+} 是细胞内最重要的第二信使之一,Ca^{2+} 进入胞质后有许多蛋白质参与介导其生化反应,其中最为重要的是与钙调蛋白(calmodulin,CaM)形成复合物以调节许多酶的活性,包括 CaMPK、蛋白磷酸酶和 AC。通过这些酶来改变神经元已有的突触蛋白活性或激活相应的基因表达,发挥神经生物学作用。

(1) 引起神经元 Ca^{2+} 升高的主要方式

细胞外液 Ca^{2+} 通过钙通道进入细胞或亚细胞器内储存的 Ca^{2+} 释放到胞质时,都会使胞质内 Ca^{2+} 水平急剧升高,随之引起某些酶活性和蛋白功能的改变,从而调节各种生命活动。中枢神经系统主要有两类钙通道:电压敏感性钙通道(voltage-sensitive Ca^{2+} channel,VSCC)和配体门控性钙通道(ligand-gated calcium channel,LGCC)。前者包括高电压激活的 L-型、N-型、P/Q-型钙通道和低电压激活的 T-型钙通道。在神经元,配体门控型离子通道中以 N-甲基-D-天门冬氨酸(N-methyl-D-aspartate,NMDA)受体最为重要,该受体在树突棘的突触后膜分布较多,谷氨酸是其激动剂,甘氨酸作为辅助激动剂,去极化至膜电位－50 mV 以上，释放出阻断通道的 Mg^{2+}，使通道激活，该通道对 Ca^{2+} 和 Na^+ 有较高的通透性。另外还有烟碱型乙酰胆碱受体（nicotinic acetylcholine receptor，nAChR）、5-羟色胺受体第三亚型（5-hydroxytrypta-mine receptor，5-HTR3）、α-氨基-3-羟基-5-甲基-4-异恶唑丙酸受体（α-amino-3-hydroxy-5-methyl-4-isox-azolepropionic receptor，AMPAR）和海人藻酸受体（kainic acid receptor，KAR）等，均为配体门控性钙通道。

神经元内由 Ca^{2+} 诱导的 Ca^{2+} 释放是引起胞质游离 Ca^{2+} 浓度升高的另一种方式，神经元表达几种细胞内 Ca^{2+} 通道亚型，它们的开放受胞质 Ca^{2+} 浓度的调节。内质网上至少有两类钙池，分别由 IP_3 和蓝尼啶（ryanodine，Rya）受体系统调控。IP_3 是一种分子量约为 260 kDa 的四聚体蛋白，富含于小脑浦肯野细胞中，IP_3 受体不仅存在于内质网外膜，还存在于核膜。在神经元，IP_3 受体即一种钙结合蛋白 Calmedin 与 IP_3 自身的 cAMP 依赖性磷酸化而发挥作用，当神经元受到某些神经递质刺激时，IP_3 是调节细胞内游离 Ca^{2+} 浓度的中心。

（2）神经元 Ca^{2+} 外排

神经元至少有两类有效的 Ca^{2+} 外排机制：Ca^{2+}-ATP 酶（Ca^{2+}-ATPase，又称 Ca^{2+} 泵）和 Na^+/Ca^{2+} 交换体。Ca^{2+}-ATP 酶每消耗 1 分子 ATP 可排出 1 个 Ca^{2+}。人类 4 个基因编码不同的 Ca^{2+}-ATP 酶亚型，而神经组织含有全套的 Ca^{2+}-ATP 酶亚型。

（3）神经元 Ca^{2+} 信号的区域性

Ca^{2+} 在细胞内的分布是不均匀的，呈现区域性分布。利用激光扫描共聚焦显微镜（laser scanning confocal microscope，LSCM）实现细胞 Ca^{2+} 的高分辨率成像，可清楚地观察到这种不均匀的分布。突触刺激可引起神经元局限性区域内 Ca^{2+} 浓度的升高，从而在局限的区域内激活 Ca^{2+} 敏感信使，最终激活不同的信号转导通路，产生相对特异的神经生物学反应。图 5-13 显示了神经元常见的 Ca^{2+} 升高和外排的主要途径。

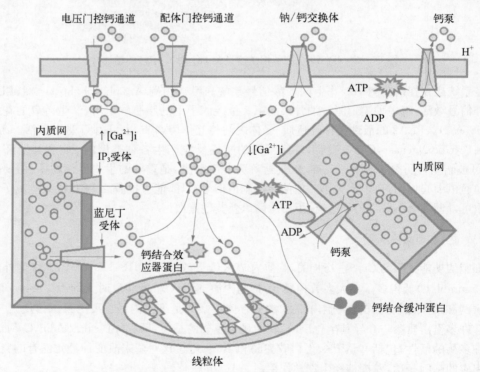

图 5-13 神经元常见的 Ca^{2+} 升高和外排的主要途径

在海马 CA1 区神经元，突触活动与突触可塑性的联系已经得到较好的阐述。研究表明，突触刺激频率可影响神经元 Ca^{2+} 升高的形式，例如，以 20 Hz 频率跨突触刺激 CA1 锥体神经元，Ca^{2+} 的显著升高仅发生在顶树突和基底树突的近端，胞体则发生轻微但持续的升高，这种升高不依赖被刺激的传入纤维位置，且可被改变膜电位所模拟，提示低频刺激引起的 Ca^{2+} 升高与 VSCC 激活有关。高于 20 Hz 频率跨突触刺激时，树突的突触区游离 Ca^{2+} 水平显著升高，这是一种局限性树突 Ca^{2+} 升高，由 NMDA 受体介导产生 LTP，具有突触特异性。在大脑皮层神经元、小脑浦肯野细胞等均发现 Ca^{2+} 信号的区域性特点。

5. 神经元 Ca^{2+} 信号的传递

在神经元,神经递质刺激和膜去极化导致配体和电压门控的钙离子通道的开放,随即 Ca^{2+} 内流穿过质膜,启动包括钙敏感性 AC、Ca^{2+}/CaMPK 以及 Ras 在内的许多信号分子的激活。这些信号分子各自激活一条信号蛋白的级联反应,放大钙信号并将之传入核内。核内激酶包括 PKA,CaMPK Ⅳ 和 Ras 家族成员,在 Ser-133 位残基对 CREB 的磷酸化,介导基因转录,如启动 BDNF 基因转录。

6. 神经胶质细胞的 Ca^{2+} 信号

神经胶质细胞也可产生 Ca^{2+} 信号,如特殊类型的星形胶质细胞和胶质前体细胞,其胞质膜表达 VSCC。在小胶质细胞,存在配体门控性 Ca^{2+} 通道;在少突胶质细胞,Ca^{2+} 通道可能集中于胞质的某些区域。研究表明,胶质细胞的 Ca^{2+} 信号产生是以细胞内 Ca^{2+} 释放为主导地位,单相 Ca^{2+} 信号往往由少突胶质细胞产生,而复杂的 Ca^{2+} 反应常常是星形胶质细胞和小胶质细胞的反应特征。由于胶质细胞没有表达产生动作电位的适宜通道,Ca^{2+} 信号多通过缝隙连接传播,表现为 Ca^{2+} 波。Ca^{2+} 信号除作为胶质细胞相互联系的手段外,也是神经元与胶质细胞相互作用的重要介质。胶质细胞的 Ca^{2+} 信号也可诱发神经元的反应,从而在整个中枢神经系统中整合与交流信息。

5.2.4　信息传导通路中的蛋白质磷酸化

蛋白质磷酸化与脱磷酸化是生物体最基本的和最重要的调节反应,几乎调节着生命活动的每一过程,包括学习记忆在内的高级神经活动等都与蛋白质磷酸化密切相关。

蛋白质磷酸化是由蛋白激酶(protein kinase,PK)催化产生的,PK 将供体分子 ATP 上 γ 位的磷酸根转移到特定蛋白质含有羟基的氨基酸残基上,取代羟基上的氢原子,形成磷酸化蛋白。蛋白质的脱磷酸化由蛋白磷酸酶(protein phosphatase,PP)催化,将磷酸根从氨基酸残基上去除。由于磷酸根携带大量负电荷,当它与蛋白质结合后,会通过影响多肽链的折叠而改变蛋白质的空间构象,从而影响其生物功能,如影响受体、离子通道、收缩蛋白等。由于蛋白质的磷酸化和脱磷酸化能够以很快的速度进行,在信号转导通路中具有十分重要的意义。可以这样认为,不管信号转导通过何种途径进行,其级联反应的终末几乎都是蛋白质的磷酸化。

1. 神经系统主要的第二信使依赖性蛋白激酶

人们对神经系统中第二信使 cAMP、cGMP、Ca^{2+} 和 DG 激活的蛋白激酶已有比较深入的研究,其命名也都是根据相应的第二信使,分别是:PKA、cGMP 依赖性蛋白激酶(cGMP-dependent protein kinase,PKG)、Ca^{2+} 依赖性蛋白激酶,它们均能使底物蛋白上的丝氨酸/苏氨酸残基磷酸化,被统称为丝氨酸/苏氨酸激酶。

(1) PKA

脑内的蛋白激酶主要是 PKA。PKA 是一种由四聚体(C2R2)组成的别构酶,C 为催化亚基,R 为调节亚基,分子量分别为 40 kDa 和 50 kDa,每个调节亚基上有 2 个 cAMP 结合位点。当细胞内缺少 cAMP 时,该酶以无活性的全酶形式存在。当细胞内 cAMP 浓度增高,调节亚基与 cAMP 结合,调节亚基脱落,游离的催化亚基即具有活性,可催化底物蛋白上特异位点的丝氨酸和/或苏氨酸残基磷酸化,而 PKA 的催化活性有赖于活化后游离的催化亚基移位到特定的区域或细胞亚单位而发挥作用。已鉴定了 3 种催化亚基(Cα、Cβ 和 Cγ)和 4 种调节亚基(RIα、RIβ、R Ⅱ α、R Ⅱ β),它们在组织和细胞中的分布有所不同。

(2) PKG

神经系统另一主要类型的蛋白激酶为 PKG。PKG 与 PKA 同源,是分子量约为 75 kDa 的单链分子,其调节亚基和催化亚基存在于同一多肽链中,N 末端有修饰区,N 末端乙酰化的为 PKG Ⅰ,豆蔻酰化的为 PKG Ⅱ。cGMP 与 PKG 的调节区结合,引起 PKG 发生自身磷酸化而改变其构象,解除对催化区的抑制,使 PKG 活化。但 PKG 的表达远不如 PKA 广泛,对其功能知之甚少。已知有些离子通道由 PKG 调节,但尚未发现 PKG 的生理底物。

(3) Ca^{2+} 依赖性蛋白激酶

Ca^{2+} 依赖性蛋白激酶主要有两大类:一类被 Ca^{2+} 结合钙调蛋白所活化,称为 CaMPK;另一类为

Ca^{2+} 结合 DG 或其他脂类所活化,称为 Ca^{2+}/DG 依赖的蛋白激酶或蛋白激酶 C(protein kinase,PKC)。这两类酶在神经系统均存在,每类酶又有多种亚型,它们的功能调节特性以及在神经系统不同神经元的表达各不相同。

1) CaMPK:CaM 是真核细胞内的一种小分子钙结合蛋白,其分子量为 15 kDa,是细胞内 Ca^{2+} 重要的调节蛋白,也是 Ca^{2+} 特别重要的胞内受体,Ca^{2+} 的功能主要通过 CaMPK 系统传递下去。每个 CaM 分子含有 4 个 Ca^{2+} 结合域,具有 EF 手形结构。静息下很少有 Ca^{2+} 结合到 CaM 上,当胞内游离 Ca^{2+} 浓度升高到微摩尔级时,4 个结合位点被占领,形成 Ca^{2+}-CaM 复合物并激活 CaMPK,后者是一个多功能蛋白激酶,可使许多蛋白质的 Ser/Thr 残基磷酸化,使之激活或失活,调节许多其他蛋白的活动,包括一些蛋白激酶。已知 CaMPK 有 6 种亚型,其中 Ca^{2+}/CaMPK Ⅱ 和 Ca^{2+}/CaMPK Ⅳ 是多功能酶,在大部分细胞中均有发现,能磷酸化多种底物蛋白。Ca^{2+}/CaMPK Ⅱ 在神经系统中特别丰富,占蛋白总量的 0.5%～1.0%,占海马蛋白总量的 2% 左右,这对酶而言是非常高的。它由两种不同的亚单位 α 和 β 组成,分子量分别为 50 kDa 和 60 kDa。α 和 β 亚单位的比例在不同的细胞中不同。当细胞内 Ca^{2+} 浓度升高,Ca^{2+} 与胞质中的 CaM 结合,Ca^{2+}/CaM 复合物结合到 Ca^{2+}/CaMPK Ⅱ 的亚单位上,酶被激活,并能使磷酸基从 ATP 转移到多种不同的底物蛋白上。在神经元,Ca^{2+}/CaMPK Ⅱ 的一种最适底物是突触蛋白 Ⅰ(synapsin Ⅰ),突触蛋白 Ⅰ 除与囊泡结合外,还与细胞骨架的肌动蛋白结合,将囊泡与细胞骨架连接起来。当突触蛋白 Ⅰ 被 Ca^{2+}/CaMPK Ⅱ 磷酸化后,它与囊泡和肌动蛋白的结合力减弱。

Ca^{2+}/CaMPK Ⅱ 的含量在神经系统非常丰富,分布又如此广泛,因此它的生理作用涉及许多方面。Ca^{2+}/CaMPK Ⅱ 在介导神经元突触可塑性中起到不同寻常的生物学作用,有"记忆分子"之称;它在调节神经元存活和死亡中的作用也得到证实,如 BDNF 在发育的新皮层神经元中可通过激活磷脂酰肌醇-3 激酶(phosphatidylinositol 3-kinase,PI3K)/Akt(protein kinase B,PKB)信号转导通路调控神经元的存活,CaMPK Ⅱ 在其中起了关键作用。

2) PKC:PKC 是 1977 年发现的一类 78～90 kDa 的单体蛋白多肽链,有 10 种以上的同工酶,其分子可分为两段,C 末端具激酶活性,N 末端有调节功能,含有磷脂、Ca^{2+} 及 DG 的结合位点。在 PKC 分子中存在几个调节区:C1 区是磷脂结合区,介导 DG 和佛波酯对该酶的作用;C2 区涉及关键的功能区,与 Ca^{2+} 和磷脂酰丝氨酸等结合;C3 区与 ATP 结合;C4 区则含有催化位点。假性底物位点能抑制该酶的催化活性,故在功能上类似于 PKA 和 PKG 的调节区。一旦假性底物位点与 Ca^{2+}、DG 和磷脂酰丝氨酸结合,其抑制作用就被解除,而使 PKC 活化。根据对第二信使反应的不同至少可分为 3 类:经典 PKC(cPKC)、新 PKC(nPKC)和不典型 PKC(aPKC)共 10 余种,且在脑内至少存在 7 种,有报道说 PKCγ 为脑组织所特有。PKC 的底物谱很广,在神经元,PKC 参与谷氨酸、GABA 等多种受体活动的调节。

2. 受磷酸化调控的神经系统蛋白质

蛋白磷酸化参与调控神经元各种各样的功能,包括离子通道活性的调节、神经递质受体的敏感性、神经递质的合成、释放和再摄取、轴突内物质的转运、树突和轴突的形成过程以及神经元的特异性等。多种形式的神经可塑性和学习记忆也都以相似的方式被蛋白的磷酸化所调控。表 5-3 列出部分受磷酸化调控的神经元蛋白和相应的功能分类。

表 5-3　受磷酸化调控的部分神经元蛋白分类

蛋 白 分 类	神 经 元 蛋 白
参与神经递质合成与降解的酶	酪氨酸羟化酶
	色氨酸羟化酶
神经递质受体	β-肾上腺素能受体
	α2-肾上腺素能受体
	毒蕈碱型胆碱能受体
	阿片受体
	γ-氨基丁酸 A 型受体亚基
	NMDA 谷氨酸受体亚基
	非 NMDA 谷氨酸受体亚基
	烟碱型乙酰胆碱受体亚基

续　表

蛋 白 分 类	神 经 元 蛋 白
神经递质转运体	单胺类重摄入转运体 单胺类囊泡转运体
离子通道	电压依赖性 Na^+，K^+，Ca^{2+} 通道 配体门控型离子通道 Ca^{2+}-依赖型钾通道
参与第二信使调节的酶和蛋白	G 蛋白 磷脂酶 腺苷酸环化酶 尿苷酸环化酶 磷酸二酯酶 IP_3 受体
蛋白激酶	自身磷酸化蛋白激酶 磷酸化其他蛋白的蛋白激酶
蛋白质磷酸酶抑制剂	DA 抑制剂 1 和 2
参与神经元生长、形态和迁移的骨架蛋白	肌动蛋白 微管蛋白 神经丝蛋白 肌球蛋白 微管相关蛋白 肌动蛋白结合蛋白
参与神经递质释放的突触囊泡蛋白	突触蛋白 Ⅰ 和 Ⅱ 内涵蛋白 囊泡整合蛋白 突触小泡蛋白
转录因子	CREB 家族成员 Fos 和 Jun 蛋白家族成员 信息传递与转录活化因子 类固醇和甲状腺激素受体 核因子 κB - IKB 家族
参与 DNA 转录和 mRNA 翻译的其他蛋白	RNA 聚合酶 拓扑异构酶 组蛋白和非组蛋白核蛋白 核蛋白体蛋白质 S6 真核细胞起始因子 真核细胞延长因子 其他核蛋白体蛋白质
其他各类	髓鞘基本蛋白 视紫红质 神经细胞黏附蛋白 MARCKS 生长相关蛋白(43 kDa)

表中所列为经磷酸化调节的神经元蛋白，其中有些为神经元所特有，大部分虽然在其他细胞类型中也存在，但在神经系统承担多种功能，包括调节神经元所特有的现象。不承担神经元特有现象的蛋白且在许多组织均有广泛分布的磷蛋白不在此表列出。NMDA：N-甲基-D-天冬氨酸，CREB：cAMP 反应元件结合蛋白，STAT：信号转导激活与转录，MARCKS：肉豆蔻酰化富含丙氨酸 C 激酶底物，IP_3：三磷酸肌醇，DARPP-32：32 kDa 多巴胺和 cAMP 调节磷蛋白

5.3　神经递质与神经调质

随着神经生物学的发展，陆续在神经系统中发现了大量神经活性物质，由此提出了神经递质、神经调

质和神经激素等概念。多种神经递质及调质的存在以及两者共存于同一神经末梢,使神经传递和调节的形式更加精细和多样化。

5.3.1　神经递质概念与特征

前已述及,神经元通过突触结构进行着细胞间的信息传递和信息的整合。由一个神经元末梢释放担任信使,作用于次一级神经元或效应器细胞膜上相应的受体发生效应的神经化学物质叫神经递质(neurotransmitter)。神经递质作用的特点是传递信息快、作用强、选择性高。当神经递质分泌过多或过少、相应的受体数目或功能异常,或是细胞内生化反应失调时,均可使神经信息传递发生失误,进而导致大脑功能异常。

德国科学家 Loewi 通过著名的离体双蛙心灌流实验最早证实了神经化学传递的存在。经过 80 余年的研究,神经化学的研究取得了很大的进展。在发现神经递质 Ach 和 NE 之后,又陆续在外周和中枢神经系统内发现了其他单胺类神经递质,如 DA、5 - HT 以及一些兴奋性和抑制性的氨基酸神经递质,如谷氨酸(glutamate,Glu)和 GABA。近年来不断发现大量神经肽类物质,已知的哺乳动物脑内神经肽(neuropeptide)达到 100 余种,且数量仍在不断上升。

神经递质为神经细胞与神经细胞或其他效应细胞之间传递信息的化学物质,但是并非在神经末梢发现的化学物质都是神经递质。一个化学物质被确认为神经递质,应具有如下的主要特征:

1) 突触前神经元内含有合成该递质的原料和酶系。

2) 递质合成后必须贮存于突触囊泡避免被胞质内其他酶系破坏。

3) 突触前刺激能导致该递质的释放。

4) 该递质可作用于突触后膜上相应的受体,发挥兴奋或抑制效应,直接外加该递质于神经元或效应细胞旁可产生相同的突触后效应。

5) 突触部位存在该类递质的快速失活机制。

6) 可采用递质拟似剂或受体阻断剂分别加强或阻断该递质的突触传递效应。

神经系统中大量存在的化学物质,只有符合或基本符合以上条件的才被确认为神经递质。药物可以通过影响神经递质的合成、贮存、释放、代谢等环节或通过直接与受体结合而产生生物效应。

机体中神经递质种类繁多,通常可按其生理功能,分为两大类,即兴奋性和抑制性神经递质;也可按照分布部位,分为外周神经递质和中枢神经递质;或者按照化学性质,分为胆碱类、单胺类、氨基酸类、肽类、嘌呤类和脂类等。

5.3.2　神经递质合成与储存

神经递质主要在神经元胞体或轴突末梢的胞质内合成,贮存在突触前彼此分离的突触囊泡中。不同的神经递质有不同的合成途径,如 Ach 是由胆碱和乙酰辅酶 A 在胆碱乙酰转移酶(胆碱乙酰化酶)的催化作用下合成的。由于该酶存在于胞质中,因此 Ach 在胞质中合成,合成后由囊泡摄取并贮存起来。又如 Glu 和 Gly 属于蛋白质合成所需的氨基酸,富集于机体所有细胞(包括神经元)中。GABA 和单胺类递质只由释放它们的神经元合成,这些神经元含有特异性酶类,可以利用不同代谢前体物合成相应的递质。合成氨基酸和胺类递质的酶被运输到突触末梢,进行局部且快速的递质合成。一旦氨基酸和胺类神经递质在轴突末梢的胞质中合成后,它们就自然地被突触囊泡摄取,囊泡内神经递质的浓缩过程则是由囊泡膜中镶嵌的转运体(transporter)来完成的。细胞内的多肽是在胞体中由核糖体将氨基酸连在一起而合成的,对肽类神经递质而言,这些均发生在粗面内质网上,并在高尔基体被酶解成有活性的神经递质,形成分泌颗粒并通过轴浆运输的方式转运到轴突末梢。

5.3.3　神经递质释放与清除

当神经冲动抵达神经末梢时,在末梢产生动作电位和离子转移,Ca^{2+} 由膜外进入膜内,促使一定数量的囊泡膜与突触前膜融合,融合的黏合处出现裂口,囊泡内递质和其他内容物就从该裂口释放到突触间隙中,该释放方式被称为出胞(exocytosis)或胞吐胞裂外排。在上述过程中,Ca^{2+} 的转移非常重要,是囊泡膜与突触前膜紧贴融合的必要因素,且 Ca^{2+} 由膜外进入膜内的数量多少,直接关系到递质的释放量。一般认为,Ca^{2+} 可能有两方面的作用:一是降低轴浆的黏度,有利于囊泡的移动;二是消除突触前膜内的负电位,便于囊泡与突触前膜接触并发生融合。当囊泡破裂把递质和其他内容物释放到突触间隙时,其外壳仍可留在突触前膜内,以后可以重新恢复原样,继续合成并贮存递质;囊泡膜也与突触前膜融合,成为突触前膜的组成部分。

释放的神经递质与突触后受体发生作用后,势必会从突触间隙被及时清除,以利于下一轮的突触传递。主要有两种途径清除,一种是以简单的扩散远离突触,但扩散通常被辅以突触前神经末梢对它们的重摄取。重摄取是由突触前膜上特异性的神经递质转运蛋白承担,神经递质一旦被重摄取进入末梢胞质后,就被酶降解或重新载入突触囊泡。神经递质转运蛋白也存在于突触周围的神经胶质细胞膜上,同样有助于从突触间隙清除神经递质。另一种是神经递质被突触间隙中的酶降解,终止它们的作用。

5.3.4　神经调质与神经递质的共存

神经调质能调节神经递质传递的效率,增强或削弱递质的效应。神经调质的主要特征是:可由神经细胞、胶质细胞或其他分泌细胞所分泌;本身不直接负责跨突触信号传递或不直接引起效应细胞的功能改变,但对神经递质起调制作用;间接调制神经递质在突触前神经末梢的释放及其基础活动水平。

长期以来认为,一种神经元只释放一种递质,这一原则被称为戴尔原则(Dale's principle)。近年来研究发现,一个神经元内可存在两种或两种以上递质(包括调质)。研究还发现,神经元末梢内存在有两种大小不同的囊泡,经典递质储存在大、小两种囊泡里,而神经肽与经典递质共同储存在大囊泡里。低频率信息可使小囊泡释放,高频率信息则使大囊泡释放。经典递质和神经肽共同释放,共同传递信息,可起相互协同作用或拮抗作用,有效地调节细胞或器官的生理功能,还可通过突触前互相调制来改变递质的释放量,有利于加强或减弱作用强度。将一个神经元同时含有多种神经递质或调质以及两个神经元之间通过多种化学传递的现象称为神经递质共存(neurotransmitter coexistance)。多种神经递质及神经调质的存在及两者共存于同一神经末梢,可以使神经传递和调节的形式更加精细和多样化。

5.3.5　乙 酰 胆 碱

Ach 是 20 世纪上半叶第一个被确定为神经递质的化学物质,释放 Ach 作为递质的神经纤维,称为胆碱能神经纤维,这类纤维广泛存在于中枢神经系统和周围神经系统中,主要通过释放递质 Ach 作用于突触后膜上胆碱受体产生相应的生理效应。

1. Ach 的分布和作用

周围神经系统中,Ach 是全部交感神经和副交感神经的节前纤维、全部副交感神经的节后纤维、躯体运动神经纤维以及极少数交感神经节后纤维(如支配汗腺分泌和骨骼肌舒张的神经纤维)释放的神经递质。节前纤维和运动神经纤维所释放的 Ach 的作用,与烟碱(nicotine,N)的药理作用相似,称为烟碱样作用(N 样作用);副交感神经节后纤维所释放的 Ach 的作用,与毒蕈碱(muscarine,M)的药理作用相同,称为毒蕈碱样作用(M 样作用)。

中枢神经系统中,末梢释放 Ach 的神经元被称为胆碱能神经元,广泛分布于中枢发出的运动神经、脑干网状上行激动系统、纹状体、边缘系统和大脑皮层等部位。按分布特征可分为局部分布的中间神经元和胆碱能投射神经元。中间神经元组成局部神经回路。该型多见于纹状体、隔核、伏隔核、嗅结节等神经核团,尤以纹状体最多。胆碱能投射神经元在脑内分布较集中,分别组成胆碱能基底前脑复合体和胆碱能脑桥-中脑-被盖复合体。脑内神经递质 Ach 的合成、贮存、释放、与受体的作用及灭活等突触传递过程与外周胆碱能神经相同。

中枢 Ach 主要参与机体心血管活动、摄食、饮水、睡眠、觉醒、感觉和运动的调节。近年的研究发现 Ach 也参与对学习和记忆的调节。另外,某些神经疾病与脑内 Ach 的含量有关,如老年痴呆症的突出病理改变之一即基底前脑复合体胆碱能神经元明显丢失。锥体外系运动的最高级调节中枢为纹状体。Ach 与 DA 两系统平衡失调会导致严重的神经系统疾病,如 DA 系统功能低下导致 Ach 系统相对过强,引发帕金森病(Parkinson disease,PD),相反则出现亨廷顿(Huntington)病。

2. Ach 的合成

大部分 Ach 在胆碱能神经末梢合成,此处含有丰富的线粒体和胆碱乙酰转移酶(choline-acetyltransferase,

ChAT,俗称胆碱乙酰化酶,choline acetylase,ChAc)。胆碱和乙酰辅酶 A(acetyl CoA,乙酰 CoA)在 ChAT 的催化作用下合成 Ach,合成过程见图 5-14 和图 5-15。

$$(CH_3)_3N^+—CH_2—CH_2—OH+CH_3—CO\sim CoA \xrightarrow{\text{胆碱乙酰化酶}} (CH_3)_3N^+—CH_2—CH_2—O—CO—CH_3 + CoA$$

胆 碱　　　　　　乙酰辅酶A　　　　　　　　　　　　　　乙酰胆碱　　　　　　　　辅酶A

图 5-14　Ach 的生物合成

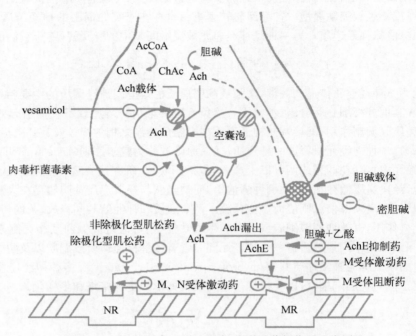

图 5-15　Ach 合成、贮存、释放、代谢及药物作用示意图

AcCoA. 乙酰辅酶 A;ChAc. 胆碱乙酰化酶;AchE. 乙酰胆碱酯酶;Ach. 乙酰胆碱;MR. 毒蕈碱型受体;NR. 烟碱型受体

神经元不能直接合成胆碱,但可通过胆碱酯酶分解 Ach 释放胆碱。Ach 合成所需的胆碱大部分来自末梢释放的 Ach 经胆碱酯酶水解生成,也有一部分由卵磷脂水解产生。由于血浆内胆碱不能透过血-脑屏障,故脑内代谢来源的胆碱非常重要。

乙酰 CoA 主要来自葡萄糖生成的丙酮酸盐、柠檬酸或乙酸盐。葡萄糖来源的丙酮酸,主要在末梢线粒体内膜生成,然后转运至突触囊泡参与合成 Ach,但对该转运机制仍不清楚。柠檬酸可直接渗透至细胞质,在柠檬酸裂解酶作用下生成乙酰 CoA。乙酸盐在乙酸盐硫激酶作用下,与 ATP 生成酶结合乙酰 AMP,然后经乙酰基转移与 CoA 合成乙酰 CoA。

ChAT 是在核周体合成后沿轴突转运至末梢的。在脚间核、尾核和视网膜等部位含量较高。研究发现,神经末梢和突触囊泡膜存在颗粒状 ChAT,溶解后与可溶性 ChAT 具有相同的动力学特征。由于胆碱的摄取与乙酰化作用之间呈动力学偶联,这种膜结合的 ChAT 可能与 Ach 生理作用的发挥相关。

3. 贮存和释放

由于 ChAT 存在于胞质内,因此推测 Ach 首先在胞质内合成,然后再运送至囊泡贮存,但其转运和进入囊泡的机制并不清楚。囊泡及胞质中的 Ach 大约各占一半,且两者处于某种平衡状态。囊泡内贮存的 Ach 与蛋白质结合,称为结合型,而释放至胞质时,则变为游离型。

当神经冲动沿轴突到达末梢时,神经元去极化,细胞外 Ca^{2+} 经电压依赖性通道进入细胞内,使胞质内 Ca^{2+} 浓度升高,增加细胞膜附近胞质流动性,使囊泡靠近突触前膜并与之融合、破裂,囊泡内结合型 Ach 与结合蛋白脱离转变为游离型 Ach,通过裂孔释放入突触间隙。同时,还有一部分胞质内新近合成的游离型 Ach 也可能随之释放,这种递质释放方式也被称为胞裂外排。

囊泡内参与 Ach 释放的蛋白质有突触蛋白Ⅰ、突触结合蛋白、突触素、突触泡蛋白和连接蛋白等。一些毒素可选择性地干扰囊泡释放 Ach,如梭状芽孢杆菌毒素可抑制神经末梢突触泡蛋白等蛋白活性,从而减少 Ach 释放。黑寡妇毒蜘蛛毒液中 α‑latrotoxin 能促进囊泡大量释放 Ach,过度刺激突触后位点,造成 Ca^{2+} 信号与 Ach 释放过程脱偶联。目前,这些影响 Ach 释放的毒素已被用作重要的药理学工具来研究正常递质释放的分子过程。

4. 重摄取和失活

Ach 作用于突触后膜(突触后神经元或效应细胞的膜)表面的受体,通过信号转导引起相应的生理效应。Ach 在完成信息传递之后随即与受体分开,游离于突触间隙。大部分 Ach 在 AchE 的作用下水解成胆碱和乙酸而失去活性,也有一部分经弥散而离开突触间隙(图 5‑15)。

Ach 不能被转运体转运回突触前末梢,因而不能循环利用,但其代谢产物胆碱可被再摄取转运回突触前末梢内,用于合成 Ach。胆碱的转运是控制突触间隙 Ach 浓度的主要调节机制,密胆碱(hemicholine)和 vesamicol 为胆碱转运体抑制剂。但至今未能人工合成胆碱再摄取的转运蛋白。

AchE 存在于胞质和细胞外,可分解细胞内外的 Ach。胆碱能神经末梢释放的 Ach 迅速被 AchE 降解,因此 Ach 在突触间隙弥散的量很小,其信号的持续时间也很短。胆碱酯酶抑制剂(cholinesterase inhibitor,ChEI)抑制 AchE,造成突触间隙 Ach 聚集,延长 Ach 信号作用持续时间,其效应与神经系统 Ach 受体过度刺激等同。

可逆性 AchE 抑制剂如毒扁豆碱和新斯的明可使 AchE 失活 4 h 左右,临床上常用于青光眼、重症肌无力及肠道平滑肌功能障碍。中枢作用的 AchE 抑制剂他克林和多奈哌齐等药可使阿尔茨海默病(Alzheimer's Diease,AD)患者中枢的 Ach 浓度增加,用于缓解 AD 的认知功能障碍,但疗效有限。

不可逆性 AchE 抑制剂可磷酸化 AchE,磷酸化的 AchE 不易水解,此酶难以恢复,时间久后,还会导致酶完全不可活化,此过程称为酶的"老化"。农业上使用的有机磷杀虫剂(如敌百虫、对硫磷等)就属此类不可逆性 AchE 抑制剂。

5.3.6　儿茶酚胺类

凡含有儿茶酚(catechol)结构的生物胺类神经递质统称为儿茶酚胺(catecholamines,CA)。人脑内仅约 0.000 5% 的神经元是以 CA 作为神经递质,但对 CA 能神经传递的研究却较其他任何神经递质都多。CA 类神经递质包括 NE、肾上腺素(epinephrine,E 或 adrenalin,A)和 DA。由于 CA 类神经递质与 5‑HT 和组胺(histamine)各自都含有一个单胺基团,常合称为单胺类神经递质(monoamine neurotransmitter)。单胺类神经递质对脑内所有的回路系统都有调节作用,可通过促进和削弱神经元之间的联系,调节脑内回路系统的可塑性。CA 类神经递质通过控制 G 蛋白偶联受体和第二信使系统来调节大脑回路系统区域的反应性。

NE 主要在蓝斑内合成,作用于 α 和 β 肾上腺素能受体,在睡眠、觉醒、注意、学习和记忆等多种功能中发挥作用,NE 系统也参与抑郁和焦虑障碍的发病。E 是肾上腺髓质的主要激素,可由脑干内少数神经元产生,其确切的功能还不清楚。DA 是 NE 合成的前体,仅脑内少数神经元产生,参与运动、认知过程、情绪和神经内分泌等功能。此外,DA 与 PD、精神分裂症和药物依赖等有关。NE 和 E 既是肾上腺髓质所分泌的激素,又是交感节后神经元和脑内肾上腺素能神经纤维释放的神经递质。NE 在中枢内分布广泛,含量较多,E 则少,因此我们着重介绍 NE 的代谢。神经递质 DA 则主要集中在锥体外系。

神经组织中 CA 神经递质通过共同的生物合成途径合成,它们的合成原料来自血液中的酪氨酸,其合成过程如图 5‑16。

CA 类神经递质的合成均以酪氨酸为原料。首先胞质中的酪氨酸在酪氨酸羟化酶(tyrosine hydroxylase,TH)的催化作用下合成多巴,再在多巴脱羧酶(芳香族氨基酸脱羧酶)作用下合成 DA,然后 DA 被摄取入囊泡,由囊泡中的多巴胺‑β 羟化酶催化进一步合成 NE,并贮存于囊泡内。在上述过程中,第一步由 TH 催化酪氨酸合成多巴,由于 TH 位于 NE 能神经纤维的胞质内,含量少,活性低,成为 NE 生成的限速酶。四氢生物蝶呤是它的辅酶,O_2 和 Fe^{2+} 也是合成时必不可少的因素;第二步由胞质中多巴脱羧酶催化合成 DA,该酶的特异性不高,和一般氨基酸脱羧酶一样,要求磷酸吡哆醛作为辅酶。上述二步反应是在胞质中进行的,然后 DA 被摄取入囊泡;第三步在囊泡中进行,由多巴胺‑β 羟化酶催化合成 NE,这一步为氧化反应,氧化发生在 β 碳原子上。已知多巴胺‑β 羟化酶存在于囊泡内壁,属于含 Cu^{2+} 的蛋白质,需要维生素 C 为辅助因子。

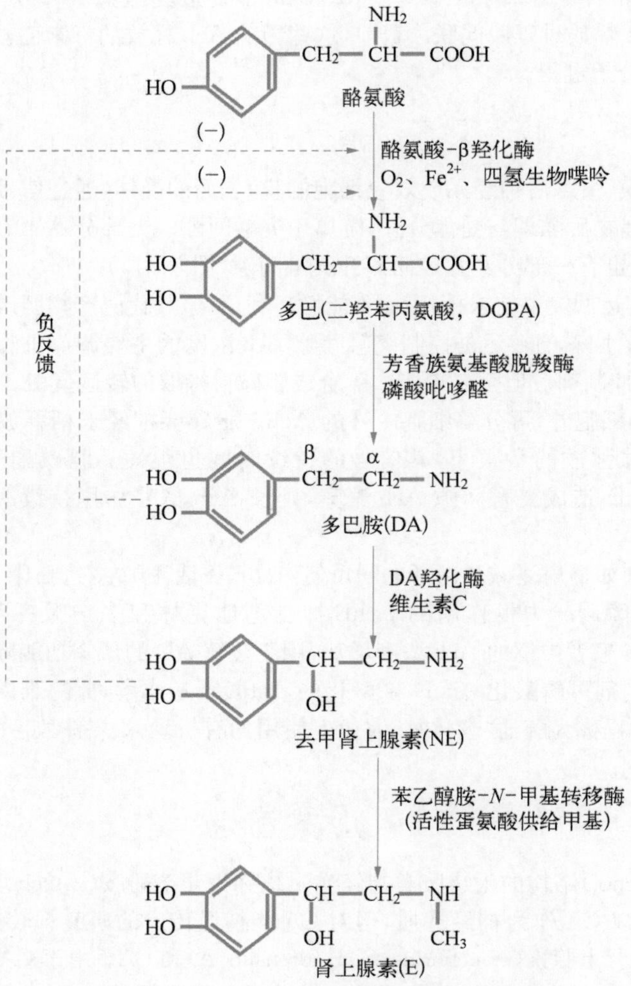

图 5-16 儿茶酚胺类的生物合成

　　从上述参与 CA 类神经递质合成的各种酶的亚细胞水平分布可以获知,合成 NE 的最后一步必须在囊泡内进行。因此 NE 合成量不仅受 TH 的限速调节,而且存在反馈性抑制调节,即当神经末梢胞质中游离的 NE 浓度过高时,可通过抑制 TH 的作用而减少 NE 的合成。

　　苯乙醇胺-N-甲基转移酶主要存在于肾上腺髓质细胞,可使 NE 甲基化生成肾上腺素。此酶在脑内虽有少量存在,但正常时哺乳类动物脑内的肾上腺素含量极少。研究发现,如果苯乙醇胺-N-甲基转移酶活性过高,可以使 DA 直接变成 N-甲基多巴胺等物,造成这些递质的代谢紊乱,这可能是精神分裂症的原因之一。

1. 去甲肾上腺素

(1) 去甲肾上腺素的分布

　　释放 NE 作为递质的神经纤维,称为肾上腺素能神经纤维。绝大部分交感神经的节后纤维属于此类。但不是所有的交感神经节后纤维都是肾上腺素能纤维,例如,骨骼肌的交感舒血管纤维和支配汗腺的交感神经都是胆碱能神经纤维。NE 比 Ach 的性质稳定,当大量释放时不易被破坏,一般情况下可能经过血液循环作用于较为远处的效应器官。NE 释放后主要作用于突触后膜上相应 NE 受体发挥效应。

　　中枢 NE 的突触传递过程与外周神经系统相似。NE 在中枢神经系统比较集中,绝大多数的 NE 能神经元位于低位脑干,尤其是中脑网状结构、脑桥的蓝斑以及延髓网状结构的腹外侧部分。根据神经纤维投射途径的不同,分为上行、下行和低位脑干三部分。其中投射到大脑皮层、边缘前脑和下丘脑的为其上行部分的纤维;下行部分的纤维则抵达并支配脊髓背角的胶质区、侧角和前角;支配低位脑干部分的纤维,分布在低位脑干内部。NE 参与多种生理活动的调节,主要针对心血管活动、体温、情绪活动的调节,

NE 也参与维持大脑皮质的觉醒状态。

（2）去甲肾上腺素的合成与分解

如前所述，合成 NE 的最后一步只能在囊泡内进行，NE 和 ATP、嗜铬颗粒蛋白等疏松地结合并贮存于囊泡内，使 NE 不易渗入胞质而被单胺氧化酶（monoamine oxidase，MAO）破坏。当冲动抵达神经末梢时，突触前膜附近的囊泡与前膜融合，破裂并生成小孔，囊泡内的 NE 连同嗜铬颗粒蛋白等一起被释放到突触间隙中。

NE 进入突触间隙发挥生理作用后，大部分由突触前膜再摄取，即神经摄取（摄取-1），回收到突触前膜处轴浆内的 NE 又可被摄入囊泡贮存并重新利用。重摄取是一种主动的耗能过程，突触前膜上的 Na^+、K^+-ATP 酶系统及囊泡膜上的 Mg^{2+}-ATP 酶系统参与重摄取过程；一部分 NE 则可被突触后膜、心肌、血管平滑肌和胃肠道平滑肌等摄取，即非神经摄取（摄取-2），在这些细胞内 NE 被儿茶酚氧位甲基移位酶（catechol-O-methyltransferase，COMT）和 MAO 代谢分解灭活；还有小部分则在突触间隙中被破坏或扩散入血液，最后在肝、肾组织中被破坏失活。因此，除了被突触前膜及囊泡重摄取的 NE 可供重新利用外，其余的 NE 大都经酶促降解而失活。催化 CA 分解的两种主要的酶是 MAO 和 COMT，它们既存在于神经组织内，也广泛地分布于非神经组织中。中枢内 NE 的主要降解是 3-甲氧基-4-羟基苯乙二醇（3-methoxy-4-hydroxyphenylglycol，MHPG），在外周则以氧化生成香草基扁桃酸（vanillylmandelic acid，VMA）为主。临床上常测定尿中 VMA 含量，作为了解交感神经功能的指标。由于患嗜铬细胞瘤和神经母细胞瘤时肿瘤组织也产生 NE 或 E，其代谢产物 VMA 会相应增多，故有一定的诊断意义。因为经 COMT 和 MAO 代谢的 NE 量比较少，抑制这两种酶对 NE 作用的影响较小。NE 的合成、代谢过程如图 5-17。

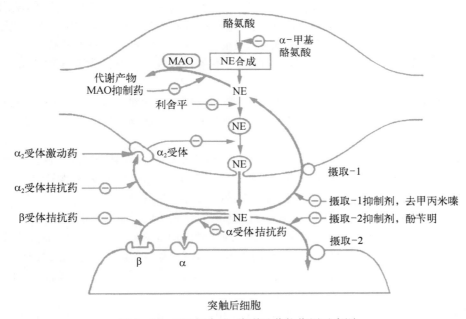

图 5-17　NE 的合成、代谢及药物作用示意图

NE. 去甲肾上腺素；β. β受体；α. α受体；MAO. 单胺氧化酶

（3）去甲肾上腺素的作用

CNS 内的 NE 能神经元胞体主要集中在延脑和脑桥，其投射通路明确。但是 CNS 内 NE 究竟是抑制性还是兴奋性的递质，目前尚未清楚，可能因部位不同而异。NE 所引起的生理效应也很难用简单的"兴奋"或"抑制"来表达。研究发现，NE 可引起动物嗜睡，体温降低，出现摄食行为。研究提示，脑内 NE 减少，可表现出精神抑郁，而脑内 NE 过量可表现出狂躁。简言之，脑内 NE 的功能可能与体温、摄食行为、镇痛、心血管系统和精神状态的调节等有密切关系。

2. 多巴胺

DA 神经元在脑内分布相对集中，支配范围较局限。DA 能神经纤维主要投射于黑质-纹状体、中脑边缘系统和结节-漏斗部位。黑质-纹状体部位的 DA 能神经元位于中脑黑质,其神经纤维投射到纹状体,在纹状体贮存,其中纹状体尾核含量最多。当黑质被破坏或黑质-纹状体束被切断,纹状体中 DA 的含量随即降低;中脑边缘系统的 DA 能神经元位于中脑脚间核头端的背侧部位,其神经纤维投射到前脑边缘;结节-漏斗部位的 DA 能神经元位于下丘脑弓状核,其神经纤维投射到正中隆起。

脑内 DA 的作用是多方面的,它可能与躯体运动功能的增强、垂体内分泌机能的加强以及精神活动的调节都有关系。各种原因导致黑质-纹状体通路 DA 功能减弱可能引发 PD,治疗主要通过补充 DA 的绝对不足或使用 DA 受体激动药。精神分裂症患者中脑-边缘系统和中脑-皮质通路 DA(D2)受体功能亢进,可用 DA 受体拮抗药对抗。

在 CA 类神经递质的生物合成过程中,DA 是 NE 的前体,故体内凡有 NE 的组织,其中必然也有 DA。由于 DA 在中枢某些部位中浓度很高,而且它的分布又与 NE 不平行,所以一般认为它本身也是一种独立的神经递质。

DA 能神经末梢中的囊泡是贮存 DA 的场所。这种囊泡不同于 NE 囊泡,因为它不含多巴胺 β-羟化酶,所以不致将 DA 羟化成 NE。此外,在 NE 能神经纤维中,NE 囊泡对贮存递质的要求是 β 位置上有羟基,而 DA 结构上没有 β-羟基。DA 的贮存、释放和酶促降解都与 NE 十分相似,但更新速度则较 NE 快。脑内 DA 的代谢产物主要是 3-甲氧基-4-羟基苯乙酸(homovanillic acid,HVA,又称同型香草酸)。

5.3.7　兴奋性氨基酸

近几十年来,对氨基酸类神经递质的研究颇为重视。目前已经证实,谷氨酸(glutamatic acid 或 glutamate,Glu)和天冬氨酸(aspartic acid 或 aspartate,Asp)是哺乳动物体内重要的兴奋性神经递质。几乎脑内所有信息传递回路都有兴奋性氨基酸的参与,Glu 是脑内主要的兴奋性神经递质,脑内 50% 以上突触是以 Glu 为递质的兴奋性突触,Glu 对大脑皮质细胞有普遍而强烈的兴奋作用。Asp 也是一类兴奋性神经递质,它们可与相应受体结合后诱发神经元兴奋,产生 EPSP。两类兴奋性氨基酸在学习、记忆、神经元的可塑性、神经系统发育及缺血性脑病、癫痫、脑外伤和老年性中枢退行性疾病等疾病的发病过程中发挥重要作用。

Glu 存在于 CNS 中所有神经元,以大脑皮质、小脑和纹状体内含量最高,脑干和丘脑则较低。脊髓中 Glu 含量明显低于脑内,但分布特异,背根含量高于腹根。Asp 在脑内以小脑、丘脑和下丘脑含量较高,在大脑皮质和纹状体含量较低。

脑内 Glu 主要经两条途径合成:一是谷氨酰胺(glutamine,Gln)经谷氨酰胺酶水解生成,此为主要途径;二是 α-酮戊二酸通过转氨酶的转氨基作用生成。Asp 主要由 Glu 和草酰乙酸在转氨酶作用下生成。

Glu 合成后贮存于突触囊泡中,当兴奋传递到突触前末梢时,在 Ca^{2+} 的参与下,突触囊泡与突触前膜融合,通过胞吐作用释放 Glu 至突触间隙。Asp 在突触的贮存和释放机制尚不很清楚。

释放至突触间隙的 Glu 和 Asp,在激活相应受体的同时向周围弥散,可被突触前膜和相邻的胶质细胞摄取。进入胶质细胞的 Glu 经合成 Gln 转运出胶质细胞,部分被谷氨酸能神经元摄取形成神经元和胶质细胞之间的"Glu-Gln 循环"。神经元和胶质细胞再摄取 Glu 的意义是为了控制细胞外 Glu 的浓度,防止过量的 Glu 诱发靶神经元的兴奋性毒性损伤。

Glu 的再摄取依赖于神经元和胶质细胞膜上的 Glu 转运体(glutamate transporter,GLUT),其转运功能是 Na^+ 依赖性的。已发现人类 GLUT 家族有兴奋性氨基酸转运体 1(excitatory amino acid transporter-1,EAAT-1)、EAAT-2、EAAT-3 和 EAAT-4。

5.3.8　抑制性氨基酸

γ-氨基丁酸(γ-aminobutyric acid,GABA)和甘氨酸(glycine,Gly)介导脑内大部分快速抑制性突触传递。

1. γ-氨基丁酸

GABA 是脑内主要的抑制性神经递质,分布于多种抑制性中间神经元和投射神经元,脑内大约 30% 突触释放 GABA。GABA 在大脑皮层的浅层、海马和小脑皮层的浦肯野细胞层含量较高,脑内还存在两条长突触投射的 GABA 能通路:小脑-前庭外侧核通路和纹状体-中脑黑质通路。GABA 作用广泛,参与多种神经精神疾病的发病以及疼痛、神经内分泌和摄食行为的调节,其功能改变或 GABA 能神经元变性与癫痫、亨廷顿病、迟发性运动障碍和睡眠障碍等相关。苯二氮䓬类(benzodiazepine,BZ)和巴比妥类药物可通过加强中枢 GABA 能系统功能,产生镇静、抗焦虑和抗惊厥等作用。另外,增强 GABA 能神经功能可有效治疗某些焦虑症和癫痫。

GABA 由 Glu 经谷氨酸脱羧酶(glutamic acid decarboxylase,GAD)催化脱羧基产生。GAD 催化作用专一,辅酶为磷酸吡哆醛(维生素 B_6),其活力受 Glu 和 ATP 调节,即 Glu 促进 GAD 与辅酶解离,而 ATP 通过变构效应抑制 GAD 与辅酶结合。

GABA 合成后主要贮存于突触囊泡中,在 GABA 转运体(GABA transporter,GAT)释放到突触间隙,作用于突触后膜上相应的受体发挥效应。游离的 GABA 可被突触前和胶质细胞 GABA 转运体再摄取,或经酶促降解而灭活,终止 GABA 对突触的抑制。

GAT 广泛分布于脑内外组织,辅酶也为磷酸吡哆醛,已经克隆出 5 种 GAT 亚型:GAT-1、GAT-2、GAT-3、BGT-1 和 Rb16A,属于 Na^+/Cl^- 依赖性神经递质转运体家族成员。神经元和神经胶质细胞表达 GAT 类型不同,药理特性也不同。抑制 GAT 的药物有羟基哌啶酸、六氢烟酸和四氢烟酸等,研究发现它们对 GAT 阻断作用均等。对该转运体作用最强的是 NNC-711,它是四氢烟酸的脂类衍生物,对 CAT-1 选择性较高。以上药物均通过抑制 GABA 转运,促进 GABA 对中枢的抑制。

2. 甘氨酸

Gly 是 CNS 内另一类重要的抑制性神经递质,尤以脊髓灰质前角含量最高,其次为延脑和脑桥,大脑和小脑含量则很低。

Gly 主要来自线粒体内葡萄糖经丝氨酸合成而来。Gly 合成后主要作为合成蛋白质的原料,少数进入神经末梢囊泡中贮存,作为神经递质释放,囊泡转运和释放 Gly 机制与 GABA 相似。Gly 除作用于相应受体外,可通过 Gly 裂解系统进行降解,或通过突触前末梢和胶质细胞上甘氨酸转运体(glycine transpoter,GLYT)摄取。甘氨酸转运体有 2 种:GLYT1 和 GLYT2,GLYT1 表达于星形胶质细胞和神经元,GLYT2 位于含 Gly 囊泡的神经轴突末梢。

5.3.9　5-HT 和组胺

除了前述的氨基酸和 CA 外,一些小分子物质亦在脑内发挥神经递质的功能,尤以 5-HT 和组胺最为重要。5-HT、组胺和 CA 均为单胺类神经递质。单胺类神经递质中最突出的相似性是都仅由脑内相对少量的神经元释放,然后经轴突广泛投射。但它们各自来源不同,CA 类来源于酪氨酸,5-HT 衍生于色氨酸,组胺源于组氨酸,其纤维投射途径与 NE 类似。

1.5-HT

5-HT 又名血清紧张素(serotonin),最早是从血清中发现的。5-HT 递质系统存在于 CNS,5-HT 能神经元比较集中。组织化学方法证明,5-HT 能神经元胞体在脑内的分布主要集中于低位脑干近中线区的中缝核群,其末梢则广泛分布在脑和脊髓中。在脊椎动物的 PNS 中至今尚未发现有 5-HT 能神经元。

由于 5-HT 不能透过血-脑屏障,所以中枢的 5-HT 是脑内合成的,与血清的 5-HT 不是一个来源。

1) 合成、贮存和释放:5-HT 合成原料是色氨酸,主要源于食物蛋白经肝脏分解而得。游离型色氨酸通过载体主动转运进入脑内。神经突触和胶质细胞膜上均存在高效的色氨酸转运系统,其作用受 5-HT 水平调节。神经末梢胞质中色氨酸经色氨酸羟化酶(tryotophan hydroxylase,TPH)催化羟化,形成 5-羟色氨酸(5-hydroxy tryptophan,5-HTP),5-HTP 一旦生成即被 5-羟色氨酸脱羧酶(5-HTP decarboxylase,5-HTPDC)脱羧生成 5-HT,此过程在某种程度上和 CA 的生成相似(图 5-18)。

TPH 与 TH 一样,其催化的反应需要 O_2、Fe^{2+} 和辅酶四氢生物蝶呤的参与。由于脑内 TPH 不仅含量较少,而且活性较低,所以它是 5-HT 生物合成的限速酶。此外,脑内 5-HT 的浓度也会影响 TPH 的活性,从而对 5-HT 起反馈性调节作用。另外,血清中游离色氨酸的浓度也可影响脑内 5-HT 的合成,当血清游离色氨酸增多时,PKA 可激活 TPH,从而对其短时程调节,而胞质 cAMP 可对色氨酸羟化

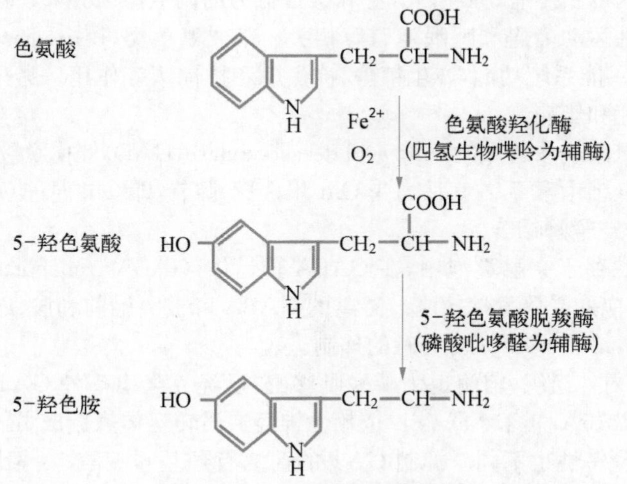

色氨酸

5-羟色氨酸

5-羟色胺

图5-18　5-羟色胺的生成

酶产生长时程调节。在一定范围内,5-HT的合成受神经冲动和终产物5-HT浓度的调节。当神经冲动到来时,由于5-HT的释放,脑内含量降低,导致TPH活性增强,5-HT合成增加;反之5-HT合成减少。可见调节中心在TPH,但具体调节机制并不清楚。不少因素会影响脑内5-HT水平,如对氯苯丙氨酸等药不可逆地抑制TPH,使脑内5-HT缓慢耗竭而减少;5-HT和CA一样,贮存于5-HT能神经末梢囊泡内,芬氟拉明等可通过干扰5-HT在囊泡贮存,诱导5-HT的快速释放,从而增加5-HT的含量;饮食中缺乏色氨酸也会造成脑内5-HT水平降低。

2) 重摄取和降解:5-HT在突触间隙内的消除包括再摄取和酶促降解两种方式,和CA递质一样,由突触前膜释放到间隙的5-HT,大部分被突触前神经末梢重摄取,其中部分进入囊泡再贮存,部分被线粒体膜上的MAO所氧化,最终产生无生物活性的5-羟吲哚乙酸(5-hydroxyindolacetic acid)。5-HT的再摄取由5-HT转运体(serotonin transporter,SERT)介导,抑制SERT活性的药物可延长5-HT信号,许多抗抑郁药与SERT有很高的亲和力。某些易滥用的药物如3,4-亚甲基二氧脱氧麻黄碱(3,4-methylenedioxymethamphetamine)俗称迷幻药或摇头丸,是SERT的底物,对5-HT2受体有很高亲和力,经SERT转运进入神经元,通过氧化应激产生毒性作用。参与酶促降解的酶主要有MAO和COMT等,其中MAO对5-HT的代谢是CNS内5-HT最主要的代谢方式。

研究发现,中枢5-HT可使大多数交感节前神经元兴奋,使副交感节前神经元抑制。动物中缝核被损毁或药物阻断5-HT合成,均可明显降低脑内5-HT含量,并引起动物睡眠障碍和痛阈的下降,同时吗啡的镇痛作用也减弱或消失。电刺激大鼠中缝核可导致体温升高,而室温升高时大鼠脑内5-HT的更新则加速,这些现象揭示了脑内5-HT与睡眠、镇痛、体温调节等的关系。还有研究显示,5-HT能改变垂体的内分泌机能,而破坏5-HT能神经元可能导致幻觉,提示5-HT与精神性疾病和精神活动存在一定的关系。

2. 组胺

组胺广泛存在于动植物体内,是一种具有广泛生理效应的内源性物质。在CNS中,组胺亦具有神经递质功能。组胺不能透过血-脑屏障,脑内组胺由组氨酸在组氨酸脱羧酶作用下脱羧生成,合成过程十分简单。组胺合成似乎也集聚于突触囊泡,但不十分肯定,其释放和再摄取机制还不清楚。组胺主要经两条酶促途径降解:一是经组胺甲基转移酶代谢为甲基组氨酸;二是在二胺氧化酶作用下转化为咪唑乙醛。

5.3.10　神　经　肽

1. 神经肽的概念和分类

近年来研究发现,CNS内神经元能分泌多种具有生物活性的大分子肽类物质,被称为神经肽。因为神经肽可参与 CNS 内的突触传递,故也被认为是中枢神经递质。如最早发现的 P 物质(substance P,SP)是 11 肽,是初级感觉神经元末梢释放的兴奋性递质,有强烈的抗吗啡作用,与痛觉有关。SP 还与纹状体-黑质系统中 DA 神经元活动相关。与经典神经递质相比,神经肽的合成要复杂许多,它们一般作用起效慢,持续时间更久。经典神经递质发挥作用后经酶解失活或突触前膜的转运体被重新摄入再利用,而神经肽在发挥作用后均经酶解失活,不再被重新摄取。不同的神经肽通过相应的信号传递系统调节机体各种生理活动。

神经肽根据分布部位不同分别发挥着神经递质、神经调质和激素作用。神经肽的分类方法很多,按发现部位将其分类如表 5-4。

表 5-4 神经系统常见肽类(按发现部位分)(引自邵福源等,2005)

类 别	名 称
脑-肠肽(brain-gut peptide)	胆囊收缩素(cholecystokinin,CCK) 甘丙肽(galanin,GAL) 胃泌素(gastrin) 胃泌素释放肽(gastrin releasing peptides,GRP) 胰高血糖素(glucagon) 胰岛素(insulin) 胰多肽(pancreatic polypeptide) 神经降压肽(neurotensin,NT) 神经肽(neuropeptide Y,NPY) P 物质(substance P,SP) 血管活性肠肽(vasoactive intestinal peptide,VIP) 蛙皮素(bombesin)
垂体激素(pituitary hormone)	促肾上腺皮质激素(adrenocorticotropic hormone,ACTH) 生长激素(growth hormone,GH) 黄体激素(luteinizing hormone,LH) 促卵泡激素(follicle stimulating hormone,FSH) 促黑激素(α-melanocyte-stimulating hormone,α-MSH) 催产素(oxytocin,OXT) 促甲状腺素(thyrod-stimulating hormone,TSH) 血管升压素(vasopressin)曾称血管抗利尿激素或加压素 垂体腺苷酸环化酶激活肽(pituitary adenylate cyclase activating peptide,PACAP)
下丘脑释放因子(hypothalamic releasing factor)	促肾上腺皮质激素释放激素(corticotropic-releasing hormone,CRH) 促性腺激素释放激素(gonadotropin-releasing hormone,GNRH) 生长激素释放激素(growth hormone-releasing hormone,GRH) 生长抑素(somatostatin) 促甲状腺素释放激素(thyrotropin-releasing hormone,TRH)
阿片肽(opioid peptide)	β-内啡肽(β-endorphin,β-End) 强啡肽(dynophin,DYN) 亮啡肽(leu-enkephalin,LEK) 甲啡肽(met-enkephalin,MEK)
其他肽类(other peptide)	血管紧张素(angiotensin,Ang) 降钙素基因相关肽(calcitonin-gene related peptide,CGRP) 降钙素(calcitonin,CT) 神经介素 K(neuromedin K) 心房钠尿肽(atrial natriuretic peptide,ANP) 脑钠尿肽(brain natriuretic peptide,BNP) 内皮素(endothelin,ET)

各种神经肽大多以 3 种模式分布于脑部和外周组织:① 正常生理条件下维持一定的合成和贮存水平,如 SP 存在于初级感觉神经元,GAL 存在于下丘脑;② 某些神经肽在正常生理条件下表达水平很低,适当刺激后表达上调,如初级感觉神经元表达的 GAL 和 VIP;③ 某些神经肽会在发育期间短暂表达,如中枢神经元的 SST、运动神经元的 CGRP 和胚胎脊髓的 SP。

2. 神经肽的生物合成与代谢

神经肽类合成与经典的神经递质不同,它们经过 DNA 转录为 mRNA,然后翻译为无活性的前体蛋白,经酶切等翻译后加工形成有活性的神经肽。合成神经肽的大分子前体为前肽原,前肽原中含多个活性片段,它们可被内蛋白酶识别并切割以释放肽原,关键性的内蛋白酶有激素原转化酶 1 和激素原转化酶 2 两种(prohormone convertase1 and 2,PC1 和 PC2)。其切割产物进一步经外肽酶和一些修饰酶加工产生生物活性肽。因为蛋白水解加工步骤和 RNA 剪接的组织特异性,一种前肽原常可形成数种不同的生物活性神经肽。

综上所述,神经肽的合成是一个由多种酶参与的多步骤过程,因此改变这些酶促反应的药物将成为有效的治疗制剂。PC1 和 PC2 是催化肽原加工的限速酶,它们仅表达于脑部和神经内分泌组织,这与它们对神经肽功能的影响较局限相一致,提示作用于这些酶的药物不易产生不良反应,如血管紧张素转化酶抑制剂卡托普利是一类作用于肽加工酶的药物,可用于高血压的治疗。

和经典神经递质不同,神经肽的转录、翻译和翻译后加工是在胞体和轴突完成,合成后贮存于高尔基体致密中心大囊泡(large dense-cored vesicles,LDCV)经装配后再转至突触。神经肽可与其他肽类、经典神经递质和其他神经信使共存于大囊泡中。与经典神经递质释放方式不同,大囊泡中神经肽的胞吐释放只需要 Ca^{2+} 浓度少量而持续增高。神经肽释放后可通过旁分泌作用于邻近细胞,也可作用于自身细胞。神经肽一般是在突触持续活动时释放,因此在突触受强烈刺激下,神经肽可通过正反馈或负反馈调节突触的功能。

与经典神经递质不同,神经肽不能被再摄取,故不能迅速从突触间隙被清除,而是经酶促降解失活,相关的代谢酶有内肽酶和外肽酶。多数神经肽解剖定位不与相应受体分布密切相关,这种神经肽与受体分布的不匹配充分体现了神经解剖学的复杂性。

3. 神经肽的特点

与经典神经递质不同,神经肽的合成非常独特,表现为合成过程复杂;某一组织中 mRNA 并不一定生成相应的神经肽;同一神经肽前体在不同组织和不同部位的终产物也可能不同。

神经肽作用也很复杂。同一神经肽可分别作为神经递质、神经调质和激素发挥作用;同一神经肽作用于不同部位产生不同的效应;神经肽与经典神经递质的共存可以使神经调节更精确、功能更完善。

除以上特点外,神经肽还具有功能多样性的特点,表现为一种神经肽可有多个功能;同一神经肽的功能因剂量、作用部位和动物种属不同而不同等。神经肽功能多样性导致神经肽研究的难度,能透过血-脑屏障的神经肽激动剂和拮抗剂很少,也给神经肽功能的研究带来困难。

4. 常见神经肽

(1) 阿片肽

阿片样物质(opioid)以强大的镇痛作用、情绪效应和成瘾性引起众多研究者的关注。内源性阿片肽(endogenous opioid peptide)是哺乳动物脑中天然生成的具有阿片样活性的多肽,包括内啡肽(endorphin)、脑啡肽(enkephalin)和强啡肽(dynorphin),在脑内呈不均匀的分布,作用极为广泛,包括对神经、呼吸、循环、消化、泌尿、生殖、内分泌、感觉、运动等功能的调节,尤以对痛觉作用最为突出。阿片肽作用的广泛性决定于其作用方式多样性和受体分布的特异性。阿片受体功能复杂多样,不同类型受体对同一器官可产生相反的效应,如纹状体内 μ 型阿片受体激动后促进 DA 释放而增强运动活动,κ 型阿片受体作用则相反。脑内第一个被发现的阿片受体的内源性配体脑啡肽为五肽化合物,分为甲硫氨酸脑啡肽(met-enkephalin)和亮氨酸脑啡肽(leu-enkephalin)两种。脑啡肽与阿片受体常相伴而存在,脑啡肽在脊髓背角胶质区浓度很高,它可能是调节痛觉纤维传入活动的神经递质。

和其他神经肽一样,阿片肽亦是先合成大分子的前体,然后经一系列酶解修饰加工形成有活性的阿片肽。这些大分子前体包括促黑素(melanocyte stimulating hormone,MSH)、促肾上腺皮质激素(adrenocorticotropic hormone,ACTH)、脑啡肽原(proenkephalin,PENK)和强啡肽原(prodynorphin,PDYN)。阿片肽的失活并不经过重摄取,而主要经酶解失活。

(2) 速激肽

速激肽(tachykinin)家族主要有 SP、神经激肽 A(neurokinin A,NKA)以及神经激肽 B(neurokinin B,NKB)。其中 SP 和 NKA 由前速激肽原 A 基因编码;NKB 由前速激肽原 B 基因编码。降解速激肽的酶主要有中性肽酶(neutral endopeptidase,NEP)和血管紧张素转化酶(angiotension-converting enzyme,ACE)等。

SP 是一种重要的致痛物质。初级伤害感受经传入神经在脊髓后角与感觉神经元形成突触联系,表达 CGRP、SP 和 NKA 等多种神经肽,促进疼痛发生。另一方面,SP 也降低脑内痛觉感受器对痛觉的敏感度,起镇痛作用。因此,SP 在痛觉信息传递中可能起双重作用,目前对 SP 致痛作用研究较多。加强对镇痛机制的研究有助于开发新型的止痛药物。

(3) 促肾上腺皮质激素释放激素

CRH 由下丘脑室旁核(paraventricular nucleus,PVN)中一个神经细胞亚群合成,后者经垂体门脉循环运至垂体,调节垂体 ACTH 的释放。CRH 与脑的应激反应有关,也与焦虑和恐惧等状态有关。

(4) 神经降压肽

神经降压肽(neurotensin,NT)主要表达于脑组织、肾上腺和肠道。其主要作用是降血压、升高血糖和增加毛细血管通透性。中枢外源给予 NT 有降体温和镇痛作用。

(5) 神经肽 Y

神经肽 Y(neuropeptide Y,NPY)是胰腺多肽家族成员。NPY 在大脑皮质中含量丰富,也见于脊髓后角和下丘脑,但其确切功能知之甚少。有关 NPY 相应的药理作用亦不很明确。

(6) 降钙素基因相关肽

CGRP 成员包括 CGRPα、CGRPβ 和肾上腺髓质素(adrenomedulin,ADM)等。CGRP 基因的转录受 CGRP 增强子的控制和一些调节位点如 CRE 和 Ras 反应元件的调节。CGRP 增强子活性可被去极化刺激增强,被 MEK1 明显激活。已知许多炎症介质是丝裂原激活的蛋白激酶(mitogen-activated protein kinase,MAPK)途径激活剂,因而 MAPK 信号转导级联对 CGRP 基因表达的调节与偏头痛发病有关。

(7) 其他

GAL 是近几年发现的存在于外周和中枢神经系统中的生物活性肽物质,主要参与调节胃肠、泌尿生殖系统平滑肌收缩,抑制胰岛素分泌,促进垂体生长激素和催产素释放等生理功能,还能加强吗啡脊髓镇痛和抑制 Ach 参与的记忆过程等作用。

5.3.11　嘌呤类递质

嘌呤(purine)包括腺嘌呤(adenine,A)和鸟嘌呤(guanine,G)。腺嘌呤与核糖组成腺苷(adenosine),进一步与磷酸组成腺苷一磷酸(adenosine monophosphate,AMP)、腺苷二磷酸(adenosine diphosphate,ADP)和腺苷三磷酸(adenosine triphosphate,ATP)。腺苷及其衍生物主要参与核酸的中间代谢,研究发现它们在突触受刺激时释放,激活受体家族引起靶神经元产生重要的反应;同时证实嘌呤受体有介导咖啡因等药物的作用,因而腺苷和 ATP 实际上是外周的抑制性递质,腺苷是中枢的神经递质或神经调质。

1. 腺苷的合成和降解

腺苷的生物合成主要有两种途径:第一是级联水解途径,ATP 在一系列酶作用下,经 ADP、AMP 迅速代谢成腺苷。第二条途径是细胞内 S-腺苷高半胱氨酸(S-adenosylhomocysteine,SAH)在 SAH 水解酶的作用下水解转化为腺苷,此途径是生理条件下细胞内腺苷的主要来源。

腺苷合成后主要通过特异性的核苷酸转运体转运出细胞才能发挥作用。细胞外腺苷的清除可以经核苷转运体再摄取进入细胞,也可以在腺苷脱氨酶(adenosine deaminase)作用下降解为肌苷。细胞内腺苷则在腺苷脱氨酶作用下降解为肌苷或经腺苷激酶(adenosine kinase,AK)作用下生成 AMP,并进一步磷酸化为 ADP 和 ATP。

2. 腺苷的贮存和释放

ATP 贮存于小突触囊泡,在动作电位作用下呈钙离子依赖性释放,与经典神经递质的释放过程相似。研究发现,ATP 和经典神经递质可存在于同一突触甚至同一突触囊泡中。ATP 一旦释放,很快被细胞外膜上的二磷酸水解酶水解为 ADP 和 AMP,然后在相应酶作用下转化为腺苷。非囊泡中的腺苷可被突触膜上双相的核苷酸转运体直接转运至细胞外间隙。其中 ATP 是细胞外腺苷的主要来源。

ATP、ADP 或 ADO 释放至细胞外后,彼此间相互作用形成一个嘌呤级联反应。

5.4 神经营养因子

神经营养因子(neurotrophic factor,NTF)是一组超出普通维持生存所必需的基本营养物质以外的,对神经细胞起特殊营养作用的多肽分子,是诸多细胞生长调节因子中的一类。NTF 的作用不只限于促进神经细胞的生长和延长其生存时间,还在胚胎发育、细胞分化、创伤愈合、免疫调节及致肿瘤发生等许多方面都发挥着重要的生物学调节作用。各种 NTF 因子在单独发挥作用同时,还通过相互促进和协同作用产生分子级联放大效应,使它们在体内发挥出更大的生物学活性。

5.4.1 分类和作用方式

NTF 包括许多家族,但至今仍无一个被普遍接受的分类系统。主要根据其结构同源性及产生生物学效应共同的信号转导机制分为:神经营养素、GDNF 和相关因子,以及 CNTF 相关因子等家族(表 5-5)。

表 5-5 神经营养因子及其受体(引自邵福源等,2005)

神经营养因子家族及其代表成员	神经营养因子受体家族及其代表成员
神经营养素(neurotrophin,NT)家族	Trk(R-PTK)
NGF	TrkA
BDNF	TrkB
NT-3	TrkC
NT-4	p75 受体
GDNF 家族	与 Ret 偶联
GDNF	GDNF-Neurturin 受体(GFRα1)
Neurturin	GFRα2
Persephin	GFRα4
CNTF 家族	与 Janus 激酶(JAK)偶联
CNTF	GP130
白血病抑制因子(leukemia inhibitory factor,LIF)	CNTFFRα
IL-6	LIFRα
Ephrin	Eph(R-PTK)
EGF 家族	ErbB(R-PTK)
EGF	
TGFα	
神经调节素	
其他生长因子	受体-蛋白酪氨酸激酶(R-PTK)
胰岛素	
IGF	
FGF	
PDGF	
IL 及相关细胞因子	
IL-1	与 JPS/TK 偶联
IL-2	R-PTK
IL-3	与 JAK 偶联
TNFα、TNFβ	与 p75 有关
TGF 家族	受体蛋白丝氨酸/苏氨酸激酶(R-PS/TKS)
TGFβ	

神经营养因子家族及其代表成员	神经营养因子受体家族及其代表成员
其他细胞因子	
IFN α、IFN β、IFN γ	与 JAK 偶联
巨噬细胞集落刺激因子(macrophage colony stimulating factor,m-CSF)	R-PTKS
粒巨噬细胞集落刺激因子(granulocyte-macrophage colony stimulating factor,gm-CSF)	与 JAK 偶联
趋化因子	G 蛋白偶联受体
CC 趋化因子(IL - 8)	CC_1-CC_8R
CXC 趋化因子(MIP,MCP)	CXC_1-CXC_4R
CX_3C 趋化因子(neurotacin)	CX_3C_1R

NTF 来源于靶细胞而逆向营养神经元,在特定的神经元和胶质细胞胞体内也能合成,其中某些可能贮存于这些细胞的大致密囊泡内,被转运至神经末梢或树突延长部位。对 NTF 的释放机制了解很少。NTF 主要通过蛋白质降解而终止其信号。

NTF 的作用很复杂。一种 NTF 对同一类神经元可产生多种效应,也可作用于不同类型神经元和非神经细胞;不同 NTF 的功能不同但又有重叠;不同 NTF 可结合于同一受体或受体亚型。NTF 主要通过信息的逆向传递、旁分泌传递、自分泌传递、信息顺向传递和非分泌作用等方式发挥效应。其中,信息的逆向传递是 NTF 经典的作用方式。NTF 由神经元支配的效应器合成分泌至细胞间隙后,被这些神经元末梢摄取,通过轴浆逆向运输至胞体维持这些神经元的生存。

5.4.2　神经营养素家族

神经营养素家族包括 NGF、BDNF、NT - 3、NT - 4 及源自鱼类的 NT - 6、NT - 7,它们都是碱性的小分子蛋白质,其氨基酸组成中约 50% 具同源性。各类神经营养素家族成员的信号转导机制相同,均通过 Trk 受体产生生理效应。

1. 神经生长因子

神经生长因子(NGF)是最早确定的生长因子。20 世纪 50 年代,Levi-Montalcini 和 Vicktor Hamburger 合作,将肿瘤组织移植到鸡胚尿囊外侧,试图隔绝与外周神经的关系,结果发现接种肿瘤的 DRG 和交感神经节均比对侧的异常增大,并有神经纤维长入肿瘤。用生化方法鉴定了肿瘤中这种可溶性物质——"促神经生长物"。但其基因直到 1983 年才被克隆,定位于人 1 号染色体短臂上。

(1) NGF 的结构与分布

NGF 是一种五聚体蛋白,分子量为 140 kDa 左右,由 2 个 α、1 个 β 和 2 个 γ 亚单位以非共价键结合。此外,该分子还包括了 2 个锌指结构,增加了复合物的稳定性。α 亚单位的功能尚不清楚。γ 亚单位分子量为 26 kDa,有酯酶活性,能将无活性的 β 亚单位转化为有活性的 β 亚单位。β 亚单位含有 118 个氨基酸残基,分子量为 12 kDa,是 NGF 与受体结合产生信号转导的关键区域。

NGF 主要分布于中枢和周围神经系统,在免疫、造血、内分泌和生殖等非神经系统也有分布。

(2) NGF 的主要生物学效应

NGF 对神经系统的作用在发育期和成年期各不相同,在发育期的作用包括:

1) 诱导神经纤维定向生长。

2) 控制神经元存活的数量。

3) 刺激某些神经元胞体和树突的发育。

4) 影响神经纤维支配靶区的密度,如 NGF 水平高的器官,交感神经纤维分布的密度大。

5) 促进神经元的分化,使神经元胞体增大、树突发育、轴突生长。

6) 引起神经元胞体内蛋白质合成、糖、脂肪代谢。

7) 促进微丝和微管蛋白的合成和微管的磷酸化等。

进入成年期,神经元对 NGF 的依赖明显下降。部分交感神经元及成熟的感觉神经元、前脑胆碱能神经元需依赖 NGF 存活。NGF 与学习记忆密切相关,能阻止损伤后基底前脑胆碱能神经元变性,可以用来治疗老年性痴呆。当神经受损伤后:效应神经元及靶区 NGF 水平增高,引导再生神经纤维长入靶区,主要有利于感觉神经元轴突的再生。

NGF 对非神经系统也有作用,包括影响肥大细胞的存活、发育和正常功能;促进淋巴细胞的增殖分化,调节其免疫功能;影响腺垂体、睾丸、附睾、卵巢等内分泌和生殖器的功能;抗炎作用和促进伤口愈合等方面。

2. 脑源性神经营养因子

脑源性神经营养因子(BDNF)于 1982 年由德国神经生物学家 Barde 等在猪脑提取液中分离获得,其基因 1989 年被克隆、测序。分子量 13 kDa,由 120 个氨基酸组成,与 NGF 有 50%～60%同源。

BDNF 大量分布于中枢神经系统,主要分布于脑,以海马、皮层最多,脊髓中也有分布。另外在肌肉、心、肺中均有分布。

BDNF 对不同来源的神经元可产生不同的生物学效应,例如,对运动神经元的作用包括:

1) 防止脊髓运动神经元在胚胎期发生的自然死亡(凋亡)。

2) 维持成年运动神经元的存活。

3) 促进病变神经元的存活和轴突再生。周围神经损伤后,可以诱导肌肉中 BDNF 的表达,从而促进神经再生。BDNF 有助于胆碱能神经元的存活和分化,有助于多巴胺神经元的存活,并发挥保护作用。

对其他神经元的作用有:提高感觉神经元的存活率;增加皮层神经元神经肽的表达量;维持小脑颗粒细胞、视网膜节细胞的存活。

3. 神经营养因子-3

神经营养因子-3(NT-3)是 1990 年由 Ernfors 采用基因克隆的方法发现的,与小鼠 NGF 和猪 BDNA 氨基酸序列 57%同源。NT-3 为一碱性蛋白,分子量为 13.6 kDa,由 119 个氨基酸组成。中枢和外周神经系统广泛分布,主要分布于海马、脑、脊神经节、脑干、脊髓中。

NT-3 的生物学效应包括:

1) 维持神经元存活,促进其分化和增殖,可作用于交感、感觉、运动、胆碱能神经元。

2) 诱导神经元轴突生长,促进背神经根节、睫状神经节、交感神经节神经细胞轴突的生长。

3) 促进神经损伤的修复,如促进脊髓运动功能的恢复。

4. 神经营养因子-4/5

1991 年从非洲爪蟾和哺乳类动物组织中分别克隆到 NT-4 和 NT-5,后来人们发现,NT-4 和 NT-5 是来源于不同种族的同一种神经营养因子,故将其合称为 NT-4/5。

人的成熟 NT-4/5 在体内以二聚体形式存在,分子量为 13.9 kDa,由 130 个氨基酸残基组成。NT-4/5 在中枢和外周神经系统中分布很广,在运动神经元、基底前脑胆碱神经元与海马、下丘、延髓等处均有存在。NT-4/5 在新生和成年鼠海马和脑皮质中均有表达。在新生鼠脑皮质中,NT-4/5 在锥体外层最多,而在成年鼠脑皮质中,NT-4/5 在锥体内层最多。在成年鼠脑海马中,NT-4/5 存在于阿蒙氏角(Ammon's horn)锥体细胞层中;而在新生鼠脑海马中 NT-4/5 存在于锥体细胞层以外。NT-4/5 还存在于背侧丘脑核、橄榄核以及小脑浦肯野细胞中。

NT-4/5 的生物效应包括:

1) 维持神经元存活,促进神经元的分化。

2) 促进周围神经损伤的修复。

3) 对味觉和视觉发育具有一定的作用。

5.4.3　胶质细胞源性神经营养因子家族

胶质细胞源性神经营养因子(GDNF)是 1993 年从大鼠胶质细胞来源的 B49 细胞株的条件培养基中成功分离和纯化而来。最初研究发现 GDNF 对 DA 能神经元有高特异性营养作用,随着研究的深入,发现 GDNF 对发育或成熟的运动神经元亦有神经营养活性,且是迄今为止发现的神经营养因子中作用最强的。此外,对交感神经元、感觉神经元也有一定作用。后来又陆续发现了 Neurturin、Persephin、Artemin、Enovin 等,它们都具有与 GDNF 相同的 7 个半胱氨酸残基,且空间位置相同,共同组成 GDNF 家族。

1. GDNF 的结构和分布

GDNF 属分泌型碱性蛋白质,前体蛋白由 211 个氨基酸分子构成,经酶解加工后形成 134 个氨基酸的成熟多肽,分子量为 20 kDa。

GDNF 在脑中主要分布于中脑黑质神经元的靶细胞,如纹状体、伏核、丘脑核、海马、小脑等,周围神经系统的交感、副交感神经元支配的靶组织中也有分布。胃肠道、肾脏中也有分布。

2. GDNF 的生物学效应

GDNF 作为黑质 DA 能神经元的存活因子起作用,可支持中脑 DA 能神经元存活,改善灵长类动物 PD 模型的症状;GDNF 不仅支持体外培养的神经元的存活,而且可阻止啮齿类动物轴突断裂所致的神经元变性;GDNF 对运动神经元具有强大的神经营养作用;GDNF 还能保护缺血损伤的皮质神经元、损伤的蓝斑神经元、基底前脑胆碱能神经元和视网膜神经元。

5.4.4　睫状神经营养因子家族

睫状神经营养因子(CNTF)是因最初发现可以促进体外培养的鸡胚睫状神经元存活而得名。其家族包括 CNTF、LIF、IL-6、泌乳素、生长激素、瘦素、IFN 等,它们的信号转导机制相同。CNTF、LIF 等与神经元存活和表型调节有关,故可视为神经营养因子。其中多数成员因神经系统外作用被称为细胞因子。

1. CNTF 结构和分布

CNTF 是由 200 个氨基酸残基组成的蛋白质,分子量为 24 kDa,其 N 末端不含有分泌蛋白所含有的信号肽。

CNTF 在周围神经系统中分布广泛,主要存在于施万细胞、睫状神经节、脊神经节、交感神经节中。在中枢主要存在于视神经、嗅球、脊髓,脑干、小脑、海马、纹状体等部位也存在。

2. CNTF 的生物学效应

CNTF 可调节多种神经细胞的生长、存活和分化,包括节前交感神经元、感觉神经元和运动神经元、培养的海马神经元和中脑 DA 神经元。其中 CNTF 对运动神经元的作用最显著,它能支持这些神经元的体外存活,防止轴索断裂后变性,改善运动神经元病鼠模型的运动障碍。但因为副作用严重,阻止了其用于人类运动神经元病的治疗。

LIF 和 IL-6 亦可调节神经元生长、分化和谱系定型,但作用机制不清。研究发现 LIF 能增加损伤脊髓中 NT-3 的表达,促进皮质脊髓束轴突的生长,说明非神经营养素家族成员外神经营养因子可上调 CNS 损伤后其他神经营养因子的表达,并参与其功能的恢复。

5.4.5　中枢免疫反应性细胞因子

脑外细胞因子可通过脑室等血-脑屏障不完整部位或血液弥散进入大脑。大脑本身亦可合成免疫反应性细胞因子,如胶质细胞尤其是小胶质细胞和星形胶质细胞。这些免疫反应性细胞因子受体主要表达于胶质,部分神经元亦有表达。脑部感染、损伤、缺氧和中毒等刺激后,活化的小胶质细胞和星形胶质细胞产生许多免疫反应性细胞因子,如 IL-1、IL-6、TNFα、和 TGFβ 等,这些因子进而激活胶质细胞,刺激胶质细胞增生。活化的胶质细胞可能通过恢复正常的内环境稳态以利于脑功能恢复,但保护效应的分子机制并不清楚。

但是,上述免疫反应性细胞因子水平过高会引起神经元损伤,如 IL-1 表达过高的突变小鼠在其 IL-1 过度表达区域附近神经元明显变性。免疫反应性细胞因子水平过高还与 AD 等神经变性疾病有关,如 MS。

免疫反应性细胞因子是通过相应受体发挥效应的。它们可促进相关神经元的生长、存活和分化，近来研究发现，免疫反应性细胞因子还可调控成年脑齿状回新生神经元生成速率和生存。这些研究冲击了成年脑不能再生新的神经元的观念。人们正热心于研究祖细胞治疗神经变性病，如通过基因工程技术表达外源性蛋白如神经营养因子，然后注射于神经系统靶区。这无疑是令人振奋和值得探索的思路。

5.4.6　趋 化 因 子

趋化因子是一个小分子蛋白质家族。因其募集白细胞至炎症部位参与炎症反应而得名。近来研究发现，许多趋化因子及其受体亦表达于脑部，这些趋化因子主要来源于小胶质细胞，星形胶质细胞和神经元中亦有少量表达。所有趋化因子受体都属于 G 蛋白偶联受体超家族。

趋化因子及其受体作用未完全阐明，可能参与介导脑部部分炎症反应。趋化因子也可能与 MS、脑肿瘤和脑卒中等疾病有关。研究还发现，人类免疫缺陷病毒(human immunodeficiency virus, HIV)进入细胞必须由趋化因子受体介导，如能开发出针对这些趋化因子受体的配体(药物)，可促进这些疾病的治疗。

5.5　神经系统药物作用

神经系统分为中枢神经和外周神经两大部分，其药物作用与其他系统相比具有自身的规律和特点，因此神经系统的药理主要分为中枢神经药理和传出神经药理。

5.5.1　神经系统药物作用特点

1. 外周神经系统药理特点

外周神经系统主要由传出神经和传入神经组成。传出神经系统包括自主神经系统和运动神经系统。自主神经系统主要支配心肌、平滑肌和腺体等效应器；运动神经系统则支配骨骼肌。自主神经系统排除传出神经外，尚包括内脏传入感觉神经，然而对后者的生理和药理研究不多。

传出神经按所释放递质不同，可分为胆碱能神经和去甲肾上腺素能神经。多数器官都接受去甲肾上腺素能和胆碱能两大类传出神经的双重支配。去甲肾上腺素能神经兴奋时(相当于 NE 的作用)，可见心脏兴奋、皮肤黏膜和内脏血管收缩、血压升高、支气管和胃肠道平滑肌抑制、瞳孔扩大等。这些功能变化，有利于机体适应环境的急剧变化。胆碱能神经兴奋时(相当于 Ach 作用)，节前与节后纤维的功能不同。当节后纤维兴奋时，基本上表现与上述相反的作用，有利于机体进行休整和积蓄能量。当节前纤维兴奋时，可引起神经节兴奋和肾上腺髓质分泌的增加。生理调节是在对立统一规律下进行的。在同一器官上，胆碱能神经和去甲肾上腺素能神经的作用大多是互相对抗的，但在 CNS 的调节下，它们的功能既对立又统一。

传出神经系统药物可通过直接作用于受体或影响递质的合成、贮存、释放和灭活发挥药理效应。许多传出神经系统药物能直接与胆碱受体或肾上腺素受体结合，如果产生与递质相似的作用，就称激动剂(agonist)。如果结合后不产生或较少产生拟似递质的作用；相反，却能妨碍递质与受体的结合，从而阻断了冲动的传递，产生与递质相反的作用，就称为阻断剂(blocker)，对激动剂而言，又可称拮抗剂(antagonist)。这类药物品种很多，也较常用。由于胆碱受体分为 M 和 N 两型，肾上腺素受体也有 α 和 β 两型。因此，选择性地作用于不同型受体的激动剂和阻断剂也具有相应的分类。

直接影响递质生物合成的药物较少，且无临床应用价值，仅作为药理学研究的工具药。影响递质转运和贮存的药物可通过促进递质的释放而发挥递质样作用，药物也可通过影响递质在神经末梢的贮存而发挥作用。

2. 中枢神经系统药理学特点

CNS 功能不外乎兴奋和抑制两种，故作用于 CNS 的药物可分为两类：中枢兴奋药和中枢抑制药。CNS 兴奋时兴奋性表现由弱到强分别为欣快、失眠、不安、幻觉、妄想、躁狂和惊厥等；CNS 抑制时则表现镇静、抑郁、睡眠和昏迷等。大脑皮层的抑制功能比兴奋功能敏感，易受药物影响；延髓生命中枢比较稳定，只在高度抑制时才表现血压下降和呼吸停止。药物可选择性作用于中枢某类特殊功能，如镇痛、解热作用等。

大多数作用于 CNS 的药物作用方式是影响突触化学传递的某一环节,导致相应功能的改变。例如,干扰递质的合成、贮存、释放和灭活过程,激活和阻断受体等。研究药物对递质和受体的影响可阐明中枢药物作用的复杂性,而研究药物对离子通道、胞内信使及基因调控的影响有利于阐明药物作用的本质。

此外,有少数药物影响神经细胞的能量代谢和膜稳定性,呈非特异性作用,其作用呈明显的量效关系,且随剂量增加表现为作用范围扩大,这类药无竞争性拮抗药和特效解毒药,如全身麻醉药等。

5.5.2　传出神经系统受体和药物靶点

外周神经系统受体主要有两类:乙酰胆碱受体和肾上腺素受体。下面主要介绍这两类受体的分型、功能和受体药理学。

1. 乙酰胆碱受体

能与神经递质 Ach 结合的受体为乙酰胆碱受体,其中对毒蕈碱(muscarine)比较敏感的乙酰胆碱受体称为毒蕈碱型胆碱受体(即 M 受体),对烟碱(nicotine)比较敏感的乙酰胆碱受体称为烟碱型受体(即 N 受体)。M 受体对以毒蕈碱为代表的拟胆碱药特别敏感,分布在副交感神经节后纤维支配的效应器细胞膜上。

若以分子克隆和分子化学结构进行分类,M 受体为 G 蛋白偶联受体,可分为 5 种不同亚型的 M 受体($M_1 \sim M_5$)。若以受体功能分类,则可分为:M_1 受体,主要分布于中枢(大脑皮层、海马、纹状体和低位脑干)、神经节和胃黏膜等;M_2 受体,主要分布于心肌、小脑和低位脑干等部位;M_3 受体,主要分布于平滑肌和腺体。N 受体对烟碱特别敏感,分布于神经节细胞和骨骼肌细胞。N 受体有两种亚型,在神经节细胞上的称为 N_1 受体,在骨骼肌细胞上的称为 N_2 受体(表 5-6)。

表 5-6　传出神经的受体-效应表

效应器		去甲肾上腺素能神经兴奋		胆碱能神经兴奋	
		受 体	效 应	受 体	效 应
心脏	心肌	α_1、β_1	收缩力加强	M_2	收缩力减弱
	窦房结	β_1	心率加快	M_2	心率减慢 *
	传导系统	β_1	传导加快	M_2	传导减慢 *
血管	皮肤、黏膜	α_1	收缩	M	舒张
	腹腔内脏	α、β_2	收缩 *;舒张		
	骨骼肌	α、β_2	收缩;舒张 *		舒张(交感)
	冠状动脉	α、β_2	收缩;舒张 *		
平滑肌	支气管	β_2	舒张	M_3	收缩 *
	胃肠壁	β_2	舒张	M_3	收缩 *
	括约肌	α_1	收缩	M_3	松弛
	胆囊与胆道	β_2	舒张	M	收缩 *
膀胱	逼尿肌	β_2	舒张	M_3	收缩 *
	括约肌	α_1	收缩	M_3	舒张
眼	瞳孔括约肌	α_1	瞳孔缩小	M_3	收缩(缩瞳)
	瞳孔开大肌	α_1	瞳孔扩大		
腺体	汗腺	α_1	手掌心、脚底心分泌	M	全身分泌(交感) *
	唾液腺			M_3	分泌 *
	胃肠及呼吸道	α	分泌	M_3	分泌
交感神经	交感神经节			N_1、M_1	兴奋
肾上腺	肾上腺髓质			N_1	分泌(交感神经节前纤维)
骨骼	骨骼肌			N_2	收缩

* 表示占优势效应

目前已发现 M 受体中 M_1、M_3 和 M_5 通过 G_q 蛋白偶联激活 PLC 水解膜 PI，产生 IP_3 和 DG 为第二信使。M_2 和 M_4 亚型受体则通过 G_i 蛋白，抑制 AC 而降低胞内 cAMP，或作用于离子通道，引起生物学效应。

M 受体激动剂和拮抗剂很少有亚型选择性。常用的 M 受体激动剂有毒蕈碱、毛果芸香碱(即匹罗卡品)、槟榔碱和卡巴胆碱等。阿托品和东莨菪碱是重要的 M 受体拮抗剂。相关的拮抗剂如苯扎托品和苯海索可用于治疗 PD 和抗精神病药所引起的 PD 样症状。

N 受体为配体门控离子通道超家族成员，由 α、β、γ 和 δ 4 种亚基组成，其中 α 亚基有 9 个($\alpha_1 \sim \alpha_9$)，β 亚基有 4 个($\beta_1 \sim \beta_4$)，γ 和 δ 亚基各 1 个。根据分布部位不同分为神经元 N 受体和肌肉表达的 N 受体，它们亚基构成不同。肌肉 N 受体由 α_1、β_1、γ 和 δ 组成。

作用于外周 N 受体的配体很少。箭毒毒素可阻断 N 受体引起瘫痪，琥珀酰胆碱亦抑制 N 受体，临床上作为麻醉的辅助用药。某些 N 受体阻滞剂如六甲胺和美卡拉明对自主神经系统交感和副交感神经节神经传递的 N 受体有抑制作用。

重症肌无力患者显著症状为肌无力和易疲劳，发病原因可能是机体存在对抗肌肉 N 受体的自身抗体，这些抗体阻断了神经肌肉接头处 Ach 与受体的作用，促使受体转化降解。重症肌无力常规治疗是用 AchE 抑制剂延长 Ach 在突触间隙停留时间，增强其效应。

2. 肾上腺素受体

能与去甲肾上腺素或肾上腺素结合的受体称为肾上腺素受体，肾上腺素受体可分为 α 肾上腺素受体(α 受体)和 β 肾上腺素受体(β 受体)。多数交感神经节后纤维释放的递质是去甲肾上腺素，其对效应器的作用既有兴奋性的，也有抑制性的。效应不同的机制是由于效应器细胞上的受体不同。α 受体有 α_1 和 α_2 两种亚型，前者主要位于去甲肾上腺素能神经支配的效应器细胞膜上，后者位于突触前膜、脂肪细胞和一些内脏及血管平滑肌细胞膜上。β 受体分为 β_1、β_2 和 β_3 三种亚型，β_1 位于心肌细胞膜上，β_2 主要位于平滑肌细胞膜上，β_3 存在于脂肪细胞。

儿茶酚胺与 α 受体结合产生的平滑肌效应主要是兴奋性的，包括血管收缩、子宫收缩、虹膜辐射状肌收缩等，但也有抑制性的，如小肠舒张。儿茶酚胺与 β 受体结合后产生的平滑肌效应是抑制性的，包括血管舒张、子宫舒张、小肠舒张、支气管舒张等，但产生的心肌效应却是兴奋性的。有的效应器仅有 α 受体，有的仅有 β 受体，有的 α 和 β 受体均有。目前知道，心肌细胞上除有 β 受体外，也有 α 受体，但 β 受体的作用较明显。例如，心肌 α 受体兴奋可导致收缩力加强，但其作用比 β 受体兴奋的作用要弱。而且心肌 β 受体兴奋可导致心率加快，而 α 受体却不能加快心率(表5-7)。

各亚型受体在心血管系统具有广泛的分布，这些受体或与其相连的胞内效应器的改变可以导致某些心血管疾病的发生，如高血压、心绞痛、心律失常、心力衰竭等。

肾上腺素受体属于 G 蛋白偶联受体家族，其激活后产生的效应有很大可变性，这种可变性不仅见于不同类型受体之间，也出现于同一类型受体。同一类型受体激动后出现不同效应是因为 G 蛋白偶联受体是间接调节离子通道的。α_1 受体与 G_q 蛋白偶联，触发磷脂酰肌醇级联反应，对神经元兴奋性产生效应。反之，α_2 受体是与 G_i 蛋白偶联，发挥自身受体作用，产生抑制效应。

作用于外周肾上腺素受体的药物很多。NE 和肾上腺素是内源性 α_1、α_2 受体激动剂；酚妥拉明是非选择性 α 受体抑制剂。麻黄碱和去氧肾上腺素对 α_1 受体选择性不高，但临床效果提示其抑制充血作用与 α_1 受体有关。α_1 受体拮抗剂(如哌唑嗪)可舒张血管平滑肌产生降血压作用。α_2 受体激动药羟甲唑啉作用于外周突触后膜 α_2 受体，可收缩鼻黏膜血管，用于减轻感冒、花粉或其他呼吸道过敏引起的鼻黏膜充血。

β 受体激动剂可用于治疗哮喘和其他阻塞性肺病，其作用是通过激活 G_s 蛋白和 cAMP 活化途径促进支气管平滑肌松弛。β_2 受体在支气管平滑肌表达很高，特布他林和舒喘林等选择性激活该受体，故能有效地控制支气管痉挛。β 受体拮抗剂通过减轻儿茶酚胺对心脏强直收缩性影响，用于高血压、心绞痛和快速性心律失常的治疗。心肌 β_1 受体密度较高，其选择性拮抗剂阿普洛尔对心血管疾病有很好的疗效。其他 β_1 受体拮抗剂(如噻吗洛尔)用于降低开角型青光眼眼压。普萘洛尔是非选择性 β 受体阻断剂，也用于心血管疾病和甲亢、焦虑症的治疗。

3. 腺苷受体和神经肽受体

外周神经递质除 Ach 和去甲肾上腺素外，还有以释放腺苷及其衍生物或肽类作为递质的神经纤维，分别称为嘌呤能和肽能神经纤维。它们主要存在于胃肠道,其神经元胞体位于壁内神经丛中,可接受副交感神经节前神经纤维的支配。

关于它们的受体分型、功能及受体药理学见 5.5.3。

5.5.3　中枢神经受体与药物靶点

中枢神经递质指中枢神经系统中神经元之间传递信息的化学物质。目前已知中枢神经递质达 30 余种,它们通过相应的受体、离子通道的激活和逐渐放大的细胞内信号转导途径相偶联而介导复杂的调节功能。作用于中枢神经系统的药物主要通过影响突触传递的不同环节如递质、受体、受体后信号转导等,产生相应的药理效应。

1. 乙酰胆碱受体

中枢神经递质 Ach 的突触传递过程与外周 Ach 相同。按分布特点分,主要有胆碱能中间神经元和胆碱能投射神经元类型。胆碱能中间神经元主要参与组成中枢局部神经回路,较多存在于纹状体、隔核、伏隔核、嗅神经节等神经核团,尤以纹状体分布最多。脑内胆碱能投射神经元分布相对较集中,组成胆碱能基底前脑复合体和胆碱能脑桥-中脑-被盖复合体。

中枢内 Ach 受体的药理特性与外周相似。其中大多是 M 受体,含量占 90% 以上。M 受体分布比较广泛,以大脑皮层、海马、纹状体、隔核、上丘、下丘和顶盖前区等部位分布密度较高。脑内 M 受体有 5 种不同亚型($M_1 \sim M_5$),以 M_1 受体(50%～80%)为主。M_1、M_3 和 M_5 通过 G 蛋白与磷脂酶 C 和膜磷脂酰肌醇相偶联,IP_3 和 DG 是第二信使。M_2 和 M_4 通过 G 蛋白抑制腺苷酸环化酶,使细胞内 cAMP 水平下降或作用于离子通道,不同组织 M_2 和 M_4 受体的第二信使不同。常用的 M 胆碱受体阻断药如阿托品、东莨菪碱等与上述受体均有相似的亲和力。

中枢内 N 受体的药理特性和功能研究较少。脑内 N 受体是配体门控离子通道,被激动后开放,Na^+、K^+ 和 Ca^{2+} 的通透性增加,导致膜去极化,产生兴奋性突触后效应。

中枢 Ach 主要涉及觉醒、学习、记忆和运动调节。Ach 和 DA 两系统功能平衡失调会导致严重神经系统疾病,如 DA 功能低下导致胆碱系统功能相对过强,出现 PD 症状,可使用 M 受体阻断药治疗;相反,则引起亨廷顿病的症状,可使用 M 受体激动药治疗。

2. 谷氨酸受体

Glu 和 Asp 是哺乳动物脑内重要的兴奋性神经递质。它们自释放后与相应的受体结合,诱发产生 EPSP。根据激动剂选择性的差异将 Glu 受体分为:NMDA 受体,能被 NMDA 选择性激活;α-氨基-3-羟基-5-甲基-4-异恶唑丙酸(α-amino-3-hydroxy-5-methyl-4-isoxazole-propionicacl,AMPA)受体,能被 AMPA 选择性激活;KA 受体对海人藻酸敏感。此三类受体为配体门控离子通道受体,称为离子型谷氨酸受体(ionotropic glutamate receptor,iGluR)。另外,还存在一类与 G 蛋白偶联的受体,称为代谢型谷氨酸受体(metabotropic glutamate receptor,mGluR),激活后影响 PI 代谢。

(1) NMDA 受体

NMDA 受体是由 NR_1 和 NR_2 两个亚单位组成的离子通道蛋白,但人们不知道这些亚单位是怎样排列的。Furukawa 等研究发现了 NR_1/NR_{2A} 异二聚物的氨基己酸和谷氨酸盐结合区域的高分辨率晶体结构,以及与谷氨酸盐形成复合物的 NR_{2A} 亚单元的高分辨率晶体结构。该结构证实,NR_1/NR_{2A} 异二聚物是 NMDA 受体中的基本功能单元,NR_1 在 535 位的酪氨酸(位于该亚单元界面中)是控制受体去活化率的一个位点。四聚体的 NMDA 受体是由异源二聚体的 NR_1-NR_{2A} 构成。

NMDA 受体广泛分布于 CNS,尤以大脑皮层和海马分布最多。脑内 NMDA 受体不仅调控神经元信号的传递,而且涉及学习和记忆形成等过程,它们的功能丧失会导致很多疾病,包括 PD、精神分裂症和中风。NMDA 受体过度激动可使大脑产生包括神经元坏死和细胞凋亡的神经损害,目前该受体已成为研制治疗多种神经精神疾病药物的重要靶点。

NMDA 受体是一种独特的双重门控通道,它既受膜电位控制也受其他神经递质控制。NMDA 受体被激活后,主要对 Ca^{2+} 有通透性,介导持续、缓慢的去极化过程。高钙电导是 NMDA 受体的特点之一。在突触传递过程中,NMDA 受体的激活需要非 NMDA 受体尤其是 AMPA 受体的参与。NMDA 受体受多种因子的调控,内源性强啡肽、渗透压、氧化剂、硫酸类固醇及 Zn^{2+} 等对 NMDA 受体产生抑制作用;花生四烯酸、组胺等则产生兴奋作用。NMDA 受体的 NR_1 和 NR_2 两个亚单位可被 PKA、PKC 或 CaMPK 在一个或多个位点磷酸化,从而影响受体活性。

NMDA 受体拮抗剂有两类:竞争性拮抗剂和非竞争性拮抗剂,前者作用于兴奋性氨基酸(excitatory amino acid,EAA)识别位点,竞争性阻滞 EAA 与 NMDA 受体结合,能有效防止脑缺血引起的神经元损伤,但不易通过血-脑屏障。经典的竞争性拮抗剂主要有 $D-2-$氨基$-5-$磷酸基戊酸($D-2-$amino$-5-$phosphonopentanoic,AP5)、$D-2-$氨基$-7-$磷酸基庚酸($D-2-$amino$-7-$phosphonopentanoic,AP7)等。AP7 作用于 NMDA 受体离子通道或调节位点而抑制 Ca^{2+} 内流,易通过血-脑屏障。NMDA 受体的另一个结合位点位于 Mg^{2+} 结合位点或附近,MK-801(5-甲基二氢二苯并环庚烯亚氨马来酸)、苯环利啶(phencyclidine,PCP)、氯胺酮(ketamine)、右美沙芬即右美沙芬(dextromethorphan)和右吗喃(dextrorphan)等均可与之结合,阻断 NMDA 受体通道,因此为非竞争性受体拮抗剂。但目前受体拮抗剂由于在治疗的同时对神经、精神及其他系统有较大的毒副作用,故大都停留在动物试验,因此开发低毒、高效的 NMDA 受体拮抗剂是目前治疗缺氧缺血性脑损伤的途径之一。

另外,还发现了 NMDA 受体的一种特别的调控因子——D-型丝氨酸(D-Serine,D-Ser)。神经调质 D-Ser 由突触旁星形胶质细胞产生,作用于突触后 NMDA 受体上的 Gly 结合位点,对 NMDA 受体的功能进行调控。

(2) 非 NMDA 受体

非 NMDA 受体包括 AMPA 受体及 KA 受体,也是化学门控离子通道受体。受体兴奋时离子通道开启仅允许单价阳离子如 Na^+、K^+ 进出,胞外 Na^+ 内流引起突触后膜去极化,诱发快速的 EPSP,参与兴奋性突触的传递。非 NMDA 受体与 NMDA 受体在突触传递及 Glu 的兴奋性神经毒性作用中有协同作用。

AMPA 受体的亚基有 $GluR_1$、$GluR_2$、$GluR_3$、$GluR_4$ 4 种,KA 受体包括 $GluR_5$、$GluR_6$、$GluR_7$ 和 KA_1、KA_2 5 种。目前有人认为非 NMDA 受体由 4 个亚基组成,每个亚基包括 1 个长的 N 末端和 1 个短的 C 末端,3 个跨膜区(TM1、TM3 和 TM4)和 1 个不完全跨膜的发卡结构 TM2,其中 C 末端上有很多磷酸化、脱磷酸化位点和胞内蛋白结合位点,与非 NMDA 受体的调控密切相关。PKA、PKC 和 PKG 可调节非 NMDA 受体的活性,CaMPK II 可引起非 NMDA 受体上调,酪氨酸蛋白激酶在 AMPA 受体介导的突触可塑性的诱导中起决定性作用。

目前确定与 AMPA 受体相互作用的胞内蛋白有两类。一类为含有 PDZ 结构域的蛋白,包括 Glu 受体交互作用蛋白(glutamate receptor interacting protein,GRIP)、AMPA 受体结合蛋白(AMPA receptor binding protein,ABP)、PKC 交互作用蛋白(PKC-interacting protein-1,PIKC-1)和 SAP197;还有一类是一些信号蛋白,如囊泡融合因子 NSF(N-乙基马来酰胺敏感因子)、Src 相关的酪氨酸激酶 Lyn 等,它们与 $GluR_2$ 和 $GluR_3$ 亚基结合。

(3) 代谢型谷氨酸受体

代谢型谷氨酸受体(metabotropic glutamate receptor,mGluR)通过 G 蛋白与不同的第二信使偶联,触发较缓慢的生物学效应。已克隆出 8 种不同亚型的 mGluR($mGluR_1 \sim R_8$),分成 3 组:第 1 组包括 $mGluR_1$ 和 $mGluR_5$,通过 G 蛋白激活 PLC,促进 PI 水解,使 IP_3 及 DG 升高,可导致关闭钾通道使膜去极化,产生兴奋效应,与分布在同一神经元上的 NMDA 受体和非 NMDA 受体有协同作用。第 2 组包括 $mGluR_2$ 和 $mGluR_3$,受体激活后通过 G_i 蛋白偶联 AC,使胞内 cAMP 下降而介导生物学效应。第 3 组包括 $mGluR_4$ 和 $mGluR_6 \sim mGluR_8$,这组受体也通过 Gi 蛋白偶联,抑制 AC 活性。第 3 组受体均可被 $L-2-$氨基$-4-$磷酸丁酸($L-2-$amimo$-4-$phosphonobutyrate,$L-$AP4)选择性激活,故这组受体曾被称为 AP4 受体。第 2 组和第 3 组 mGluR 可分布在 Glu 能神经末梢上,作为自身受体,对神经递质释放产生负反馈调节作用。mGluR 自身受体的作用可拮抗 Glu 兴奋性神经毒性,产生神经元的保护作用。

研究表明,能激活 mGluR 的 Glu、使君子氨酸(quisqualic acid,QA)和鹅膏蕈氨酸(Ibotenic acid,Ibo)等都是离子型和代谢型受体的非选择性激动剂。t-ACPD 是第一个选择性激动剂,L-CCG-I 是选择性更强的选择性激动剂,但目前缺少作用于亚型的选择性激动剂。

总之,mGluR 激活后通过不同的 G 蛋白调节各种效应酶的活性,包括 PLC、PLD、PLA2 和 AC 等,产生复杂的生理功能。

兴奋性氨基酸不但参与快速的兴奋性突触传导,而且在学习、记忆、神经元的可塑性、神经系统发育中发挥重要作用,同时还参与一些疾病发病如缺血性脑病、低血糖脑损害、癫痫、脑外伤和老年性中枢退行性疾病等。

3. γ-氨基丁酸受体

GABA 受体分为 GABA$_A$、GABA$_B$ 和 GABA$_C$ 三型。其中 GABA$_A$ 和 GABA$_C$ 是配体门控的氯通道,目前仅在视网膜发现 GABA$_C$ 受体。GABA$_B$ 受体属 G 蛋白偶联受体家族,在脑内分布较少。

(1) GABA$_A$ 受体

GABA$_A$ 受体可被荷包牡丹碱所阻断,由 α、β、γ、δ 和 ρ 5 种不同亚基组成,5 个亚基围绕形成中空的氯通道。β 亚基上含有 1 个与整个氯通道偶联的 GABA 结合位点,α 亚基上含有苯二氮䓬(benzodiazepine)结合位点,该位点的激动剂如地西泮(diazepam)、氯硝西泮(clonazepam)等与 α 亚基结合后,促进 GABA 与 GABA$_A$ 受体结合而使氯通道开放频率增加,更多 Cl$^-$ 内流,引起膜超极化,产生快速 IPSP,最终产生抗焦虑、镇静催眠和抗惊厥等作用。反相激动剂如 β-咔啉与 α 亚基结合后,诱发焦虑和惊厥发生。拮抗剂氟马西尼(flumazenil)等与 α 亚基结合后,可拮抗上述激动剂和反相激动剂的效应。除苯二氮䓬结合位点外,GABA$_A$ 受体还存有其他调节 GABA 受体氯通道的位点,如离子通道阻滞药巴比妥类、印防己毒素和类固醇的结合位点。巴比妥类和印防己毒素主要影响氯通道,分别发挥氯通道开放时间延长和通道的开放抑制的作用。

(2) GABA$_B$ 受体和 GABA$_C$ 受体

GABA$_B$ 受体主要分布于突触前膜,通过关闭钙通道负反馈调节神经递质的释放。突触后膜 GABA$_B$ 受体激活后通过 G 蛋白及第二信使诱导钾通道开放。因此,无论突触前或突触后,GABA$_B$ 受体激活后均产生抑制性效应。

GABA$_B$ 受体可选择性地被巴氯芬所激活,而被法克罗芬(phaclofen)阻断。GABA$_B$ 受体亦参与突触后抑制。巴氯芬为一作用强大的选择性 GABA$_B$ 受体激动剂,是唯一已用于临床的 GABA$_B$ 受体激动剂,作为肌松剂用于缓解神经疾病的痉挛状态,其作用主要与抑制 Glu 释放有关。CGP54626 和 CGP64213 为选择性 GABA$_B$ 受体拮抗剂,可能有抗惊厥、抗抑郁和抗精神病作用,并能增强认知功能,刺激脑内生长因子生成,有神经保护作用,但缺乏确实有效的临床论证。

GABA$_C$ 受体本身即为氯通道,激活后引起 Cl$^-$ 内流,产生 IPSP。苯二氮䓬类和巴比妥类对其没有调节作用,印防己毒素可阻断 GABA$_C$ 受体的氯通道。

GABA$_C$ 受体激动剂有 GABA、蝇蕈醇、顺式-4-氨基丁烯酸(cis-4-aminocrotonic acid,CACA)和反式-4-氨基丁烯酸(trans-4-aminocrotonic,TACA)等,对 GABA$_A$ 和 GABA$_C$ 都有激动作用,其中 CACA 是目前对 GABA$_C$ 受体选择性最高的激动剂。

GABA 激活不同的 GABA 亚型受体产生不同的抑制效应。除了上述药物对 GABA 作用调节以外,最近研究发现癫痫、AD、PD 和 HD 等疾病的发生亦与 GABA 有关。GABA 还可能参与疼痛和摄食行为的调节。

4. 甘氨酸受体

Gly 受体主要存在于脑干和脊髓。Gly 受体是由 α 和 β 2 个亚单位构成的五聚体,围成氯通道,为配体门控离子通道。关于 Gly 的药理研究较少。在已知的研究中,发现士的宁为该受体拮抗剂,可引起 CNS 的兴奋,大量会导致惊厥发生,最常用于实验研究。印防己毒素和印防己毒内酯是 Gly 受体的非竞争性抑制剂,可能直接与受体的离子相互作用,阻断 Cl$^-$ 的渗透,选择性 GABA$_A$ 受体激动剂 THIP [4,5,6,7-tetrahydroisoxazolo(5,4-c)pyridin-3-ol]也有阻断甘氨酸受体的作用。

不少氨基酸为甘氨酸受体激动剂,如甘氨酸为甘氨酸受体完全激动剂;β-苯丙酸、牛磺酸和丝氨酸为部分激动剂。

甘氨酸裂解系统蛋白组分突变引起代谢障碍造成非酮病性高甘氨酸血症。婴儿早期发病,表现严重的神经功能缺陷,如昏睡、肌张力减退和全身性癫痫发作。

5. 肾上腺素受体

肾上腺素受体是指与 NE 和 E 结合的受体的总称,在脑内 NE 的含量比 E 高出 50~100 倍。肾上腺素受体在中枢内分布较集中,主要在下丘脑等处,其功能与警觉、睡眠、情绪等调节有关。目前将肾上腺素受体分为 α$_1$、α$_2$ 和 β 3 类,各类又至少再分为 3 种亚型(表 5-7)。

表 5-7 肾上腺素能受体家族(引自邵福源等,2005)

受体	中枢分布	激动剂	拮抗剂	偶联 G 蛋白	效应酶	第二信使
α_{1A}	皮质、海马	A61603、甲氧明、去氧肾上腺素	尼古地平、派唑嗪、吲哚拉明	$G_{q/11}$	PLC	DG、IP_3
α_{1B}	皮质、脑干	去氧肾上腺素、甲氧明	螺哌隆、派唑嗪、吲哚拉明	$G_{q/11}$		
α_{1D}		去氧肾上腺素	派唑嗪、吲哚拉明	$G_{q/11}$		
α_{2A}	皮质、脑干、中脑、脊髓	甲氧明	育亨宾、罗芙素、哌唑嗪	$G_{i/o}$	AC	cAMP
α_{2B}	间脑	可乐定	育亨宾、罗芙素、哌唑嗪	$G_{i/o}$		
α_{2C}	基底神经节皮质、小脑海马	可乐定	育亨宾、罗芙素、哌唑嗪	$G_{i/o}$		
β_1	嗅神经核、小脑神经核、脑干神经核皮质、脊髓	异丙肾上腺素、特布他林	阿普洛尔、倍他洛尔、普萘洛尔	G_s	AC	cAMP
β_2	嗅球、海马梨状皮质、小脑皮质	丙卡特、罗净特罗	普萘洛尔	G_s		
β_3			吲哚洛尔、布拉洛尔、普萘洛尔	$G_s/G_{i/o}$		

当中枢 NE 能神经元活性增高时,表现愉快、激动等效应。可乐定(clonidine)和呱法辛(guanfacine)等为 α_2 受体激动剂,它们可导致脑干区 α_2 受体自身活化,从而减弱它们对交感神经系统的激活,用于治疗高血压。α-甲基多巴是一种抗抑郁药,具有与可乐定相似的中枢作用,但特异性差,不良反应发生率高。α_2 受体激动剂可控制阿片类戒断症状,其作用部分是通过抑制蓝斑而介导。

6. 多巴胺受体

DA 在脑内分布很不均匀,大部分 DA 集中分布在纹状体、黑质和苍白球。脑内 DA 能神经通路有:① 黑质-纹状体通路,属于锥体外系,使运动协调。此通路的功能减弱时引起 PD,临床药物治疗措施主要是补充,以弥补 DA 不足或应用 DA 受体激动剂。此通路的功能亢进则出现多动症;② 中脑-边缘系统通路,功能与情绪、情感有关;③ 中脑-皮质通路,功能与精神、理智有关;④ 结节-漏斗通路,主管垂体前叶的内分泌功能。精神分裂症患者的第②、③条通路功能失常,并伴有脑内 DA 受体增多。抗精神分裂症药大多是 D_2 受体拮抗药。阻断黑质-纹状体和结节-漏斗通路分别引起锥体外系副作用和内分泌方面改变。

根据选择性配基及其与信号转导系统的偶联关系,将 DA 受体分为 D_1 和 D_2 2 种亚型;重组 DNA 克隆技术发现脑内存在 5 种亚型受体(D_1、D_2、D_3、D_4 和 D_5),其中 D_1 和 D_5 亚型受体在药理学特征上符合上述的 D_1 亚型受体,被称为 D_1 样受体(D_1-like receptors);D_2、D_3 和 D_4 亚型受体则与上述的 D_2 亚型受体相符合,被称为 D_2 样受体(D_2-like receptors)。黑质纹状体系统存在 D_1 样受体(D_1 和 D_5 亚型)和 D_2 样受体(D_2 和 D_3 亚型),其中 D_3 亚型主要为突触前 DA 受体,即 DA 自身受体,主要参与 DA 神经元自身功能(放电、递质的合成和释放)的负反馈调控;中脑-边缘系统和中脑-皮质系统主要存在 D_2 样受体。值得注意的是,D_4 亚型受体特异地存在于这两个 DA 通路,与精神分裂症的发生和发展密切相关,研究发现氯氮平对其具有高亲和力。

7. 5-羟色胺受体

5-HT 受体分为 7 型,各自还包括很多亚型(表 5-8)。

表 5-8 5-HT 受体家族(引自邵福源等,2005)

受 体	CNS 分布	激动剂	拮 抗 剂	G 蛋白	效应途径
$5-HT_{1A}$	海马、隔核、杏仁体、中缝背核、额叶皮质	8-OH-DPAT、丁螺环酮、吉吡隆	WAY100135、美舒麦角	$G_{i/o}$	抑制 AC,开放 K^+ 通道,关闭 Ca^{2+} 通道

续　表

受　体	CNS分布	激动剂	拮抗剂	G蛋白	效应途径
5-HT$_{1B}$	黑质、基底神经节	舒马曲坦及相关曲坦类		G$_{i/o}$	抑制 AC
5-HT$_{1D}$	黑质、纹状体、伏核、海马	舒马曲坦及相关曲坦类	GR 127935	G$_{i/o}$	抑制 AC
5-HT$_{1E}$	仅 CNS			G$_{i/o}$	抑制 AC
5-HT$_{1F}$	中缝背核、海马、皮质			G$_{i/o}$	抑制 AC
5-HT$_{2A}$	皮质、嗅结节、屏状核	二甲胺	酮色林、辛那色林、MDL900239	G$_{q/11}$	磷脂肌醇水解
5-HT$_{2B}$	无	二甲胺	美舒麦角	G$_{q/11}$	磷脂肌醇水解
5-HT$_{2C}$	基底神经节、脉络丛、黑质	二甲胺、间位氯苯哌嗪	氟西汀、昂丹司琼	G$_{q/11}$	磷脂肌醇水解
5-HT$_3$	脊髓、皮质、海马、脑干、神经核		格拉尼西隆、GR 113808	配体门控通道	Na$^+$ 通道快速去极化
5-HT$_4$	海马、伏核、纹状体黑质	甲氧氯普胺	甲硫替平	GS	激活 AC
5-HT$_{5A}$	皮质、海马、小脑		甲硫替平	GS	?
5-HT$_{5B}$	缰核、海马 CA1		甲硫替平	未知	?
5-HT$_6$	纹状体、嗅结节、皮质、海马		氯氮平、阿米替林、methiothepin	GS	激活 AC
5-HT$_7$	下丘脑、丘脑、皮质、视上核		氯氮平、阿米替林	GS	激活 AC

　　除 5-HT$_3$ 受体外,其余 5-HT 受体均属于 G 蛋白偶联受体超家族。5-HT$_1$ 受体与 G$_i$ 蛋白偶联;5-HT$_2$ 受体与 G$_q$ 蛋白偶联;5-HT$_4$、5-HT$_6$ 和 5-HT$_7$ 受体与 G$_s$ 蛋白偶联;与 5-HT$_5$ 偶联的蛋白质尚未确定。5-HT$_3$ 受体为配体门控的离子通道,一旦激活后开放一个非选择性阳离子通道。

　　目前已有许多与 5-HT 受体有关的药物在临床广泛使用。5-HT$_{1A}$ 受体部分激动剂丁螺环酮(buspirone)和吉吡隆(gepirone)用于治疗广泛性焦虑症,虽然其疗效不及苯二氮䓬类,但它不引起嗜睡和不易产生依赖性;5-HT$_{1B/1D}$ 受体激动剂舒马曲普坦(sumatriptan succinate)自 1933 年一直用于治疗偏头痛;非选择性的 5-HT$_{2A}$ 受体部分激动剂 D-麦角酸二乙酰胺(D-lysergic acid diethylamide,LSD)是目前最强的致幻剂之一;昂丹司琼(ondansetron)和格雷司琼(granisetron)等 5-HT$_3$ 受体拮抗剂都是止吐剂,临床常用于缓解化疗所致恶心和呕吐。

　　目前正热衷研究针对 5-HT$_5$、5-HT$_6$ 和 5-HT$_7$ 受体的制剂,据动物实验推测它们可能具有抗抑郁作用。

8. 组胺受体

　　已确定组胺受体有 3 种亚型(H$_1$～H$_3$),脑内均有表达,属于 G 蛋白偶联受体超家族成员(表 5-9)。其中 H$_1$ 受体与 G$_q$ 蛋白偶联,H$_2$ 与 G$_s$ 蛋白偶联,H$_3$ 与 G$_i$ 蛋白偶联。

表 5-9　组胺受体家族(引自邵福源等,2005)

受　体	分　布	激动剂	拮抗剂	G蛋白	效应途径
H$_1$	皮质、海马、伏核、丘脑		美吡拉敏、曲普利啶、苯海拉明、茶苯海明	G$_{9/11}$	磷脂肌醇系统
H$_2$	基底节、海马、杏仁体、皮质	dimaprit	雷尼替丁、西咪替丁	G$_s$	AC 系统
H$_3$	基底节、海马、皮质	R-α-甲基组胺、imetit	氨砜拉嗪	G$_{i/o}$?	AC 系统?

　　常用的 H$_1$ 受体拮抗剂如苯海拉明和氯苯甲嗪等,可透过血-脑屏障产生头昏、嗜睡等副作用。第二代 H$_1$ 受体拮抗剂如氯雷他定和特非那定等不能透过血-脑屏障,无镇静、嗜睡等副作用。第三代 H$_1$ 受体拮抗剂副作用更小,药物有非索非那定(rexofenadine)和咪唑斯汀(mizolastine)等。西咪替丁(cimetidine)、雷尼替丁(ranitidine)等药物能选择性作用于 H$_2$ 受体,不能透过血-脑屏障,主要抑制胃酸分

泌,临床常用于消化道反流和溃疡。选择性作用于 H_3 受体的制剂正在研究当中,如 R-α-甲基组胺激动 H_3 受体,可促进睡眠。

9. 神经肽受体

多数神经肽受体属于 G 蛋白偶联受体超家族。唯一例外的是近年发现的一种神经降压肽受体,其本身是膜上的鸟苷酸环化酶,直接通过 cGMP 产生效应。各种神经肽均有一定亚型,见表 5-10。

神经肽受体数目众多,概括起来它们有以下几种特性:

1)一种神经肽可与一种或多种亚型受体结合。如生长抑素可与 5 种受体亚型结合。

2)某些神经肽受体可与多种神经肽结合。如黑皮素受体家族有 5 个成员,每个受体成员均不同程度地被 ACTH、α-MSH 和 γ-MSH 激活。

3)神经肽与受体间结合非常复杂。表现在一个神经肽家族的几个成员可激活同一受体,产生相同效应,但效能和效价强度常常不同,如 NK-1 受体可被 NKA 和 SP 激活。同时,一个独特的神经肽可激活几类相关受体产生效应,如 SP 与 NK-1、NK-2 和 NK-3 受体相互作用。

4)某些受体亚型在中枢神经系统的表达形式不同。如 CRH 的受体亚型 CRH_1R 和 CRH_2R,在脑部其一亚型高丰度表达而另一亚型缺如。

(1) 阿片受体

已经证实脑内阿片受体有 5 种,3 种经典的阿片受体是 μ、κ 和 δ,在脑内分布广泛但不均匀,属于 G 蛋白偶联受体超家族。不同亚型阿片受体激动后产生的药理效应完全不同,如 κ 型受体激动产生利尿作用;μ 型受体激动后产生抗利尿作用;δ 型受体激动后表现为癫痫样症状和癫痫样放电;κ 型受体激动剂产生抗癫痫作用。不同阿片受体除引起作用不同外,产生的耐受性和成瘾性也不同。作用于同型阿片受体的药物有交叉耐受和交叉抑制戒断症状的现象。

阿片肽的作用相当广泛,包括对神经、精神、循环、呼吸、消化、内分泌、感觉和运动等功能的调节,其中对痛觉的调节作用尤为突出。阿片肽作用的广泛性决定于其作用方式多样性和受体的特异分布。阿片受体功能复杂多样,不同类型受体对同一器官可产生相反的效应,如纹状体内 μ 型受体激动后促进 DA 释放而增强运动活动,κ 型阿片受体作用则相反。

表 5-10 人神经肽受体家族成员(引自邵福源等,2005)

神经肽	受体亚型	偶联 G 蛋白	神经肽	受体亚型	偶联 G 蛋白
缓激肽	B_1	$G_{q/11}$	血管活性肠肽	$VPAC_1$	G_s
	B_2	$G_{q/11}$		$VPAC_2$	G_s
缩胆囊素	CCK_1	$G_{q/11}$;G_s		PAC_1	G_s
	CCK_2	$G_{q/11}$	神经降压肽	NTS_1	$G_{q/11}$
促肾上腺皮质	CRH_1	G_s		NTS_2	$G_{q/11}$
激素释放激素	CRH_2	G_s	阿片肽	μ	$G_{i/o}$
甘丙肽	GAL_1	$G_{i/o}$		δ	$G_{i/o}$
	GAL_2	$G_{i/o}$;$G_{q/11}$		κ	$G_{i/o}$
	GAL_3	$G_{i/o}$	生长抑素	SST_1	$G_{i/o}$
黑皮素	MC_1	G_s		SST_2	$G_{i/o}$
	MC_2	G_s		SST_3	$G_{i/o}$
	MC_3	G_s		SST_4	$G_{i/o}$
	MC_4	G_s		SST_5	$G_{i/o}$
	MC_5	G_s	速激肽类(SP、	NK_1	$G_{q/11}$
神经肽 Y	Y_1	$G_{i/o}$	NKA、NKB)	NK_2	$G_{q/11}$
	Y_2	$G_{i/o}$		NK_3	$G_{q/11}$
	Y_4	$G_{i/o}$	神经升压素和催产素	V_{1A}	$G_{q/11}$
	Y_5	$G_{i/o}$		V_{1B}	$G_{q/11}$
	Y_6	$G_{i/o}$		V_2	G_S
促甲状腺激素	TRH_1	$G_{q/11}$		V_3	$G_{q/11}$
释放激素	TRH_2	$G_{q/11}$			

（2）速激肽受体

速激肽也是通过相应速激肽受体发挥效应的。速激肽受体为 G 蛋白偶联受体超家族，可分为 NK₁、NK₂ 和 NK₃ 型。SP 与 NK₁ 亲和力最高，NK_A 选择性结合 NK₂ 受体，而 NK_B 主要结合 NK₃ 受体。

（3）促肾上腺皮质激素释放激素受体

已发现 CRH 受体有 CRH₁R 和 CRH₂R 2 种亚型，二者均为 G 蛋白偶联受体。CRH₁R 广泛分布于脑部，主要介导 ACTH 的释放，参与应激反应，目前正研究 CRH₁R 拮抗剂的抗焦虑和抗抑郁作用。CRH₂R 主要集中分布于前脑外侧核，参与形成情绪、恐惧和认知感，其配体非 CRH 而是尿皮素。

（4）神经降压肽受体

神经降压肽（neurotensin，NT）受体有 3 种亚型（NTS₁～NTS₃），其中 NTS₁ 和 NTS₂ 属 G 蛋白偶联受体。NTS₁ 表达于黑质，而不表达于纹状体，但纹状体 DA 能神经末梢有其蛋白表达，提示纹状体 NT 参与协助 DA 能神经传递。纹状体中给予 D₂ 受体拮抗剂可诱导纹状体苍白球表达 NTmRNA，而精神兴奋剂诱导纹状体黑质神经元表达 NTmRNA。

（5）CGRP 受体

CGRP 受体有 2 类，分别为 CGRP₁ 和 CGRP₂，也许还存在其他亚型，有待进一步证实。它们属于 G 蛋白偶联受体家族，由与 G 蛋白偶联的降钙素样受体（calcitonin receptor-like receptor，CRLR）和受体活性修饰蛋白——受体相关膜蛋白及一伴侣蛋白——受体组分蛋白（receptor compotent protein，RCP）连接而成，通过以下几个途径调节 CGRP 的活性：一是活化 MAPK 途径刺激 CGRP 基因的表达，选择性转录抑制剂，可下调 CGRP 的活性；二是特异性 CGRP 受体拮抗剂；三是调节 Ca²⁺ 的水平，Ca²⁺ 的增加会抑制神经细胞 CGRP 的合成和释放。

10. 神经营养因子受体

（1）神经营养素受体

已确定的神经营养素受体有两类：一类是与酪氨酸激酶（tyrosine kinase，Trk）偶联的受体家族，特异性地与不同的神经营养素结合；另一类是与 p75 有关的低亲和性受体，可与所有神经营养素家族成员结合。Trk 受体分为 TrkA、TrkB、TrkC 三型，是分子量为 140～150 kDa 的跨膜糖蛋白受体。目前认为，TrkA 是 NGF 受体，TrkB 是 BDNF 和 NT-4 受体，TrkC 是 NT-3 受体（图 5-19）。神经营养素与相应 Trk 结合后，受体催化位点激活。激活过程首先是形成神经营养素二聚体，诱导 Trk 受体二聚化，继而激活并磷酸化受体酪氨酸激酶，磷酸化的酪氨酸残基形成 SH2 识别序列，该 SH2 识别序列可识别其他分子中磷酸化的酪氨酸残基，启动细胞内信号级联反应，引发多种生物学效应。Trk 受体活化后亦可使其他信号蛋白酪氨酸残基磷酸化，产生生物学效应。p75 是最早克隆的营养素受体蛋白，分子量为 49 kDa，是一种低亲和力神经营养素受体。一般认为 p75 可能是通过调节 Trk 受体信号发挥效应，但也可以单独发挥生理作用。

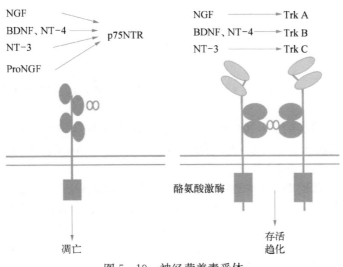

图 5-19 神经营养素受体

神经营养素的大多数生物学效应,包括神经元存活、分化、轴突生长、突触可塑性和神经递质的表达等均由 Trk 受体介导。NTF 所激活的胞内信号途径障碍会引起细胞过度增殖,从而导致某些疾病的发生,如 Ras 调节蛋白突变引起的神经纤维瘤病。目前缺乏 Trk 受体的激动剂和拮抗剂,因此神经营养素系统的研究依赖于缺乏特定神经营养素或 Trk 受体的基因工程小鼠。

(2) 胶质细胞源性神经营养因子受体

GDNF 家族为一种分泌型多肽生长因子。与神经营养素一样,GDNF 亦是通过激活受体蛋白间接激活酪氨酸蛋白激酶产生生物学效应的。GDNF 二聚体与一种特异性受体 GFRα 结合,后者与一种跨膜蛋白酪氨酸激酶 Ret 结合,引起 Ret 活化,激发 MAPK 级联反应,产生多种生物学效应。

(3) 睫状神经营养因子受体

CNTF 受体是由 3 个亚基组成的复合物,它们为 CNTF 结合蛋白 CNTFRα 亚基、130 kDa 的糖蛋白(gp130)亚基和信号转导 LIF 受体(LIFR)β 亚基。CNTFR 与 CNTFRα 受体结合,通过受体募集作用,与 gp130 和 LIFR 形成三元受体复合物,触发信号转导,其膜内保守序列激活 JAK 及 Trk 等酪氨酸激酶,后者介导转录因子 STAT 家族磷酸化,产生多种生物学效应。另外,CNTF 与受体结合后还可通过增加 DG 数量激活 PKC,进行信息传递,调节基因表达。

11. 嘌呤受体

嘌呤类递质通过相应受体发挥生物学效应。嘌呤受体的成分是蛋白质,主要分为 P_1(与腺苷结合)和 P_2(与 ATP 结合)两型受体,各自的亚型和特征见表 5-11。

表 5-11 嘌呤受体家族(引自邵福源等 2005)

受体	受体亚型	偶联 G 蛋白	底物特异性
P_1受体(腺苷受体)	A_1	$G_{i/o}$	
	A_{2A}	G_s	
	A_{2B}	G_s	
	A_3	$G_{i/o}$	
P_{2Y}受体	P_{2Y1}	$G_{q/11}$	ADP,ATP,ApnA
	P_{2Y2}	$G_{q/11}$;$G_{i/o}$	ATP=UTP
	P_{2Y4}	$G_{q/11}$;$G_{i/o}$	UTP>ATP
	P_{2Y6}	$G_{q/11}$	UDP
	P_{2Y11}	?	ATP≫ADP
P_{2X}受体(离子型)	P_{2X1}		ATP>ADP
	P_{2X2}		ATP
	P_{2X3}		ATP
	P_{2X4}		ATP>GTP
	P_{2X5}		ATP
	P_{2X6}		未知
	P_{2X7}		ATP

(1) P_1 受体

P_1 受体(腺苷受体)与腺苷及其类似物结合,并与 G 蛋白偶联。已克隆出 4 种 P_1 受体亚型,分别为 A_1、A_{2A}、A_{2B} 和 A_3。

腺苷激活相应腺苷受体启动信号转导机制,取决于与之偶联的 G 蛋白种类。A_1 和 A_3 受体与 $G_{i/o}$ 蛋白偶联,抑制 AC,降低胞内 cAMP 水平,因而为抑制性受体;A_{2A} 和 A_{2B} 受体则与 G_s 蛋白偶联,激活 AC,升高胞内 cAMP 水平,因而为兴奋性受体。

脑部的神经元和一些胶质细胞可表达腺苷受体。A_1 受体在脑和脊髓中表达最广泛,尤以海马、新皮质、小脑和纹状体中分布密集;A_{2B} 受体广泛存在于人体,但在脑和脊髓表达水平很低;脑中 A_{2A} 受体分布局限于纹状体、伏核和嗅球,A_{2A} 受体高表达区均有丰富的 DA 能神经支配,A_{2A} 受体激动剂在纹状体抑制 DA 的 D_2 受体介导的行为,A_{2A} 受体拮抗剂与 D_2 受体激动剂作用相似,腺苷和 DA 之间的相反作用提示 A_{2A} 受体拮抗剂治疗 PD 可能有效;A_3 受体在脑部表达很少,功能尚未明确。

腺苷为 P_1 受体的内源配体。A_1 受体与腺苷亲和力最大,介导腺苷的抗焦虑、抗惊厥、止痛和镇静作用。A_{2A} 和 A_{2B} 受体与腺苷的亲和力低于 A_1。A_3 与腺苷的亲和力更低。20 世纪 80 年代以后,研究出现了许多高亲和力、高选择性的腺苷受体激动剂,如 $[^3H]R-N^6-$(苯丙异丙基)$[R^W]$ 腺苷和 $[^3H]N^6-$ 环己烷腺苷常用来研究 A_1 受体;$[^3H]5'-$ 乙基酰胺腺苷和 $[^3H]$CGS21680 常用于研究 A_2 受体。

已报道的第一类腺苷受体拮抗剂是天然产生的甲基黄嘌呤类,如咖啡因和茶碱,它们与腺苷受体亲和力小。后来相继合成了多种黄嘌呤类,对 A_1 和 A_{2A} 受体有较强的拮抗作用和选择性,A_2 受体选择性配体很少。最近几年 A_3 受体选择性化合物研究取得了进展,发现了能与 A_3 受体有高亲和力的三偶氮喹唑啉类。

(2) P_2 受体

1) 分型和调制:根据 ATP 及其类似物在不同组织中的作用强度不同,P_2 受体(ATP)主要分为 P_{2X} 受体亚家族和 P_{2Y} 受体亚家族。目前已克隆出 7 种 P_{2X} 受体亚型,均为 ATP 和 ApnA 门控的阳离子通道,P_{2X} 受体活化后促使 Na^+、K^+、Ca^{2+} 快速流动,引起膜去极化。在周围神经系统、神经肌肉接头、脊髓和多个脑区检出这些通道,但它们被激活后的生理效应未完全阐明。P_{2Y} 受体有 5 种亚型,均有独特的药理学特性,但对它们在 CNS 中的分布情况及功能有待进一步研究。

P_{2X} 受体具有变构性调制作用,如 Zn^{2+} 能作用于变构性结合位点,通过增强 P_{2X} 受体对 ATP 亲和力而发挥调制作用。P_2 受体功能也可被一些神经递质所调制。SP 能非竞争性显著增强 ATP 激活电流,此作用可能是由于 SP 的 NK_1 受体激活后通过胞内转导,而使 ATP 受体胞内磷酸化的结果。

2) 药理学:P_2 受体激动剂都属于嘌呤核苷酸类衍生物。ATP 除作用于各型 P_2 受体亚型外,还可在组织内降解为腺苷发挥作用,因此 ATP 作用非常复杂。对 ATP 变构后可得到一系列较稳定的化合物,如一些强 P_{2Y} 受体激动剂 2-甲硫基 ATP 及 2-(6-氰己硫基)- ATP 等。强 P_{2X} 受体激动剂 3′脱氧- 3′苯甲氨基- ATP。

苏拉明(suramin)为一竞争性的 P_2 受体拮抗剂,也能作用于胞外核苷酸酶和蛋白激酶。其结构简化后得到的 XAMR0721 对 ATP 受体有很强的亲和力,但对胞外核苷酸酶无作用。活性蓝(reactive blue)为 C6 细胞上的 P_{2X} 受体的竞争性拮抗剂。

参 考 文 献

李继硕,2002.神经科学基础[M].北京:高等教育出版社.

刘景生,2000.细胞信号与调控[M].北京:北京医科大学,中国协和医科大学联合出版社.

邵福源,王宇卉,2005.分子神经药理学[M].上海:上海科学技术出版社.

杨宝峰,陈建国,2018.药理学.第 9 版[M].北京:人民卫生出版社.

Nestler E J. Hyman S E, Malenka R C, 2001. Molecular Neuropharmacology: A Foundation for Clinical Neuroscience[M]. New York: McGraw-Hill.

Siegel G J, Albers R W, Brady S, et al., 2006. Basic Neurochemistry, Molecular, Cellular, and Medical Aspects: 7th ed[M]. London: Elsevier Academic Press.

第 6 章　脑的高级功能

作为人体的高级神经中枢,脑除了具有联络、调节各系统和器官活动的功能外,还具有学习、记忆、语言、思维、觉醒、睡眠、情绪与动机等高级功能,这些功能使得人能够通过改变自身行为以适应环境,甚至能够主动改变周围环境以便更好地生存,语言与思维还是人区别于其他动物的重要特征。脑高级功能的产生涉及十分复杂的神经活动机制,至今尚未完全阐明,甚至有的还知之不多。

6.1　学习与记忆

学习(learning)与记忆(memory)是脑的高级功能。个体通过学习和记忆,改变自身行为,以适应环境变化得以生存。简单地说,学习是指人和动物获得关于外界知识的神经活动过程,而记忆则是将获得的知识储存和读出的神经活动过程。因此,学习与记忆是两个互相联系的神经活动过程,也是神经系统所具有的基本功能。

6.1.1　学习和记忆的分类

脑并不是把感觉器官所接收的全部信息都储存起来,而只是储存一些经过学习获得并对生物体具有某种意义的信息。因此学习与记忆是两个互相依赖的神经活动过程。同时学习和记忆并不是单一的,它们包含着不同的类型。

1. 非联合型学习和联合型学习

(1) 非联合型学习

非联合型学习(nonassociative learning)是一种简单的学习形式,即在刺激和反应之间不形成某种明确联系的学习,主要指单一刺激重复作用于机体后,个体对该刺激的反应逐渐增强或减弱的神经活动过程。非联合型学习又分为两类:敏感化(sensitization)与习惯化(habituation)。

1) 敏感化:一个弱的伤害性刺激可引起弱的反应,但如果发生在一个强刺激之后,神经系统对该弱刺激的反应就有可能明显增强,这一现象称为敏感化。例如,在寂静和黑暗强烈感觉刺激的强化下,一个人会对身后传来的脚步声感到恐惧,尽管平时他对这种脚步声不会产生不安情绪。这说明他对弱刺激的反应明显增强,即便是那些从前并不引起或只产生轻微反应的刺激。但是,这种强刺激和弱刺激之间并不需要建立什么联系,在时间和空间上也不要求两者的结合,因此有人将敏感化称为假性条件反射(pseudoconditioned reflex)。

2) 习惯化:当一个不产生伤害性效应的刺激重复作用于机体时,机体对该刺激的反应逐渐减弱,这一过程称为习惯化。例如,在宿舍每当电话铃响时你就去接,但每次都是你室友的来电。久而久之,你对电话铃声反应就会逐渐减弱,甚至听而不见,懒得去接电话。这种类型的学习就是习惯化。

(2) 联合型学习

个体能够在两个事件之间建立起某种明确的联系,这种学习方式被称为联合型学习(associative learning),它可分为经典条件反射和操作式条件反射两类。

1) 经典条件反射:经典条件反射又称为巴甫洛夫条件反射(Pavlovian conditioning)。在铃声-唾液腺分泌关系的动物实验中,如果每次给狗喂食时,先给予一个听觉刺激,例如铃声,然后立即给予食物。铃声和食物多次配对结合后,狗一听到铃声,唾液腺就开始分泌,铃声成为食物的信号。这种由铃声引起的反射性唾液分泌即为经典条件反射。

在经典条件反射中,动物学会了在两个刺激之间建立明确的联系,其中一种刺激能引起一个可测量的反应,而另一个刺激不引起反应。能引起可测量反应的刺激即为非条件刺激(unconditioned stimulus,

US)。在巴甫洛夫的实验中,可测量反应是反射性唾液分泌,而食物即称为非条件刺激。正常情况下不引起反应的刺激,例如铃声,即为条件刺激(conditioned stimulus,CS)。将条件刺激和非条件刺激多次结合后,狗懂得了食物和铃声之间的联系,铃声预示食物的来临。这样,在经典条件反射中,条件刺激和非条件刺激之间形成联系,并使条件刺激成为预示非条件刺激出现的信号。

成功建立经典条件反射对条件刺激和非条件刺激出现的时间顺序有严格的要求。如果条件刺激和非条件刺激同时出现,或非条件刺激紧接着条件刺激出现,条件反射有可能建立。但如果非条件刺激与条件刺激间隔的时间较长,或条件刺激在非条件刺激之后出现,条件反射就不能建立。

经典条件反射是一种典型的学习模式,为学习和记忆的研究创造了有利的条件,使学习记忆研究纳入了实验神经科学的范畴。条件反射作为研究学习记忆的客观有效方法已被广泛采用,对学习记忆的神经科学研究产生了深远影响。

2) 操作式条件反射:操作式条件反射(operant conditioning)也称为工具性条件反射(instrumental conditioning)。一个典型的例子就是"斯金纳箱"(Skinner box)实验。将一只饥饿的大鼠放入一个试验箱,箱内有一个杠杆能发送食物,当动物踩到杠杆即可获得食物。大鼠在箱内探究的过程中,无意碰上杠杆,一份食物意外获得! 这种愉快的意外多次发生后,饥饿的大鼠懂得了按杠杆会带来食物奖励,于是大鼠踩杠杆的频率大大提高,直到吃饱。因此,压杠杆的速率代表大鼠的饥饿度。动物压杠杆后获得食物奖励,这是一种操作式条件反射。当然,奖励不一定是食物,动物也会为得到可卡因或电刺激内侧前脑束(能得到愉快舒服的感觉)而按杠杆。也可用伤害性刺激(如电击)来建立操作式条件反射,例如,动物压杠杆时立即断电而终止伤害性刺激。因此,在操作式条件反射中,动物学会将一个动作反应与一个有意义的刺激相联系。

如果认为经典条件反射是条件刺激与非条件刺激之间形成了某种联系,那么操作式条件反射则是动作和奖励间形成了联系,在获得奖励前动物必须完成某个动作反应(如压杠杆),并根据反应给予奖励强化。强化的形式有多种,可以每反应一次给予一次强化,也可以每两次反应给予一次强化。这种按一定反应次数给予强化所建立的操作式条件反射称固定比例的操作式条件反射。间隔一定时间给予一次强化的称为固定间隔的操作式条件反射。

在联合型学习中,动物学会了一种预示关系。在经典条件反射中,动物懂得了条件刺激的出现预示着非条件刺激的出现。在操作式条件反射中,动物学了特定的动作反应能代表着特定的奖励结果。与经典的条件反射类似,时序对操作式条件反射的建立也至关重要,它要求行为反应结果紧随动作行为之后出现。由于动机在操作式条件反射中起很大的作用(只有饥饿的大鼠才会为食物而踩杠杆),所以操作式条件反射的神经机制比单纯的经典条件反射要复杂得多。

2. 陈述性记忆和非陈述性记忆

根据信息储存和回忆方式分为陈述性记忆(declarative memory)和非陈述性记忆(nondeclarative memory)。陈述性记忆是对事实和事件的记忆;非陈述性记忆又称程序性记忆、反射性记忆,是对知觉技能、认知技能和运动技能等的记忆(图 6-1)。

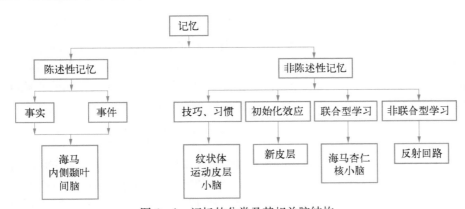

图 6-1 记忆的分类及其相关脑结构

陈述性记忆的形成依赖于评价、比较和推理等认知过程,是对信息获得和回忆的有意识的表达。陈述性记忆编码的是对事实、事件以及它们之间相互联系的记忆,它往往只要经过一次测试或一次经验即能建立,并能用语言简明地表达出来,例如,"昨天我游览了万里长城""中午吃了牛排"等。陈述性记忆包含对片段信息的加工,同时将这些信息重组成过去的事件或情节,并储存在海马、内侧颞叶、间脑,以及它们形成的神经网络中。因此,对于陈述性记忆,通常可以通过有意识地回忆获取,并用语言来描述内容。同时,陈述性记忆容易形成也容易遗忘。

非陈述性记忆又可进一步分为4种类型,如图6-1所示。在日常生活中,人们不断学习一些技巧或形成一些固定的行为习惯,如弹钢琴、系鞋带等,这种记忆储存在纹状体、运动皮层、小脑,以及它们形成的神经网络中。第二类记忆称为初始化效应。假如你在某一场所无意中听见某一声音,当这种声音再次发生时,你就会很快辨认它的性质,这种记忆保存在新皮层。其余两类是联合型学习和非联合型学习,它们储存在海马、小脑、杏仁核和反射回路中。然而,非陈述性记忆更像一种习惯,需要多次重复操作才能逐渐获得,一旦记忆形成,很难忘记,是一种无意识的行为,这类记忆的形成或读出往往不需要意识的参与(如比较、评价),并具有自主或反射的性质。

3. 短时记忆和长时记忆

按保持时间长短不同,记忆可分为短时记忆(short-term memory)和长时记忆(long-term memory)两类。无论是陈述性记忆还是非陈述性记忆,都包括短时记忆和长时记忆。

短时记忆一般能持续数秒钟到数分钟,而且能记住的量很有限。在日常生活中,当有人告诉电话号码时,如果号码太长,就很难完全记住它,但如果复述几次或将电话号码分为地区号码、总机号码、分机号码三个部分来记忆,号码会很快记住。因此,短时记忆是一种短暂的、容量很有限的记忆,但可通过不断重复得以巩固并转化为长时记忆。

长时记忆能保持数天、数周,甚至终生难忘。在生活中,如果有一个电话号码对自己非常重要,就会通过某种神奇而不为感知的过程而记住,这个过程即使被打断,你也可能不会忘记这个号码。这说明它已经输入到你的长时记忆中。这种持续时间长,容量大,且不易遗忘的记忆,就是长时记忆(图6-2)。

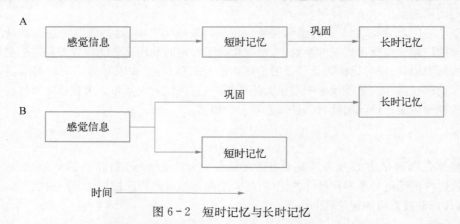

图6-2　短时记忆与长时记忆

A. 感觉信息可以短时记忆的方式短暂地储存,并经巩固向长时记忆转化;B. 感觉信息同时可经巩固直接以长时记忆储存

1963年,Baddeley等从认知心理学角度提出了工作记忆的概念,这是一种短时记忆,主要指在执行某种认知行为过程中的临时性信息储存,它可在脑的多个部位在同一时刻进行信息储存。因此,工作记忆并非单一的短时记忆系统,而是一种特殊的短时记忆。20世纪30年代,Jacobsen在训练猴操作延缓反应任务的实验中,证实前额叶皮层在工作记忆中发挥着重要的作用。

6.1.2　学习和记忆与突触可塑性

学习和记忆是脑的基本功能,人和动物必须通过学习改变自身的行为,以适应不断变化的外界环境。为了适应环境,神经系统回路在整个生活过程中都是可修饰的,这称为可塑性(plasticity),它包括结构和功能两方面的变化。突触结构的可塑性包括突触连接的形成与消退、突触活性区数量与面积的改变、突触间隙的变化,以及各种亚细胞结构的改变等。突触功能的可塑性主要表现为突触传递功能的增强或减弱。学习与记忆就是以突触可塑性为基础。早在1949年,Donald O. Hebb在发表的《行为的组织》一书中提出,如果神经细胞A的轴突足够靠近细胞B并能使之兴奋,而且细胞A重复或持续地兴奋细胞B,

那么在这两个神经细胞或其中一个细胞上必然有某种生长过程或代谢过程的变化，这种变化使细胞 A 激活细胞 B 的效率有所增加。Hebb 理论较好地反映突触前后神经细胞之间传递的相关性。因此，Hebb 学说被广泛地应用于学习记忆过程的突触机制中。

1. 突触传递的长时程增强

(1) 海马的长时程增强现象

海马是长时程陈述性记忆形成的主要部位，若外科手术切除海马或缺血缺氧使海马损伤的患者，都会引起复杂的记忆缺损，虽然他们的短期和长期记忆未被破坏，但缺少形成新的长期记忆的能力。一般认为，海马主要涉及事件记忆中最初的信息编码及其储存过程。海马由两部分神经元组成，一部分在齿状回，由颗粒细胞组成；另一部分在阿蒙氏角，由锥体细胞组成。阿蒙氏角又分为 4 个区：CA1 区、CA2 区、CA3 区、CA4 区，与讨论主题有关的是 CA1 区和 CA3 区。海马的传入纤维及海马的内部环路主要形成 3 个兴奋性单突触通路：① 来自嗅皮层细胞的穿通纤维通路与齿状回颗粒细胞之间的突触连接；② 颗粒细胞发出的苔藓纤维与海马 CA3 区锥体细胞之间的突触连接；③ CA3 区锥体细胞发出的谢弗侧枝（Schaffer collateral）和 CA1 区锥体细胞之间的突触连接（图 6-3）。这些细胞都以谷氨酸作为神经递质，都可以产生 LTP 效应。

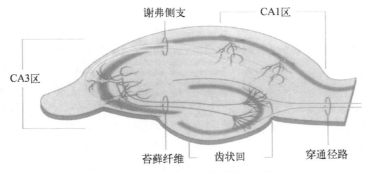

图 6-3　海马的 3 个突触连接通路

研究发现，在海马的一条主要途径即穿通通路上，当给予一串或几串频率为 10～20 次/秒，持续时间为 10 秒或频率为 100 次/秒，持续 3～4 秒的电刺激后，导致后续单个测试刺激引起的群锋电位或兴奋性突触后电位的幅度均增大，而且它们的潜伏期也相应缩短，这种突触传递易化现象可持续几小时至数十小时。Bliss 把这种单突触激活诱发的长时程突触传递效率持续增强的现象称为长时程增强（LTP）。离体海马脑片或清醒动物海马植入慢性电极的实验发现，海马所有兴奋性传导通路都能诱发 LTP，即记录到兴奋性突触后电位强度持久上升的现象，这种现象在脑的其他部位也有报道，但不同部位产生 LTP 的机制可能各不相同。在海马 CA1 区，CA3 区锥体细胞发出的谢弗侧枝和 CA1 区锥体细胞之间的突触形成的 LTP 研究得最多。海马 CA1 区所诱导的 LTP 具有 3 种重要性。

1) 协同性：是指诱导 LTP 需要足够多的传入纤维在同一时间被兴奋，激活的传入纤维数量与兴奋性突触后电位的强度成正相关。

2) 联合性：是指 LTP 在本质上由两种不同的、具有一定时间关系的刺激协同作用产生。某一弱刺激或低频刺激原先并不引起 LTP，但是如果在弱刺激传入通路和邻近的强刺激传入通路同时传入，那么这两个传入通路皆产生 LTP。

3) 特异性：是指所诱导的 LTP 仅仅发生在被特异激活的通路，而在其他通路上不产生（图 6-4）。

(2) 海马长时程增强产生的机制

LTP 的全过程包括诱导和维持两个阶段，一般称其为诱导期和维持期（或表达期）。诱导期是指强直刺激后诱发反应逐渐增大直至达最大值的发展过程，而维持期是指诱发反应达最大值之后的持续过程。对于不同脑区的 LTP 或同一部位不同刺激参数引起的 LTP，它们的诱导期与维持期的时间长短并不相同。研究发现，LTP 的诱导期与维持期有着不同的形成机制。

条件刺激的频率和强度是影响 LTP 诱导的两个主要因素。刺激强度可影响单个测试刺激引起的 EPSP 的幅度，而刺激频率可改变 EPSP 产生叠加的效果。这二者都会影响突触后膜的去极化程度，关系

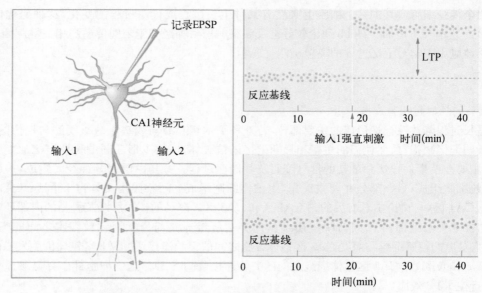

图 6-4　LTP 诱导的特异性(引自 Bear et al.,1996)

到 NMDA 受体通道的开放。NMDA 受体是一种电压依赖性的配体门控离子通道,它既受递质的调控也受跨膜电压的调控。在正常低频突触传递时,突触前膜释放的谷氨酸同时作用于 NMDA 受体和非 NMDA 受体,此时非 NMDA 受体通道开放,Na^+、K^+ 通过该通道顺着浓度梯度跨膜移动,使膜去极化,而突触后神经元的膜电位达不到解除 Mg^{2+} 对 NMDA 受体通道堵塞的去极化程度,通道不开放,Ca^{2+} 不进入细胞,胞内 Ca^{2+} 浓度不增加,LTP 无法诱导。当强直刺激作用于传入纤维时,谷氨酸大量释放,非 NMDA 受体的激活导致突触后膜去极化达到一定程度,NMDA 受体偶联通道内的 Mg^{2+} 移出,Ca^{2+} 进入胞内,是 Ca^{2+} 入胞的第一条途径。同时 Ca^{2+} 内流可使膜进一步去极化,使电压依赖性的钙通道开放,是 Ca^{2+} 内流的第二条途径。另一方面,谷氨酸能激活突触后膜的代谢性谷氨酸受体,通过 G 蛋白激活 PLC,从而水解磷脂酰肌醇,生成 IP3,激活 IP3 受体,导致胞内钙库释放 Ca^{2+},成为 LTP 诱导期胞内 Ca^{2+} 增加的第三条途径。因此,LTP 的诱导通常需要 NMDA 受体的激活,用 NMDA 受体拮抗剂即能阻断 LTP。此外,在离体条件下,低 Mg^{2+} 浓度的孵育液能促进 LTP 诱导,而低 Ca^{2+} 条件下 LTP 诱导则受到抑制。同时,非 NMDA 受体阻断剂也能阻断 LTP。另一方面,Ca^{2+} 在 LTP 诱导过程中起着非常重要的作用。在细胞内注入钙螯合剂,或在低 Ca^{2+} 溶液中,均不能诱导出 LTP,而高 Ca^{2+} 溶液却能直接诱导出 LTP 并可增强诱导效果。因此,谷氨酸与 NMDA 受体的结合,以及膜电位的持久下降,足能将 Mg^{2+} 移开,从而打开通道,Ca^{2+} 进入细胞,触发一系列生化反应,改变膜的性质,导致 LTP 的产生(图 6-5)。这种依赖 NMDA 受体的 LTP 在海马主要存在于来自嗅皮层细胞的穿通纤维与齿状回颗粒细胞之间的突触和 CA3 区锥体细胞发出的谢弗侧枝与 CA1 区锥体细胞之间的突触。

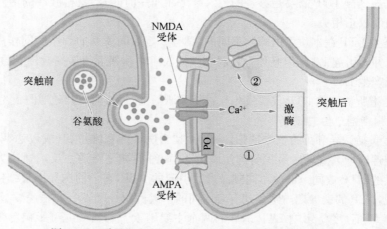

图 6-5　诱导期 LTP 产生机制(引自 Bear et al.,1996)

此外,一些实验表明,在 LTP 诱导过程中还存在 NMDA 受体非依赖性机制。

维持期 LTP 形成机制分为:① 突触后机制,LTP 诱导后,突触后神经元蛋白激酶被激活,并作为信息传递的信使,使突触后膜上的受体敏感性增加,细胞基因转录增加,导致强直刺激消失后 LTP 仍然维持较长的时期。② 突触前机制,海马 CA1 区 LTP 在突触前有许多蛋白激酶的激活,说明 LTP 虽然表现的是突触后功能改变,但也涉及突触前机制,例如 PKC 可使突触前的生长相关蛋白(growth-associated protein,GAP-43)磷酸化,导致突触前递质释放增加。突触前的改变是由于 LTP 诱导后从突触后释放的一种或几种因子引起的,这些因子是逆向传递信息的逆向信使。

1) 突触后机制

A. 蛋白激酶 C(protein kinase C,PKC)的持续活化:在 LTP 诱导过程中,强直刺激激活突触后 NMDA 受体,胞内 Ca^{2+} 浓度大幅升高,激活钙蛋白酶(calpain),该酶切断 PKC 分子的铰链,使 PKC 催化区域游离,漂流到胞质而持久活化。实验证实,抑制钙蛋白酶的药物能阻断大鼠海马 LTP 的诱导,同时阻断其空间记忆的形成。

B. AMPA 受体功能增强:在 LTP 维持期,AMPA 受体功能上调。Ca^{2+} 内流,激活钙/钙调蛋白激酶 Ⅱ(calcium/calmodulin-dependent kinase Ⅱ,CaMK Ⅱ),使突触后膜 AMPA 受体 GluR1 亚基上的丝氨酸磷酸化,非突触的 AMPA 受体(细胞内或邻近的突触外膜)重新分配到突触网,导致 AMPA 受体活性增加。另一方面,Ca^{2+} 内流激活 PKC,增加 AMPA 受体的敏感性。有研究表明,LTP 产生后,PKC 抑制剂能阻断 AMPA 受体敏感性的增加。同时,PKC 还可以与 Ca^{2+} 激活的蛋白水解酶钙蛋白酶相互作用,改变细胞骨架,使突触后致密区结构发生变化,这也可能会增加 AMPA 受体的敏感性。

C. 丝裂原活化蛋白激酶(mitogen-activated protein kinase,MAPK)的作用:MAPK 家族包括细胞外信号调节激酶(extracellular signal-regulated kinase,ERK)和 c-jun 氨基末端激酶(c-Jun N-terminal kinase,JNK),p38MAPK 和 ERK5/BMK1 亚家族。MAPK 信号通路与 LTP、学习记忆关系密切。在哺乳动物,蛋白激酶 Raf-MEK-ERK 是最具代表性的 MAPK 信号通路。Ca^{2+} 增加导致 Ras-GTP 水平升高,同时激活蛋白激酶 Raf。Raf 磷酸化 MAPK/ERK 蛋白激酶(MAPK/ERK kinase,MEK),MEK 磷酸化激活 ERK1 和 ERK2 下游,从而进一步激活下游底物和实现相应的生物学功能。ERK 激活,作用于突触后膜 K^+ 通道和 cAMP 反应元件结合蛋白(cAMP response element binding protein,CREB)和其他蛋白,后者在 LTP 和增强学习记忆能力过程中起诱导和维持的调节作用。ERK 的激活可以导致 K^+ 通道亚单位 Kv4 磷酸化,影响突触后膜的兴奋性。K^+ 通道的开放使 AMPA 受体介导的内向电流产生更有效的突触后膜去极化,从而促进 NMDA 受体的激活。

D. 启动基因转录:多串强直刺激后,突触后神经元在短时间内 Ca^{2+} 大量内流,Ca^{2+} 与钙调蛋白(calmodulin,CaM)结合,激活腺苷酸环化酶,cAMP 大量生成。cAMP 与 PKA 调控亚基结合,催化亚基与调节亚基解离,PKA 催化亚基游离并入核,使 CREB 的 133 位点丝氨酸磷酸化而活化,pCREB 与基因转录调控区 cAMP 反应元件结合,进而调控基因转录和蛋白质合成。LTP 维持期激活的蛋白激酶也可诱导即早基因的表达,主要有 c-Fos、c-Jun 等家族。c-Fos 基因是 pCREB 的靶基因之一,其蛋白表达对突触重建中长期记忆效应具有重要作用。NMDA 受体激活,Ca^{2+} 进入细胞,通过 c-Fos 基因转录和相应蛋白翻译,调控靶基因表达、新蛋白合成、新的突触联系形成,这是获得信息长期储存的基础。因此,c-Fos 基因在短期记忆转化为长期记忆的过程中发挥重要作用。

2) 突触前机制

A. 蛋白激酶的激活:突触前 Ca^{2+} 内流以及突触前自身受体(如 mGluR)调控生成的二酰甘油(diacylglycerol,DG)等第二信使协同作用,使 PKC 激活,增加 L 型和 N 型钙通道电流,使底物 GAP-43 磷酸化,加速囊泡入坞(vesicle docking)及与突触前膜融合,增加 LTP 诱导后的递质释放;同时能加快轴突生长速率,增加膜骨架的稳定性,加快泡裂外排后囊泡膜融入突触膜,加强细胞骨架与新膜的联结,从而加快囊泡膜与突触膜的融合而扩大表面积,增强突触传递。Ca^{2+} 增加还激活 CaM 及 CaMK Ⅱ,使突触素和突触小泡蛋白磷酸化,使递质释放增加。

B. 逆行信使:有实验证实 LTP 诱导后突触前的一系列变化继发于突触后的活动,用 NMDA 受体阻断剂 APV 作用于突触后受体,能抑制突触前 GAP-43 蛋白的磷酸化及其引起的递质释放增加,提示需要逆行信使介导,如一氧化氮(nitric oxide,NO)。谷氨酸诱导突触后神经元内 Ca^{2+} 增加,与 CaM 结合,导致突触后神经元树突上内皮型和神经元型 NOS 活化,NO 产生增多并释放。NO 通过弥散作用于突触前,使鸟苷酸环化酶和 ADP 核苷酸转移酶活化,从而增加突触前递质的释放。另一方面,因 NO 有弥散能力,在海马 CA1 区某一神经元诱导的 LTP 可依赖 NO,还可传递到邻近细胞,使其突触传递增强,从而使 LTP 产生并不一定具有严格特异性。除 NO 外,还有实验表明花生四烯酸、一氧化碳、血小板激活因子、神经营养因子等也可充当逆向信使。

2. 突触传递的长时程抑制

信息不仅能贮存于突触传递的增强中,而且能贮存于突触传递的抑制中。长时程的突触传递效率降低即称长时程抑制(long-term depression,LTD),存在于海马、小脑皮质、新皮质等部位,但是这些部位 LTD 的引导方法和机制有所不同。

(1) 海马的 LTD 和诱导机制

LTP、LTD 不仅都能贮存信息,而且这两者能共存于一处,例如,在海马 CA1 区谢弗侧支-CA1 锥体细胞的突触部位,低频刺激谢弗侧支,可抑制突触后细胞产生的 EPSP,而且这种抑制可维持几小时。有意思的是,在 CA1 区产生的突触 LTD 与 LTP 有相似的产生机制,都需要激活 NMDA 受体,或者开放 L 型电压依赖性钙通道,都导致突触后神经元 Ca^{2+} 增加,不同的是进入细胞的 Ca^{2+} 量,如果细胞内 Ca^{2+} 少量增加,最终导致的是 LTD,如果 Ca^{2+} 增加的量大,就导致 LTP。当低频刺激时,神经元内 Ca^{2+} 浓度轻度升高,磷酸酶活性明显增高,其底物磷酸酶抑制剂-1 脱磷酸,使其活性降低,从而使受它抑制的磷酸酶-1 活性增加,CaMKⅡ脱磷酸,活性降低,AMPA 受体磷酸化减少,功能下调,使突触传递效率降低,产生 LTD。而当高频刺激神经元时,细胞内的 Ca^{2+} 浓度大幅度增高,激活了蛋白激酶,导致蛋白磷酸化,突触传递的效能提高,导致 LTP。图 6-6 归纳了 CA1 区 LTP 和 LTD 的相互关系。

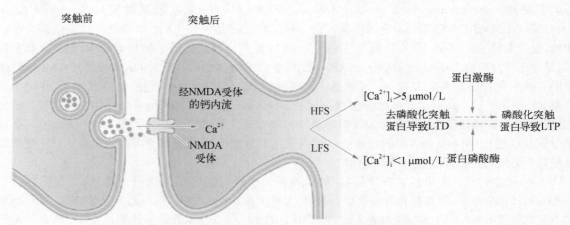

图 6-6 海马 CA1 区 LTP、LTD 产生的相互关系(引自 Bear et al.,1996)

(2) 小脑的 LTD 和诱导机制

小脑的两个主要输入之一是来自延髓下橄榄核的投射。下橄榄核发出的轴突即为爬行纤维,与浦肯野细胞的树突形成突触。每个浦肯野细胞只接受一个下橄榄核细胞的输入,但是单根爬行纤维轴突与浦肯野细胞的树突形成数百个兴奋性突触。因此,单根爬行纤维的一个动作电位足以在浦肯野细胞上引起有效的 EPSP,强烈地兴奋浦肯野细胞。小脑的另一个主要输入是来自脑桥核团的投射,它发出的轴突称为苔状纤维,与小脑颗粒细胞形成突触,颗粒细胞发出轴突上升进入分子层,并呈"T"形分支成为平行纤维,每根平行纤维垂直于浦肯野细胞树突而平行行走。因此,单根平行纤维与单个浦肯野细胞形成单个突触,但可同时与多个浦肯野细胞建立突触联系(图 6-7)。

爬行纤维、平行纤维与浦肯野细胞之间的突触是以兴奋性氨基酸作为神经递质,但浦肯野细胞上不存在 NMDA 受体。因此爬行纤维、平行纤维与浦肯野细胞之间的突触传递通过非 NMDA 受体进行。一方面,爬行纤维能使浦肯野细胞快速地去极化,使其树突上的电压依赖性钙通道开放,引起 Ca^{2+} 内流。如果采用能阻止 Ca^{2+} 浓度升高的钙螯合剂,LTD 将消失。因此,爬行纤维激活导致浦肯野细胞 Ca^{2+} 浓度的激增是 LTD 产生的关键。另一方面,平行纤维激活后释放谷氨酸递质,作用于浦肯野细胞树突膜上的 AMPA 受体,引起 Na^+ 内流,介导兴奋性突触后电位,并开放电压依赖性钙通道,Ca^{2+} 进入细胞,可激

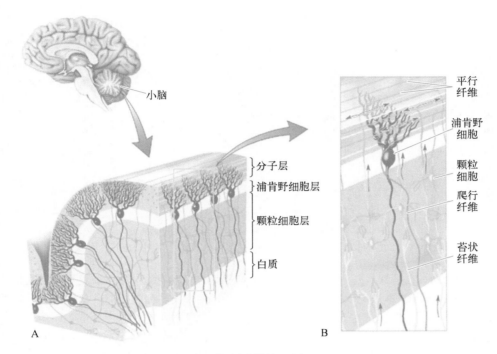

图 6-7　小脑皮层的解剖学结构(引自 Bear et al.,1996)

A. 小脑皮层的颗粒细胞层、浦肯野细胞层和分子层；B. 小脑皮层内的神经纤维联系

活 PKC。同时谷氨酸在浦肯野细胞树突膜上还能激活另一种谷氨酸受体，即代谢型谷氨酸受体，后者通过 G 蛋白与 PLC 偶联，从而导致第二信使 DG 的生成，PKC 激活(图 6-8、图 6-9)。

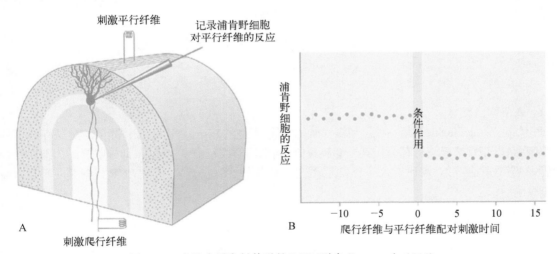

图 6-8　小脑皮层突触传递的 LTD(引自 Bear et al.,1996)

A. 记录 LTD 的实验方法；B. 浦肯野细胞对平行纤维刺激的反应

　　因此，小脑皮层 LTD 的产生可能和这三种细胞内信号同时出现有关，即爬行纤维激活导致的浦肯野细胞内 Ca^{2+} 浓度的升高、平行纤维激活使 AMPA 型受体活化导致浦肯野细胞内 Na^+ 浓度的升高、代谢型谷氨酸受体激活导致 PKC 活化，可能使 AMPA 受体磷酸化，使其钠通道通透性下降或使 AMPA 受体失敏，其开放时间缩短，兴奋性突触后电流减小，从而产生 LTD(图 6-9)。

　　前面介绍的突触传递功能变化的 LTP 与 LTD 均是发生于兴奋性突触，这是众多学者们的既有认识，假设了抑制性突触连接的不变性。直到最近抑制性神经网络被 Gandolfi 等证明由大量存在于其突触连接中的机制精细调控，包括在不同脑区发现的突触效率变化的抑制性可塑性。事实上，整个大脑中抑制性突触也都以 LTP 和 LTD 形式表现出连接强度的活动依赖性变化，即抑制性突触同样存在明显的可塑性，也参与学习记忆及其调控过程。

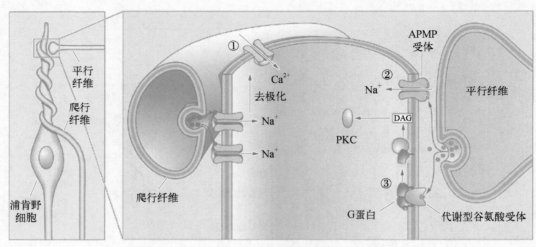

图6-9 小脑皮层LTD产生机制(引自 Bear et al.,1996)

此外,人类出生后,在其成长过程中,能够不断地学习新的信息、获得技能,以满足不断变化的环境要求。然而,这种新的学习并不一定以牺牲旧的记忆为代价。允许人类和其他哺乳动物持续学习的特殊生物学机制尚未完全明了。Barron 在2021年指出神经抑制过程可能在其中发挥了重要作用。一些学者在动物实验的基础上,利用人类进行验证,这些研究使用非侵入性方法来获得连续学习过程中大脑内神经抑制的间接测量值。使用核磁共振氢谱检测方法获得的皮层抑制测量结果显示,在多试验学习过程中,新皮质GABA含量快速、可逆地下降,其中GABA下降幅度越大预示着学习效果越好。然后,可能通过包括抑制性可塑性在内的稳态机制恢复网络的稳定性。此外,还证明神经抑制的短暂性降低导致新的学习、记忆提取甚至泛化,而抑制性再平衡可以减轻不利的遗忘现象。因此,神经回路中的信息不是简单地被记忆或遗忘,而是受到抑制闸门的影响,这种闸门提供了持续学习所必需的灵活性。这些结果表明抑制性过程在适应性认知和行为的神经活动中起着关键作用。

6.1.3 学习和记忆的细胞分子机制

1. 海兔的习惯化和敏感化

(1) 海兔缩鳃反射

海兔(aplysia californica)是一种巨型海洋软体动物,长达30 cm、重达1 kg。海兔的鳃是存在于外套腔的呼吸器官,正常情况下鳃部分被其外套膜覆盖,其末端形成一个多肉喷管,即虹吸管。用细探针轻触虹吸管,虹吸管就会收缩,鳃回缩入外套腔,接受外套膜保护(图6-10)。因此,缩鳃反射是一种非常简单的防御反射。

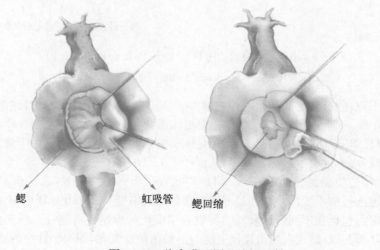

图6-10 海兔背面图及缩鳃反射

海兔的缩鳃反射是一个较为理想的研究行为变化的模型,刺激覆盖在鳃外面的外套膜或其延伸部分虹吸管后,引起鳃收缩,这个反射回路由 6 个运动神经元和 24 个感觉神经元以及若干中间神经元组成。感觉神经元能接受对虹吸管的刺激,并和鳃内 6 个运动神经元构成直接的单突触连接。另外,与虹吸管直接连接的 24 个感觉神经元也可先与兴奋性或抑制性中间神经元群联系,然后和运动神经元连接。正常情况下,对虹吸管的单一触觉刺激能激活 24 个感觉细胞中的 6～8 个,每个细胞产生 1～2 个动作电位。在单一感觉神经元如能引起 10 个动作电位,可模拟整个细胞群发放,就能很好地模拟反射行为(图 6-11、图 6-12)。

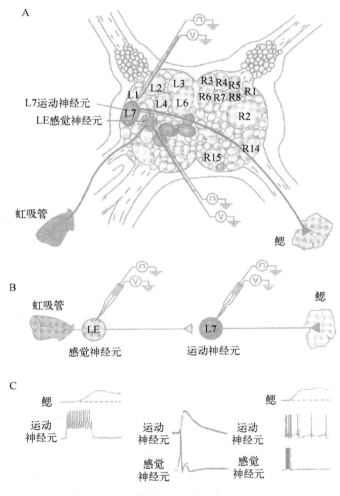

图 6-11　鳃缩反射的简单神经通路

　　A. 腹神经节背侧观,显示可辨认细胞(与鳃相连的 6 个可辨运动细胞、7 个感觉神经元聚集一起)。图示:1 个感觉神经元(与鳃运动神经元 L7 形成突触)给予电刺激,在运动神经元微电极记录突触电位,这是由感觉神经元动作电位引起的(参见 C 部分中间图)。B. 感觉神经元与运动神经元之间直接连接的生理学示范。感觉神经元从虹吸管皮肤接受输入,运动神经元直接连接于鳃。此图显示在突触前和突触后细胞同时记录的实验情况。C.单个细胞对反射具有重大贡献。刺激单个运动神经元(左图),在鳃产生 1 个可见变化,并且一刺激感觉神经元,在运动神经元就产生 1 个大的突触电位(中图)。对单一感觉神经元的重复刺激,可增加运动神经元的发放频率,导致可见的反射性鳃收缩(右图)

(2) 缩鳃反射的习惯化

对于海兔,假如一股水流喷射其虹吸管上,鳃就会回缩。如果反复喷水,缩鳃的幅度会逐渐变小,这就是缩鳃反射的习惯化。从 20 世纪 60 年代开始,人们就开始利用海兔探索习惯化形成机制。喷水管的感觉经感觉神经元传至海兔的腹神经节,与 L7 运动神经元形成突触联系,从而支配鳃的肌肉。反复刺激虹吸管导致鳃收缩幅度进行性减弱,这可能是虹吸管上的感觉神经末梢对刺激的敏感性下降,也可能

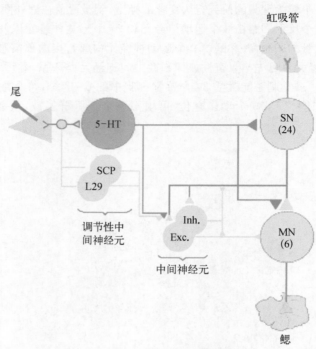

图 6-12 鳃缩反射的神经回路

SCP. 小分子心活肽；SN. 感觉神经元；MN. 运动神经元

鳃对运动神经元的信号反应性减弱，或参与该神经反射的突触发生某些变化。通过微电极记录感觉神经元的电活动发现，当虹吸管受连续的刺激时，感觉神经元仍继续发放相同的动作电位。同样，在这过程中电刺激 L7 运动神经元，引起同等强度的鳃收缩。因此，习惯化的发生只能是由于感觉神经元和运动神经元之间的突触传递效能发生了变化。采用电生理方法研究发现，刺激一次感觉神经元可在运动神经元上记录到比较大的 EPSP，如果重复刺激 10 次，EPSP 的幅度逐渐变小，同时 EPSP 引起的峰电位数目也减少。这种习惯化可以持续几小时，如果刺激重复 40 次或更多，可产生长达 3 周的长期习惯化。因此，电生理研究结果表明，重复刺激感觉神经元后，L7 运动神经元的 EPSP 逐渐减小，所以突触修饰是习惯化的神经机制。

突触传递通过突触前膜释放神经递质，作用于突触后受体实现。因此，突触的修饰若发生在突触前，可能感觉神经元轴突末梢递质释放减少，或突触后运动神经元膜对递质的反应性下降。Kandel 等对突触传递进行的量子分析发现，习惯化后每个动作电位引起的递质释放量减少，但突触后膜对递质的反应性并未改变。因此，海兔缩鳃反射的习惯化与突触前膜神经递质释放减少有关。神经递质释放最关键的因素是 Ca^{2+} 内流进入突触前终末的量。在正常情况下，动作电位到达神经末梢时，突触前膜上的电压依赖性钙通道开放，Ca^{2+} 内流，使囊泡靠近突触前膜而释放递质。在突触习惯化时，依次而来的动作电位到达感觉神经末梢，膜上的 N 型钙通道通透性下降，甚至关闭，以致 Ca^{2+} 内流下降。

（3）缩鳃反射的敏感化

若在海兔的头部或尾部给予伤害性刺激（如电击）时，它意识到这是伤害性刺激，而对后续作用于虹吸管的一系列刺激的反应性缩鳃反射会明显增强。这种敏感化可持续数分钟、数天到数周，依据训练次数多少而异。刺激尾部可激活调制性中间神经元，从而影响感觉神经元或兴奋性中间神经元。能被尾部刺激激活的调制性神经元有：① 5-HT 能神经元；② 释放小分子心活肽（small cardioactive peptide，SCP）的神经元；③ L29 细胞，释放一种不明的调制性神经递质。在这三类调制性神经元释放的递质或调质中，5-HT 的调制作用最为重要。如果阻断了这些神经元活动，就阻断了敏感化反应。

在敏感化过程中，也是 Ca^{2+} 内流量起着重要的调节作用。在敏感化时，伤害性刺激通过 5-HT 能中间神经元传入，中间神经元与感觉神经元之间以轴-轴突触联系（图 6-12），中间神经元的末梢释放 5-HT，作用于感觉神经元末梢上的受体，由 G 蛋白介导激活 AC，后者使 cAMP 生成增加，cAMP 激活 PKA，PKA 使膜上钾通道等蛋白磷酸化，通道构型发生变化，K^+ 电导降低，减少感觉神经元兴奋时复极

化的 K^+ 外流,延长动作电位时程,从而延长钙通道开放时间,Ca^{2+} 内流增加,神经末梢释放递质增加。同时,5 - HT 还可以通过受体-G 蛋白介导,激活磷脂酶,分解膜脂质生成 DG,从而激活 PKC,PKC 与 PKA 协同作用,使囊泡从递质库移向活化区释放库,增加感觉神经元兴奋时的递质释放,从而使运动神经元活动加强,表现为缩鳃反射的增强。

2. 海兔联合型学习和记忆

海兔存在着经典条件反射,在这过程中可测量的行为还是缩鳃。对海兔尾部的强电击是海兔建立经典条件反射的非条件刺激,而对虹吸管的轻微刺激是条件刺激,后者本身并不能引起明显的缩鳃反应。如果把条件刺激(CS,如对虹吸管的刺激)和非条件刺激(US,如尾部的电激)反复结合,就可建立条件反射。此后,单独的虹吸管轻微刺激就能引起缩鳃反应,这种增强并非敏感化,而是和巴甫洛夫的经典条件反射一样,它的建立与 CS 和 US 之间的前后时序有关,只有 CS 发生于 US 之前的一定时间内,条件反射才能建立。

就海兔而言,形成条件反射是由于感觉神经元和运动神经元之间的突触发生了修饰。感觉神经元接受 CS,在其轴突末梢产生动作电位,而在 L29 神经元接受 US 尾部电击,释放 5 - HT 作用于感觉神经元的轴突。在感觉神经元,当动作电位到达末梢时引起其 Ca^{2+} 内流,同时感觉神经元轴突末梢具有 5 - HT 受体,通过 G 蛋白与腺苷酸环化酶偶联,生成 cAMP。当感觉神经元轴突末梢 Ca^{2+} 浓度升高,激活腺苷酸环化酶时,生成 cAMP。同时 L29 神经元激活,释放 5 - HT,作用于感觉神经元轴突末梢的 5 - HT 受体,从而生成更多的 cAMP,使更多的 PKA 激活,磷酸化的钾通道增加,进而使感觉神经元轴突末梢释放更多神经递质,作用于运动神经元,引起明显的缩鳃反应。因此,在海兔的经典条件反射中,感觉神经元轴突末梢内 cAMP 的生成量起着至关重要的作用。当 CS 和 US 反复作用而建立条件反射时,cAMP 大量生成,激活 PKA,使钾通道磷酸化,导致递质释放增加,产生记忆。

6.1.4　记忆的本质

记忆的本质是什么?记忆作为大脑中持久的变化而储存的想法至少可以追溯到柏拉图和亚里士多德(约公元前 350 年)的时代,但它的科学表述出现在 20 世纪,当时理查德·塞蒙引入了术语"记忆印迹"(engram)来描述记忆储存和回忆的神经基础。塞蒙提出,从本质上说,一次经历激活一群神经元,这些神经元产生了持久的化学和/或物理变化,成为一个记忆印迹。随后通过在当初经历时可用的线索重新激活记忆印迹,可诱导记忆读出。在 Donald O. Hebb 关于"突触强度和神经元连接性增强是记忆形成的关键"的理论推动下,许多研究者发现突触强度的增强与记忆有关。然而,这些突触连接性的持久变化与细胞整体水平上特定的、行为上可识别的记忆之间的对应关系还不十分清楚。

目前,最新的观点认为学习与记忆可能是特定神经元集群同步活动的形成过程,记忆的读出即是这个神经元集群同步活动的再现。现在认为,长期记忆不是储存在大脑的某个区域,而是储存在整个大脑中,作为神经元的一个特殊群体,这些神经元可能每次都以相同的模式一起放电。当前关于学习和记忆的细胞机制,特别关注突触可塑性,通过突触可塑性,一组新的"突触集群"可能有助于形成"细胞集群"。Hoshiba 总结了记忆如何以细胞集群同步激活的形式进行编码和回忆的最新观点。细胞集群是由突触集群组织起来的,突触集群可让大脑形成数量惊人的连接。突触集群是学习过程中神经元回路选择和整合的基础。这种集群的形成必须满足学习过程中可塑性和反应性的矛盾要求,但也必须保持稳定以维持记忆。并且提出假设,负责每种行为的神经回路相互连接,根据环境需要,以产生执行的层次体系。例如,当食物供应有限时,性特异性行为就被抑制。当饥饿的动物遇到食物时,运动行为会受到抑制,使动物能够正常进食。所有这些行为都是可塑性的,并因此通过学习和记忆发生变化。虽然早期的研究强调了神经细胞集群的稳定性是记忆表征的基础,但 Sweis 指出最近的研究表明神经细胞集群比以前理解的更具动态性和可变性。

据估计,在成人大脑中大约有 860 亿个神经元,每个神经元都有成百上千个突触,功能性突触的数量将至少达到数万亿。基因、成像和电生理技术的革新,以及新型光探针如突触光探针的开发,将以前所未有的分辨率加速突触动态过程的活体可视化记录。随着这些工具的出现,越来越多的研究集中在探讨突触集群是如何工作的,开创了神经科学研究发现的新纪元,并最终使我们获得对大脑如何工作包括学习与记忆过程的全面理解。

6.2　语　言　与　思　维

语言(language)与思维(thinking)是人脑的高级神经活动。语言是思维的物质外壳,是交流思想、传递信息的工具。语言与思维的科学研究历史已逾百年,但是与其他自然科学领域相比,关于语言与思维的神经机制仍然有许多不确定性,可能因语言与思维的主体——人类大脑极端复杂的性质,以至于对它的认识似乎才刚刚开始。

6.2.1　语言与思维脑功能一侧化

语言活动不仅具有信息交流功能,在认知活动中也有积极作用。通过把语言与思维活动一起作为脑的高级整合功能进行研究,探寻语言与思维的神经机制,以便从人类大脑各部分的分工与协调活动的角度来阐明语言与思维的实质。语言与思维脑机制主要的研究方向,一是研究语言与思维活动的脑功能一侧化问题,二是探讨语言与思维的双脑协同机制。时至今日,人们对人类最高级的心理过程——语言与思维已经有了一个虽然笼统但较为全面的认识,即语言与思维活动不单是一侧半球的功能,而是两半球协同活动的结果。

1. 语言与思维脑功能一侧化概念的形成与发展

从19世纪60年代到20世纪60年代,关于语言脑功能一侧化的概念经历了百余年的形成和发展过程,在这一漫长的过程中,人们对语言优势脑的看法经历了由绝对性到相对性的变化。

1861年法国神经病学家Broca首先以临床病理解剖资料证实左脑额下回损伤与运动性失语有关。继而,1874年Wernicke等观察到左脑颞上回损伤时会导致感觉性失语。这些关于语言活动和大脑之间关系的早期发现,使当时的学术界在语言功能的中枢定位上,形成了一个过于绝对化的概念,即语言活动是大脑左半球的特有功能,而右半球则是"沉默寡言"的。

利用脑刺激的研究和PET,也发现语言功能具有明显的一侧化倾向。其中,语言产生的过程与Broca区关系最密切,而通过听觉所获的词语等语言功能则表现出Wernicke区的激活。

然而,事实并非如此简单,对于上述这种观念,几乎在历史的同一时期便有人提出了异议。1874年英国神经病理学家Jackson指出,左半球损伤时,并不是全部语言功能都受影响,尚能存留的那些有限的语言表达能力,应属于右半球的功能,例如,自动地使用词素的能力就属于右半球。但正像科学史所记载的那样,任何一个时期占主导地位的学术思想总有排他性。因而在20世纪30年代的激烈争论中,Jackson的理论中与主流学术思想有出入的概念被忽略了。但是,他针对患者如果是左利手,那么右半球损伤就会导致语言障碍的见解却被人们所接受了。人类的语言活动由利手的对侧脑主管。由于这种见解对语言优势半球的概念来说是一个补充,所以很容易地被采纳,并定名为"对侧律"(contralateral rule)。

关于语言活动与人脑半球之间关系的"对侧律"通常与临床事实相符合,特别对右利手来说符合率很高。然而,现实总比结论更复杂。日常生活中,利手不明显的人或所谓混合利手者,他们的左脑损伤或右脑损伤都有可能导致失语症状。1963年Chesher所提供的资料就曾证实了这样的现象,即人群中有这样一部分人,其语言活动并不单由一侧半球主管。除此之外,临床病例报告还显示,利手的同侧半球损伤时也会出现语言障碍,所以右脑也具有一定的语言功能。

人类大脑分为两侧半球,从进化论角度看是天然合理的,为此机能分工是肯定的。然而,两半球之间又是被一束庞大的联合纤维沟通着,这就意味着两半球的功能关系,不单有分工的一面,也应有协同的一面。20世纪80年代以后,相当多的文献报道已经把两侧大脑半球的协调机制提出来并加以研究,这是一个很重要的研究方向,也是脑功能一侧化理论的重要发展和延伸(图6-13)。

2. 语言与思维脑功能一侧化的各种实验研究和结果

自20世纪40年代末开始,关于语言与思维的脑功能一侧化的实验研究便大量涌现出来。各类研究和不同的研究者所得出的结果往往并不一致。这里的客观介绍也恰恰体现出这一科学领域是活跃的,一切都处在方兴未艾阶段。

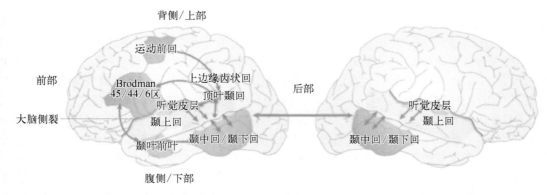

图 6-13 人脑语言相关中枢及功能分区(引自 Hickok et al.，2009)

　　两侧大脑半球语言中枢分布，左图示左半球，右图示右半球。语言中枢大多位于左侧。语言相关中枢位于大脑侧裂附近，形成两个信息加工流：一个位于腹侧，称为腹侧流，两侧半球均有分布，集中流向颞叶，双向传导，与语言理解相关；另一个位于背侧，称为背侧流，左侧半球占优势，主要分布在顶叶与颞叶交界处和额叶，与感觉和运动整合相关

(1) 韦达测验

　　自 Jackson 提出"对侧律"后，临床上不断观察到利手的同侧半球损伤时也出现语言障碍。因而，根据利手来判断语言优势半球就显得很不可靠了。然而，对于脑外科而言，在手术前确定语言优势半球是十分重要的。为了满足这一需要，1949 年日本神经病学家 JA Wada 韦达测验(Wada test)。通过向受试者一侧颈动脉注射异戊巴比妥钠，注射侧脑半球先进入被抑制状态。注射药物后，让患者举起双手并连续数数。当注射侧脑半球进入抑制状态时，对侧的手会落下来，如果这时也停止了读数，就可证明优势半球为注射侧，否则优势半球便是对侧。

　　Rasmussen 和 Milner 在 20 世纪 70 年代报道了他们多年来应用 Wada 测验所进行的实验研究，结果证明，97%的人左侧大脑半球管理语言功能，仅 3%的人其语言由右侧大脑半球所控制。Levy 在 1974 年报告，右利手者右脑语言优势的比例只有 1%。这一差异很可能与利手测定的标准和被试者的主观选择有关。至今，确定利手的标准虽仍未获得统一，但这种测试手段本身对于研究利手与语言功能联系的参考价值还是非常肯定的。然而韦达测验仍存在局限性，主要是患者的生命安全和药物剂量，因此实验时必须采取严密的保护措施。

(2) 局部脑损伤患者的神经心理学研究与临床观察

　　除了根据脑损伤患者的临床病理表现进行脑功能定位，研究者们还经常采用神经心理学方法对局部脑损伤患者进行心理学测验，这类研究是探讨脑功能一侧化的另一主要资料来源，特别是对于语言、思维等高级脑功能。这类研究包括双听技术、侧视野呈现技术和一些药物休克或电休克的方法探讨左、右半球功能的实验神经心理学，还包括与语言、思维功能定位有直接关系的观察和研究方法，如失语症筛选、颜色分类测验、Milan 分类测验、Halstead 分类测验、Wisconsin 分类测验、语言行为和行为的语言控制测定法、语言流畅测验、语音知觉测验等。此外，Benton 曾选编一组专门的测验来鉴别左、右额叶的功能，其中针对左额叶的有词汇联想速度测验和成对联想学习，针对右额叶的有三维结构运用和图案临摹测验，而针对双侧额叶的则包括谚语理解及时间定向测验。

(3) 三视野速视法和双耳分听法对语言脑功能一侧化的研究

　　三视野速视法和双耳分听法被用来研究正常人语言优势半球的问题。其中，三视野速视法多用于字词认知功能的不对称性，双耳分听法主要用于研究语音辨认和语言听觉功能的一侧化。1972 年左右，Moscovitch 通过双听法和三视野速视法发现左半球对语言信息加工所采用的是"听觉策略"，即继时性的语音加工，而右半球则采用"视觉策略"，即字形的分析。他还提出一种假说，即右半球在正常情况下虽然有语言能力但却很少表现，因为受到左半球的抑制，在失去这种抑制时，它便更多地表现出自己的语言能力，这种看法在裂脑人实验和前联合切断患者身上得到了验证。但是，近年来的一些发现却使问题变得复杂起来。有报道，视觉中枢存在着所谓"接受双眼输入的皮层神经细胞"。那么，从单侧视野呈现的刺激如果激活这类细胞，就会产生双侧视野的效应。这样看来，单侧视野呈现刺激所获得的结果，不单受时间因素的影响，还会受内在神经结构的影响。因此三视野速视法和双耳分听法虽然目前还被广泛应用，但其可靠性仍有待进一步验证。

（4）语言、思维脑功能一侧化的电生理学研究

若干研究者还采用电生理技术来研究脑功能一侧化的现象。早在1967年，Schafer就已经对右利手被试者进行过研究，结果发现，在语言活动即将产生之前，两侧大脑半球的电活动出现了显著的不对称性。例如，在说各种字母时，左额叶生物电波形发生特征性的变化，而此时右额区则没有。这种皮层诱发电位的改变使Schafer认为，左额叶负责语音的选择过程。1971年，Adam等观察到当刺激词出现之前，被试左脑的负电位总是高于右脑。Grabow认为这是被试者思考问题时，伴随的舌部细小动作所产生的左、右脑不对称的诱发电位。Cohn和Wood的实验表明，对非语音刺激，右脑听觉诱发电位上出现高辐波。对语音刺激，左脑出现高辐波，尤其对需要进行语言分析的音节。1972年，Matsumiya等用实验证实，当给出需要语义理解的刺激时，两半球诱发电位的不对称性最大；反之则较小。1973年，Teyler等人发现，使用既有动词意义又有名词意义的单词作为刺激，左半球和右半球的诱发电位都有显著差异，只是左半球反应程度更大一些而已。以上电生理学的研究也提示，语言的脑功能确实是不对称的，但并非只是优势半球与语言功能有关。

（5）脑功能一侧化的脑高级成像研究

近二十年来，随着fMRI、PET以及ERP等脑高级成像手段的发展，在体无创研究正常人的语言思维过程成为可能，语言一侧化的内在认知与神经机制研究取得了一定的进展。fMRI和PET能够很好地描述正常大脑在完成某项任务时各脑区的活动变化情况，进而判断脑与特定行为间的联系。运用脑功能成像技术的这一优势，Vicente等对正常人语言加工的一侧化特征进行了重新描述。对中西方文字的研究发现，多数右利手在完成语言加工任务时，左侧大脑半球激活更加明显。随着核磁空间分辨率的不断提高，Chen等研究发现中国儿童在加工汉语语音和语义时，具有左侧优势的区域在额下回、顶下小叶、扣带回以及一些皮层下区域，在听故事、句子重复任务时，具有左侧优势的区域在颞叶区域，这说明语言加工功能的一侧化及其空间特异性受任务因素的调节。同时采用多导ERP技术，研究进一步发现中文语义加工中左右半球的不对称性具有潜伏期和强度的不对称性。这些结果提示有必要从时间、空间等多个维度全面深入探讨语言加工的一侧化问题。随着高分辨率脑结构扫描手段和统计分析技术的发展，研究人员还对左右半球的结构不对称性和语言功能不对称性的关系进行了描述。在活体高分辨率CT和MR图像基础上，采用基于特定区域的体积测量法发现左额叶的三角区域，即Broca区的一部分，在体积上大于右侧。这一结果提示，语言功能的半球分工与内在结构可能存在一定的关系，但是在这种结构不对称性的年龄发展模式上还存在争论，这也导致在结构与功能的因果关系上无法明确结论。从更复杂的情况看，大脑结构和功能一侧化的关系受性别、基因和环境因素的影响，都有待进一步的实验研究。

6.2.2　右脑和语言思维活动

继19世纪Jackson提出右半球有自动使用词素的能力之后，若干临床观察证实，左脑损伤导致失语症的患者还可以唱歌，失用症患者虽不能自觉地完成指令性书写任务，但都能不随意地写出人名或地址。这些资料都说明，虽然左侧大脑半球在语言活动功能上占优势，被称为优势半球，但右侧大脑半球在功能上并不是绝对"沉默"的。

在这一方面，脑肿瘤和脑外伤的临床案例给了很好的提示，即这些患者在部分皮层切除后，保留了丘脑、基底节和海马皮质，给这类研究提供了方便。Zollinge最早报道过一例女性患者，右利手，切除左脑皮层，术后立刻能回答"是""否"，能说"再见""请"等简单的语句，术后3周死亡，但在这一过程中语言活动是逐渐改善的。Crochett报道了第二个病例，患者切除左皮层后存活了4个月。术后能说简单的"是""否"，2周后可以说"不，我什么也不要""送我上床去"等等，后来能用更多的词表达思想，但最后出现了语言障碍。French等报道了第三个病例，情况与第二例类似。1968年，Smith等人发表了另一例左脑皮层切除的病例，患者男性，47岁，右利手，术后立刻能自发地说很多短语，10周后，可以重复别人说话的单词，之后语言恢复得很快。此外，还有报道发现，左半球全摘除的患者也有某些语言功能，1954年，Hillier发现一例14岁男性患者，左半球全摘除。术后不能讲话，但16天后能叫"爸爸""妈妈""护士"等。术后36天，能完全理解他人的语言，能叫出人的名字，而后词汇逐渐增加。

20世纪60年代，Sperry的裂脑人实验更是给当时的脑功能研究带来了巨大的冲击和全新的思考方式。通过将严重癫痫患者的左右脑间胼胝体切除，使癫痫病情得到缓解，这一手术的理论来源是实

验室证实胼胝体是癫痫放电以一侧半球扩散到另一侧半球的主要通路,故切断其可以阻止癫痫放电扩散。由于这些患者左右脑皮层之间的联系被切断,为研究左右大脑各自的功能提供了千载难逢的机遇。Sperry 和他的助手们抓住这个机会,对做过裂脑术的患者做了深入的研究。Sperry 和同事们观察到大多数人的左侧半球是抽象思维中枢,侧重处理语言、推理、数学符号等,而右侧半球为形象思维中枢,侧重处理形象事物、空间位置等。1974 年,Levy 总结了人类裂脑研究的大量文献之后说:"右半球对空间进行综合,左半球对时间进行分析;右半球着重视觉的相似性,左半球着重概念的相似性;右半球对知觉形象的轮廓进行加工,左半球则对精细部分进行加工;右半球把感觉信息纳入印象,左半球则把感觉信息纳入语言描述;右半球善于做完形性综合,左半球则善于对语音进行分析。"后来 Sperry 提出:"人的大脑两半球被分离,每一半球似乎都可以在另一半球的意识范围之外发挥其功能,每一半球都可以学习、记忆、表露情感和执行有计划的行动。"也正是由于这一重大发现,Sperry 于 1981 年获得诺贝尔医学奖。

尽管上述临床资料表明右脑具有一定的语言能力,但右利手者在右脑损伤时出现失语症的情况却很少见。从 1982 年至今的文献提示,单纯右脑损伤而伴随失语的病例只有 4 例,更多地使用描述性语言而且多半是限定性词汇。Mafcie 还注意到,右半球损伤患者语句生成、词汇选择、句法转换、概念形成、语调传递能力及语调的理解能力均下降,且不能理别人语言中的感情成分。还有资料显示,右半球损伤患者判断反义词的能力下降,理解语言中的隐喻词受到影响等等。右半球还具有空间辨认、深度感觉和音乐欣赏的功能,若右半球损伤,患者还会出现穿衣失用症、不能绘制图表和分不清左右等情况。此外,还有研究报告指出,右脑在失语症康复过程中有很强的代偿作用,这在 12 岁以前的儿童表现尤为突出。Chiarello 在 1991 年的实验研究发现右脑在句子的逻辑以及语义理解上起主导作用。Hagoort 和他的同事们也在 1996 年的报道中指出右脑损伤后,患者没有失语的临床表现,但是语意的理解和加工上存在缺陷。集合后的证据显示左半球的模式是词汇性和分析性的,而右半球的模式是非词汇性和总括性的。如此看来,在语言活动和思维活动中,右半球的确具有一些特殊功能。

总之,作为语言与思维活动,两半球有功能分工,但必须有两半球的合作与协调,否则便不能真正实现这类高级心理过程,因为语言与思维不单需要抽象和分析,而且需要形象和综合,不单需要语音的辨认,还要有语调的区分等等。完整的语言活动依赖左半球某些一侧化了的功能和右半球某些一侧化了的功能来协同完成。因此,大量的研究已经提示,语言与思维的神经机制的"功能一侧化"概念中所谓的"功能",并不是指功能的全部,只是指部分功能,"一侧化"也并不是固定地专指左半球,右半球也同样具有语言的部分功能。这才是语言与思维脑功能一侧化的完整概念。但随着科学技术的发展,传统的定位理论也受到了极大的挑战,今后的研究将从动态神经网络的角度来全面解读语言功能一侧化的调控问题,尤其是语言功能一侧化的内在神经回路机制将是今后语言功能一侧化研究的重点和核心问题。

6.2.3　思维活动的脑机制

思维(thinking)是高级的心理活动形式,人脑对信息的处理包括分析、抽象、综合、概括、对比系统的和具体的过程,这些是思维最基本的过程。思维有三种主要形式,主要包括概念、判断、推理。概念是人脑对事物的一般特征和本质特征的反映。判断是对事物之间关系的反映。推理是从一个判断或几个已知判断中推陈出新的判断。

神经科学对思维的研究起源于 20 世纪 40 年代,神经生理学研究发现,思维是整个脑的功能,特别是大脑皮层的额叶。由大脑皮层其他部位加工过的信息,都要传送到额叶进行更复杂的加工、综合、编辑成程序,进而调节和控制人们的行为和心理过程。同时,还要将行为的结果与最初的目的进行对照,以保证活动的完成。目前推理的脑机制较为一致的观点是归纳推理更多激活的是左侧前额皮层的中前部区域,而演绎推理激活的主要是左侧前额皮层的后部区域,近年来研究还发现大脑右半球在推理中也起着重要作用。此外,大脑半球左侧颞叶和顶-枕叶与思维也有密切的关系。

对语言与思维的大脑生理机制的研究表明,语言的产生和表达涉及一系列思维机制和大脑生理机能。语言活动与思维活动是分不开的,形成"语言思维",而且其大脑的生理机制也是一体的。

此外,语言分析是揭示思维的重要手段。由语言学的定义可知,人类语言从一开始就是人们拿来彼此交谈,进行思维的有声语言,就是以声音材料为外壳,以意义要素为内容,具有与现代语言相同的基本结构和基本职能的有声语言。人运用语言来表达思想,因此分析人的语言是揭示人类思维活动的最有效手段。

6.2.4 第二语言获得

关于双语者语言优势代表区的问题,早期研究认为两种语言功能的代表区分别位于两侧半球,但后来大量的临床资料及实验室研究结果都证实,在双语功能上,两半球的参与并不同。此外,由于第二语言的学习往往在母语学习后的某个年龄阶段开始,因此在不同年龄阶段,受不同语言学习策略(就参与的半球而言)的影响。Silverberg 等人 1977 年证实,以希伯来语为母语的儿童,对希伯来语的刺激词表现为右视野(左脑)优势,在学习英语进入第二年时,对英语的刺激词却表现为左视野(右脑)优势,第四年时,这种优势下降,至第六年时,对英语的刺激词完全转化为右视野(左脑)优势。这个结果说明,对学习材料的熟悉程度对认知策略的影响,也参与到了第二语言的学习。

6 岁可能是第二语言学习策略的分水岭。1982 年,Sussman 等人还指出,6 岁以后,语言学习的可塑性便基本结束,在这以后再学第二语言就必须借助右半球机制。研究者们对两组被试者分别进行了双重操作实验(讲话的同时进行双手操作),一组是 6 岁前学习第二语言,另一组是 6 岁以后学习第二语言。结果表明,第一组被试者无论讲母语还是讲第二种语言,都是右手操作受影响;第二组被试者在讲母语时,右手操作受影响,但讲第二语言时,双手的操作均受影响。这就表明,6 岁前和 6 岁后所获得的语言,其半球参与机制有所不同。

6.3 睡 眠 与 觉 醒

睡眠(sleep)与觉醒(wakefulness)是每天生活的重要事项,每昼夜周而复始地交替进行。在睡眠过程中,人的中枢神经活动明显减弱,与觉醒状态形成鲜明的对照。这些变化包括肌张力降低,深反射与浅反射减弱,对各种感觉刺激的反应阈值提高,几乎完全与环境失去联系,内脏功能也发生明显的变化,包括代谢率下降,深部体温降低,血压与心率下降,呼吸形式不同于清醒状态,在婴幼儿可表现为周期性呼吸。一旦清醒,所有这些表现均消失。睡眠在鸟类和哺乳类高度进化,低等的哺乳动物一般睡眠较多,但其快动眼(rapid eye movement,REM)睡眠时相占总睡眠时间的比例较人类少很多。睡眠实际上是意识变化的一种特殊状态。虽然此时的感受机制钝化,但机体能够在特定的、较敏感的刺激下唤醒。例如,一个婴儿的哭声常常唤醒其父母,尽管其哭声可能与其他声响刺激相比很微弱。

一般而言,机体在觉醒状态下,进行各种有意识的活动,如生活、学习、劳动以及感知和应对各种环境变化。通过睡眠,使人的精力和体力得到恢复,为下一次觉醒状态下更好地活动提供支持。人的一生大约有 1/3 的时间用于睡眠,不过每天所需睡眠时间随年龄、个体和工作情况而有所变化。正常成年人每天一般需要睡眠时间为 7~9 h,老年人 5~7 h,儿童 12~14 h,新生儿需要 18~20 h。

睡眠-觉醒的周期性变化是机体生物钟(biological clock)的表现之一。生物钟是生物体内一种无形的"时钟",即生物体生命活动的内在节律,它先天就有、普遍存在,人们可以观察到它影响所有生物体的生理过程。当生物钟的振荡周期接近地球自转周期时,这样的节律称为日节律或昼夜节律(circadian rhythm)。日节律影响人体大部分生理活动。这个周期非常精确,每天误差不到 1~2 min,但受环境光照的诱导,一次可调整近 1 h。日节律对人们向东或向西方向飞行旅行时的睡眠周期有显著的影响,向东旅行明显地更难以适应。由于穿越时区,需要数天时间的调整,方能完全适应。日节律几乎不受温度的影响,也能经受化学物质的作用,如酒精、麻醉、缺氧、惊厥、激素、自主神经药物的影响均不明显。哺乳动物的生物钟依赖于下丘脑,若下丘脑因疾病受到损害,则生物钟的周期可能变成很短暂的、活动与休息无规律的随机振荡。当然,除了日节律外,人体机能活动随时间节律还有时、周、月、年等不同的周期性节律改变,此处不进行详细阐述。

生物钟在医学上有着重要的意义。人体正常的生理节律发生改变,往往是疾病的先兆,矫正异常的节律可以防治某些疾病。许多学者研究指出,按照人的心理、智力和体力活动的生物节律来安排每天或每周的作息制度,能提高工作效率和学习成绩,减轻疲劳,预防疾病,防止意外事故的发生,促进健康,延年益寿。反之,不按体内生物钟的节律安排作息,就会损害健康,人在身体上感到疲劳,在精神上感到不舒适,免疫力降低,容易导致疾病。

6.3.1　睡眠时相与睡眠阶段划分

1. 睡眠时相

一个正常成人于清醒状态下的脑电图(electroencephalogram,EEG),在头皮所有区域表现为一个无规则的波形,呈低电压快速的电位变化,是频率为20~30 Hz的β波。这种电活动起源于大脑皮质和皮质-丘脑环路的去同步化活动。当人们闭上眼睛时,EEG上总是出现十分明显的α节律(8~13 Hz)。睡眠时出现梭形波,频率14~16 Hz,这与意识的短暂消退有关。睡眠早期通常有一快速地向第四期的转换,此时呈现全身松弛的慢波睡眠(slow wave sleep,SWS),出现高幅慢波,它由皮质和皮质-丘脑环路的高度同步化活动形成,故此种睡眠也称同步化睡眠(synchronized sleep)。随着慢波睡眠的进展,逐步出现更低频率的慢波,从θ波到δ波,并且δ波所占EEG的比例越来越高。慢波睡眠阶段无明显的眼球运动,故又称非快动眼(non-rapid eye movement,NREM)睡眠。在一个相对长得慢波睡眠之后,人的EEG显示去同步化的低电压快波形式的电活动,频率为20~30 Hz,这类似于清醒时的EEG。此时,肢体明显放松,肌肉松弛度更高,牵张反射消失,偶尔出现肌肉痉挛与肢体抽动。这个睡眠阶段被称作快波睡眠(fast wave sleep),或称去同步化睡眠(desynchronized sleep)、异相睡眠(paradoxical sleep)。此时,眼球在做快速水平运动。因此,这个睡眠阶段亦被称作快动眼睡眠(rapid eye movement sleep,REM sleep,REM睡眠)。虽然EEG波形类似于清醒状态,但这时的个体实际上比EEG呈现慢波时更难以叫醒。当一个人在快波睡眠中或快波睡眠刚刚结束时被唤醒,他可以回忆起刚刚被打断的梦,或者说他正在做梦(dreaming)。在其他睡眠阶段叫醒被试者,很少说在做梦。噩梦(nightmare)出现在快波睡眠中。Chokroverty指出做梦在不同睡眠阶段中的比例分别是 REM睡眠中占80%,NREM睡眠中占20%左右。

每夜睡眠过程中,首次快波睡眠持续时间通常较短,仅10~20 min,以后各次趋于延长,在临近早晨的几小时内,持续时间可达30 min。大多数成年人的REM睡眠时间约为总睡眠时间的20%。在快波睡眠阶段,脑桥网状结构决定了广泛的脊髓抑制,这种抑制使做梦者有类似于麻痹的感觉。这样的一个生理调节过程使做梦者不能运动,避免了梦境行为的执行。

2. 睡眠的阶段划分

正常人的睡眠根据EEG的改变可以将上述两个时相分成五期(图6-14),其中NREM睡眠分Ⅰ~Ⅳ期,另一期为REM睡眠。

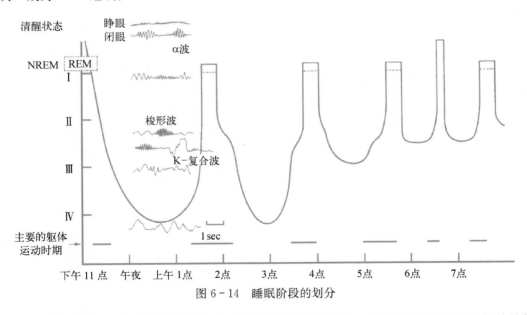

图6-14　睡眠阶段的划分

Ⅰ期:α波逐渐减少,出现低幅的θ波,与β波不规则地混杂在一起,EEG波形呈现平坦的趋势。正常人此期一般不超过数分钟,随即进入Ⅱ期。

Ⅱ期：出现特征性的睡眠梭形波(sleep spindle)，并伴有少量的 δ 波。梭形波实际上是一种变异的 α 波，频率较 α 波略快，波幅低于 α 波，20～40 μV，持续时间 0.5～1 s，比 α 波稍短。

Ⅲ期：出现特征性的 K 复合波(K-complex)。一般认为 K 复合波为 δ 波和梭形波的复合，即梭形波重叠于 δ 波之上，或紧接在 δ 波之后。

Ⅳ期：EEG 上出现较多数量(超过 50%)频率为 1.5～2 Hz、波幅≥75 μV 的 δ 波。

随着睡眠的加深，EEG 频率逐渐变慢、波幅增加，δ 波所占比例逐渐增多。睡眠开始后，通常需要 30～40 min 顺序经过Ⅰ、Ⅱ、Ⅲ期到达Ⅳ期，然后以相反的顺序由Ⅳ期回到Ⅰ期，并进入首次 REM 睡眠。呈Ⅰ-Ⅳ-Ⅰ-REM 期的周期性变化，一夜之中循环往复 4～5 次。在睡眠后期，慢波睡眠的深度大为减弱，因而愈近早晨，每一周期达到的最大睡眠深度也逐渐减弱，以致不进入Ⅳ期。在完全醒来之前，一个人可以达到有充分知觉的状态，但还可以再次进入浅睡眠状态(图 6-14)。入睡期和快波睡眠期的脑电波均表现为Ⅰ期的低幅快波型式，两者要辅以眼动图和肌电图加以鉴别。

随着睡眠的继续，约隔 90 min 出现一次快动眼睡眠阶段。图 6-15 显示从一只猫的感觉运动皮质、大脑外侧皮质、海马、延髓与脑桥网状结构等导联记录的 EEG，同时还记录了颈部肌肉与眼外肌的肌电图、心电图、阻抗血流图和呼吸，在清醒、慢波睡眠和快波睡眠三种状态下有不同的改变。

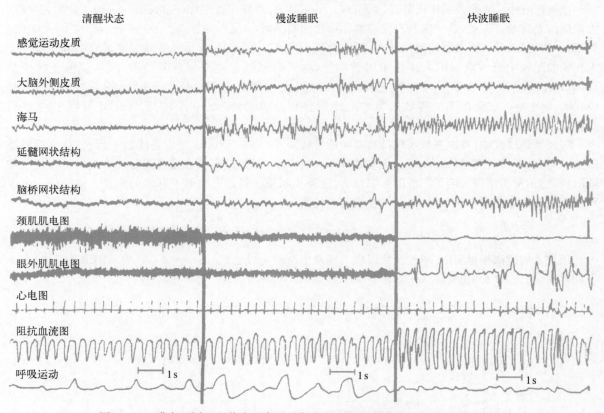

图 6-15　猫在不同睡眠状态下各相关部位脑电图与其他相关生理活动的变化

6.3.2　睡眠与觉醒产生机制

1. 脑干网状结构上行激动系统与觉醒维持

20 世纪 50 年代，Magoun、Lindsley 及其同事发现感觉系统以外的机制对于唤醒和觉醒状态的维持非常必要。他们对猫和猴做了大量电损毁脑干上部和中脑尾侧的实验，一些损害阻断了主要的感觉通路，但保留其嗅觉、视觉和脑干的中轴核心部分，另一些损害影响了脑干的中轴核心部分，而保留主要的感觉通路。结果发现，如果中脑的脑干网状结构部分和向间脑的投射被保留，动物仍表现规则的觉醒-睡眠周期，能寻找食物并进食，大体上能照料自己，只不过行为变得怪异，与环境的联系变得不很协调。若中脑网状结构受损，尽管保留其主要的上行感觉通路，动物将持续昏睡，此时记录的 EEG 显示连续的高幅慢波,仅在响亮的蜂鸣声、刺耳的汽笛声或者夹痛脚趾的情况下慢波被短暂打断(图6-16)。这种动物无自发的行为觉醒或脑电觉醒的迹象,不能进食,要人为地进行管饲与精心照料,就像处于昏迷状态的患者。临床上像这样的昏迷患者,可能脑干核心部分受到损害,在某些病例主要的感觉通路还完好保留,此时可记录到相应的感觉诱发电位,有些患者是因为广泛的皮质损害而引起昏迷。

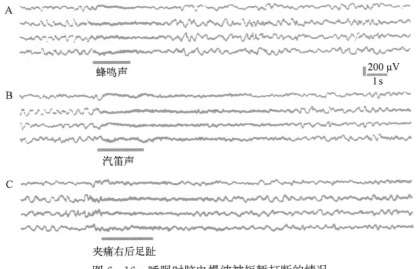

图 6-16　睡眠时脑电慢波被短暂打断的情况

1949 年 Moruzzi 和 Magoun 研究显示,电刺激内侧网状结构使高幅慢波 EEG(慢波睡眠的 EEG 表现)转化为低幅快波 EEG(觉醒时的 EEG 表现)。这种使前脑激活,导致行为觉醒的作用归因于脑干网状结构上行激动系统(brain stem reticular formation ascending activating system)。这个系统的激活是由初级感觉传入通路侧枝联系所诱导,这些侧枝来自各丘系,如脊髓丘系、三叉丘系和外侧丘系等。此外,还存在大量的多突触的上行投射,不属于已命名的任何传导通路。网状结构上行激动系统通过多突触投射路径,经丘脑的中线核群、中央内侧核、髓板内核以及丘脑网状核将信号传递到整个大脑皮质。脑干的投射亦同样唤醒小脑,从而有助于中枢兴奋扩布到脑干和脊髓灰质。

1950 年,Magoun 发表了一个讲座性质的综述,讨论了脑干网状结构头端和尾侧在衔接神经生理学和心理学两个学科知识上所发挥的重要的桥梁作用。此后不久,人们发现大脑皮质特定的区域影响脑干网状结构,并能引起广泛的皮质下中枢神经结构(从间脑到脑干)的功能变化,导致觉醒状态的出现与维持。Scammell总结了觉醒促进机制,认为神经通路与神经化学系统促进觉醒和觉醒状态典型的快速皮层电活动(图6-17)。

2. 睡眠的触发

瑞士神经生理学家 Hess 于 1932 年发明了一种方法,在动物脑部植入电极,待其从麻醉状态完全苏醒后,刺激其中线部位的丘脑。结果,动物逐步卷曲身体,平静地步入睡眠。总的来看,其睡眠正常,并且容易被唤醒。这一重要的工作后来被 Akert 等证实,并且还建立了 EEG 与动物状态之间的联系。

1946 年,Nauta 发现损毁大鼠的视交叉上区与视上区,导致其运动活动过多,而不能睡眠。实际上,早在 1943 年,Ruch 和 Shenkin 对猴的双侧额叶眶面进行了少部分切除后,也曾发现这一过多运动的结果。Livingston 等学者于 1947 年对该现象进行了进一步分析,发现这些动物的日活动周期正常,只是活动程度为正常动物的8~10倍。1973 年,Jouvet 损毁猫的脑桥与延髓中线部分结构后观察到觉醒时间的延长。因此假定这一损害引起了脑干头端儿茶酚胺能神经元的高敏感性。

大量的研究证明,脑干的睡眠诱导区位于脑桥中央水平与延髓尾侧之间的若干脑区,它们包括中缝核、孤束核、蓝斑和网状结构背内侧的一些神经元。中缝核是脑干 5-HT 能神经元胞体集中的部位,完全损毁中缝核,将导致动物失眠达数天之久,SWS 和 REM 睡眠都明显减少。中缝核头端的上行纤维经内侧前脑束投射到间脑和大脑皮质,尾部的神经元与脑桥背内侧被盖有密切的纤维联系。Jouvet 研究发现,单纯损毁中缝核头端主要抑制 SWS,而单纯破坏尾部则主要抑制 REM 睡眠,因此中缝核头端与尾部

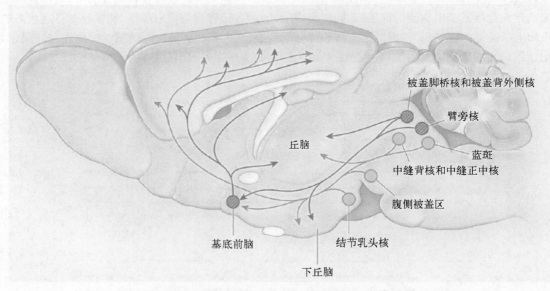

图 6-17 觉醒促进机制(引自 Scammell et al.，2017)

位于头端脑干和尾侧下丘脑的单胺能神经元(浅色)直接支配皮层以及包括下丘脑和丘脑在内的许多皮层下区域。这些单胺能区域包括蓝斑的去甲肾上腺素能神经元、中缝背核和正中核的 5-HT 能神经元、腹侧被盖区的多巴胺能神经元和结节乳头核的组胺能神经元。觉醒促进信号也来自臂旁核和胆碱能区(深色带影线)，包括被盖脚桥核和被盖背外侧核以及基底前脑

在功能上有所不同,其头端诱导 SWS,而其尾部触发 REM 睡眠。孤束核接受迷走神经内脏感觉的传入。电刺激孤束核或迷走神经中枢端,在刺激期间可使 EEG 同步化,但损毁孤束核不会出现相反的作用而引起失眠。人们推测孤束核可能是通过影响脑干网状结构顶端的唤醒作用而调节睡眠。根据上述两个核团的作用,可以认为中缝核头部、孤束核及其邻近的网状结构的神经元是诱导 SWS 的特定脑区,它们共同构成上行抑制系统。蓝斑位于脑桥背内侧被盖,分头、中、后三部,富含 NE 能神经元。选择性破坏双侧蓝斑的中、后部及其邻近网状结构,慢波睡眠不受影响,但使快波睡眠明显减少甚至消失。还有研究表明,蓝斑后部通过网状脊髓束和副神经使肌紧张减弱,REM 睡眠期间在蓝斑中部可记录到位相性的电发放,与初始的快速眼球运动相位一致,提示这些部位与快波睡眠的触发和执行有关。蓝斑头部神经纤维上行投射到间脑和大脑皮质,损毁这一投射对快波睡眠没有影响,却明显延长 EEG 的同步化活动,说明这一部位具有维持觉醒的作用。

在脑内存在着睡眠-觉醒节律的双重调节系统,一个神经元系统负责唤醒机体,并维持其觉醒状态;另一个神经元系统似乎触发睡眠,并决定睡眠的时相与深度。有人设想由中缝核头部、孤束核及其邻近的网状结构组成的上行抑制系统的活动受中脑网状结构上行激动系统的驱动,长时间的觉醒状态可促使该抑制系统活动增强,而后者又对前者起着负反馈作用,从而诱发睡眠。

Chokroverty 指出激活睡眠(主要是 NREM 睡眠)的神经元位于下丘脑前部的视前区腹外侧部(ventral lateral preoptic area,VLPO),该部位神经元于睡眠开始时发放,并且该部位的神经元向激活醒觉的下丘脑后部的结节乳头核组胺能神经元、脑干部位单胺能神经元(包括蓝斑、中缝背核)、基底前脑和中脑脑桥被盖等区域发出投射,并有返回联系。VLPO 细胞含有 GABA 与 GAL,并能抑制由激活醒觉的神经元发出的投射。电生理学研究证明 VLPO 细胞能够激活睡眠,损害该区域导致失眠,体外试验表明用 Ach、5-HT 和 NE 能够抑制这些细胞的活动,而上述神经递质都具有激活醒觉的作用。因此,睡眠可能是下丘脑 VLPO 区 GABA 投射神经元活动增强的结果,它同时抑制了下丘脑后部和脑干部位醒觉神经元的活动。此外,孤束核部位的睡眠促进神经元与脑干上行网状激活系统(ascending reticular antivating system,ARAS)的相互联系与相互作用在 NREM 睡眠的产生过程中也发挥了作用。VLPO 可能在主生物钟的控制之下活动,一些研究发现,视交叉上核(suprachiasmatic nucleus,SCN)有少量的纤维直接支配 VLPO,还可通过向下丘脑背内侧核的投射中继,再由下丘脑背内侧核向 VLPO 投射,间接影响 VLPO,从而调控睡眠-觉醒的节律活动。

关于 REM 睡眠的触发、维持与消退，McCarley 认为是由于促进 REM 睡眠(REM-on)与抑制 REM 睡眠(REM-off)神经元相互联系与相互作用的结果(图 6-18)。

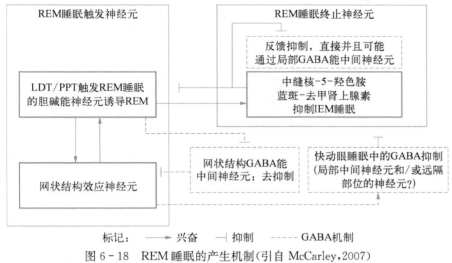

图 6-18　REM 睡眠的产生机制(引自 McCarley，2007)

LDT. 被盖背外侧核；PPT. 被盖脚桥核

3. 参与睡眠与觉醒过程的神经介质

Jouvet 于 1967 年总结以前关于体液因素影响睡眠机制的证据后，认为 5-HT 是诱导睡眠的神经递质。若损害中缝核群将导致失眠，而这个部位富含 5-HT。激活或觉醒性质物质的存在由 Dell 于 1952 年发现，Purpura 于 1956 年证实了这一发现。Purpura 做了一个实验，将一只猫的股动脉连接到第二只猫的股静脉，再将第二只猫的股动脉连接到第一只猫的股静脉，从而使两只猫的血容量进行交叉混合，刺激一只猫的脑干网状结构，立即使其 EEG 激活，60 s 之后，另一只猫的 EEG 也出现了同样形式的激活。实验所涉及的网状结构既含有 NE 能神经元，也含有 DA 能神经元。可能 NE 激活大脑皮质，而 DA 诱导行为觉醒，并通过其对黑质-纹状体系统的影响为各种行为反应做好准备。

在 Jouvet 的实验中，当猫被剥夺 REM 睡眠后，动物形成了对 REM 睡眠超乎寻常的需要，一有机会动物就会自动补偿，增加 REM 睡眠的时间。在剥夺 REM 睡眠过程中，若使用 MAO 抑制剂，则猫在恢复过程中就不再出现 REM 睡眠的补偿性增加。

Ach 也被证明和睡眠有关。有报道脑室注射密胆碱以阻止 Ach 合成能延长 SWS，将 Ach 注射到侧脑室或蓝斑附近，可单独触发猫 REM 睡眠达 2 h 之久，而阿托品则可抑制 REM 睡眠。1975 年 Hobson 等报道低位脑干存在两群交互联系的神经元，其中一群是位于网状大细胞核附近的胆碱能神经元，它们在 REM 睡眠期间呈现位相性快速发放，并和快速眼动相对应；另一群是位于蓝斑内的 NE 能神经元，它们在 REM 睡眠期间发放减少。由此提出假设，低位脑干内的 Ach 能和 NE 能神经元两者的交替活动可能造成 SWS 和 REM 睡眠的周期性。后来的研究进一步显示脑桥与中脑交界处的两个神经核团背盖背外侧核与被盖脚桥核的胆碱能神经元向脑桥网状结构、丘脑与基底前脑的投射对 REM 的作用。McCarley 和 Massaquoi 还提出了 REM-on 神经元(Ach 能)与 REM-off 神经元(NE 能与 5-HT 能)的相互作用共同维持 REM 节律的机制(图 6-18)。

人们应用基因动物模型研究神经递质与睡眠关系。由于钙调蛋白激酶缺乏可导致神经元 5-HT 释放减少，因此 1995 年 Rainnie 等研究了敲除钙调蛋白激酶基因小鼠的睡眠改变。结果发现这种小鼠进入 REM 睡眠的频率降低，但一旦进入 REM 睡眠则周期延长。因此，REM 睡眠的这种变化，可能是 5-HT 能神经元对胆碱能 REM 睡眠效应神经元的调控减弱所致。此外，1988 年 Shiromani 与 Schwartz 选择性繁殖对 Ach 受体激动剂敏感的大鼠，这种大鼠包括脑桥在内的若干脑区 M 受体表达显著增加。研究发现，动物频繁地进入 REM 睡眠，说明该鼠 REM 睡眠增多与 M 受体的增加、胆碱能递质功能增强有关。Szabadi 提出一个关于控制觉醒的神经通路结构模式图，其中列出了涉及觉醒与睡眠的许多神经核团、神经递质与相应的受体(图 6-19)，便于我们更好地理解睡眠与觉醒相关区域、神经通路和涉及的神经递质。

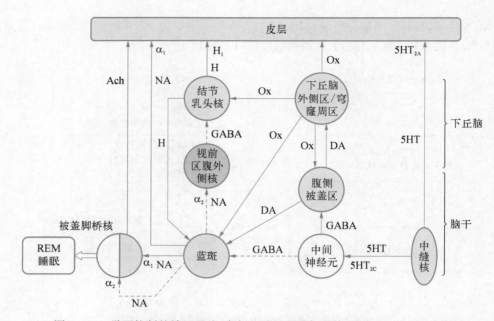

图 6-19　觉醒控制的神经通路、参与的神经递质与受体(引自 Szabadi,2006)

　　　浅色代表觉醒促进核团,深色代表睡眠促进核团,白色代表 GABA 能中间神经元。神经元传出:实线箭头代表兴奋,虚线箭头代表抑制。神经递质:Ach. 乙酰胆碱;NA. 去甲肾上腺素;H. 组胺;Ox. 食欲素;GABA. γ-氨基丁酸;DA. 多巴胺;5HT. 5-羟色胺

　　脑内神经肽类递质或调质种类繁多,对正常神经系统各种功能的调节作用比较复杂,其参与睡眠-觉醒节律的调控作用也受到学者们的关注。人们曾在脑的静脉血、脑脊液或脑干组织中发现的数种促进睡眠的因子都属于肽类。现已证实,与睡眠相关的许多肽类物质如褪黑激素、血管活性肠肽、精氨酸加压素、IL-1、干扰素及肿瘤坏死因子等,对睡眠都有不同程度的调节作用。其中部分肽类物质[如生长激素释放激素、胃促生长素(ghrelin)、GAL、神经肽 Y]似乎能促进睡眠,而其他一些(如促肾上腺皮质激素、生长抑素)则影响睡眠的连续性。而食欲素(orexin)等促进觉醒,食欲素神经元散在分布于下丘脑外侧区,投射到所有促进觉醒的脑区以及中线丘脑和皮层,强烈地刺激这些区域神经元的活动(图 6-20)。此外,下丘脑外侧区还有黑色素浓集激素能神经元分布,可能在协调睡眠-觉醒反应以应对内外环境变化方面起到关键作用。

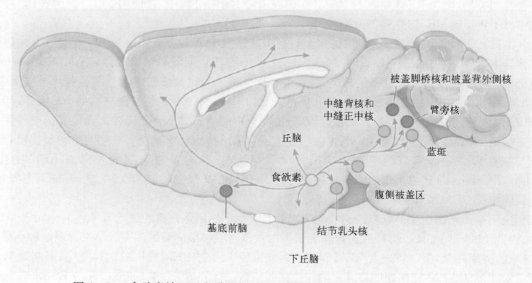

图 6-20　食欲素神经元向觉醒相关脑区的投射(引自 Scammell et al.,2017)

4. 松果体与褪黑激素在睡眠-觉醒周期中的作用

　　人的松果体是附着于第三脑室后壁,豆粒大小的组织。它具有神经内分泌作用,能产生一种吲哚激

素 N-乙酰-5-甲氧基色胺,即褪黑素(melatonin,MT)。松果体 MT 的生物合成受光照周期的影响,体内含量呈现昼夜节律性的改变。MT 的化学结构虽然非常简单,但在人体内起的作用却举足轻重。光感信息首先通过视网膜下丘脑束(retinal hypothalamic tract,RHT)传至下丘脑的视交叉上核,然后 SCN 发出神经纤维进一步传到室旁核附近区域,包括室旁核的自主神经相关亚区(小细胞部)、下丘脑背内侧核、室周核等,由此发出纤维投射沿下丘脑外侧的前脑内侧束到达中脑被盖,经被盖脊髓束抵达上胸段脊髓的中间外侧柱,发出交感神经节前纤维,终于双侧的颈上神经节,然后发出 NE 能节后纤维,沿上脑幕松果体神经最终将明暗节律信息传至松果体,从而影响松果体神经元的活动,调控 MT 的生物合成。

在暗时相,交感神经释放 NE,作用于松果体细胞的 NE 受体,激活腺苷酸环化酶,使 cAMP 生成增加,继而激活 N-乙酰转移酶,使 5-HT 生成 5-羟基-N-乙酰色胺,再经羟基吲哚-O-甲基转移酶催化 5-位甲基化,生成 MT。夜间 MT 合成的这两个关键酶的活性都较白昼高得多,MT 水平亦最高。光时相开始后,或长期光照下,松果体交感神经的活动受到抑制,N-乙酰转移酶和羟基吲哚-O-甲基转移酶的活性均下降,因而白昼时分人体的 MT 水平降低。这就形成了正常人 MT 的昼夜节律性变化。人的 MT 分泌量于晚上 21:00～22:00 时开始明显增加,于凌晨 2:00～4:00 时达最高峰,血浆平均最大浓度可达 60～70 pg/ml,早晨 7:00～9:00 时开始下降,白天血浆 MT 浓度最低会降至 5 pg/ml 以下。

睡眠-觉醒周期的控制与松果体 MT 分泌有很大的关系。首先 MT 独特的昼夜分泌节律与睡眠昼夜节律有固定的相位关系。健康成年人夜间 MT 分泌呈脉冲式波动,高峰出现在 REM 睡眠阶段,可显著增加 REM 睡眠及其密度。在日行性动物,生理性的 MT 浓度升高可能是睡眠的促发因子。外源性慢性给予 MT 以调节睡眠节律为主,而急性给药可观察到直接的催眠效果。此外,MT 可缓解因乘飞机长途旅行所致的时差综合征和工作时间日夜颠倒所引起的睡眠失调,适当剂量的 MT 可改善健康成人的失眠状况。MT 影响睡眠的机制可能是多方面的,它可通过对视交叉上核、神经内分泌系统、睡眠相关中枢、体温调节中枢及神经-免疫网络的影响来参与睡眠的调控。新的研究显示,MT 对睡眠-觉醒周期及其他许多生物节律的影响,可能与其对靶组织的细胞内调节细胞生物节律活动的基因如 CLOCK 相互作用有关。

5. 视交叉上核在睡眠-觉醒周期中的作用

一般认为,睡眠的产生不是觉醒的简单终结或是某种被动地去传入机制,而是中枢神经系统主动活动的结果。在这个活动过程中,下丘脑的某些结构如视交叉上核作为主生物钟,对机体的睡眠-觉醒等各种昼夜节律进行总的控制并使之和外环境的昼夜变化相耦合。SCN 是一对位于视交叉上方、下丘脑第三脑室底壁两侧的神经核团。研究表明,下丘脑 SCN 作为主生物钟,发挥着重要的生理功能。SCN 具有自我维持摆动的内源性昼夜节律器的性质,通过其周期性的神经活动,成为昼夜生物活动节律的发源地。SCN 通过 RHT 接受外界环境光暗周期变化的刺激,根据环境昼夜节律的变化,调整自身的活动,并通过传出纤维联系将其节律性的神经冲动传递至中枢其他部位使其同步化活动,从而协调人体生物节律与环境昼夜节律同步。有研究发现,视网膜除了视杆细胞与视锥细胞这两种光感受器外,还存在另一种光感受细胞,即含有感光色素视黑素(melanopsin)的节细胞,它也有向 SCN 的纤维投射,参加光对 SCN 生物钟的修正作用。1987 年,Watts 与 Swanson 发现,SCN 的输出通路大部分由短纤维投射到邻近的下丘脑神经内分泌核团,通过调节下丘脑的神经内分泌功能而影响外周组织与器官。此外,随着白昼和黑夜的交替出现,光感信息通过 RHT 到达 SCN 后,SCN 又通过多突触联系,将节律信息传至松果体,通过影响松果体神经元 MT 的分泌活动,除调节睡眠-觉醒周期活动外,还使许多其他生理生化活动相应地产生昼夜的节律性变化。MT 又可通过 SCN 神经元膜上的高亲和性 MT 受体反馈调节 SCN 的神经活动,修正 SCN 的节律性。

对 SCN 组织细胞构成与相关功能的研究表明,SCN 主要含 VIP、精氨酸加压素(arginine vasopressin,AVP)、生长抑素等肽能神经元,VIP 神经元属光反应性神经元,AVP 神经元属内源性起搏神经元,生长抑素神经元属中间神经元。外界光的信息经 SCN 的传入途径到达 VIP 神经元后,信息在该神经元内相互耦合,使其与外界明暗环境同步。然后,VIP 神经元将同步化信息经生长抑素神经元传递给 AVP 神经元,最后由 AVP 神经元传出内源性节律到 SCN 外的其余脑组织,调控生物体各种生理行为和活动与外界环境保持同步。可见 VIP 神经元所产生的光反应性昼夜节律对机体内环境所产生的昼夜节律与外环境保持同步具有重要意义,而 AVP 神经元昼夜分泌节律的独立性可能对整个中枢神经系统机能及机体昼夜时间生物节律的稳定具有重要意义。但有研究发现,SCN 到松果体的通路上,至室旁核的投射主要是 VIP 能神经纤维。

下丘脑 SCN 除接受来自视网膜的直接纤维传入外,还有经外侧膝状体间接的光信息传入。SCN 与脑内调节睡眠功能的核团有解剖联系,如 SCN 内有来自中缝核 5 - HT 能神经纤维的投射。有学者认为该传入纤维也与光线的传入有关,因为观察到中缝核也有视网膜来的神经纤维分布。研究发现,损毁 SCN 可使大鼠各种行为和激素分泌的昼夜节律丧失,包括夜间活动、白天睡眠的正常行为模式的破坏。1977 年,Schwarts 和 Gainer 给大鼠注射[14]C 标记的 2 -脱氧葡萄糖后,发现 SCN 的放射性强度夜间远比白天高,说明 SCN 神经细胞的代谢率有 24 h 的周期性变化,其代谢活动在夜间更为活跃,与大鼠正常的行为模式一致,提示 SCN 本身具有昼夜活动的节律性振荡,从而使机体的内源性昼夜节律系统和外界环境的明暗周期耦合,进而使机体活动能顺应外环境的变化。在 SCN 节律性活动的直接或间接影响以及松果体 MT 的调控下,睡眠与觉醒中枢交替性地节律活动,导致每昼夜睡眠-觉醒两个生理过程周期性地循环往复。因此,睡眠-觉醒周期或睡眠的触发与终止由 SCN 这个主生物钟控制。

SCN 内生物节律产生的分子机制是近年来神经生物学研究的重要课题之一,现代分子生物学方法与技术的应用,使该研究有了很大进展。现有研究结果显示,包括 SCN 在内,生物节律的分子基础是细胞内相关基因的节律性表达(图 6 - 21),这由 CLOCK 和 BMAL1 两个 bHLH-PAS 转录因子所驱动,这两个蛋白形成二聚体,通过结合到钟基因的启动子区域的 E-boxes,激活钟基因 *Period* (*Per1* 和 *Per2*)和 *Cryptochrome* (*Cry1* 和 *Cry2*),以及其他钟控制基因的转录(图 6 - 22)。这些钟基因编码的蛋白是抑制性的转录调节因子,PER 和 CRY 蛋白形成异二聚体,转位到细胞核内后,直接与 CLOCK/BMAL1 复合体相互作用,从而反馈抑制上述钟基因的转录过程,形成负反馈闭合环路,其活动周期约为 24 h。此外,还有一个反馈环路对稳定上述环路的活动有重要作用,即由 REV - ERBα 和 RORA 参与构成的基因调控过程,这两个蛋白是视黄酸相关的孤儿受体,分别抑制或激活 *Bmal1* 的转录。这个时间控制系统所涉及的基因在哺乳动物目前认识的有十多种,可能还有其他一些基因参与调控,有待人们的进一步研究。因此,有关 SCN 内昼夜节律产生、振荡及调节方面更详细的分子学机制还有待更深入的研究。

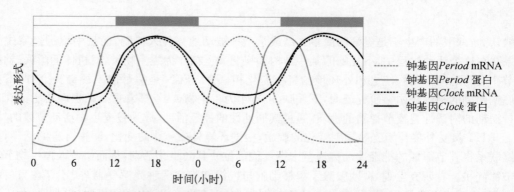

图 6 - 21　控制细胞节律性活动相关基因及相应蛋白的表达变化(引自 Kriegsfeld et al.,2006)

6.3.3　睡眠的生理意义

地球 24 h 的轴向自转迫使大多数生物进化并适应日-夜周期的交替循环,睡眠作为最神秘但十分普遍的动物行为之一,也是生物进化的结果。因此,人为什么需要睡眠似乎是容易回答的问题。

早期,人们对睡眠功能的认识是从睡眠缺乏或睡眠紊乱所引起的后果而有所知。若睡眠缺乏,人脑的高级功能将最先受损,随后皮质下功能也会受到影响,尤以自主神经功能为甚。有学者总结睡眠缺乏的不良作用,短期包括注意力下降、精神不能集中、情绪与行为异常、免疫力下降、生活质量降低、旷工或旷课率增加、事故率上升等,长期缺乏睡眠将增加疾病的发病率和死亡率(包括交通事故导致的死亡),诱发冠心病、心力衰竭、高血压、肥胖、2 型糖尿病、中风、记忆损害、抑郁症等,严重者会导致死亡。睡眠缺乏者还会出现震颤、上睑下垂、眼球震颤、构音困难、情感障碍等现象。不良睡眠还与许多精神疾病相关联,甚至会诱发精神疾病。此外,睡眠时机体的某些生理活动对某些疾病的患者有不利的影响。Hobson 指出睡眠时某些疾病反而容易发作,如夜间心绞痛、哮喘、肺气肿引起的缺氧、Cheyne-Stokes 呼吸、某些类型的癫痫等疾病就是在夜间睡眠时发作。近年来，还有学者强调睡眠的特殊生物学意义，即睡眠在成年人基本都是其与配偶同床而眠，良好的睡眠在心理与精神层面，对家庭与社会和谐有良好的促进作用，对健康可能亦具有很好的促进作用，还提醒人们应强化这方面作用对健康促进功能的研究。

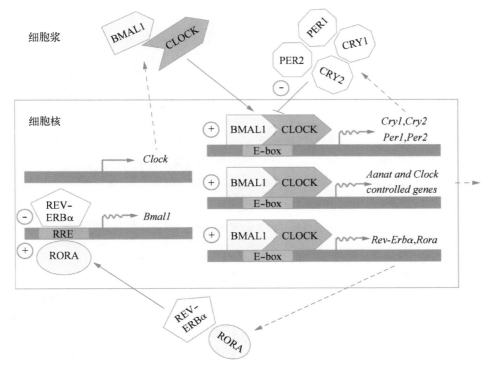

图 6-22　生物节律细胞内控制的分子机制（引自 Tosini et al.，2008）

Per1. 周期蛋白 1 基因 mRNA；*Per2*. 周期蛋白 2 基因 mRNA；PER1. 周期蛋白 1；PER2. 周期蛋白 2；*Cry1*. 隐色素 1 mRNA；*Cry2*. 隐色素 2 mRNA；CRY1. 隐色素 1；CRY2. 隐色素 2；*Clock*. 时钟蛋白基因 mRNA；CLOCK. 时钟蛋白；*Bmal1*. 脑和肌肉 ARNT 样蛋白 1 基因 mRNA；BMAL1. 脑和肌肉 ARNT 样蛋白 1；*Rev-Erbα*. 视黄酸相关孤儿核受体 *Rev-Erbα* mRNA；REV-ERBα. 视黄酸相关孤儿核受体 REV-ERBα；*Rora*. 视黄酸相关孤儿核受体 *Rora* mRNA；RORA. 视黄酸相关孤儿核受体 RORA；RRE. 视黄酸相关孤儿核受体反应元件；*Aanat and Clock controlled genes*. 褪黑素生物合成途径中编码倒数第二位酶的基因和时钟控制基因

　　一般认为，通过睡眠使精力和体力得到恢复，为下一次觉醒状态下的活动做好充分的准备。慢波睡眠可能主要与机体生长发育、能量储存及体力恢复有关，因为此时身心放松，机体的合成代谢明显增强。快波睡眠时大脑可能进行一些更特殊的活动，此时脑内蛋白质合成增加，新的突触联系建立，这有利于婴幼儿神经系统的发育成熟，并且脑组织在该时期可能会综合获取的知识信息，对白天的学习所得进行归类整理，从而促进人的学习和记忆活动。Walker 研究表明慢波睡眠对记忆的处理过程有重要作用，特别是在记忆编码与巩固方面。此外，目前有证据显示睡眠对记忆的影响，尤其是对运动技能和模式相关的学习，在学习后的几天或几周内并不明显，可能需要更长期的作用过程，特别是 REM 睡眠的作用，方可显现并能检测出来（图 6-23）。

　　综上所述，人们对睡眠-觉醒过程及其神经机制的了解已经比较深入，但对睡眠功能的认识还不足，睡眠影响学习、记忆、情绪、行为、免疫反应、新陈代谢、激素水平、消化过程和许多其他生理功能，不仅仅是机体睡眠状态自身的需要。当然，睡眠期间脑功能特别是影响高级功能的详细生物学过程还不十分清楚，也影响我们对睡眠紊乱疾病的合理治疗。此外，睡眠不仅对个体，对家庭与群体健康的影响等，均有待人们的进一步研究。

6.4　情绪与动机

　　情绪（emotion）表现为喜、怒、哀、乐、恐惧、惊奇等。情绪活动对人类来说有着重要的意义，可以想象，没有了情绪，生活将变得怎样的苍白而乏味。自古以来有很多人研究情绪问题。在公元前，哲学家和

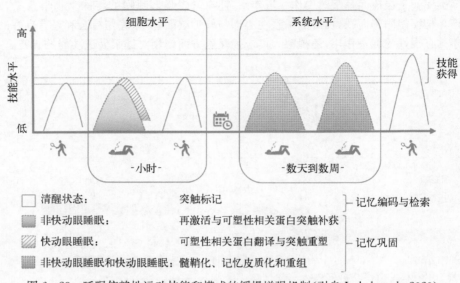

图 6-23　睡眠依赖性运动技能和模式的缓慢增强机制(引自 Isabel et al.,2020)

心理学家 Plato 就曾说,情绪是人类要研究的最重要的几个问题之一。人类要控制自己的内在兽性,它会破坏人合理的思想。Plato 所指人的这种内在兽性就是指情绪。后来,医学家 Grey 也认为,一个人的身体健康最重要的是精神愉快。此后很多人都持同样的观点。直到 20 世纪 50 年代,心理学家 Leeper 提出与 Plato 相反的观点。他说:情绪是创建人类行为的,不是破坏行为的。他还说,没有情绪就没有动机。之后其他的心理学家都认为情绪确实是产生动机的基本要素,情绪会影响一个人的行为和心理,严重和慢性的情绪问题会导致一系列神经精神疾病。有关情绪的研究对医学发展起了很大的推动作用。

情绪机制的研究是一个具有挑战性的课题,尤其研究手段上难度很大,因为很难将研究感觉和运动系统的技术用于情绪的研究。目前所知的能够观察和研究的内容仅限于个体内在情绪的外部行为表现,涉及具体脑机制的研究,主要来源于对动物情绪表达的研究以及从临床病例着手深入观察所得的综合结果。

6.4.1　情绪的学说

根据对人类和动物情绪表达和对人类情绪体验的细致观察,科学家们形成了一些关于情绪表达和体验的学说。

1. 詹姆斯-兰格情绪学说

1884 年美国著名心理学家 James 和丹麦生理学家 Lange 提出了第一个明确的情绪学说,现在通常称为詹姆斯-兰格(James-Lange)情绪学说。他们提出,情绪的产生依赖于能引起个体生理反应的刺激,主张情绪是身体变化的感觉,使人激动的外部事件引起的身体变化是情绪产生的直接原因。感觉系统将有关信息传递给大脑后,并不立刻引起情绪。知觉之后、情绪之前,必定先有身体上的表现发生。大脑把加工后的信息传到躯体,从而改变肌肉张力、心跳频率等。然后,感觉系统再对大脑引起的这些变化做出生理反应,正是这些感觉成为情绪产生的基础。根据 James 和 Lange 的学说,生理的变化诱发了情绪,如果这些生理变化被解除,情绪也随之消失。

需要指出的是,情绪与生理状态密切相关,但这并不意味着没有明显生理反应就没有情绪体验。

2. 坎农-巴德情绪学说

James-Lange 情绪学说在当时曾风行一时,但不久这个学说就被一些学者否定。1927 年,美国生理学家 Cannon 对 James-Lange 情绪学说进行了反驳,提出了坎农(Cannon)学说。Cannon 的学生 Barb 在他的实验室做了假怒实验,对 Cannon 学说进行了完善,形成现在通称的坎农-巴德(Cannon-Bard)情绪学说(Cannon-Bard theory)。该学说认为情绪实际上包括两个方面:一个是情绪动作,另一个是情绪感觉,而情绪的感觉体验能独立于情绪动作表达之外而产生。

Cannon-Bard 情绪学说与 James-Lange 情绪学说的第一个对立点是,Cannon 认为即使没有可感觉的生理变化,情绪仍可被体验。为了证明这个观点,他提供了一个他和别人研究的脊髓横断动物的例证。他发现动物在失去横断水平以下的躯体感觉后,这时肌肉的控制仅限于上半身或头部,动物的情绪表现并未消失。他们又将动物的内脏传入神经全部切除,并将全部交感链也切除,观察到动物有"人化"的情绪。因为动物不能说话,只能观察像人情绪反应时的动作和叫声。Cannon 还进一步观察了与之类似的人类病例,同样,脊髓横断的患者情绪也没有丧失。James-Lange 情绪学说则认为,当脑感受到身体的生理变化时才有情绪体验,那么感觉的消失会使情绪也消失,但是在以上的病例中,事实并非如此。

Cannon 的第二个与 James-Lange 情绪学说对立的观点是,情绪体验和躯体的生理状态之间没有必然的联系。例如,恐惧时会出现心跳加快、消化抑制和出汗增加等现象,但是同样的生理变化也会伴随其他的情绪,如愤怒、甚至是无情绪的病理状态(如发烧等)。

Cannon 还提出了他的"丘脑情绪学说",即丘脑与情绪有密切关系。根据 Cannon 的学说,当信号直接从感受器或从皮层下行到达丘脑时,情绪才会产生。换句话说,情绪的特征是由丘脑的活动形式所决定的。

有一个例证可以清楚地说明 Cannon-Bard 情绪学说和 James-Lange 情绪学说之间的区别(图 6 - 24)。根据 James-Lange 情绪学说,你感到伤心是因为你哭。如果你能克制住哭,伤心也就消失。在 Cannon 的学说中,你不是非得哭才能感到伤心,一定要发抖了才害怕,只需你的丘脑受到某个简单刺激而适当地激活,便可产生悲伤的情绪反应。

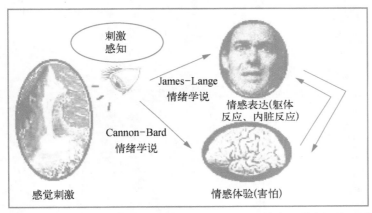

图 6 - 24　Cannon-Bard 情绪学说和 James-Lange 情绪学说之间的区别

Cannon 认为,情绪的反应伴有自主性神经活动激活的表现。他曾说过,"当愤怒或严重焦虑来临时,吃喝的欲望,饭桌上可口菜肴的味道与胃口,统统被一扫而光。"也就是说,当交感神经系统活动异常亢进时,动物充分利用自身代谢及其他资源以应付紧急状态之需,按他的话说,就是准备战斗或者逃跑。相反,在副交感神经活动增强的情况下,体内的代谢储存增多。情绪发作时,人体的代谢活动相应发生剧变。

3. 其他学说和相关实验研究

除了 James-Lange 和 Cannon-Bard 所提出的关于情绪的学说,1937 年 Papez 提出的帕佩兹(Papez)环路,提到丘脑与情绪有关,还强调了大脑皮层和古皮层(如边缘叶,包括海马、扣带回、乳头体和下丘脑)构成的环路也与情绪的感觉体验有关。不同的情绪依赖于不同的神经回路,但在大多数情况下,这些环路集中在相同的脑区(见 6.4.4 情绪的脑机制)。

Zurich 大学的学者 Hess 因对间脑(下丘脑部分)的功能组构与情绪之间的关系研究的杰出贡献,荣获了 1949 年的诺贝尔生理学或医学奖。还有其他有关情绪的学说不再一一介绍。后来的学说也各有利弊,因此情绪的学说至今尚未统一。但是,随着情绪体验神经机制研究的不断积累,关于情绪机制的很多问题最终都会得以解决。并且,随着医学影像技术的快速发展,神经科学工作者们将会更加准确地定位出脑内感觉输入与情绪体验行为和感受输出之间的联系通路。

6.4.2　情 绪 的 表 现

情绪活动其实是人们对于事物情境或观念所引起的主观体现和客观表达,是由神经生理和肌肉变化等因素组成的复杂过程,它不仅具备独特的主观感受,而且还具有独特的外部行为表现。通常各种情绪通过表情显现出来,表情有三种类型。

1. 面部表情

面部表情(facial expression)指在情绪发生时,面部肌肉和腺体的变化。人的面部表情主要依靠眼、眉、嘴、鼻、面部肌肉等器官组织的协调运动来完成。1971 年开始,Ekman 和 Friesen 通过对来自世界上不同文化背景的受试者面部表情在不同情绪状态下的分析,提出人的基本表情可以分为六种:高兴、悲伤、惊讶、恐惧、愤怒和厌恶,系统地建立了上千幅不同的人脸表情图像库,并给出了六种基本表情的具体面部表现,包括惊奇、恐惧、厌恶、愤怒、高兴和悲伤。这种对于面部表情的基本模式的分类方法没有充分的理论根据和严格的逻辑基础,但以上六种表情之间,面部器官组织的运动特征确实存在着较大的差异,容易进行区分,如快乐时两眼放光、双眉舒展、嘴角上提,悲痛时头部低垂、双眉紧锁、嘴角下撇、眼泪汪汪,愤怒时咬牙切齿、双眉倒竖,惊恐时目瞪口呆等(图 6-25)。

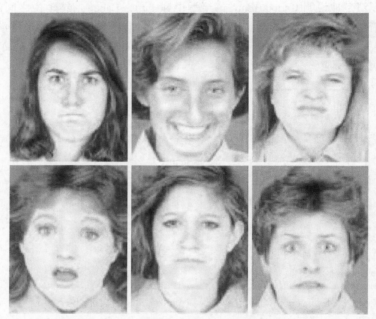

图 6-25　六种基本表情的具体面部表现(引自 Ekman,1973)

2. 肢体表情

肢体表情(body expression)指在情绪发生时四肢和躯体部位的动作变化,例如,快乐时手舞足蹈,愤怒时挺胸握拳,恐惧时手足无措等,甚至连耸肩、抱臂、摸下巴等一些细微的动作,都能很好地体现出各种情绪。

3. 言语表情

言语表情(speech expression)指在情绪发生时,言语的声调、节奏、速度和音色等的变化,如悲哀时语调低沉、声音断断续续,愤怒时声音高尖而且颤抖等。此外,感叹、烦闷、惊讶、厌恶、激动等都常常伴有一定的语气和语调的变化。

除此之外,情绪反应还常常伴有自主神经活动增强或抑制的表现,如汗腺分泌的多少、心跳频率的改变、皮肤血流速度的变化、脸色变红或苍白、立毛、胃肠活动亢进或抑制等。

6.4.3　情　绪　的　产　生

长期以来,研究者们一直就情绪的产生究竟受生理因素的影响还是受认知活动的影响这一问题进行着探讨。

James 和 Lange 首先提出生理反应是情绪产生的直接原因。后来,Cannon 更进一步指出这种生理反应就是刺激所引起的神经冲动向丘脑部位的传递。Bard 则验证了丘脑在情绪产生中的作用。

关于情绪的体液理论,临床早期的研究提供了很多的支持。这方面的研究也是支持情绪产生的生理影响理论的。通过分析实验性或病理条件下引起情绪改变的患者血液中的激素含量,或是注射激素,切除内分泌腺体,观察情绪反应及行为的变化,以论证激素与情绪活动的关系。有研究发现甲状腺功能亢进和分泌不足都能导致情绪和精神状态的变化。还有资料显示,肾上腺素及去甲肾上腺素在血液中的含量高低和情绪的性质关系不大,但与情绪的强度有关。肾上腺皮质激素与情绪的关系也十分密切,其中以糖皮质激素中的皮质酮、可的松及皮质醇的作用更为显著。这些结果提示下丘脑-垂体-肾上腺皮质系统在情绪活动过程中的作用。值得注意的是,性激素对人类情绪活动的影响也十分明显,妇女尤为突出。相当数量的女性在月经周期前都有情绪上的波动,出现所谓的经前症状(premenstrual syndrome),这时血浆内的泌乳素浓度增高,月经开始后回降。泌乳素在血浆内浓度增高是导致心烦意乱、急躁不安等情绪的重要原因。

此外,随着研究的进展,越来越多的研究者逐渐重视认知过程或环境对情绪产生的作用。20 世纪 50 年代,美国心理学家 Arnold 提出对外界环境的认知评价是情绪产生的直接原因,认知-评估作用产生于机体生理反应、情绪体验和采取某种行动之前。而以 Izard 为代表的研究者们则认为情绪是在适应环境的过程中逐步发生的,环境因素十分复杂,因此任一情绪体验的产生都可能由环境中的不同因素引起。

6.4.4　情绪的脑机制

1. 前额叶皮层

对人类情绪的脑机制研究起源于对脑损伤患者的研究。脑对情绪表达影响最令人惊讶的研究之一源自一次工伤事故。这个不幸的研究对象是 Phineas Gage(图 6-26),Vermont 铁路工地上一个 25 岁的工头。在美国佛蒙特州施工时,在一次爆炸事故中不幸被一根铁棍击穿头颅。幸运的是,他活了下来。但是原先那个严谨、谦虚和勤奋的他消失了,取而代之的是一个毫无恒心、胡言乱语、攻击性很强的酒鬼。

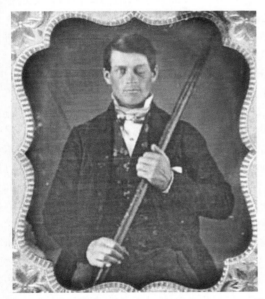
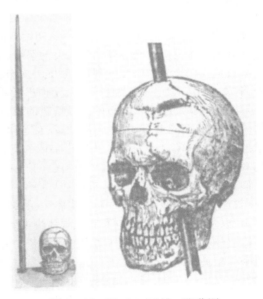

图 6-26　迄今仅存的 Phineas Gage(1823—1860)照片　　　图 6-27　Harlow 画的一张草图

没有任何心理学的测验结果能告诉我们 Phineas Gage 的认知能力发生了什么问题,但很明显,他的性格发生的改变远比智力大。他的朋友和熟人都肯定地说:"他不再是 Gage 了"。Gage 毫无目标地又活了十二年。Gage 死后没有对其进行尸检,但是 Gage 的颅骨和铁棒被保存于哈佛医学院的博物馆内。图 6-27 是 Harlow 画的一张草图,显示了铁棒和 Gage 颅骨的比例。

1994 年爱荷华大学的 Damasio 及其同事对颅骨进行了重新测量,用现代成像技术对 Gage 脑的损伤进行了推测。他们重建的铁棒穿脑通路,如图 6-28 所示。铁棒严重地损坏了两个半球的大脑皮层,特别是前额叶。正是这些损伤引起 Gage 行为像病态的儿童,导致了没完没了强烈的情绪发泄。情绪行为的明显增加提示了大脑皮层在调节情绪表达中起了重要作用。

神经成像研究表明,人类大脑的前额叶皮层(prefrontal codex,PFC)可分为五个主要的区域:前额叶

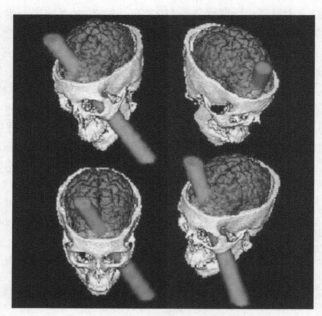

图 6 - 28　Phineas Gage 受伤的情况

皮层的前段,称为额极 PFC(rostral prefrontal cortex,RPFC);前额叶皮层的背外侧,称为背外侧 PFC (dorsallateral prefrontal cortex,DLPFC),此区域接收来自顶叶皮层的信号,并负责如短时空间记忆操作的功能;前额叶皮层的腹外侧,称为腹外侧 PFC(ventrolateral prefrontal cortex,VLPFC);背内侧的部分腹侧区域,称为腹内侧 PFC(ventromedial prefrontal cortex,VMPFC),即处于弓形回间沟前背侧的额叶眼动区(frontal eye field);前额皮层的整个腹侧表面,又称为眶额皮层(orbitofrontal codex,OFC),正是 Gage 在事故中受损的脑区。眶额皮层从初始的皮层区域接收味觉、嗅觉或者疼痛刺激的输入信号,进而对这些刺激产生反应。它还能调节人类的情绪、决策行为、动机和社会性行为。

　　来自脑损伤患者的研究发现,眶额皮层损伤患者比正常人体验更多的愤怒情绪,体验的幸福情绪少。2004 年,Camille 等研究发现眶额皮层受损患者不能像正常人那样体验到后悔情绪,这表明他们并不具有能够感知体验那些左右决策的高级情绪的能力。他们的实验要求被试者在两个转盘中选择一个进行赌博游戏,被试者有时候可以看到自己没有选择的转盘得到的结果。研究发现,正常被试者会根据另一转盘的结果来调整自己的情绪以及进行下一步选择,尝试缩小将来的损失,而眶额皮层损伤患者则不关心另一转盘的结果,也不会据此调整自己的选择。从该实验可以看到,后悔这一复杂的社会情绪可以帮助人们做出正确的决策,而眶额皮层在后悔情绪的发生、评价与调节过程中起到重要作用,会影响人们预见自己行为后果的能力。通过赌博实验表明,眶额皮层受损的被试者表现出较差的反事实性思维策略运用能力,以及较差的社会性判断和独立性决策能力,并呈现反常的情绪期待反应。

　　愉快(happiness)是积极情绪中的一种基本情绪,一系列的研究表明,眶额皮层的活动与产生愉快的情绪密切相关。Nitschke 等在 2004 年报道了眶额皮层与母爱的关系,母亲看着自己孩子的照片比看不熟悉的孩子照片,双侧眶额皮层有更明显的激活。Doherty 等发现美丽的面孔会引发内侧框额皮层的激活,再次说明了这个脑部区域可以引发强的愉悦情绪。Rolls 等应用嗅觉刺激研究情绪的脑机制,发现在气味识别的实验中面对知觉愉快或不愉快的两种气味刺激物时,眶额皮层都会被激活,遇到好闻的气味时眶额皮层的激活位于内侧,而给予难闻的气味时眶额皮层的激活偏于外侧。

　　尴尬(embarrassment)是一种负性的自我意识社会情绪。2002 年,Berthoz 等最先研究尴尬的脑机制,结果发现,在故意违反和无意违反(尴尬)社会准则的情况下激活的脑区相似,在人尴尬时会激活眶额皮层侧部。此外,愤怒和悲伤情绪的强度也与眶额皮层的激活有关,眶额皮层在产生愤怒和悲伤情绪中扮演了重要的角色。眶额皮层损伤患者比正常人产生更多的愤怒情绪,这可以说明不但眶额皮层与产生愤怒情绪有关,愤怒情绪的调节功能也要通过眶额皮层来实现。

2. 边缘系统

　　边缘系统(limbic system)的概念来自法国神经生物学家 Broca 在 1878 年发表的一篇文章。他首先指出,在所有哺乳动物大脑的内侧表面,都有一组明显区别于周围皮层的皮层区域。Broca 用拉丁语中表示"边缘"的词 limbus,将这部分脑区称为边缘叶(limbic lobe)。因为它们形成了围绕脑干的一个环。根据这一定义,海马及扣带回、嗅皮层(在脑的底面)等位于胼胝体周围的皮层称为边缘叶。但是,Broca 当时的报告并未提到这些结构对于情绪的重要性。而且,在随后相当长的一段时间内,边缘叶一直被认为其主要功能是参与嗅觉的实现。

1937 年,James Papez 提出了 Papez 环路与情绪的感觉相关的理论,使得人们对边缘系统的认识有了重大突破。Papez 在 Cannon-Bard 情绪学说的基础上,提出了一个更为广泛的概念,他将海马-穹窿-乳头体-乳头丘脑束-扣带回-大脑皮层额叶-海马构成的环路称为情绪思想通路,认为这个环路中的结构和整个环路系统在情绪体验和情绪表达中都起着关键的作用,这个环路就定名为 Papez 环路(图 6-29)。

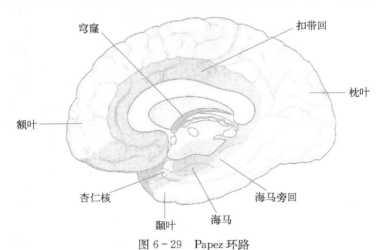

图 6-29　Papez 环路

Papez 环路这个学说不仅提到丘脑与情绪有关,还将大脑皮层和古皮层(如边缘叶,包括海马、扣带回、乳头体和下丘脑)与情绪联系在一起。Papez 在研究中发现,某些皮层区域被损毁对情绪行为有深刻的影响,例如,扣带回患肿瘤的患者会出现恐惧、易激惹、抑郁等情绪失调的行为表现。感染狂犬病毒的患者会出现情绪的过分亢进,呈现过分夸张的恐惧和攻击行为,而且临床病理学检查发现海马神经元会出现不正常的胞体。根据这些结果,Papez 推断出了 Papez 环路的具体构成。他认为,下丘脑整合自主神经系统的活动,也控制着情绪行为的表达。下丘脑与新皮层的连接将情绪表达与情绪体验联系起来。同时解剖学的研究又提示,扣带回通过海马和穹窿与下丘脑之间存在着双向联系,下丘脑与皮层间的这种双向交流为 James-Lange 和 Cannon-Bard 所提出的关于情绪的学说提供了重要的解剖学基础。

然而,Papez 环路的提出又产生了一个新的问题,即情绪系统究竟应当包括在哪个系统中? 1952 年美国的著名生理学家 Maclean 在 Papez 环路工作的基础上明确地提出边缘系统(limbic system)这个术语,他认为边缘系统是脑的三大基本功能系统之一,即爬行脑、旧哺乳脑和新哺乳脑中的旧哺乳脑。也就相当于通常所指的现代人类边缘叶(皮层)及与之密切相关的皮层下结构(包括下丘脑和杏仁核)。Maclean 认为边缘系统的出现使得动物具有情绪体验和表达情绪行为的能力,并且提出情绪脑的概念在当时的影响很大。然而,目前虽然边缘系统一词现在还经常使用,但更多的人还是怀疑定义单个、独立的情绪系统的实用性。在现阶段,重点观察一些特殊的情绪,研究具体由哪些神经回路参与了特定情绪的形成,显得更有意义。相信通过对单个情绪脑机制的研究,人们一定能够发现对阐明整体情绪脑机制问题具有重要意义的线索。

(1) 攻击和愤怒

攻击是一种多面性行为,根据不同的目的可分为多种类型。根据动机的不同,攻击可以分为掠夺性攻击和情感性攻击。掠夺性攻击是为了获得食物而攻击不同种类的成员,如狮子捕猎斑马,所以又称为捕食性攻击。这种类型的攻击伴随相对少的发声,攻击部位是被猎者的头和颈,通常没有交感神经系统活动增强的现象。情感性攻击则是为了显示,而不是为食物而厮杀,交感神经活动明显增强,动物在这种状态下,通常发出声音,同时做出恐吓和防卫的姿势,如猫在遇到狗接近时发出声音,并弓起背就是一个很典型的例子。以上两类攻击行为和生理反应都受到躯体运动系统和自主神经系统的调节,但是由于行为反应的截然不同,相关的通路和调节程度存在差异。

1) 下丘脑和攻击：下丘脑是和攻击行为相关的一个重要结构。20 世纪 20 年代,Barb 在 Cannon 实验室做了一系列关于假怒的实验。研究显示,手术前不易被激怒的动物,在手术切除双侧大脑半球的皮层后,只要很小的刺激便会使之产生一系列类似怒的反应,包括血压上升、瞳孔扩大、立毛、伸爪等,这种状态被称为假怒(sham rage),因为这时动物显示出的愤怒行为,正常动物在同样的刺激条件下是不会产生的。Bard 认为这些动物的这种怒不带有真正的攻击对象和目的,不是动物发自内心的表达,而真正的愤怒行为是为了对付敌人采取的一种自我保护,一般伴有不自主的行为反应。实验还发现,如果将损毁范围略微扩大至间脑的一部分,特别是下丘脑,这种行为效应可被反转。如果沿着皮层损毁下丘脑前部可以观察到假怒,但当损毁扩展到下丘脑的后半部时,假怒将不会出现。Bard 推论,下丘脑后部可能对愤怒和攻击的表现特别重要,这种作用平时被端脑所抑制。

20 世纪 20 年代,Hess 采用了另一种试验方法,即电刺激间脑观察动物的行为反应。研究发现,当刺激下丘脑一些特定部位时,可引起动物类似于移去大脑皮层后所产生的愤怒反应,比如打喷嚏、气喘、立毛、嗥叫、摄食以及恐惧等情绪表现行为。当刺激强度较低时,猫有时还会突然飞跑,好像要逃避一个假想的攻击者。当刺激强度增加时,动物会发动一次攻击,用爪拍打或扑向一个假想的攻击者。电刺激停止时,愤怒立即消失,动物和刺激前一样。此外,这种电刺激还引起动物的心率变化、瞳孔扩大和胃肠蠕动等。Hess 还将一个电极插在一头特别易怒、好斗的公牛的下丘脑中,当被激怒的公牛向他猛冲过来时,他从容不迫的接通电极,公牛立刻变得出乎意料的驯服,并停止了冲撞。这些研究很快引起了生理、心理学界的极大关注与浓厚兴趣。Hess 本人也因此而获得了 1949 年诺贝尔生理学或医学奖。

那么,愤怒情绪的脑内定位是在下丘脑吗? 20 世纪 60 年代,耶鲁大学医学院的 Flynn 又深入进行了一系列关于不同类型的愤怒情绪的研究,结果发现情感性攻击和掠夺性攻击可由刺激下丘脑的不同部位而激发。刺激下丘脑内侧部的特定区域,可以观察到情感性攻击,具体表现类似于 Hess 报道的愤怒反应,动物会弓起背、发出嘶嘶声并吐白沫,但通常不会攻击目标。刺激下丘脑外侧部诱发掠夺性攻击(Flynn 称之为无声捕食攻击)。在背稍稍弓起、毛发轻轻竖着的同时,猫会轻轻地并迅速地接近大鼠,凶恶地咬住它的脖颈,但掠夺性攻击通常不伴随情感性攻击时明显的惊恐姿态。

2) 中脑和攻击：下丘脑通过两条主要的通路把信号传递到脑干,分别是内侧前脑束(medial forebrain bundle)和背侧纵束(dorsal longitudinal fasciculus)。从下丘脑外侧部发出的纤维组成部分内侧前脑束,投射至中脑的腹侧被盖区。电刺激中脑腹侧被盖区的一些部位能使动物表现出和掠夺性攻击类似的特征行为。相反,损毁腹侧被盖区的动物则不引起防卫性攻击行为。如果内侧前脑束被切断,电刺激下丘脑将不再诱发攻击反应,这提示下丘脑通过影响腹侧被盖区而参与攻击行为。

从下丘脑内侧部传出的纤维经背侧纵束至中脑 PAG。电刺激 PAG,能使动物发动情感性攻击的特征性行为,而损毁该区域则不能引起动物防卫性攻击行为。Masferrer 等 2020 年研究发现,腹侧下丘脑主要在机体受攻击后进行信息感知和编码,位于中脑导水管周围的灰质是一系列防御反应的"执行者"。

3) 杏仁核和攻击：对许多临床病例研究结果表明,杏仁核病变患者极易发生凶暴行为。不过,杏仁核被损毁的患者,术后非但没有表现出愤怒的情绪,反而变得淡漠和麻木不仁。20 世纪 50 年代,美国学者 Pribram 也曾报道,杏仁核损毁的雄性猕猴其社会等级地位会明显下降,这就提示,杏仁核在攻击行为的产生中可能发挥了重要作用。值得指出的是,所有感觉系统的信息都传入杏仁核的基底外侧核。每一个感觉系统都有不同方式的杏仁核投射,在杏仁核中相互联系,使不同的感觉系统信息在杏仁中得到整合。随后再经腹侧杏仁传出通路和终纹将信息传递到下丘脑和脑干。杏仁至下丘脑和脑干(以及可能远至脊髓)的投射使其既能控制自主神经系统,又能控制躯体运动系统。

研究发现,对杏仁核团各亚区的电刺激会使受试个体产生明显的攻击行为,例如,电刺激基底外侧核导致情感性攻击,这可能是通过腹侧杏仁传出通路对下丘脑和脑干核团的影响而产生的,而损毁基底外侧核则抑制动物的情感性攻击行为。皮层内侧核抑制攻击性行为的发生,损毁该区域将显著增强动物捕食性攻击行为。

研究还发现,切除杏仁核能降低动物的攻击性。通过对沿途的神经元记录和对电极的 X 线显像,可以将电极尖部插到杏仁核。利用穿过电极的电流或注射溶液可损毁整个杏仁核。临床报道这种手术可以成功地降低攻击行为的发生,提高注意力,减少过度活动,同时还减少癫痫的发作。

4) 脑干和攻击：5 - HT 能神经元位于脑干中缝核群,对啮齿类动物的研究发现,隔离饲养 4 周的小鼠脑内 5 - HT 更新率下降,表现出活动过度,甚至攻击其他小鼠的行为异常。另一项研究发现,阻断 5 - HT 合成和释放的药物注射于脑干中缝核群,会明显增加小鼠的攻击行为。研究还发现,5 - HT 受体敲除的转基因小鼠,比正常小鼠更焦虑和易于发动攻击,例如,缺乏 5 - HT$_{1B}$ 受体的转基因小鼠,在与同居一笼的动物可以和谐相处,可是一旦有外来小鼠入住,就会处于应激状态,表现出强烈的攻击性。Gu 等在 2020 年的研究结果显示,脑干至杏仁核中枢核的去甲肾上腺素能神经回路投射参与受攻击后防御反应的双向调节,可以解释刺激过度情况下 NE 能拮抗剂对恐惧事件的功效。

5)前额叶皮层和攻击:在动物界,攻击和社会等级存在一定的相关性。内侧前额叶这一脑区,被普遍认为与社会认知相关,小鼠的社会等级越高,它的内侧前额叶神经元的突触强度就越强。浙江大学胡海岚课题组的研究人员通过基因操作改变大脑内侧前额叶内神经元之间联系的强度(即突触强度),来调控动物的等级地位。令人惊奇的是,当在低等级的小鼠中增强内侧前额叶的突触强度时,小鼠的社会等级有了提升。反之,在高等级小鼠中减弱内侧前额叶的突触强度,则会导致它们社会地位下降(图 6 - 30)。

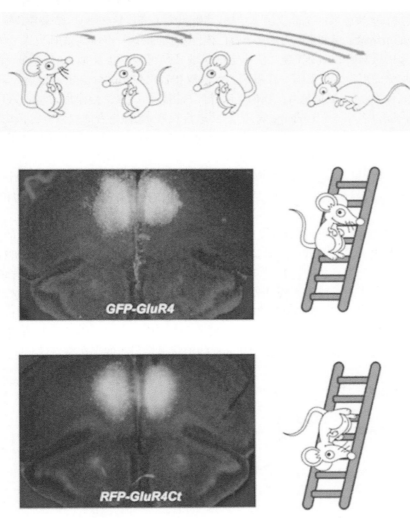

图 6 - 30 内侧前额叶突触强度双向调制社会等级(引自 Wang & Hu,2011)

由于社会等级对许多生理、心理机能(如焦虑、成瘾、抑郁和生育等)都有重要影响,这项研究也将帮助人们更好地了解这些相关行为或情绪的调节机制。该研究组还利用最前沿的光遗传学技术,对小鼠内侧前额叶脑区的神经元进行了调控。研究人员首先把表达光敏离子通道的病毒注射到小鼠的内侧前额叶皮层,随后将光纤引入到这一脑区。在光的激活下,原本天生胆怯、处于低等级的小鼠竟然主动发起进攻,击退了另一只攻击性更强、处于高等级的小鼠。这些从社会等级和攻击行为研究中所获得的成果,或许能为未来治疗人类的抑郁症等神经疾病提供一种全新的"光疗"方案。

(2)恐惧和焦虑

究竟传入的感觉信息如何产生与恐惧和焦虑相关的行为和生理反应?目前较多的证据提示,颞叶的一个结构——杏仁核起着关键作用。

　　20世纪30年代,在Papez环路提出后不久,芝加哥大学的学者Kluver和Bucy发现,当那些很凶残的恒河猴被切除双侧颞叶后,在行为上会有很多的异常表现,包括精神性失明、口识倾向(oral tendency)、过度变态、变异性行为和情绪变化,这些症状的集合被称为双侧颞叶切除综合征(Kluver-Bucy综合征)。这里把注意力集中到情绪的紊乱上。Kluver-Bucy综合征的情绪变化最明显地表现在恐惧的减少,例如,野生恒河猴在正常情况下会躲避人和其他动物,如果有人接近,它会立刻跳到更安全的角落里并保持不动。双侧颞叶切除的恒河猴没有这种恐惧和兴奋,这类实验猴不仅会接近人类,并且还让人抚摸和击打它们,甚至当它的天敌蛇从身后接近并攻击它时,实验猴也不会逃避。此外,通常与恐惧有关的发声和面部表情也明显减少。这些都提示,颞叶切除将导致正常的情绪体验和表达的减少。事实上,猴的Kluver-Bucy综合征症状也可在颞叶损伤的患者身上观察到,并表现有情感淡漠。

　　但是研究者们很快就发现,Kluver和Bucy的实验仅仅是从破坏猴的Papez环路出发,将双侧颞叶全部切除,包括颞叶皮层和这块区域的全部皮层下结构,其中包含了杏仁核和海马,结果导致很多其他功能的损伤,因此认为真正的情绪紊乱可能是因为损伤了杏仁核。为了证明这一点,后来的研究人员做了许多的实验。

　　通过总结众多的资料可以发现,杏仁核特定部位的损伤可以产生类似Kluver-Bucy综合征的情感淡漠。双侧杏仁核切除的野猫会像家猫一样温驯。大鼠双侧杏仁核切除后会主动接近一只安静的猫,咬它的耳朵。还有研究认为,恐惧缺失是杏仁核的基底外侧核损毁的结果。爱荷华大学的Adophs教授曾经对一名患有类脂蛋白沉积症(Urbach-Wiethe病)的妇女进行观察,这种患者的双侧杏仁核均发生了严重的病变,其最明显的表现是,她不会描述害怕时的恐惧情绪,说明杏仁核的损伤选择性地降低了她对恐惧的认知。如果切除杏仁核会造成恐惧表达和对恐惧认知的降低,那么电刺激完好的杏仁核又会怎样呢? 研究发现,对杏仁核不同部位的电刺激可造成警惕和注意的增强,而刺激猫杏仁核的外侧部则造成恐惧和暴力攻击的增加。电刺激人类杏仁核会导致焦虑和恐惧。因此,杏仁核的确在感觉输入和与恐惧和焦虑相关的情绪中起到了一定的桥梁作用。

　　恐惧可以分为后天经验获得的恐惧(又称习得性恐惧或条件性恐惧),比如俗语说的"一朝被蛇咬,十年怕井绳",也可以是先天具有的,例如,老鼠天生怕猫,有些人天生恐高、怕蟑螂等。相对于条件性恐惧,人们对先天性恐惧的神经回路机制还知之甚少。浙江大学的段树民课题组利用光遗传学,动物行为学和病毒逆向追踪等技术在小鼠大脑里发现从外侧僵核(lateral habenula,LHb)到背外侧被盖核(laterodorsal tegmental nucleus,LDT)这一通路在天敌气味诱导的先天性恐惧中起到决定性的作用。并发现LDT中的两类不同亚型的抑制性神经元(PV阳性和生长抑素神经元阳性)对恐惧反应具有完全相反的双向调节功能。这些新发现为恐惧诱发的焦虑症和抑郁症的治疗提供了新的潜在靶点(图6-31)。

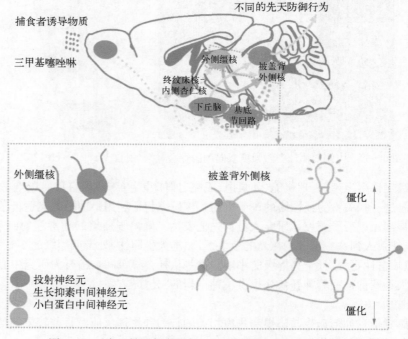

图6-31　先天性恐惧的"神经开关"(引自Yang et al.,2017)

此外,为了更加透彻地了解恐惧的神经回路基础,另一些学者则从习得性恐惧(learned fear)着手开展了一些研究。Vermont 大学 Kapp 等人的实验就提示,杏仁核的神经元能"学会"对痛觉相关刺激产生反应,通过训练后,这些刺激就能诱发恐惧反应。也就是说,通过训练让受试动物形成对恐惧刺激的条件反射。例如,条件刺激是声音的音调,而非条件刺激是引起恐惧的足底电刺激,研究者们用心率变化作为恐惧的指标。结果发现,条件反射形成后,家兔的心率随着对疼痛相关音调的恐惧反应而升高,但并不随温和音调而升高。训练前,杏仁核中央核的神经元不能对实验中的声音发生反应,但训练之后,杏仁核中央核的神经元对电击相关声音(不是温和声音)起反应。后来 Emory 大学的 Davis 还利用对大鼠听觉惊跳反射的研究提出了参与恐惧反应的环路,而这一反射环路的关键部位就是杏仁核。

最近又有很多研究提示杏仁核在习得性恐惧中的作用。研究已从动物扩展到人类。其中一项研究将内侧膝状体与听皮层之间的通路切断,在人以视觉刺激之后,配合一种弱电刺激,使用 fMRI 对人的脑活动进行监控。fMRI 图像显示正常情况下,恐惧的视觉刺激比与电击无关的视觉刺激更明显地激活杏仁核。而且,除杏仁核外,还有一些大脑皮层区域显示活动增强,这些都是与条件刺激相关的皮层区域。通路切断后,恐惧的条件反射仍能发生。这就提示,只要内侧膝状体(听中枢)与杏仁核的联系保持完整,恐惧条件反射就能发生,这一结果还是说明杏仁核在恐惧反射通路中的重要作用。

LeDoux 提出有关习得性恐惧的可能神经回路,即听觉信息传入杏仁核的基底外侧区,然后发出纤维至中央核,再投射至下丘脑,从而改变自主神经系统的活动状态,引起自主神经系统的条件性反射活动;也可能由杏仁中央核投射至脑干 PAG,协调躯体运动系统产生行为反应。此外,情绪体验被认为是建立在大脑皮层活动的基础之上。

(3) 强化和奖赏

1954 年,美国加州工学院年轻的学者 Olds 和 Milner 对大鼠丘脑下部的不同区域进行了一系列实验。他们首先在大鼠的下丘脑背部埋上电极,然后将大鼠置于自己设计的方盒内,大鼠在盒中自由活动,盒中有一个杠杆,当大鼠踩踏杠杆时,脑部就受到一次刺激。实验结果令人难以置信,大鼠在第一次刺激后,离开杠杆,但又迅速返回,重复压杠杆活动,使脑部受到第二次刺激。很快大鼠就学会了通过按压杠杆获得对下丘脑的电流刺激。起初,大鼠在盒中走动时只是偶尔踩到杠杆,但是不久它就会不断重复踩踏,频率最高可达到每小时 8 000 多次,并能持续 15～20 h,甚至对食物和水都不感兴趣,直至筋疲力尽而倒下。而且,当它醒来之后又立刻投入到这种高频率的工作中。这种行为被称为自我电刺激(electrical self-stimulation)。那么,大鼠为什么这么疯狂地踩压杠杆? 是否大鼠从中得到了与食物和性所给予的相似的满足? 什么结构被刺激才能得到这种强化? 这是一种愉快的效应吗? 为得到答案,研究人员在下丘脑以外的其他脑区也埋上电极,但是大鼠并没有表现出上述情形。Olds 和 Milner 还在给癫痫患者进行检查和治疗时发现,刺激隔区和中脑被盖区同样会出现愉快的感觉和性冲动。中脑的刺激给人一种"幸福陶醉"的感觉,其他轻度的正性感觉由刺激杏仁核和尾核所产生。

关于 Olds 和 Milner 的这个自我电刺激实验中,大鼠不断地踩压杠杆的原因还不很清楚。一种解释是,大鼠从电刺激中获得一种正性感觉,从而不断重复以获得更多的刺激。因此,引起强化刺激的脑部位被称为愉快中枢。Olds 和 Milner 发现自我电刺激现象后的数十年中,在大鼠脑的边缘结构和其他部位又发现了许多自我电刺激位点,包括隔区、下丘脑外侧部、内侧前脑束、中脑腹侧被盖区和脑桥背侧部。其中,刺激内侧前脑束产生很强的强化效应,而有些位点的电刺激则使动物产生回避行为。动物还能学习某种操作以终止这些部位的电刺激。这些不愉快中枢或负性强化位点位于下丘脑的内侧部和中脑腹侧被盖区的外侧面。电刺激这些部位可能引起了一个负性感觉或激活了一条神经通路,这条通路负责负性强化行为。

关于这些正性或负性强化体验的具体脑机制,研究者们对每一个散在的自我刺激位点进行分析后,认为它们都是通过一条与正常的奖赏行为有关的共同通路而相互联系。电刺激内侧前脑束和中脑腹侧被盖区可以诱发高频率的自我刺激。内侧前脑束的下行纤维,可以将奖赏信号传至腹侧被盖区。中脑腹侧被盖区的神经元主要是多巴胺能来源的,它们发出轴突通过内侧前脑束到脑的广泛区域。药理学研究发现,多巴胺激动剂安非他明能增加自我刺激的频率。给大鼠注射一种阻断多巴胺受体的药物可减少自我刺激。目前,研究表明各种成瘾药物(海洛因、尼古丁和可卡因),都可以通过增强多巴胺的效应,导致其在伏核中的释放,产生快感。但是,也有某些实验资料不符合多巴胺能神经元在内侧前脑束中起关键作用的假设。例如,切断内侧前脑束并未产生人们所希望的抑制自我刺激的作用。进一步,自我刺激的位点不局限在接受中脑多巴胺能传入的脑区。因此,研究尚有许多疑问之处,即药理学实验提示多巴胺的重要性,但是损伤实验又对其提出了疑问。所以,多巴胺在强化行为相关通路内所起的作用还有待进一步的研究。

6.4.5　动机与情绪

动机(motivation)意为"活动的原因",指行为起动前,神经系统高级部位与导致该行为发生有关的思维活动。对于人类而言,情绪体验和情绪行为的产生是人类动机产生的重要前提,即情绪能激励人的目标行为,改变行为的效率。积极的情绪,可以提高学习和工作的效率,起正向推动作用。消极的情绪则会干扰、阻碍求知行为,减低学习和工作的效率,起反向推动作用。关于动机的研究,还有很多问题有待解决。有关动机的定义、动机的形成以及动机导致行为的过程都有许多学说,可谓众说纷纭。毫无疑问,神经科学对于阐明动机的机制应负更多的责任。多年来的研究大致形成了以下两种观点。

一种观点认为脑内可能存在特定的神经网络通过对外界事件中相关信息的放大以及无关信息的削弱加工整合后来实现。支持这一观点的研究很多,比如,在众多有关动机脑机制的研究中,杏仁核始终被认为是动机产生的最关键部位。实验研究证明,损毁杏仁外侧核或是中央核的鼠、猫和猴其回避伤害性刺激的反射活动难以形成。这可能由于杏仁的中央核丧失了对自动觉醒功能的控制,痛感觉在杏仁核损毁之后发生了变化,恐惧感等情绪体验也就不复存在。杏仁核被损毁的动物,普遍表现为淡漠,缺乏主动的"意愿"和行为,不再对周围环境的变化做出恰当的反应。还有报道,在杏仁核损毁之后,动物对条件刺激(如铃声)以及随后应该出现的目的性行为(如获得食物)之间的联系也难以形成。自由活动的猕猴被切除杏仁核之后,变得与群体隔离,显得温和平静,丧失了它们在群体中的领导地位,如果它们不是自动地离开群体,也会被迫离开。在人类的临床研究中也可以观察到类似的现象,即切除杏仁核后的患者变得冷漠而缺乏激情。相反,电刺激患者的杏仁核,会使之产生攻击性行为。所以,目前大多数学者倾向于认为,杏仁核的功能与发动目的性的行为即动机有关。

然而,近年对于动机问题似乎有了另一种倾向性的看法,即影响目的行为的神经部位不仅仅限于杏仁核群,切除前额叶的动物和人同样也表现出某些类似的动机障碍。在 1991 年,Corbetta 通过 PET 技术进行动机相关神经机制的探讨,结果发现选择性动机与脑内苍白球、尾状核、丘脑腹后核、岛叶、侧眶额皮层相关,而弓形回以及右侧前额叶皮层则参与了分配动机的实施。此外,D'Esposito 在 1995 年的 fMRI 实验中采用语义判断任务和空间旋转任务的双任务法观察到,对资源进行主动分配的动机功能区在背外侧前额皮层区(BA9,46)和前扣带回(BA24,32)。

研究还发现下丘脑与躯体运动系统发起的动机性行为密切相关。损毁下丘脑的腹内侧区会使动物饱感降低而过度进食,损毁下丘脑外侧区则使动物产生不正常的饱腹感而厌食。刺激正常大鼠下丘脑外侧区的多巴胺能纤维,能使动物产生对食物的渴求和欲望,不仅如此,药物、酒精,甚至巧克力的成瘾研究都发现与这一环路有密切关联。下丘脑的 5-HT 能水平也会影响机体的摄食行为动机,提高 5-HT 水平可以强力抑制食欲,用于治疗肥胖。下丘脑后叶加压素的分泌与饮水动机行为相关,若加压素丧失,会触发强烈的饮水动机,伴随大量而频繁地排出淡薄、清水般的尿液,可以给予加压素补充治疗。Allen 等 2019 年研究进一步证实,下丘脑是重要生理性需求(如口渴和饮食)的感知和动机性行为中枢,研究发现小鼠在口渴时的动机行为,来自 34 个脑区约 2.4 万个神经元参与其中,最终在下丘脑进行编码信息的整合。动物在饱食后,通过光遗传学激活下丘脑口渴感觉神经元可以使整体行为恢复到饱食前状态。

对动机产生的另一种理论则基于 Desimone 和 Duncan 提出的偏向竞争模型(biased competition model),这是一个比较有影响的视觉注意模型,该模型强调保持在工作记忆中的目标模板在解决视场中不同物体之间竞争注意资源中的关键作用,此时被试需要明显动机去主动选择记忆匹配项。由于注意资源有限,不同物体表征就会以相互抑制的方式竞争注意资源以获得更高水平的加工,"获胜者"将最终得以控制个体的知觉和行为反应。对灵长类动物的单细胞神经生理学研究为偏向竞争模型提供了重要证据。Chelazzi 等人 1993 年在一个简单的视觉搜索任务中记录到短尾猿的下颞叶细胞的神经活动明显增强。这为动机的神经机制提供了重要的补充。

总之,动机活动涉及的可能是很多中枢部位和复杂的神经回路,并且动机的产生与情绪的存在有密不可分的关系,两者相辅相成,在神经解剖的基础上也有很多的共同通路,但详细的机制仍需要更进一步的研究。

参 考 文 献

Allen W E, Chen M Z, Pichamoorthy N, et al., 2019. Thirst regulates motivated behavior through modulation of brain wide neural population dynamics[J]. Science, 364(6437): 253 - 263.

Baars B J, Gage N M, 2010. Cognition, brain, and consciousness Introduction to cognitive neuroscience: 2nd ed[M]. New York: Academic Press.

Bandaru S S, Khanday M A, Ibrahim N, et al., 2020. Sleep-wake control by melanin-concentrating hormone (MCH) neurons: a review of recent findings[J]. Curr Neurol Neurosci Rep, 20(12): 55.

Barron H C, 2021. Neural inhibition for continual learning and memory[J]. Curr Opin Physiol, 67: 85 - 94.

Chen P, Lin J, Chen B, et al., 2015. Processing emotional words in two languages with one brain: ERP and fMRI evidence from Chinese-English bilinguals. Cortex, 71: 34 - 48.

Gandolfi D, Bigiani A, Porro C A, et al., 2020. Inhibitory plasticity: from molecules to computation and beyond[J]. Int J Mol Sci, 21(5): 1805.

Gompf H S, Anaclet C, 2020. The neuroanatomy and neurochemistry of sleep-wake control[J]. Curr Opin Physiol, 15: 143 - 151.

Gu Y, Piper W T, Branigan L A, et al., 2020. A brainstem-central amygdala circuit underlies defensive responses to learned threats[J]. Mol Psychiatry, 25(3): 640 - 654.

Hegde A N, Smith S G, 2019. Recent developments in transcriptional and translational regulation underlying long-term synaptic plasticity and memory[J]. Learn Mem, 26(9): 307 - 317.

Hoshiba Y, Wada T, Hayashi-Takagi A, 2017. Synaptic ensemble underlying the selection and consolidation of neuronal circuits during learning[J]. Front Neural Circuits, 11: 12.

Isabel S, Pereira R, Lewis P A. 2020. The differing roles of NREM and REM sleep in the slow enhancement of skills and schemas[J]. Curr Opin Physiol, 15: 82 - 88.

Joshi V V, Patel N D, Rehan M A, et al., 2019. Mysterious mechanisms of memory formation: are the answers hidden in synapses? [J]. Cureus, 11(9): e5795

Josselyn S A, Tonegawa S, 2020. Memory engrams: recalling the past and imagining the future[J]. Science, 367 (6473): eaaw4325.

Kastellakis G, Poirazi P, 2019. Synaptic clustering and memory formation[J]. Front Mol Neurosci, 12: 300.

Kundu B, Rolston J D, Grandhi R, 2019. Mapping language dominance through the lens of the Wada test[J]. Neurosurg Focus, 47(3): E5.

Masferrer M E, Silva B A, Nomoto K, et al., 2020. Differential encoding of predator fear in the ventromedial hypothalamus and periaqueductal grey[J]. J Neurosci, 40(48): 9283 - 9292.

Scammell T E, Arrigoni E, Lipton J O, 2017. Neural circuitry of wakefulness and sleep[J]. Neuron, 93(4): 747 -765.

Schwartz W J, Klerman E B, 2019. Circadian neurobiology and the physiological regulation of sleep and wakefulness [J]. Neurol Clin, 37(3): 475 - 486.

Shimomura K, Lowrey P L, Vitaterna M H, et al., 2010. Genetic suppression of the circadian clock mutation by the melatonin biosynthesis pathway[J]. PNAS USA, 107(18): 8399 - 8403.

Song C, Tagliazucchi E, 2020. Linking the nature and functions of sleep: insights from multimodal imaging of the sleeping brain[J]. Curr Opin Physiol, 15: 29 - 36.

Sweis B M, Mau W, Rabinowitz S, et al., 2021. Dynamic and heterogeneous neural ensembles contribute to a memory engram[J]. Curr Opin Physiol, 67: 199 - 206.

Troxel W M. 2010. It's more than sex: exploring the dyadic nature of sleep and implications for health [J]. Psychosom Med, 72(6): 578 - 586.

Vicente M, Calandruccio L, Miller M K, et al., 2019. Language proficiency and dominance considerations when working with Spanish-English bilingual adults. Am J Audiol, 28(3): 724 - 729.

Yang H, Yang J, Xi W, et al., 2016. Laterodorsal tegmentum interneuron subtypes oppositely regulate olfactory cue-induced innate fear[J]. Nat Neurosci, 19: 283 - 289.

第7章 常见神经系统相关功能障碍

7.1 阿尔茨海默病

1907年，德国著名神经解剖与神经病理学家 Alois Alzheimer(1864.06—1915.12)首先描述一例55岁女性患者出现进行性痴呆5年，尸检脑组织银染法检查发现大脑皮质神经元内存在成丛的变性纤维(现在叫神经元纤维缠结，neurofibrillary tangle，NFT)和神经元外成块的纤维聚集(现在叫淀粉样蛋白斑块，amyloid plaques)。1910年具有这些表现的痴呆被命名为阿尔茨海默病(Alzheimer's disease，AD)。AD是一种起病隐匿、进行性发展的神经系统退行性疾病。由于常常发生在老年人群，AD习惯上被称作老年痴呆(senile dementia)。

临床上 AD 以记忆障碍、失语、失用、失认、视空间技能损害、执行功能障碍，以及人格和行为改变等全面性痴呆(dementia)表现为特征，病因迄今未明。AD 是最常见的成年痴呆症，占痴呆患者总数的50%～80%。其发病率随年龄增长急剧增高。多数资料显示其发病率在65岁的人群中为5%左右，以后每增加5岁，发病率增加1倍左右，在85岁的老年人中，其发病率可高达45%。随着全球人口的老龄化，AD 的发病率呈逐年显著上升趋势。目前在世界范围内约有5 000万人罹患 AD，妇女患病率约3倍于男性。根据发病年龄和家族聚集性，AD 可分为家族性 AD(familiar AD，FAD)和散发性 AD(sporadic AD，SAD)。其中绝大部分患者为散发性，占99%左右，不到1%的 AD 患者是遗传性的。一般情况下，FAD 常在65岁以前发病，又称早老性痴呆(early-onset AD)。阿尔茨海默病协会发布的2021阿尔茨海默病事实和数字(https：//www.alz.org/alzheimers-dementia/facts-figures)报道，超过600万美国人患有 AD，AD 导致死亡患者的人数超过了乳腺癌和前列腺癌的总和。在新型冠状病毒肺炎(Corona Virus Disease 2019，COVID-19)大流行期间 AD 和痴呆患者死亡人数增长了16%。《中国阿尔茨海默病报告2021》指出中国的 AD 和其他痴呆患病率、死亡率略高于全球平均水平，且在女性中的相关数据高于男性。

由于 AD 患者伴有不同程度的记忆缺失、认知障碍，生活不能自理，不但严重危害老年人的身心健康并影响生存质量，还给患者造成深重的痛苦，给家庭及社会带来沉重的负担，已成为严重的社会问题，引起各国政府和医学界的普遍关注。2021年美国直接用于 AD 和其他痴呆症护理、治疗将花费3 550亿美元，到2050年这些成本将上升至1.1万亿美元。

7.1.1 病　因

AD 是一组异质性疾病，在多种因素(包括生物和社会心理因素)的作用下才发病。老化、家族史和遗传是最主要的危险因素。从目前研究来看，该病其他可能的危险因素还包括有女性、头部外伤、低教育水平、甲状腺病、母育龄过高或过低、糖尿病、病毒感染等。

1. 老化

AD 是年龄依赖性的疾病，老化(aging)是其最主要的危险因子。散发性 AD 一般在65岁以后才发病，并随着年龄的增大，发病率大大增加。因此，当我们变老时患 AD 机会也就大大增加。

2. 家族史

大量的流行病学研究提示，家族史(family history)是 AD 的另一个重要危险因子。AD 患者的家属成员中患同样疾病者高于一般人群。母亲患 AD，其子女患病的倾向增加。有患病倾向的家族，遗传因素或环境因素均可能影响 AD 的发生。

3. 基因和遗传(heredity)

与致病相关的基因一般分为两种,一种是危险基因(risk gene),另一种是致病基因。研究发现 AD 患者存在这两种类型的基因。

(1) 危险基因

危险基因只增加发病的概率,但不一定发病。目前已经发现几种 AD 的危险基因。

1) 载脂蛋白 E 等位基因 4(apolipoprotein E allele ε4,*ApoE4*):*ApoE4* 是最危险的 AD 危险基因。载脂蛋白 E(apolipoprotein E,ApoE)是血浆中最重要的载脂蛋白成分之一,它与脂蛋白受体相互作用,调节脂类代谢。在中枢神经系统(central nervous system,CNS)中,ApoE 主要由星型胶质细胞分泌,在某些特殊条件下小胶质细胞和神经元也可以分泌。在脑脊液中,ApoE 参与胆固醇、磷脂和高密度胆固醇复合物的代谢。ApoE 是一种多态性蛋白,有 E2、E3 和 E4 三种常见亚型,三者的区别在于第 112 和第 158 位氨基酸残基的差异。ApoE2 的 112 和 158 位都是胱氨酸残基(Cys112,Cys158);ApoE3 的 112 位是胱氨酸残基、158 位是精氨酸残基(Cys112,Arg158);ApoE4 的 112 和 158 位都是精氨酸残基(Arg112,Arg158)。人群中三种 *ApoE* 等位基因的频率分别是 *ApoE2* 为 7%,*ApoE3* 为 79%,*ApoE4* 为 14%。*ApoE4* 是散发性 AD 的高危因素,其杂合子患 AD 的风险增加 4 倍左右,而 *ApoE4* 纯合子患 AD 的风险增加 20 倍(表 7-1)。据估计 40%~65% 的 AD 患者至少携带一个 ε4 等位基因。此外,*ApoE4* 不但增加 AD 的患病概率,也使得患病年龄提前。与 *ApoE4* 相反,*ApoE2* 则具有保护作用,*ApoE2* 携带者可以降低患 AD 的风险(表 7-1)。

表 7-1　*ApoE* 等位基因患 AD 的风险

ApoE 等位基因(allele)	患 AD 风险率(odd ratio)
e2,2	0.6
e2,3	0.6
e2,4	2.6
e3,3	1.0
e3,4	3.2
e4,4	14.9

2) 髓样细胞触发受体 2(triggering receptor expressed on myeloid cells 2,*TREM2*):TREM2 属于免疫球蛋白受体超家族。在外周,TREM2 主要在巨噬细胞、未成熟的树突状细胞和破骨细胞中表达。在中枢神经系统,TREM2 主要在小胶质细胞中表达。它与 12 kDa DNAX 激活蛋白(DAP12)作用,抑制炎性因子的产生、触发小胶质细胞的吞噬作用、诱导增强小胶质细胞的增殖。最近的研究显示编码 *TREM2* 基因中一种罕见的错义突变位点(rs75932628-T)引起第 47 位的精氨酸(R)被组氨酸(H)取代(R47H),使得患 AD 的风险提高 2~4 倍。因此,*TREM2* 基因 R47H 变异型与 AD 有关。进一步的研究显示 *TREM2* 的突变也与 PD 和肌萎缩侧索硬化(amyotrophic lateral sclerosis,ALS)等其他的神经退行性疾病相关。TREM2 的 R47H 突变如何增加患 AD 风险的分子机制还不是很清楚,有研究显示这种突变可能使得 TREM2-DAP12 信号降低;而 2020 年美国圣路易斯华盛顿大学的 David M. Holtzman 教授团队以 PS19 小鼠为模型研究发现,TREM2 在调节 Tau 蛋白介导的脑萎缩中起重要作用,R47H 突变降低了小胶质细胞活化的过程以及由此引发的星形胶质细胞增生和 Tau 蛋白病理的出现,在 AD 病情发展中对神经系统有保护作用。

(2) 致病基因(deterministic genes)

致病基因直接致病,携带有致病基因的人一定患病,并遗传给下一代。已知的 AD 致病基因包括编码淀粉样前体蛋白(amyloid precursor protein,APP)、早老素-1(presenilin-1,PS1)和早老素-2(presenilin-2,PS2)的基因。这三种基因的突变可引起 AD。他们是常染色体显性遗传病,家族中多个成员患病,这些患者发病早,发病年龄在 60 岁前,又被称为 FAD。

1) *APP* 基因:APP 是一种单次跨膜蛋白,在全身组织细胞广泛表达。因 APP 经蛋白酶裂解后产生具有神经毒性的 β-淀粉样蛋白(amyloid β,Aβ)而广受关注。但人们对 APP 的生理功能仍知之甚少。

迄今为止已经发现了 *APP* 基因的 50 多种突变,其中一些突变是非致病性的,不引起 AD。某些突变还未确定是否与 AD 病理有关,但大部分 *APP* 的突变是致病性的,引起散发性 AD(图 7 - 1)。值得一提的是研究发现 APP 第 673 位的丙氨酸残基突变为苏氨酸(APP$_{A673T}$)具有保护作用,可免患 AD。

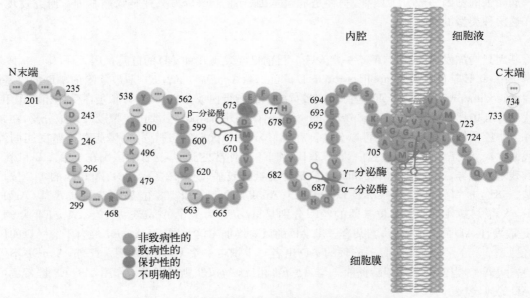

图 7 - 1 淀粉样前体蛋白的基因突变与阿尔茨海默病

人的 *APP* 基因位于 21 号染色体上,唐氏综合征(Down syndrome,DS)患者由于多一个基因拷贝,APP 表达明显增加。研究显示 DS 患者在他们 40 岁的时候均有 AD 病理变化,在 60 岁的时候 2/3 的 DS 患者出现痴呆。二重 *APP* 基因座(duplication of APP)的携带者也出现 AD 病理改变。APP 及其代谢产物 Aβ 与 AD 致病关系密切,引起广泛的关注。

2) *PS* 基因: *PS* 基因与 AD 密切相关,其突变是遗传性家族性 AD 的主要病因。PS 包括 *PS1* 和 *PS2*,属于进化保守型基因。*PS1* 基因和 *PS2* 基因分别位于染色体 14q 24.3 和 1q31 - q32,二者具有 67%的同源性。*PS* 基因编码 6~8 次跨膜蛋白,分别由 467 和 448 个氨基酸组成,主要定位在内质网膜。PS 作为 γ-分泌酶的组成部分,参与 APP 的代谢生成 Aβ。当 PS 发生突变时,容易获得功能,促进 Aβ 的生成。已经发现 *PS1* 基因上 230 多种突变引起家族性 AD。绝大部分家族性 AD 系 *PS1* 发生突变所致,大部分为点突变。但在一些家族性 AD 患者中,发现了突变导致整个外显子 9 的缺失突变(图 7 - 2)。在 *PS2* 基因上也已经发现了 47 种突变,其中大部分属于可引起家族性 AD 的致病性突变。

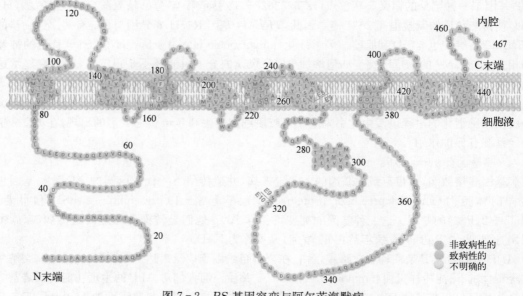

图 7 - 2 *PS* 基因突变与阿尔茨海默病

4. 脑外伤

越来越多的临床和流行病学研究显示脑外伤(cerebral trauma)是 AD 的危险因素,特别是那些反复的脑撞击(repetitive traumatic brain injury,rTBI)和伴有失去知觉的脑外伤。慢性创伤性脑病(chronic traumatic encephalopathy,CTE)最早见于拳击运动员,因此过去曾经被称为拳击手痴呆(dementia pugilistica,DP)。橄榄球运动员、拳击运动员痴呆发生率明显增加。另外,战争中爆炸引起的脑损伤可能也增加 AD 患病机会。因此,脑外伤可能是 AD 的病因之一。

5. 一些躯体疾病

一些躯体疾病,如甲状腺疾病、免疫系统疾病、癫痫等,曾被作为 AD 的危险因素研究。有甲状腺功能减退史者,患 AD 的相对危险度高。AD 发病前有癫痫发作史较多。不少研究发现抑郁症史,特别是老年期抑郁症史是 AD 的危险因素。最近的一项病例对照研究认为,除抑郁症外,其他功能性精神障碍如精神分裂症和偏执性精神病也与 AD 有关。将近 80% 的迟发性 AD 患者有 2 型糖尿病或有血糖异常,近年来糖尿病也被认为是 AD 的危险因素,有科学家认为 AD 是 3 型糖尿病。

心-脑联系研究显示脑的健康与心脏健康有关。人脑组织富含血管,心脏的每次泵血,有 20%～25% 进入头部,脑细胞要消耗 20% 的食物和氧气。因此,心血管系统的疾病常常影响脑的功能。高血压、休克等可能也增加患 AD 的机会。

6. 其他

免疫系统进行性衰竭、机体解毒功能削弱及慢病毒感染等,以及丧偶、独居、经济困难、生活颠簸等社会心理因素可成为发病诱因。

7.1.2 临床表现

AD 起病缓慢、隐匿,几乎都是以不可觉察的方式开始发病,患者及家人常说不清何时起病。多见于 70 岁以上老人(男性平均 73 岁,女性平均 75 岁),少数患者在躯体疾病、骨折或精神受到刺激后症状迅速明朗化。女性较男性多(女:男为 3:1)。主要表现为认知功能下降、精神症状和行为障碍、日常生活能力的逐渐下降。根据认知能力和身体机能的恶化程度分成早期(轻度)、中期(中度)、晚期(重度)三个时期。

1. 早期(1～3 年)

AD 早期(early stage)为轻度痴呆期(mild AD)。表现为记忆减退,最初常常是偶然在回忆最近事件时遇到困难;判断能力下降,患者不能对事件进行分析、思考、判断,难以处理复杂的问题;工作或家务劳动漫不经心,不能独立进行购物、经济事务等,社交困难;尽管仍能做些已熟悉的日常工作,但对新的事物却表现出茫然难解,情感淡漠,偶尔激惹,常有多疑;出现时间定向障碍,对所处的场所和人物能做出定向,对所处地理位置定向困难,复杂结构的视空间能力差;言语词汇少,命名困难。早期 AD 患者完全处于清醒状态,没有明显的语言混乱,并保持着正常的运动和感觉功能,患者仍然能够开车、工作和社交活动。

2. 中期(2～10 年)

AD 中期(middle stage)为中度痴呆期(moderate AD)。经历时间很长。表现为远、近记忆严重受损,简单结构的视空间能力下降,时间、地点定向障碍;在处理问题、辨别事物的相似点和差异点方面有严重损害;不能独立进行室外活动,在穿衣、个人卫生以及保持个人仪表方面需要帮助;不能计算;出现各种神经症状,可见失语、失用和失认;情感由淡漠变为急躁不安,常走动不停,可见尿失禁。

3. 晚期(8～12 年)

AD 晚期(late stage)为重度痴呆期(severe AD)。患者已经完全依赖照护者,严重记忆力丧失,仅存片段的记忆;日常生活不能自理,大小便失禁,呈现缄默、肢体僵直,查体可见锥体束征阳性,有强握、摸索和吸吮等原始反射。最终昏迷,一般死于感染等并发症。

7.1.3 病 理 特 征

AD 最具特征性的组织病理学变化是老年斑(senile plaque,SP)、NFT 和大量神经元溃变死亡(neurodegeneration)。

老年斑是一种直径为 5～200 μm 的嗜银结构,绝大多数老年斑是圆形的,但也有少数呈不规则形。成熟的老年斑是嗜刚果红的淀粉样肽组成的核,而淀粉样肽是由含 β 折叠结构的淀粉样蛋白(Aβ)聚集而成,在核周围形成不着色的晕,斑性的神经终末和胶质细胞的突起围绕着晕,主要分布于海马和大脑皮质。

NFT 是在神经元的胞体中出现增粗的、嗜银的和弯曲的原纤维,电镜下 NFT 由成对的螺旋细丝(paired helical filament,PHF)和少量直细丝(straight filament)构成,免疫组织化学的研究证明 NFT 主要由过度磷酸化的 Tau 蛋白构成。

神经元溃变是 AD 的一个重要病理变化。据报道 AD 患者出现明显的脑萎缩,新皮质有 40%～78% 的神经元丢失,其中额叶和颞叶受害较严重,海马有 40%～51% 的锥体细胞丢失。基底前脑是 AD 脑皮质下神经元丢失最严重的区域,该区包括 Meynert 核、内侧隔核和斜角带核,含有大量胆碱能神经元、GABA 能神经元、NE 能神经元、5 - HT 能神经元以及 DA 能神经元。研究表明,在 AD 患者皮质下结构中,除了基底前脑胆碱能神经元丢失严重,还存在 GABA 能神经元、NE 能神经元、5 - HT 能神经元以及多巴胺能神经元丢失的现象。

2014 年美国梅奥医学中心的 Keith A. Josephs 教授团队在他们研究的约 2/3 的 AD 患者脑中发现交互反应 DNA 结合蛋白(trans-active response DNA binding protein of 43 kDa,TDP - 43)病理,进而提出 TDP - 43 可能是 AD 发病过程中的第三种蛋白质,在 AD 的病程中扮演着关键角色。病理性 TDP - 43 常见于 AD 大脑的边缘系统。AD 患者的 TDP - 43 神经元胞质异常聚集可分为六个阶段:从杏仁核开始→到达内嗅皮层和海马齿状回→到达枕颞叶皮质、岛叶皮质、腹侧纹状体→到达基底前脑和颞下皮层→到达黑质、下橄榄核、中脑顶盖→到达基底节和额叶皮层。有研究表明 TDP - 43 可能通过增加 Aβ 沉积、促进 Tau 蛋白过度磷酸化、引发线粒体功能障碍、加重神经炎症等因素导致 AD 病理改变,诱发认知功能障碍。

此外,AD 患者脑中存在着广泛的脑细胞之间联系的丧失(loss of connections among brain cell)和炎症(inflammation)反应。

7.1.4 分 子 机 制

AD 的病因目前尚不清楚,主要危险因素有年龄、家族遗传史、脑外伤和唐氏综合征。一般认为是各种致病因素相互作用的结果。本节主要介绍 AD 神经细胞退化的分子基础。

1. Aβ 与 AD

(1) Aβ 的来源及特性

正常情况下,神经细胞产生低浓度 Aβ,Aβ 来源于 APP 的水解,由 39～43 个氨基酸组成,是一相对分子量约 4.2 kDa 的肽。APP 基因定位于 21 号染色体长臂中段,长约 190 kb,含 19 个外显子,转录后经过不同可变剪接形成 APP_{770}、APP_{751}、APP_{714}、APP_{695} 等至少 10 种长度不等的 APP 变异体(isoform)。APP 合成后经内质网、高尔基体修饰加工,最后成为一种单次跨膜的糖蛋白,由位于细胞膜外的 N 末端长片段、跨膜区和细胞内 C 末端较短片段构成。Aβ 由胞外紧靠胞膜的 28 个氨基酸(外显子 16 的一部分和外显子 17 编码)和膜内紧随其后的 11～14 个氨基酸组成。APP 被 3 种分泌酶(secretase)水解:α-分泌酶水解 Aβ 内部 687Lys～688Leu 之间的肽键,产生一个长约 687 个氨基酸的可溶性 APP 大片段(sAPPα),其作用位点落在 APP 的 Aβ 区段,从而可以阻断 Aβ 的形成,因此,经 α-分泌酶作用的代谢途径称非成淀粉途径(non-amyloidogenic pathway);β-分泌酶水解 670Met～671Asp 之间的肽键,生成 670 个氨基酸的 APP 片段(sAPPβ)和带完整 Aβ 的跨膜 C99 片段。后者经 γ-分泌酶进一步酶切形成 Aβ 和 APP 胞内功能域(APP intracellular domain,AICD)(图 7 - 3)。PS1 和 PS2 是 γ-分泌酶的主要成分。γ-分泌酶可水解镶嵌于脂质双分子层内的 Aβ 与 C 末端氨基酸之间的肽键,形成长度不等的 Aβ 片段。主要类型有 Aβ40、Aβ42 和 Aβ43,正常情况下多数为 Aβ40(90%),只有少量 Aβ42/43 产生。Aβ 能自发快速聚集形成 β-片层折叠结构,进而形成 Aβ 纤维沉积导致老年斑的发生,所以 Aβ 是老年斑的核心物质。Aβ 的凝集使其具有神经细胞毒性,可诱导神经细胞凋亡,长片段的 Aβ42、Aβ43 比 Aβ40 更容易聚集形成纤维,能募集更多的 Aβ40 和 Aβ42 装配形成以 Aβ 为主的不溶性聚集体(图 7-3)。Aβ 可激活糖原合成酶激酶-3β(glycogen synthase kinase-3β,GSK-3β),导致 Tau 蛋白磷酸化,促进 PHF 和 NFT 形成,最终导致神经元退行性变。

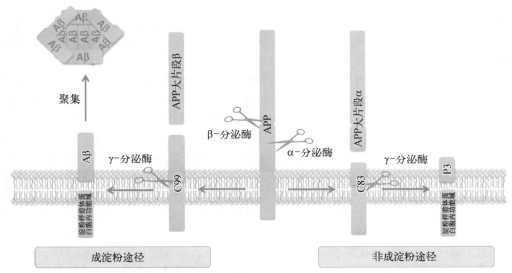

图 7-3 淀粉样前体蛋白经 β-分泌酶和 γ-分泌酶水解生成 β-淀粉样蛋白

APP. 淀粉样前体蛋白;Aβ. β-淀粉样蛋白

APP、*PS1* 和 *PS2* 基因的突变可引起早发性家族性 AD,为常染色体显性遗传。这些突变导致 APP 代谢异常,从而使 Aβ 量增加或/和 Aβ42/Aβ40 的比例增加,脑间质进行性堆积不溶解的 Aβ 沉积形成弥散的粥样斑块。

(2)Aβ 神经毒性作用的可能机制

1)免疫炎症:病理证实在 SP 和含有 NFT 的变性神经元附近存在明显的胶质细胞反应,某些胶质细胞突起紧紧包绕并插入至 SP 斑块核心与 Aβ 接触。小胶质细胞可以降解 Aβ,自身反应性 Aβ 特异性 T 细胞可参与 Aβ 的清除。但 AD 患者的这种免疫保护作用受损,当特异性免疫防御机制受损而无力清除毒性代谢产物时,就为脑内慢性非特异性炎症过程提供了条件,AD 正是处于这样一种慢性免疫活化状态。脑内 Aβ 作为一种炎症刺激因子,可以活化补体、触发胶质细胞反应变化,释放强烈的神经毒性产物如氧自由基(reactive oxygen species,ROS)、过量谷氨酸盐及细胞因子、趋化因子、黏附分子等炎性因子。AD 病灶内存在大量的补体,而血液循环中的补体并不能通过血-脑屏障,试验表明星形胶质细胞和小胶质细胞是脑中补体的主要来源。AD 时胶质细胞产生多种致炎因子,包括 IL-1、IL-6、TNF、NO 等,这些因子的过度表达和复杂的相互作用对神经元有损害作用,同时又可以反过来刺激胶质增生反应,进一步加剧神经元的退行性变。

2)诱导细胞凋亡:Aβ 具有神经毒性作用,用 Aβ 处理培养的神经元可诱导其凋亡。Aβ 在脑内亦能引起神经元的凋亡。用原位末端转移酶标记法(transferase-mediated deoxyuridine triphosphate-biotin nick end labeling,TUNEL)发现 AD 尸解脑组织中 TUNEL 阳性细胞增多,另外发现 AD 患者脑内某些立早基因表达增高。AD 是一个在老化基础上的慢性病,在特定的观察瞬间,即使有细胞凋亡发生也只是极少量的,在光镜或电镜下观察少量染色体固缩或凋亡小体是十分困难的。细胞凋亡的具体机制涉及一系列基因的复杂调控,在不同的细胞,凋亡调控也存在差异。在神经细胞的凋亡中 Bcl2 家族是不可缺少的,Bax 和 Bcl2 组成一个平衡体系,Bax 过剩,细胞凋亡加速,Bcl2 过多则细胞凋亡被抑制。体外研究表明,Aβ 能下调 Bcl2 的表达而上调 Bax 的表达。在 AD 患者脑内 Bax 表达增高,而 Bcl2 的表达报道颇不一致。

3)氧化应激:Aβ 与氧化应激的关系密切。AD 患者脑中出现了较高的蛋白质氧化作用和脂质过氧化作用,并且超氧化物歧化酶(superoxide dismutase,SOD)活性减少。Lovell 等观察到 AD 脑中出现一种氧化蛋白标志物(蛋白羰基结构)的增高以及谷氨酰胺合成酶的氧化敏感性降低现象,脑中氧的消耗增加,而抗氧化酶相对较少。这说明氧化应激是 AD 形成的一个重要因素。Aβ 与神经元细胞膜表面受体结合,从而穿过脂质双分子层,形成 Ca^{2+} 通道,有效地转运 Ca^{2+},造成细胞内 Ca^{2+} 增加。此外 Aβ 能增加三磷酸肌醇(inositol 1,4,5 - triphosphate,IP3),IP3 作用于内质网上的 IP3 受体系统,使内质网释放 Ca^{2+}。胞内增多的 Ca^{2+} 对神经元可能有以下损害:激活磷脂酶 A2(phospholipase A2,PLA2),生成过氧化脂质,破坏细胞膜的完整性;引发兴奋性递质谷氨酸的释放;激活核酸内切酶,引起 DNA 分解等。而膜流动性降低会引起膜上的酶活性下降,膜受体活动范围减小,活性降低。Aβ 可通过诱导产生氧自由基使脑细胞膜系统的脂质和蛋白被氧化修饰,使活性氧增加,还可以通过激活小胶质细胞加剧氧化应激。Aβ 是氧化应激与 AD 脑神经细胞死亡之间的偶联分子。氧自由基也可促进 APP 裂解生成 Aβ 增加,二者具有相互促进效应。

4)Aβ 与离子通道:Aβ 可增加 L 型电压门控钙通道的钙电流进而导致神经元凋亡。AD 早期,Aβ 可选择性阻断 4 –氨基吡啶敏感钾电流而影响突触传递,这种作用与其聚集状态有关;同时 Aβ 可激活小胶质细胞,使氯离子通道蛋白功能性表达增加,反过来促进小胶质细胞的增殖,加重 AD 病程中的炎症反应。

5)Aβ 与递质、信号系统:Aβ 促进神经元释放胆碱至细胞外,耗竭细胞内胆碱从而减少 Ach 合成;Aβ 还激活 GSK - 3β,使丙酮酸脱氢酶磷酸化,从而减少丙酮酸转变为乙酰辅酶 A(acetyl-CoA),而乙酰 CoA 是合成 Ach 的原料,由此减少 Ach 的合成;Aβ 抑制细胞高亲和力胆碱摄取。Aβ 与 α-7 烟碱型乙酰胆碱受体(α-7 nicotinic acetylcholine receptor,α-7 nAchR)有很高的亲和力,Aβ 还可降低 nAchR 在 mRNA 水平及蛋白水平的表达。Aβ 可通过损害毒蕈碱型受体(muscarinic receptor,M 受体)与 G 蛋白偶联,影响脑神经突触后膜上的腺苷酸环化酶(adenylyl cyclase,AC)的活性,从而调节 G 蛋白偶联的信号转导。脑内胆碱能神经系统功能降低可增加细胞内 APP 表达并显著减少分泌性 APP(secretory APP,sAPP)的释放,意味着 Aβ 的分泌增加。而兴奋胆碱能 M1、M3 受体可通过甘油二酯激活蛋白激酶 PKC,从而增加 sAPP 的分泌,减少 Aβ 的产生。Aβ 增加天门冬氨酸(N-methyl-D-aspartic acid,NMDA)受体对谷氨酸的反应,产生兴奋性毒性作用。Aβ 可激活 NF - κB,上调诱导型一氧化氮合酶(inducible nitric oxide synthase,iNOS)的 mRNA 水平,促进一氧化氮的释放,而一氧化氮是记忆形成过程中重要的神经递质之一。

6)Aβ 寡聚体致病学说:Aβ 寡聚体在 AD 的发病过程中占有重要地位。Aβ 寡聚体有二聚体、三聚体、四聚体、六聚体、九聚体、十二聚体,其中以三聚体为主,Aβ 以寡聚体的形式在细胞外发挥毒性。淀粉样物质衍生的可扩散性配体是 Aβ 寡聚体最大的毒性形式,这种毒性物质在较低浓度下即可对胆碱能神经元、海马神经元等神经元产生损伤作用。可溶性的 Aβ 寡聚体有较大的神经毒性,与 AD 的认知功能障碍和病理变化有关。

关于 AD 发病机制,虽然近年来的研究取得了很大进展,但众多的发病环节如同一个纷繁复杂的网络,它们之间的内在联系及 AD 发病的主导轴线仍不明确,已有的资料显示 Aβ 发挥了重要的始动及枢纽作用。但是,近年来针对 Aβ 药物的临床试验的屡屡失败,使得 Aβ 在 AD 中的作用有待更深入的研究。

2. Tau 蛋白和 AD

(1) Tau 蛋白的结构

Tau 蛋白最初作为一组低分子量蛋白与微管蛋白一起分离、纯化,是含量最高的微管相关蛋白(microtubule-associated protein,MAP)。Tau 蛋白在中枢和外周神经系统含量丰富,主要在神经元表达,轴突含量很高。人类 Tau 蛋白由位于 17q21 染色体上的单基因编码,包括 16 个外显子。在中枢神经系统 2、3、10 外显子间不同 mRNA 的剪接,表达 6 种 Tau 蛋白的同功变异体,表观分子量为 50~70 kDa。其结构差异在于 N 末端有 0~2 个含 29 个氨基酸的插入子,及 C 末端有 3~4 个含 31~32 个氨基酸的结合微管的不完全重复序列(图 7-4)。此序列组成微管结合决定区的核心,是生理条件下结合微管蛋白的部位。Tau 蛋白的中央区富含脯氨酸,是与微管相互作用的另一个位点,也是几种激酶作用的靶点。Tau 蛋白的重复序列是与微管相互作用的基础,而侧翼序列能增强 Tau 蛋白与微管的结合能力,脯氨酸富含区对于微管组装尤为重要。正常成人脑中 Tau 蛋白含 2~3 个磷酸化位点,而 AD 患者脑 PHF 中的 Tau 蛋白呈现过度磷酸化,每个分子可含 9~10 个磷酸基,较正常升高 3~4 倍,并有异常聚合特性,尤其是丧失与正常微管结合、促进微管装配的功能。

(2) 人微管相关蛋白 *tau* 基因的突变与 Tau 蛋白病

在 20 世纪末,对于人微管相关蛋白 *tau*(microtubule-associated protein tau,MAPT)基因的突变引起 17 号染色体连锁性额颞叶痴呆合并帕金森综合征(frontotemporal dementia and Parkinsonism linked to chromosome 17,FTDP-17)的发现,使得人们对 Tau 在认知神经病学中的重要性得到进一步的认识。除

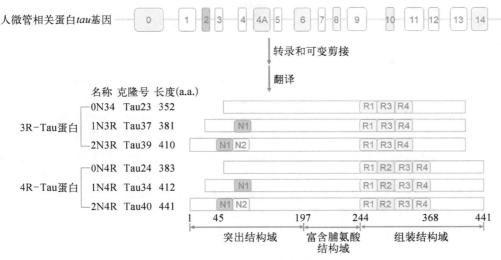

图 7 - 4 Tau 蛋白及其功能结构域

AD 和 FTDP - 17 外,进行性核上麻痹(progressive supranuclear palsy,PSP)、皮质基底节变性(corticobasal degeneration,CBD)、皮克病(Pick's disease)和 DS 等 20 多种有痴呆症状的神经系统疾病中都有 Tau 蛋白的异常磷酸化和聚集,它们被统称为 Tau 蛋白病(tauopathies)。

迄今已经发现 63 个 MAPT 基因的突变引起 FTDP - 17(图 7 - 5)。这些突变有的使其与微管作用能力改变,有的使得其更容易被大鼠脑中的蛋白激酶磷酸化,有的突变使得其聚集能力增强。人 MAPT 基因中共发现 107 个突变,其中 15 个 MAPT 的突变与 AD 有关(https://www.alzforum.org/mutations)。

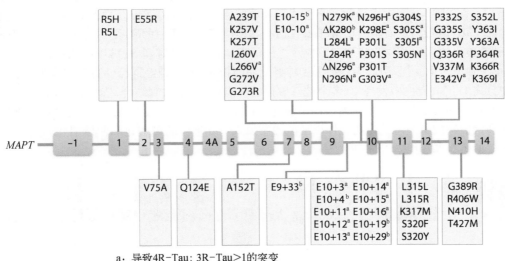

a:导致4R-Tau:3R-Tau>1的突变
b:导致4R-Tau:3R-Tau<1的突变

图 7 - 5 FTDP - 17 相关的 MAPT 的突变

tau 外显子 10 编码第二个微管结合片段(microtubule binding repeat),它的编码与否决定了 Tau 蛋白含有 3 个或 4 个微管结合重复片段(three or four repeat,3R-Tau 或 4R-Tau)。4R-Tau 比 3R-Tau 具有更强的刺激微管组装的能力。在正常人脑中,3R-Tau 和 4R-Tau 的比例大约是 1:1。研究发现多个 FTDP - 17 突变并不改变 Tau 蛋白的序列,但影响 Tau 外显子 10 的可变剪接,使得 3R-Tau 和 4R-Tau 表达比例改变。患者脑中,至少 50% MAPT 基因的突变影响 Tau 外显子 10 的可变剪接,使得 4R-Tau 和 3R-Tau 变异体表达失衡,从而引起 Tau 过度磷酸化并聚集,导致神经细胞的退行性病变。另外,在其他的 Tau 蛋白病中也发现有 3R-Tau 和 4R-Tau 表达失衡。比如,在 Pick's 病患者脑中 3R-Tau>4R-Tau,而在进行性核上性麻痹和皮质基底节变性患者脑中 4R-Tau>3R-Tau。我们最近在研究唐氏综合征 Tau 病理性改变时发现在 DS 患者脑中 Tau 的增加以 3R-Tau 更为明显,从而导致 3R-Tau 与 4R-Tau 的表达失衡,并在神经元中形成以 3R-Tau 聚集为主的神经纤维缠结。这些结果均提示 3R-Tau 和 4R-Tau 之间的平衡是维持正常脑的生物学功能所必需的;其比例的失衡可引起 Tau 病理性改变,导致神经元纤维退行性病变。

(3) Tau 蛋白的功能

微管是神经元的细胞骨架,构成细胞内在支持结构;正常神经元胞体和轴突间营养物质的运输依赖于微管系统的完整性。正常脑中 Tau 蛋白的主要功能在于:① 促进微管的形成。Tau 蛋白结合的微管蛋白可作为微管组装早期的核心,进而促进其他微管蛋白在此核心上延伸聚集形成微管。② 保持微管的稳定性,降低微管蛋白的解离,并诱导微管成束。Tau 蛋白磷酸化是调节 Tau 蛋白与微管相互作用的重要因素。某些磷酸化改变了 Tau 蛋白的构象,降低了其与微管结合及促进微管组装的能力,增加了微管动力学的不稳定性。某些重复序列以内的残基(如 Ser262)磷酸化后,Tau 蛋白则完全丧失了与微管结合的能力;脯氨酸富含区的位点磷酸化后,Tau 蛋白促进微管组装能力降低。因此 Tau 蛋白通过它的磷酸化状态从时间和空间上调节微管的组装。Tau 蛋白还与其他蛋白质相互作用,包括蛋白磷酸酶、Ser/Thr 蛋白激酶、酪氨酸激酶 fyn 和支架蛋白 14-3-3,Tau 蛋白能调节这些蛋白的定位和功能。

(4) Tau 蛋白的修饰

Tau 蛋白是一个受磷酸化高度调控的蛋白,它含有 80 个丝氨酸(serine,Ser,S)或苏氨酸(threonine,Thr,T)残基和 5 个酪氨酸(tyrosine,Tyr,Y)残基。在正常人脑中每分子的 Tau 蛋白平均修饰有 2～3 个磷酸基团,但 AD 患者脑中的 Tau 蛋白每分子连接有 9～10 个磷酸基团。在 AD 患者脑中,Tau 蛋白总量明显增高,其中以异常过度磷酸化 Tau 蛋白的增加尤为突出。根据磷酸化状态、生物学活性和是否聚合形成 PHF,美国纽约州立基础研究所的 Khalid Iqbal 教授将 AD 患者脑中的 Tau 蛋白分为 AD-Tau、AD P-Tau 和 PHF-Tau。其中 AD-Tau 蛋白是 AD 脑中的可溶性 Tau 蛋白,其磷酸化程度和生物学活性类似于正常 Tau 蛋白。AD P-Tau 蛋白是异常过磷酸化的 Tau 蛋白,没有生物学活性,是可溶性的异常过度磷酸化 Tau 的寡聚体,但未聚合成 PHF。PHF-Tau 蛋白是从神经纤维缠结中提取的异常过磷酸化的 Tau 蛋白。AD P-Tau 蛋白占异常 Tau 蛋白的 40%,能猎获正常的 Tau 蛋白及其他微管相关蛋白,呈现朊病毒(prion)样特性,从而阻断正常 Tau 蛋白和其他微管相关蛋白的联系,一方面,引起微管解聚,另一方面,过磷酸化的 Tau 蛋白自身聚集形成双螺旋纤维丝和直链纤维丝,使脑中受累神经元微管结构广泛破坏,正常轴突转运受损,引起突触丢失和神经元功能损伤,发生神经退行性变。迄今为止已经在 AD 患者脑中分离的 Tau 蛋白中发现 40 多个被磷酸化的位点,多位于微管结合区的两侧(图 7-6)。AD 脑中 Tau 蛋白的异常过度磷酸化的机制被广泛研究。目前认为,Tau 蛋白磷酸化程度是体内多种蛋白激酶的磷酸化和蛋白磷酸酶脱磷酸化两种作用平衡的结果。Tau 蛋白的磷酸化和脱磷酸化间的平衡是维持微管稳定性的关键调控因素。

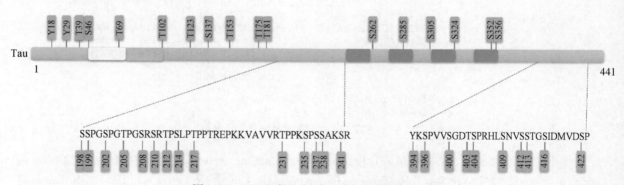

图 7-6 AD 患者脑中 Tau 蛋白的磷酸化位点

1) 蛋白激酶与 Tau 蛋白过度磷酸化:蛋白质的磷酸化主要发生在 Ser、Thr 和 Tyr 残基上。蛋白激酶主要有催化 Ser、Thr 磷酸化的蛋白激酶(serine/threonine protein kinase)和催化 Tyr 磷酸化的蛋白激酶(tyrosine kinase)。在 AD 患者脑中 Tau 蛋白的异常过度磷酸化主要发生在 Ser、Thr 残基上,因此,Ser/Thr 蛋白激酶在 AD 致病过程中的作用被广泛研究。

根据蛋白激酶催化磷酸化反应序列的特点,可将 Ser/Thr 蛋白激酶分为脯氨酸指导的蛋白激酶(proline-directed protein kinases,PDPK)和非脯氨酸指导的蛋白激酶(non-proline-directed protein kinase, non-PDPK)，它们均可催化 Tau 蛋白发生磷酸化反应。能催化 Tau 蛋白磷酸化的 PDPK 主要有：MAPK、细胞分裂周期(cell division cycle, cdc)蛋白激酶-2、周期蛋白依赖性激酶-2(cyclin-dependent kinase-2, cdk2)、周期蛋白依赖性激酶-5(cyclin-dependent kinase-5, cdk5)、GSK-3 和双底物特异性酪氨酸磷酸化调节激酶(dual-specificity tyrosine-phosphorylated and regulated kinase 1A, Dyrk1A)。能使 Tau 蛋白发生磷酸化的 non-PDPK 有：环磷酸腺苷依赖性蛋白激酶(cyclic AMP-dependent protein kinase, PKA)、钙/钙调素依赖性蛋白激酶 Ⅱ (calcium/calmodulin-dependent protein kinase Ⅱ, CaMK Ⅱ)、酪蛋白激酶 $1\varepsilon/\delta$ (casein kinase-1, CK1ε/δ)、微管亲和调控激酶(microtubule affinity regulating kinase, MARK)和一磷酸腺苷活化蛋白激酶(adenosine-monophosphate activated protein kinase, AMPK)等。由此可见，有多种蛋白激酶参与 AD Tau 蛋白的异常磷酸化过程，不同蛋白激酶催化 Tau 蛋白磷酸化效率各异，且磷酸化后抑制 Tau 蛋白生物学功能的程度也不同。其中 GSK-3、cdk5 和 MAPK 是最重要的蛋白激酶。

PKA 是非脯氨酸指导的蛋白激酶，在体外可使重组 Tau 蛋白在 Ser214、Ser262、Ser409 等多个位点磷酸化，磷酸化的 Tau 蛋白促微管组装活性降低，SDS-PAGE 电泳迁移率降低，对 Ca^{2+} 依赖性中性的钙蛋白酶(calpain)抗性增加。用钙调磷酸酶(calcineurin)/PP2B 抑制剂子囊霉素 Ascomycin(FK520)处理有代谢活性的脑组织活片，磷酸基掺入量和二维肽谱分析表明 PKA 激活可引起 Tau 蛋白的磷酸化，磷酸化位点与体外提纯 PKA 对 Tau 蛋白的作用相同，提示 PKA 参与体内 Tau 蛋白的磷酸化调节。PKA除直接引起 Tau 蛋白的磷酸化外，还可能与其他蛋白激酶发挥协同作用，共同调节 Tau 蛋白的磷酸化。经 PKA 预处理的 Tau 蛋白可明显增强 GSK-3β 对 Tau 蛋白的磷酸化作用，Tau 蛋白在多个 AD 异常位点发生磷酸化，其促微管组装活性几乎完全丧失。PKA 预处理对某些激酶的 Tau 蛋白磷酸化起抑制作用，如细胞外信号相关蛋白激酶 40(extra-cellular signal regulated protein kinase 40, ERK40)(MAPK 家族)对 Tau 蛋白的磷酸化作用就被 PKA 抑制。上述研究表明 PKA 可能通过磷酸化 Tau 蛋白的某些位点，改变其空间构象，释放或隐蔽其他可被磷酸化的位点，从而增强或抑制其他激酶对 Tau 蛋白的后续磷酸化作用。使用仅能识别 PKA 磷酸化位点的特异性抗 Tau 蛋白的抗体研究发现 Ser214 和 Ser409 位点的磷酸化在 AD 神经元无缠结早期就存在，并贯穿缠结形成的整个过程，提示 PKA 对 Tau 蛋白相应位点的磷酸化在 AD 神经元变性早期即有作用。

GSK-3 是一种多功能酶，参与多种生物学过程，包括肿瘤的发生、神经退行性疾病和细胞的死亡。哺乳动物有两种同功异构体，GSK-3α 和 GSK-3β，其催化结构域有 98% 的同源性，在细胞和组织中广泛表达，有相似的生物学特性。许多细胞外刺激，如胰岛素、EGF、FGF 和 Wnt 配体经 PKA、PKB、PKC、MAPK、p90RSK 信号转导途径，使 GSK-3 的 Ser 残基(GSK-3β 在 Ser9，GSK-3α 在 Ser21)磷酸化而抑制其活性。体外实验表明，GSK-3β 催化 Tau 在许多磷酸化位点异常磷酸化，抑制其刺激微管聚合的能力。Tau 蛋白和 GSK-3β 共转染后，Tau 蛋白在多个位点的磷酸化水平增加，Tau 蛋白在细胞内出现异常的微管束，而单纯转染 Tau 蛋白后，表达的微管正常。研究发现，GSK-3β 是 AD 脑中引起 Tau 蛋白异常过度磷酸化的最主要的蛋白激酶，GSK-3β 在 AD 患者脑中含量没有明显变化，但可能在钙蛋白酶的作用下而发生了截断，使得其激酶活性增加。在过表达 GSK-3β 的转基因鼠脑中，Tau 蛋白被过度磷酸化，神经元有异常的形态学改变。GSK-3β 的活性可通过磷酸化调节，Ser9 磷酸化后活性抑制，而 Tyr216 磷酸化后活性增高。GSK-3β 是 β-连接素(β-catenin)的负性调节因子，GSK-3β 的失活导致胞质 β-连接素聚集，并转运至细胞核，引起 TCF/LEF-1 依赖的生长和分裂基因活化，刺激神经元的存活。

cdk5 的活性依赖于与激活剂 p35 或 p39 的相互作用。p35 在钙蛋白酶作用下生成更稳定的 p25，后者也能激活 cdk5。cdk5 在所有的组织均表达，但 p35 或 p39 仅在脑中表达，所以 cdk5 仅在脑中具有活性。细胞内游离 Ca^{2+} 增加时，活化钙蛋白酶，使 p35 降解为 p25，p25 是 cdk5 的强激活剂。p25/cdk5 复合物离开细胞，使微管附近的 Tau 蛋白磷酸化。钙蛋白酶抑制剂可以阻断 p25 的增加，过度表达 p25 的转基因鼠能增加 Tau 蛋白磷酸化。在 AD 患者脑中，钙蛋白酶、p25 和 cdk5 的活性升高，这三种蛋白与 NFT 密切相关。因此 cdk5 在 AD Tau 蛋白过磷酸化中起重要作用。

在哺乳动物细胞中 MAPK 主要有 3 种亚型，分别为 ERK、c-Jun 氨基末端激酶(c-jun amino-terminal kinase, JNK)和 p38 蛋白激酶(p38 MAPK)，迄今仅 ERK 被证明在体外能正常磷酸化 Tau 蛋白。

2)蛋白磷酸酯酶与 Tau 蛋白过度磷酸化：Ser/Thr 磷酸酯酶主要催化 Tau 蛋白脱磷酸基。据 Cohen 分类法，哺乳动物体内蛋白磷酸酯酶(protein phosphatase, PP)依其结构、组成、所催化底物的特异性、激活剂与抑制剂的不同分为五类：PP1、PP2A、PP2B、PP2C 和 PP5，它们均存在于人脑神经元中。以

AD 脑中分离的异常磷酸化的 Tau 蛋白作底物，PP1、PP2A、PP2B 和 PP5 均可使 AD P-Tau 蛋白在多个位点脱磷酸化并不同程度地恢复其促微管组装活性，而 PP2C 则无上述功能。因此，PP1、PP2A、PP2B 和 PP5 可能是引起 AD 脑中 Tau 蛋白过度磷酸化的候选酶。

PP1 在锥体神经元胞膜、胞质及亚细胞器中均有表达，它是由催化亚基 C 和不同的调节亚基构成的寡聚体。PP1 在神经细胞中的功能尚不完全清楚，它可能通过调节长时程抑制（long-term depression，LTD）而参与学习记忆过程。PP1 的主要抑制剂有抑制因子-1(inhibitor-1，I-1)、抑制因子-2(inhibitor-2，I-2)、冈田酸(okadaic acid，OA)和花萼海绵诱癌素(calyculin A，CA)，其中 I-1 和 I-2 为 PP1 的生理性抑制剂。PKA 激活使受 DA 和 cAMP 调节的 32 kDa 磷蛋白(dopamine and cAMP regulated phosphoprotein，DARPP32)和 I-1 磷酸化，进而抑制 PP1。PP2B 等磷酸酯酶则使 DARPP32 和 I-1 脱磷酸化激活 PP1，活性型 PP1 参与长时程抑制。I-2 是 PP1 的分子伴侣，有助于 PP1 蛋白的正确折叠及空间构象的维持。Tau 蛋白作为锚定蛋白，将 PP1 和微管联系起来，三者发生协同作用，PP1 借此调节 Tau 蛋白的磷酸化状态。PP1 在体外对 AD 异常磷酸化的 Tau 蛋白有微弱的脱磷酸化作用，而在 AD 患者脑中 PP1 的活性降低。

PP2A 是由调节亚基 A、B 和催化亚基 C 构成的异三聚体，在脑中集中分布于锥体细胞的胞质，线粒体、微粒体等细胞器亦有少量分布。PP2A 分别与 Tau 蛋白和微管的不同位点结合，其中任一成分的改变都将改变三者之间的相互关系，从而影响 PP2A 对 Tau 蛋白磷酸化的调节及微管的结构与功能。PP1 的抑制剂 OA 和 CA 也抑制 PP2A，但抑制效率不同，OA 抑制 PP2A 比 PP1 更有效。在体外 OA 抑制 PP2A 的 IC_{50} 为 0.1 nM，而对 PP1 的 IC_{50} 则为 15 nM；CA 抑制 PP1 和 PP2A 的效率相似，对 PP1 和 PP2A 的 IC_{50} 为 1~2 nM。PP2A 在体外可催化 AD 异常磷酸化的 Tau 蛋白在多个位点脱磷酸化，恢复其促微管组装活性，是目前已知的可使 AD P-Tau 蛋白脱磷酸化活性最强的磷酸酯酶。PP2A 是人脑中最主要的 Tau 的磷酸酯酶，占总 Tau 磷酸酯酶的 70%。在 AD 患者脑中 PP2A 活性明显下降。PP2A 催化亚基基因敲除的小鼠不能存活。OA 抑制 PP2A 可使原代培养的海马神经元和神经瘤细胞株中 Tau 蛋白发生过度磷酸化，神经元极性消失，轴突崩解，促微管组装活性丧失。用 OA 处理有代谢活性的大鼠脑片使 PP2A 活性抑制 70% 时，出现皮质和海马锥体神经元胞体 Tau 蛋白多个位点的 AD 样磷酸化，这种分布与 AD 类似。OA 侧脑室慢性投递在引起 Tau 蛋白 AD 样磷酸化的同时，伴有大鼠空间学习记忆障碍。

PP2B 是一种 Ca^{2+} 结合蛋白，为脑中含量最高的磷酸酯酶，主要分布于神经细胞的核周质和树突。PP2B 的酶活性需催化亚单位 A 和调节亚单位 B 紧密结合，并依赖于 Ca^{2+}-钙调素的激活，Mn^{2+} 和 Ni^{2+} 可增强该酶活性。与 PP2A 和 PP1 相比，PP2B 所能催化的特异性底物要少得多，磷酸化的 DARPP32 和 I-1 是其主要底物，这两个底物的脱磷酸化可解除它们对 PP1 的抑制作用。PP2B 在神经细胞中的功能仍不清楚，有资料显示它参与海马神经元的 LTP 和 LTD。PP2B 的抑制剂有环孢素 A(cyclosporin A，CSA)，FK520 和高浓度的 OA。在体外 PP2B 可使 AD P-Tau 蛋白的多个位点脱磷酸化，其脱磷酸化活性仅次于 PP2A，可能参与 Tau 蛋白体内磷酸化的调节。通过免疫沉淀 AD 脑中的 PP2B，检测到其活性比正常脑升高。进一步的研究发现在 AD 脑中，calpain 的活性升高，Ca^{2+} 可激活蛋白水解酶 calpain，进一步水解激活 PP2B。

另外，组织非特异性碱性磷酸酶(tissue non-specific alkaline phosphatase，TNAP)、钙蛋白结合蛋白和 Siah-1 相互作用的蛋白磷酸酯酶(calcyclin binding protein and Siah-1 interacting protein，CacyBP/SIP)也被报道和 Tau 蛋白的去磷酸化有关。

由于 Tau 蛋白的体内调节和 PHF、NFT 的形成是一个复杂的过程，在这个过程中究竟是一种磷酸酯酶起关键性作用，还是需几种磷酸酯酶或磷酸酯酶与蛋白激酶的共同作用仍有待进一步研究证实。

3) Tau 蛋白的 O-GlcNAc 糖基化修饰：蛋白质的 O-GlcNAc 糖基化(O-GlcNAcylation)修饰是指单个 N-乙酰氨基葡萄糖(N-acetyl glucosamine，NAG)以 O-糖苷键方式连接在蛋白质的丝氨酸(Ser)或苏氨酸(Thr)残基的羟基上，是一种广泛发生在细胞质和细胞核内的、动态的蛋白质翻译后修饰方式。O-GlcNAc 糖基化涉及细胞的许多功能，包括转录、RNA 剪接、蛋白质合成、神经纤维的组装和癌基因的激活等多种细胞功能活动的调节。

从特性上看，O-GlcNAc 糖基化更像磷酸化修饰，而不像在内质网和高尔基体中进行的只修饰分泌蛋白和膜蛋白的经典糖基化。首先，经典的蛋白糖基化均是由寡聚糖经 N-或 O-糖苷键分别连接在天冬酰胺的侧链氨基或 Ser/Thr 的羟基上，而蛋白质的 O-GlcNAc 糖基化修饰则是单个 GlcNAc 经 O-糖苷键连接在 Ser/Thr 的羟基上。第二，这两种修饰发生的亚细胞部位不同。经典的糖基化修饰发生在内质网和高尔基体中，因此被修饰的糖蛋白均为分泌蛋白或膜蛋白，而蛋白质的 O-GlcNAc 糖基化修饰发生在细胞质和细胞核中。第三，O-GlcNAc 糖基化修饰是一种受到高度调节的动态修饰。蛋白质的 O-GlcNAc 糖基化修饰程度随着细胞的周期以及外界的刺激而相应变化，因而它很可能像蛋白质的磷酸化一样在信号转导中起作用，而经典的蛋白质糖基化不参与信号转导作用。第四，O-GlcNAc 糖基化与磷酸化修饰相同的位点，所有能被 O-GlcNAc 糖基化修饰的蛋白质都是磷蛋白。越来越多的证据证明磷酸化和蛋白质的 O-GlcNAc 糖基化是信号转导途径中的两种调控方式，它们既相互竞争又相互补充，从而使得整个控制系统更精密更准确。

与蛋白质的磷酸化水平受蛋白激酶和磷酸酯酶的调控相似，蛋白质的 O-GlcNAc 糖基化程度也是 O-GlcNAc 糖基转移酶（O-GlcNAc transferase，OGT）和 O-GlcNAc 糖苷酶（O-GlcNAcase，OGA）共同作用的结果。OGT 是催化 GlcNAc 连接到肽链的 Ser 或 Thr 残基上的酶，UDP-GlcNAc 是它的供体底物。最近的研究显示，除了可作为底物控制蛋白质的糖基化程度外，它还增加 OGT 对受体底物的亲和性而使蛋白质 O-GlcNAc 糖基化程度明显增强。

Tau 蛋白含有高达数十个潜在的磷酸化位点，在 AD 患者脑的 Tau 蛋白中，已证明有高达 40 多个位点被磷酸化。比较 AD 脑中过度磷酸化的 Tau 蛋白和正常的 Tau 蛋白中 O-GlcNAc 糖基化的水平，发现前者明显低于后者，Tau 蛋白的 O-GlcNAc 糖基化与磷酸化呈明显的负相关。在体外培养的大鼠脑片和神经细胞中，OGA 抑制剂处理以增加 O-GlcNAc 糖基化的水平，则明显抑制 Tau 蛋白多个位点的磷酸化。因此，Tau 蛋白的 O-GlcNAc 糖基化负调节它的磷酸化，通过上调 O-GlcNAc 糖基化水平可抑制 Tau 蛋白的磷酸化。

细胞内 UDP-GlcNAc 的产生由葡萄糖经己糖胺生物途径合成，2%～5% 的葡萄糖经此途径利用。因此，葡萄糖的摄入和代谢合成乙酰氨基葡萄糖的速率可通过控制 UDP-GlcNAc 的量，进而影响蛋白质 O-GlcNAc 糖基化水平。当给予高葡萄糖培养介质时，细胞的 O-GlcNAc 糖基化水平明显增高，而饥饿状态，或给予 N-乙酰氨基葡萄糖合成的抑制剂，则明显使得动物或细胞的 O-GlcNAc 水平降低，并引起 Tau 蛋白 AD 样异常过度磷酸化。因此葡萄糖摄入和代谢紊乱是 AD 患者脑中影响 Tau 蛋白 O-GlcNAc 糖基化进而影响磷酸化的关键因素之一。

4）AD 脑中 Tau 蛋白的异常糖化：糖化（glycation）是指蛋白质分子自身的 ε-NH_3 与细胞内糖类物质的醛基经氧化形成 Shiff's 碱，再经分子内重排而形成不溶性抗酶解且不可逆的交联体晚期糖化终产物（advanced glycation end product，AGE）的过程。Tau 蛋白分子中含赖氨酰残基约占其氨基酸总量的 10%，所以富含 ε-NH_3，亦极易形成 AGE。AGE 的形成可能促进了 PHF 转变成 NFT，导致神经细胞的不可逆损害。

5）AD 脑中 Tau 蛋白的异常泛素化：研究发现 Tau 蛋白被泛素化（ubiquitination）修饰。泛素是一个由 76 个氨基酸组成的多肽，通过其 C-端甘氨酸与靶蛋白的氨基结合。正常情况下，靶蛋白与泛素结合后通过泛素蛋白酶小体（proteasome）途径被降解。若泛素降解途径功能异常或被降解的蛋白质结构改变，与泛素结合的靶蛋白不能被降解清除，则在细胞中积聚形成包涵体（inclusion），导致细胞退化死亡。AD 患者脑中泛素含量明显增高，并主要存在于 NFT 中。Tau 蛋白的泛素化修饰可能是机体试图对其进行水解清除的一种代偿反应。

6）Tau 蛋白异常截断：Tau 蛋白的截断（truncation）是指 Tau 蛋白的 N 末端或 C 末端被酶切除而使其分子变短的过程。体外实验显示截断后的 Tau 蛋白容易形成二聚体，并失去其生物学活性，Tau 蛋白的截断作用还参与小脑颗粒细胞的凋亡过程。AD 脑中 Tau 蛋白的截断会破坏 Tau 蛋白的"纸夹"（paper clip）结构，增加其形成聚集的倾向，从而进一步使正常的全长 Tau 蛋白聚集成核。在 AD 脑的 NFT 中，至少发现了 3 个位点特异性的 Tau 蛋白截断-Asn368、Glu391 和 Asp421，这些截断与 Braak 分期有关。和 C 末端截断不同，N 末端截断被认为与过度磷酸化的高分子量 Tau 寡聚体（high molecular weight tau oligomers，HMW-Tau）更相关。有证据表明仅 Tau 蛋白截断足以引起 Tau 蛋白的过度磷酸化和聚集。可见，Tau 蛋白以多种异常修饰参与 AD 患者的神经元纤维变性。

3. TDP-43 与 AD

TDP-43 可能是 AD 早期的重要病理标志物，在 AD 进程中也有举足轻重的作用。TDP-43 可能串联多种 AD 发病因素,或者可能是 AD 早期的始发因素。

(1) TDP-43 与 Aβ

Aβ 是老年斑的主要成分,Aβ 沉积可使 TDP-43 的溶解度下降,导致 TDP-43 的异常聚集分布。钙调磷酸酶(calcineurin)可减少 Aβ 和病理性 TDP-43,在体实验发现 TDP-43 磷酸化的异常增加可使 AD 转基因小鼠中的 calcineurin 表达下降,进而导致 Aβ 增加从而引起 AD 发生。在 Aβ42 慢病毒感染的 AD 转基因小鼠的运动皮层中病理性 TDP-43 增加,AD 患者中也发现类似的病理性 TDP-43 增加。胞质中 TDP-43 异常聚集分布和异常磷酸化也和 Aβ42 的表达相关,清除 Aβ 可阻止 TDP-43 的增加,TDP-43 的聚集可能由 Aβ 触发。但也有 AD 小鼠模型中发现 TDP-43 的消耗会使 Aβ 和神经元纤维减少,加剧神经变性,进而导致认知和行为障碍。AD 中 TDP-43 和 Aβ 之间的相互作用仍不明确,甚至还有相互矛盾,但提示 TDP-43 可以调节 Aβ,在 AD 中有重要作用。

(2) TDP-43 与 Tau

在表达 TDP-43 的小鼠中,Tau 产生 AD 样的病理改变,过度磷酸化并聚集,说明 TDP-43 和过度磷酸化的 Tau 存在共定位。在细胞内过表达 TDP-43,发现 TDP-43 可以结合 Tau mRNA 的 3′-非翻译区(untranslated region,UTR),促进 Tau mRNA 的降解,抑制 Tau 的表达;TDP-43 还可以与 Tau pre-mRNA 上的内含子 9 作用,促进 Tau 外显子 10 的编码,增加 4R-Tau 的表达,在 Tau mRNA 代谢加工中起重要作用。TDP-43 与 Tau 的病理模式有重叠但不完全相同。CK1ε、PKA、Tau 微管蛋白激酶 1/2(Tau tubulin kinase 1/2,TTBK1/2)可以催化 TDP-43 C-端的多个丝氨酸位点磷酸化,促进 TDP-43 由细胞核转位到细胞质并发生病理性积聚,影响其对 Tau mRNA 的调节等功能。但也有研究认为 TDP-43 不调节 Tau 的表达或选择性剪接,TDP-43 导致 AD 可能与 Tau 蛋白无关。

(3) TDP-43 与线粒体功能障碍

很多神经退行性疾病早期就有线粒体功能障碍,而 AD 的发生直接或间接地与线粒体功能障碍相关。TDP-43 在稳定线粒体功能中起重要作用,病理性 TDP-43 可引起线粒体功能障碍。TDP-43 及其 C 末端片段过表达可以诱导 NSC-34 运动神经元细胞的线粒体损伤。成纤维细胞中过表达 TDP-43$_{A382T}$ 可诱导线粒体形态的改变,导致线粒体碎裂;转染了病理性 TDP-43 的小鼠神经元中线粒体嵴明显减少。TDP-43 除了导致线粒体形态异常,还使线粒体膜上的呼吸链复合物活性下降、跨膜电位降低。通过抑制突变的 TDP-43 在线粒体的异常定位,可逆转 TDP-43 突变引起的运动协调和认知功能障碍。TDP-43 主要是通过异常的线粒体定位,从而改变线粒体的形态和功能,使其碎片化,最终导致线粒体功能障碍,诱发 AD。

(4) TDP-43 与神经炎症

神经炎症一直被认为是 AD 发病机制的关键因素。颗粒蛋白前体(progranulin,PGRN)是一种新型的多功能自分泌生长因子,对调节和维护机体正常组织的发展、增殖、再生及防御稳态有重要作用。PGRN 与感染、免疫、炎症这三个紧密相关的病理生理过程密切相关。PGRN 的功能丧失可导致 TDP-43 的异常聚集分布,进而可能导致神经炎症发生,最终导致神经元丢失。在过表达人 TDP-43 基因的动物模型中,IL-6、TNF-α、神经胶质细胞原纤维酸性蛋白(GFAP)和其他促炎症标志物释放增加。TDP-43 是小胶质细胞(microglia,MG)的强调节剂。在敲除 TDP-43 的 AD 小鼠或野生型小鼠模型中,MG 被异常大量激活,Aβ 被大量清除,小鼠出现显著的突触缺失;这与 MG 过于强烈的无选择性清除有关。AD 患者的 TDP-43 含量显著低于年龄匹配的健康对照组。异常过度激活的 MG 短期内表现出的清除能力,随着神经炎症的进一步加重,逐步被病理沉积所取代,是一种此消彼长的过程。

TDP-43 在 AD 中的作用是复杂的,含量下降、细胞定位改变和异常聚集引起 MG 活性的改变,诱发神经炎症,产生一系列的病理改变。

4. 小胶质细胞与 AD

AD 患者大脑皮质区病灶附近可检测到较多活化的 MG。活化的 MG 对 Aβ 的加工处理可限制具有潜在神经毒性的 Aβ 原纤维体聚集,保护神经元,而过度活化的 MG 又会分泌大量炎性细胞因子损伤神经元,加重 AD 的发展。MG 表面有多种受体,如 Toll 样受体、清道夫受体、甲酰肽受体、晚期糖化终末产物受体等,在 AD 的发病机制中起着重要作用。

(1) 小胶质细胞与 Aβ

MG 的病理性活化是 AD 患者的早期病理学改变之一，甚至在出现 AD 症状前就有 MG 活化，向病变区域迁移，吞噬 Aβ 和死亡神经元，活化并发生炎症反应；MG 的过度活化会加剧 AD 的发生发展。Aβ 本身并没有明显的神经毒性作用，但炎性因子会诱导 Aβ 对神经元产生毒性作用。在某些迟发型 AD 中发现 Aβ 清理失调会导致 Aβ 聚集和神经损伤。MG 对 Aβ 有清除作用。活化后的 MG 会呈现出表面分子上调的现象，如髓样单核细胞分化抗原 CD14、主要组织相容性复合体分子和趋化因子受体等。在活化状态下，MG 可通过细胞维护、固有免疫和释放营养因子及抗炎因子等途径来保护神经元。MG 也可能会通过干细胞迁移来促进修复炎性损伤。也有研究报道 MG 导致 AD 海马增生，增生部位极其靠近 Aβ 斑病变区。Aβ 可吸引 MG 聚集并活化，而过度活化的 MG 释放促炎因子和细胞毒性因子，加剧 AD；这些都表明 MG 在 AD 的发生发展中起着非常重要的作用。中国科学院上海营养与健康研究所肖意传研究组最近的研究揭示 E3 泛素连接酶 Peli1 通过直接介导 C/EBPβ 泛素化修饰并诱导其降解，进而影响 MG 对 Aβ 吞噬功能的新机制，为 AD 的病理机制与临床治疗提供了新的分子靶标。

(2) 小胶质细胞与 Tau

Tau 蛋白可以介导神经退行性疾病中的炎症反应和 MG 的活化。有研究发现在带有 NFT 的神经元附近发现了活化的 MG。并且，相较之与老年斑的关联，MG 活化与 NFT 之间存在更好的相关性。AD 转基因鼠中发现，海马 MG 的活化与空间记忆的缺失、Tau 蛋白的病理性扩散密切相关；人 Tau40 蛋白瞬时转染到大鼠 MG 后，MG 被诱导活化，Tau 蛋白磷酸化明显增强，其机制可能与 PP2A、ERK 和 GSK-3 相关。有证据显示，活化的 MG 可通过破坏树突和轴突进一步加剧 Tau 蛋白病理，而抑制炎症反应或许能够改善此现象。如果 MG 不能完全将 Tau 蛋白加工成无毒形式，Tau 蛋白种子可以在外泌体内释放，此时 MG 反而可能促进 Tau 蛋白种子在相邻细胞中的扩散。聚集的 Tau 蛋白以 prion 样种子的形式激活含 NLR 家族 Pyrin 结构域蛋白 3(Nod-like receptor family pyrin domain containing 3, NLRP3)-凋亡相关斑点样蛋白(apoptosis-associated speck-like protein containing CARD, ASC)炎性小体，进一步引起 MG 活化和促炎细胞因子的升高，造成细胞内部的损伤。Tau 蛋白种子的扩散和胞外 ASC 异聚体的摄取均可引发持续的 MG 过度活化和严重的炎症反应，形成恶性循环。

(3) 小胶质细胞的神经毒性

活化的 MG 过度释放多种神经炎性介质，如 IL-1β、IL-4、IL-6、IL-10、IL-34、干扰素 γ、谷氨酸盐、TNF-α、TGF-β、iNOS、ROS 等。IL-1 通过 NK-κB 途径提高 MG 的活性，促使其分泌更多的炎性因子。IL-6 的过度表达会引发神经胶质炎症，并导致学习记忆功能降低。谷氨酸盐激活谷氨酸盐门控通道，使 Na^+ 过度内流，细胞水肿导致急性神经元损伤；谷氨酸盐还可作用于 NMDA 受体，激活 NMDA 受体门控 Ca^{2+} 通道，Ca^{2+} 内流，导致神经元的迟发性死亡。TNF-α 可加强 NMDA 受体介导的神经毒性，加重谷氨酸盐对神经元的损伤。TGF-β 抑制谷氨酰胺合成酶活性，增加谷氨酸盐的堆积和毒性，导致缺血性神经元损害。而 ROS 的过量产生似乎是炎症的有害作用中最重要的一环。氧化应激过程进一步诱导促炎细胞因子的产生，从而形成导致神经退行性变的恶性循环。

(4) 小胶质细胞与 AD 的关系

AD 的主要病理改变为 APP 的裂解产生的细胞外的 Aβ 过度积累，和细胞内的 Tau 蛋白过度磷酸化的积累。在核激素受体控制下 MG 表达 ApoE，这对 MG 吞噬 Aβ 斑块起着重要作用。机体 Aβ 的产生和清除之间的失调是导致 AD 的主要原因，突变或是裂解过程障碍导致的 APP 的 β 位点断裂增加或产生更长、易聚集的 β 肽变体，Aβ 异常聚集，形成不溶性的 Aβ 斑块，具有严重的神经毒性，可激活 MG。作为中枢神经系统的固有的吞噬细胞，MG 主要通过吞噬清除 Aβ 或者通过释放降解酶的方式，阻止 Aβ 的降解。另一方面 MG 在面对外来刺激时会产生一种急性免疫反应，MG 的不良激活会导致慢性炎症的发生，触发多种炎症级联反应，这或许是跟其不能有效的清除 Aβ 低聚物、斑块及其他的 AD 病理产物有关。

Aβ 激活 MG 引起细胞因子及炎性介质的释放，通过近邻效应或自身效应加快 MG 和星形胶质细胞增殖，促进 Aβ 沉积、老年斑及 NFT 的形成，导致神经元损伤、死亡，促使 AD 发生、发展。

7.1.5　药物治疗进展

AD 的治疗包括非药物治疗和药物治疗两种方式。其中，非药物治疗建议患者遵行健康的生活方式、改善基础疾病和积极进行认知训练等；药物治疗主要包括加强认知的药物治疗(如美金刚)、改善神经心理症状的药物治疗(如匹莫范色林)、调整疾病状态的药物治疗(如 Aβ 疫苗)等。

1. 胆碱能药物

AD 患者的关键症状是胆碱能神经元相关的学习与认知功能障碍。第一代乙酰胆碱酯酶抑制剂(acetylcholin esterase inhibitor, AChEI)产品，如他克林、毒扁豆碱等为非选择性 AChEI，不良反应大或生物利用度低，多数已不用。第二代选择性 AChEI 代表药物多奈哌齐(donepezil)与第一代 AChEI 相比，药物作用时间长、不良反应小、无肝毒性，主要用于治疗轻到中度 AD 患者。

近年来重点研究的胆碱能受体 N、M1 激动剂 AF120B，SR - 46559A、ABT - 148、icotine 和 M2 受体拮抗剂 BIBN - 99、AF - DX116 也已进入临床试验。据报道，这类药物具有选择性强，不良反应更少的特点。

2. NMDA 受体拮抗剂

美金刚(memantine)是一种 NMDA 受体拮抗剂，抑制兴奋性氨基酸的神经毒性而不干扰学习、记忆所需的短暂性谷氨酸生理性释放。在欧美国家，它是唯一被批准用于治疗中、重度 AD 的药物。目前正在进行美金刚对早期 AD 患者临床效果的研究。

3. 抗氧化剂

理论上抗氧化剂(银杏叶制剂、维生素 E、司来吉兰)可保护神经元免受 Aβ 诱导的神经毒性作用。但尚无抗氧化剂单独使用能使 AD 患者获益的证据。

4. 抗炎药物

研究发现，有风湿性关节炎的患者在服用非类固醇类抗炎药(nonsteroidal anti-inflammatory drug, NSAID)后，AD 的发病率明显下降或患病时间推迟。近年来报道的一种 NSAID 新药替尼达普能抑制 IL-6 的合成，毒副作用较小，可能具有治疗 AD 的潜能。但 2007 年美国精神病学会指南指出，单独应用阿司匹林，临床研究未显示其有治疗 AD 的依据，但在控制 AD 的危险因素，例如高血压、高脂血症、卒中时，建议应用阿司匹林。德国一项针对 60 岁及以上未患 AD 及其他痴呆症的老年人开展的大规模研究显示，长期服用糖尿病药物吡格列酮会降低痴呆症的发病率，认为可能与该药抑制神经炎症有关。

5. 神经营养因子

研究表明，BDNF 对神经元的生长、分化及损伤后修复有促进作用，具有治疗 AD 的潜力。

NGF 属大分子蛋白，不易透过血-脑屏障。近年来采用 NGF 基因转移技术，将 NGF DNA(CERE - 110)注入 Meynert 基底核，使 NGF 在 AD 患者的基底前脑胆碱能神经元有效表达，可增加该脑区 Ach 的生成。

6. 钙拮抗剂

钙拮抗剂能抑制 Ca^{2+} 超载，减轻血管张力，增加脑血流，改善缺血缺氧，进而改善学习记忆与认知功能。

7. 脑代谢赋活剂

麦角碱类增强脑细胞的新陈代谢，使得脑细胞摄取氧和葡萄糖的作用增强，营养神经细胞，促进神经递质传递，从而改善认知功能。吡咯烷酮衍生物作用于神经传递中的突触前膜离子通道，能增加脑代谢功能，但其有效性和安全性尚不确定。

8. 抗 Aβ 药物

Aβ 疫苗可刺激机体产生抗体，启动吞噬细胞来清除抗原抗体复合物，从而达到清除斑块的目的。Aβ 疫苗正在积极地免疫治疗试验中进行测试，并构成了 AD 治疗的一个有前途的领域。目前处于临床二/三期的 Aβ 疫苗有 ABvac40(早期/轻度)、CAD106(早期)、GV1001(中/重度)等。CAD106 的一项早期研究显示,该疫苗安全性良好,同时可刺激机体产生 Aβ 相关抗体,但目前尚需更多试验以证明其有效性。

Aβ 单克隆抗体在动物实验显示很好地清除 Aβ 和改善学习记忆的效果。但 Aβ 单克隆抗体 Bapineuzumab 临床试验已经被终止。2012 年礼来公司的 Solanezumab 治疗轻度到中度 AD 患者的两项三期临床试验中宣告失败,2016 年针对轻度 AD 患者的三期临床试验也没有达到预期终点。渤健生物科技有限公司的 Aducanumab 经过两项三期研究,其中高剂量组被认为可以有效地降低患者大脑中的淀粉样斑块,并延缓轻症患者的病情进展,虽然三期临床结果在科学界有很大争议,美国食品、药品管理局(The U.S. Food and Drug Administration,FDA)于 2021 年 6 月批准其有条件性上市。

γ-分泌酶及 β-分泌酶(BACE1)是生成及释放 Aβ 的关键酶。但迄今针对 γ-分泌酶的临床试验无一成功,可能与这些药物不能稳定地透过血-脑屏障有关。2011 年首个进入临床三期的 γ-分泌酶抑制剂 Semagacestat 遭遇惨败,不但使患者皮肤癌发病率升高,而且还加重了认知障碍。默沙东的 BACE1 抑制剂 MK-8931(Verubecestat)因为治疗轻中度阿尔茨海默病的疗效不明显,其临床试验已于 2017 年终止。目前,MK-8931 治疗遗忘型轻度认知损伤(amnestic mild cognitive impairment)仍处于临床三期试验阶段(NCT01953601)。

逆运复合体(retromer)是一种多模块蛋白质装配体,参与从内体到高尔基体的逆向囊泡运输,AD 患者脑中 retromer 不足。Retromer 相关的蛋白质可使 APP 摆脱被裂解的亚细胞结构,抑制 Aβ 的生成。在人工培育的神经元中对化合物 R55 进行了测试,结果显示 retromer 水平升高,Aβ 则有所下降。因此,今后有望通过升高 retromer 的水平及推动正常的转运进程来预防与治疗 AD。

9. 抗 Tau 蛋白药物

两种 Tau 蛋白疫苗 AADvac1 和 ACI-35 目前处于临床试验阶段。2021 年 6 月 Axon Neuroscience 公司在 *Nature Aging* 上宣布开发的 AADvac1(靶向 $tau_{294-305}$ 位点)疫苗在二期临床试验中达到主要终点和关键次要终点:该疫苗安全性良好,能在轻度 AD 患者体内诱导免疫应答。但 AADvac1 疫苗对 AD 患者认知功能衰退的具体影响还无法确定。该公司正准备开始该疫苗的三期临床试验。2021 年 2 月,AC Immune 公司宣布,其潜在"first-in-class"抗磷酸化 Tau 蛋白候选疫苗 ACI-35.030 在正进行的 1b/2a 期临床试验中获得积极的中期结果。AC Immune 和其合作伙伴 Janssen 公司认为,这些中期结果支持推进 ACI-35.030 进入 2/3 期临床开发。

抗 Tau 蛋白的单克隆抗体有多种:抗过磷酸化 Tau 的 RO6926496、RO7105705、抗 Tau 构象的即寡聚体特异性的、抗 Tau 蛋白片段的 BMS-986168、C2N-8E12 和抗总 Tau 蛋白的 ABBV-8E12 的抗体等。这些抗体的治疗价值目前正在临床试验中进行测试。UCB0107 是优时比(UCB)开发的一种重组人源化全长 IgG4 单克隆抗体,靶向一个 Tau 表位,有望阻断/减少 Tau 病理学的传播。2020 年 7 月 UCB 与罗氏及其旗下基因泰克公司就该抗体在 AD 中的全球开发和商业化签订了一项全球范围内的独家许可协议,临床三期试验进入日程。

抗 Tau 蛋白药物埃博霉素 B(Epothilone B)可以减少小鼠神经元的死亡、AD 样分子效应及认知问题。埃博霉素 B 是新型微管坚固剂可预防神经元微管的去稳定化,而这正是 Tau 蛋白过度磷酸化的效应之一。埃博霉素 B 及家族其他成员正处于相关研究中。

GSK-3 可增加 Tau 蛋白过度磷酸化,与临床上记忆和其他认知功能减退有明显相关性。但 GSK-3 的抑制剂 SB-415286 临床试验也告失败。

10. 神经干细胞治疗

研究发现,将神经干细胞注入痴呆模型大鼠的额叶皮质联合区,大鼠额叶前部和顶叶皮层注射区附近形成正常的胆碱乙酰转移酶阳性细胞。神经干细胞移植可以改善 AD 模型大鼠的学习和记忆能力,提示移植的神经干细胞可以替代海马内丢失和受损的神经元,部分恢复大脑功能。2019 年中国科学院分子细胞科学卓越创新中心(生物化学与细胞生物学研究所)景乃禾研究组利用不同的神经干细胞对 AD 细胞替代治疗进行的尝试,发现人源神经干细胞可以通过功能性整合对 AD 小鼠的海马神经回路进行修复,从而有效改善了小鼠的认知功能,将为这一新疗法建立和转化研究的探索起到积极的推动作用。

11. 改善神经心理症状的药物

2010 年欧洲神经病学联盟(European federation of neurological society,EFNS)及 2007 年美国心理学协会指南建议,针对 AD 患者精神行为症状(behavioral and psychological symptoms of dementia,BPSD)寻找诱因,积极纠正其潜在的病因。目前在开发针对 AD 或痴呆症的精神药物干预方面正在取得进展。匹莫范色林(pimavanserin)是 5－HT 反向激动剂,能补充 AD 病理所致的 5－HT 降低,改善抑郁相关的神经精神症状,如攻击、焦虑、情感淡漠和精神病症。

12. 海洋特征寡糖药物

2019 年,国家药品监督管理局官网发布公告,有条件批准轻度至中度 AD 药物甘露特钠胶囊(GV－971)上市,该药物由上海绿谷制药有限公司、中国海洋大学、中国科学院上海药物研究所联合研发,由海藻提取,商品名九期一。在 AD 的进程中,肠道菌群失衡导致外周血中苯丙氨酸和异亮氨酸的异常增加,进而诱导外周促炎性 Th1 细胞的分化和增殖,并促进其脑内浸润。浸润入脑的 Th1 细胞和脑内固有的 M1 型小胶质细胞共同活化,导致 AD 相关神经炎症的发生。GV－971 通过重塑肠道菌群平衡、降低外周相关代谢产物苯丙氨酸/异亮氨酸的积累,减轻脑内神经炎症,进而改善认知障碍,达到治疗 AD 的效果。

总之,AD 目前尚无治愈的可能,其防治的关键是早发现、早干预,主要治疗目的在于延缓发病与改善症状。表 7－2 是美国 FDA 批准的治疗 AD 的 6 种药物。其中,渤健生物单抗药物 Aducanumab 是 2021 年 6 月 7 号审批上市,也是自 AD 被命名 100 多年来,首款获批的疾病修正类药物。因此应将该治疗目标及时告知患者及照顾者以取得支持。此外,不同患者的症状、耐受性与经济能力不同,治疗上遵循相关指南的同时,应采取个体化原则,同时应注意药物的安全性,做好监测与随访。

表 7－2　美国食品药品管理局批准的治疗 AD 的药物

通 用 名	商 品 名	建议治疗患者	FDA 批准年份
1. Donepezil(多奈哌齐)	Aricept(安理申)	所有的期	1996
2. Galantamine(加兰他敏)	Razadyne	早期到中期	2001
3. Memantine(美金刚)	Namenda、Ebixa(易倍申)	中期到后期	2003
4. Rivastigmine(利伐斯的明)	Exelon(艾斯能)	所有的期	2000
5. Memantine and donepezil	Namzaric	中期到后期	2014
6. Aducanumab	Aduhelm	早期轻症	2021

目前公认的抗 AD 的一线治疗药物为 AChEI 及盐酸美金刚。但单一药物治疗欲达到理想效果常需较大剂量,易导致不良反应,因此应考虑联合治疗。2014 年欧洲神经病学学会发布的 AD 治疗指南指出,中、重度 AD 患者推荐 AChEI 与盐酸美金刚联合使用,尤其对出现明显行为症状的重度 AD 患者,更是强烈推荐,而 2018 中国痴呆与认知障碍诊治指南建议还可以适当选用银杏叶、脑活素、奥拉西坦或吡拉西坦等作为 AD 患者的协同辅助治疗药物。

7.2　帕 金 森 病

1817 年,Parkinson 首次将若干症状组合,并认为是这些组合症状是一种疾病的表现,即"震颤麻痹"是"伴随肌力减弱的不随意性震颤"。在他之前,普遍认为每一种单独的症状是一种独立的疾病。很多疾病都可以导致震颤,也可以是一种单独的疾病,如特发性震颤。Charcot 给"震颤麻痹"加进了肌僵直、小写症等其他症状。他提议,"震颤麻痹"应以"帕金森病"(Parkinson disease,PD)命名,原因不仅是帕金森首先描述了它,更重要的是"震颤麻痹"本身在概念上就含糊不清。因为此病患者既无麻痹,也无瘫痪(如中风后的情况),有些患者可以根本不表现震颤症状。新的命名是将症状学命名向病因学方向转变,帕金森病从此可概括为以黑质多巴胺神经元缺失为本质的具有多种临床表现的疾病,它包括震颤、肌僵直和行动迟缓等症状。kandel 报道 10% 的 PD 患者仅有肌僵直,震颤不明显或根本不存在。8%～10% 既无震颤亦无肌僵直,仅有行动迟缓的症状。

现代 PD 的概念是指一种多发生于中老年期的,缓慢进展的神经系统退行性疾病,其主要病理改变为中脑黑质 DA 能神经元变性坏死造成纹状体 DA 含量下降,从而导致震颤、肌僵直、运动迟缓与体位不稳等一系列综合征的疾病。PD 发病存在种族差异,白种人最高,黄种人次之,黑种人最低。年龄越大,患PD 的风险越高。绝大多数的研究认为男性的患病率较女性稍高。吸烟与 PD 呈负相关,即吸烟者患 PD的风险显著减少,其机制可能与吸烟可降低人脑中 MAO-B 的活力相关。

尽管人类认识 PD 已有 180 余年,但至今 PD 的病因不清,发病机制不明,缺乏简单易行、明确的早期诊断的方法,尚无理想的防治措施。因而了解目前对 PD 病理生理及诊断治疗研究的进展,继续深入进行探讨,对揭示 PD 的发病机制,最后攻克 PD 这一顽疾具有重要的意义。

7.2.1 病 理 特 征

PD 主要病变部位在中脑黑质,由于色素神经元核团(包括黑质、蓝斑和迷走神经背核)内色素细胞的显著减少或消失,因此肉眼即可见黑质变得苍白。镜下,色素细胞内的黑色素减少或消失,常伴有反应性胶质细胞增生。原发性 PD 的病理标志是 Lewy 小体。它位于残存的黑质神经元细胞质内,直径 4～30 μm,核心是一个嗜酸性包涵体,外围为淡染同心圆样的晕圈。在一个神经元内可含 1 个或多个 Lewy小体。黑质出现 Lewy 小体是确诊原发性 PD 的金标准,但 PD 的临床诊断和病理诊断之间的一致性并不很高,临床诊断为 PD 的患者中,有 25% 在尸检过程中并未得到病理诊断的证实(即发现黑质的 Lewy小体)。在原发性 PD 中,这种 Lewy 小体除了在黑质出现以外,还可见于蓝斑、迷走神经背核、缝核、下丘脑、交感神经节以及皮质。如果在皮质(最常见于海马旁回、抠带回和颞叶)同时出现较弥漫的 Lewy 小体,患者还可有痴呆、幻觉等皮层损害表现,此时即被称为弥漫性 Lewy 小体病(diffuse lewy body disease)。

作为 PD 病理标志的 Lewy 小体内到底有什么成分,它与 PD 病因和发生机制的关联和意义一直是研究的热点。应用免疫组化方法发现 Lewy 小体内含大量泛素(ubiquitin),核心处则含大量低分子量神经丝蛋白。由于泛素为 Lewy 小体中所特有,因此在病理学中广泛应用抗泛素的免疫组化染色来研究Lewy 小体相关性疾病。1997 年,Spillantini 等发现共核蛋白(α - synuclein)是构成 Lewy 小体的主要组分,分析 Lewy 小体中的组分对于 PD 发病机制的研究至关重要。

7.2.2 临 床 表 现

1. 静止性震颤

约 75% PD 患者首先出现震颤,是 PD 常见的首发症状。震颤的机制是肢体的协同肌发生连续的节律性的收缩与松弛。PD 典型的震颤为静止性震颤,表现为在安静状态或全身肌肉放松时出现震颤,甚至表现更明显。

2. 肌僵直

锥体外系病变会导致协同肌和拮抗肌的肌张力同时增高,从而导致肌僵直,患者感觉关节僵直以及肌肉发紧。检查时因震颤的存在与否可出现不同的结果。当关节做被动运动时,各方向增高的肌张力始终保持一致,产生均匀的阻力,检查者会有类似弯曲软铅管的感觉,故称"铅管样强直";若患者合并有震颤,在肢体做被动运动时会有均匀的顿挫感,如齿轮在转动一样,故称"齿轮样强直"。肌僵直和锥体损害时出现的肌张力增高(强直)不同,不伴随反射亢进,病理反射阴性,被动活动关节时不会有折刀样感觉。

3. 行动迟缓

行动迟缓是由于肌僵直和姿势反射障碍,导致一系列的运动障碍,主要包括动作缓慢和动作不能,前者指不正常的运动缓慢;后者指运动的缺乏,及随意运动的启动障碍。这是 PD 最具有致残性的症状之一。

4. 其他

1) 自主神经功能障碍:自主神经功能紊乱的主要原因是迷走神经背核损害。由于肠蠕动的运动减缓,患者常出现顽固性便秘,钡餐检查可见大肠无张力,严重者形成巨结肠,但很少出现肠梗阻。食道、胃及小肠的运动障碍可导致吞咽困难、食道痉挛以及胃—食道反流等,吞钡检查可见异常的食道收缩波。

自主神经功能障碍也会引起面部皮脂分泌增多甚至出现脂溢性皮炎,脑炎后患者尤为显著。有的患者大量出汗,但仅限于震颤一侧,故有人认为是由于肌肉增强所致,而并非由于交感神经障碍。

尿急、尿频和排尿不畅在本病中也较常见,其中5%～10%男性患者可出现尿失禁,这可能与无效的高反射性逼尿肌收缩和外括约肌功能障碍有关,也可能是由前列腺肥大引起,或服用抗胆碱药物所致。

超过一半的患者还存在性功能障碍,表现为性交次数少和没有性生活,男患者常出现早泄、阳痿,女患者多半缺乏性高潮。

2) 嗅觉减退:许多PD患者嗅觉减退或缺乏。气味分辨评分显示,90%患者分辨不同气味的评分低于正常范围,75%患者对急性阈值的敏感性下降。这些缺陷出现早,与疾病持续时间无关。

3) 情绪与智力改变:PD患者还出现精神方面的症状,集中表现为抑郁和(或)痴呆的症状。部分患者表情冷漠、情绪低落、反应迟钝、自制力差、无自信心、悲观厌世;有的则表现出焦虑、多疑猜忌、固执、恐惧和愤怒等情绪。

14%～18%患者逐渐发生痴呆,表现为注意力不集中、记忆减退、运用学会知识的能力降低、行动的愿望减少、思维迟钝、视觉空间障碍以及智力下降等。

7.2.3　分子机制

到目前为止,关于PD发病机制的研究已有很多,但为何会引起黑质DA能神经元变性仍不甚清楚。这里主要介绍最近出现的与PD发病相关的一些研究热点。

1. 共核蛋白与PD

共核蛋白(synuclein)最早是从电鳐鱼的带电器官中分离得到的,由于它同时分布于神经元的突触末梢和细胞核,因此又叫共核蛋白。共核蛋白的分子量仅14 kDa,属于天然伸展蛋白,生理情况下结构无序,在突触前神经元表达较密,海马和皮层区域表达更为丰富,髓鞘不完全的联络区和新皮层表达最为密集,而运动前区和初级感觉联络区完全有髓的初级运动和初级感觉区表达最弱。说明脑组织中神经髓鞘发育越完整的区域,共核蛋白的表达越少。

在人类共核蛋白有三种结构类型:α-共核蛋白、β-共核蛋白和γ-共核蛋白,其中α-共核蛋白又称为非Aβ蛋白前体蛋白(non-amyloid component precursor,NACP)。α-共核蛋白和β-共核蛋白与神经系统变性疾病有关。目前对α-共核蛋白的功能还不清楚,但大量研究发现其存在于许多神经系统疾病的突触末梢或细胞质包涵体中,因此认为它可能参与神经元的变性过程。

最早将α-共核蛋白和PD联系起来的确切证据是Polymeropoulos等报道的一个呈常染色体显性遗传的意大利家系,发现α-共核蛋白和PD相关基因都定位于4q21～23,基因的外显率达85%。患者的临床表现典型,发病年龄相对较早,病理发现有Lewy小体。但通过分析多数散发性PD患者却没有发现相同的基因突变。因此多数学者认为α-共核蛋白基因的突变可能只与那些发病年龄早、以高外显率、常染色体显性遗传为特征的家族性PD有关,而与大多数散发性PD无关。

Trojanowski和Lee提出"蛋白致死性吸引"(fatal attractions)假说可解释共核蛋白引起的PD等神经变性疾病的发生和发展,其证据有以下两种。

(1) α-共核蛋白正常生理功能丧失

α-共核蛋白基因翻译后修饰,如磷酸化作用、蛋白水解作用或与其他蛋白相互作用,调节体内α-共核蛋白的纤维形成,使α-共核蛋白丧失了正常的生理功能。α-共核蛋白可被非受体型酪氨酸激酶(Fyn)磷酸化,而不受局灶黏附激酶(focal adhesion kinase,FAK)、MAPK/SRK1、SAPK/JNK和周期素依赖性蛋白激酶-5(Cyclin-dependent kinase 5,Cdk-5)的影响。Fyn是Src家族成员,具有酪氨酸激酶(PTK)活性。Fyn也可磷酸化α-共核蛋白的A53T突变型,并特异性磷酸化α-共核蛋白的125位酪氨酸残基。脑中Fyn的表达和α-共核蛋白的分布部位相同,均位于亚细胞结构。α-共核蛋白的磷酸化作用可能参与Fyn介导的神经元细胞信号通路,在神经元分化、成活、可塑性上起关键作用。Takenouchi等认为与蛋白激酶C和蛋白激酶A不同,人类α-共核蛋白影响细胞信号转导途径的机制是其改变了细胞的黏附能力。

(2) α-共核蛋白病理性积聚引起神经毒性和氧化应激

在 PD 的 lewy 小体中发现大量硝基化 α-共核蛋白积聚的包涵物。α-共核蛋白中的酪氨酸是硝基化的靶子,这种选择性和特异性 α-共核蛋白硝基化直接造成 PD 的氧化和硝基化损害,同时硝基化也打破 α-共核蛋白的构象,引起 α-共核蛋白积聚。Hsu 等发现 α-共核蛋白的异常积聚引起线粒体改变,导致氧化应激,最终造成细胞死亡。人类突变型 α-共核蛋白(A53T)的过度表达,选择性诱导初级多巴胺能神经元和 N27 细胞凋亡,突变蛋白也加强了 6-羟基多巴的神经毒性。野生型人 α-共核蛋白的过度表达虽并不直接产生神经毒性,但可增强 6-羟基多巴的细胞死亡作用,使多巴胺能神经元更易遭受神经毒性损害。过度表达野生型和突变型 α-共核蛋白可引起体外培养的神经元细胞凋亡。

目前尚无有效办法阻止 α-共核蛋白的病理性积聚。

2. parkin 基因与 PD

parkin 基因首先在日本的常染色体隐性遗传的青少年型 PD(autosomal recessive juvenile Parkinson's disease,AJPD)家系中被发现。该类患者除了有 PD 的临床表现外,发病年龄多在 30 岁以下,患者往往有足部的痛性痉挛,临床症状多在睡眠后减轻,且对左旋多巴治疗反应良好,但也容易合并异动症和"开-关"现象。1997 年经连锁分析将此基因定位在第 6 号染色体的 6q25.2~27。随后该基因被克隆,命名为"parkin"基因。parkin 的基因型-表型关系体现在:① 有 parkin 基因突变的患者平均发病年龄比无突变者早;② 突变的等位基因数目与发病年龄成反比;③ 有突变者更可能出现对称发病及肌张力障碍;④ 有 parkin 突变的患者对左旋多巴反应较好,但容易出现左旋多巴引起的运动障碍等副作用;⑤ 有突变者病情进展慢,病程长;⑥ 突变数目与患者中阳性家族史比率成正比。

parkin 基因全长 1.5Mb,有 12 个外显子,编码序列为 1395bp,所编码蛋白含 465 个氨基酸。免疫组化显示,Parkin 蛋白在大脑,特别是黑质区有丰富表达,而 AJPD 患者脑内缺乏 Parkin 蛋白的表达。研究证实,Parkin 作为 E3 泛素-蛋白连接酶参与蛋白降解。泛素-蛋白酶体系统(ubiquitin-proteasome system,UPS)负责胞质内、膜内和内质网分泌通路内异常蛋白的分解代谢,是降解胞内异常蛋白的基本生化通路,其功能障碍将导致异常蛋白的聚积和细胞死亡。parkin 基因的病理性突变将导致 Parkin 蛋白功能障碍,导致酶活性减弱或丧失,从而影响机体对蛋白的调控和异常蛋白的清除。

parkin 的基因频率研究发现,在欧洲的早发 PD 患者中,大约 50% 的家系患者和 18% 的散发患者均携带有 parkin 基因的突变,但突变频率随着发病年龄的增加明显下降。在大于 50 岁发病的具有家族史的晚发 PD 患者中,parkin 基因的突变频率也有 11.2%。目前,已经在东西方涉及十余个国家不同种族的家系或散发 PD 患者中发现了大量 parkin 基因的突变,提示 parkin 相关性 PD 在全世界范围的广泛分布,也说明 parkin 基因突变对 PD 发病机制方面的重要作用。

3. 环境因素

20 世纪 70 年代末,在美国加州出现了一次年轻人 PD 的爆发小流行,引起当地一位神经内科医生的注意,他发现这些 PD 患者都使用了一位药剂师合成的注射用毒品。进一步研究表明,由于制备毒品的反应条件意外有误,使得产品中含有大量可以致 PD 的一种神经毒物——1-甲基-4-苯基-1,2,3,6-四氢吡啶(1-methyl-4-phenyl-1,2,3,6-tetrahydropyridine,MPTP)。将 MPTP 注入猴 14 天后,后者即可显露出少动和肌强直等类似 PD 的表现。这引起了人们的极大关注,但很快发现自然界中并不存在天然的 MPTP,于是科学家们致力于寻找自然界中类 MPTP 的神经毒物或其他可能致 PD 的环境毒物,其中除草剂百草枯(paraquat)曾被怀疑并被深入研究过。它的结构与 MPTP 非常类似,在全球曾被广泛使用,甚至有接触百草枯后出现 PD 的个例报道,但百草枯是否能引起 PD 尚未定论。此外,1994 年美国的 Flemming 发现在 PD 患者的脑中残留一种叫狄氏剂(Dieldrin)的杀虫剂,而正常人群脑中却没有该物质的残留。另有研究表明狄氏剂可以损害体外培养的大鼠中脑黑质细胞,但狄氏剂是否为部分 PD 患者的病因还有待进一步研究。不过,避免直接接触除草剂或杀虫剂,瓜果蔬菜洗净后再食用,也许可减少 PD 的发病机会。研究表明,长期饮用生井水者,或者某些特殊职业如伐木工、接触重金属(如锰)的采矿工或冶炼工等,也容易患 PD。有趣的是,公认的对健康有害的香烟却能减少 PD 的发病机会,但这并不意味着鼓励吸烟,因为肺病和 PD 都同样危害人类健康。到现在为止,还没有一种环境物质被大家公认是致 PD 的环境毒物。

4. 线粒体功能障碍

20 世纪 80 年代发现了 MPTP 可导致 PD 的发生,这引起人们对 MPTP 引起 PD 的机制研究,结果表明 MPTP 在脑内经 MAO-B 代谢成甲基-苯基吡啶离子(1 - methyl - 4 - phenyplyridinium,MPP$^+$),经多巴胺转运体(dopamine transporter,DAT)进入并积聚于神经元的线粒体中,与呼吸链跨膜蛋白复合物 I (complex I)结合,阻断线粒体呼吸链。该结果自然使人怀疑在 PD 患者中是否也存在同样的发病机制。研究证实,PD 患者脑中仅在黑质部位存在 complex I 活力显著下降,此后发现在 PD 患者的肌肉和血小板中也存在 complex I 下降,但下降的程度较基底节区域轻。

5. 氧化应激

作为各种生化反应的副产物,在体内会持续性合成氧自由基。这些氧自由基存在未配对的电子,故极不稳定,易迅速与邻近细胞的重要组分(尤其是生物膜脂类物质和核酸)发生反应以达到稳定状态,这种氧化应激(oxidative stress)反应是上述生物大分子受毒性损害的原因。与脑内其他部位相比,黑质致密部暴露于较高水平的氧化应激状态,原因有:① 多巴胺的代谢过程中产生大量的自由基;② 多巴胺自身氧化形成的神经黑色素(neuromelanin)中含大量的铁离子,这种还原型铁离子可与多巴胺代谢中产生的过氧化氢反应生成高度毒性的羟自由基(OH·),进而导致脂质过氧化,黑质神经元凋亡。正常情况下,多巴胺毒性产生的过氧化氢(H_2O_2)在谷胱甘肽过氧化酶的催化下被还原型谷胱甘肽(glutathione,GSH)清除,故不会造成危害。但在 PD 患者残存的多巴胺神经元中,可能因代偿作用,使得多巴胺的毒性加速,或 MAO-B 活性增高,或还原型 GSH 缺乏,导致 H_2O_2 不能有效清除,并与还原型铁离子通过 Fenton 反应,生成上述高度毒性的羟自由基。

氧化应激与线粒体功能障碍还互为因果,恶性循环。氧化应激产生的大量自由基可损伤线粒体 complex I,而线粒体 complex I 的抑制导致更多自由基的生成。这构成了目前 PD 发病机制中最为多数学者认同的学说。

6. 谷氨酸的毒性作用

谷氨酸是中枢神经系统中最主要的快速兴奋性递质(fast excitatory transmitter),也参与了基底节环路,并发挥重要作用。其受体可分为离子型和代谢型两大类型。在病理状态中(包括 PD),谷氨酸对神经细胞可产生兴奋性毒性作用。在 PD 中,谷氨酸的神经毒性作用机制如下:① 离子型谷氨酸受体中 NMDA 型受体被谷氨酸激活后,导致大量细胞外 Ca^{2+} 内流,胞内 Ca^{2+} 急剧增加激活 Ca^{2+} 依赖性蛋白酶(涉及蛋白质、磷脂、核酸等生物大分子的降解和 NO 的合成),导致神经元坏死和(或)凋亡。② 谷氨酸可激发线粒体自由基的生成,引起线粒体功能障碍。谷氨酸的神经毒性作用与 PD 发生之间的关系渐被重视,应用 NMDA 受体拮抗剂和谷氨酸释放抑制剂治疗 PD 也是 PD 研究的热点之一。

7. 雌激素与 PD

PD 的发病率有明显的性别差异,男性与女性之比为(1.7~3.5):1。大量研究表明雌激素可在垂体、下丘脑、中脑边缘系统和黑质纹状体系统等影响 DA 能神经递质的功能。雌激素可通过作用于 DA 合成酶和 DA 摄取位点而促进 DA 合成与释放,并可抑制 DA 重摄取,从而有效增加突触后膜 DA 的利用。雌激素的这一调节作用受基因调控,即雌激素与细胞质中特异受体结合,而后移位至靶细胞核内与特定基因结合,通过转录合成蛋白质而发挥作用。然而,Tina 等研究证实,雌激素对 DA 还存在着另一种调节机制,即非基因调控机制。这种调节开始迅速(几秒至几分钟),雌激素可结合于特殊的细胞外膜蛋白或与神经细胞膜相互作用从而调节 DA 功能。由于类固醇激素是亲脂性的,因此可以通过修饰脂质膜的结构和动力学;修饰周围水介质的结构和动力学;修饰膜蛋白的结构,使神经元或其他细胞的脂质膜转变成有活性的或无活性的形式,从而表现出膜效应。

通过分子克隆技术分析发现 DA 受体至少有 5 种亚型。基于 DA 的生理和药理学特性,Sibley 和 Monsma 将这 5 种 DA 的受体亚型归类为 D_1 和 D_2 受体。D_1 受体是突触后受体,D_2 受体既是突触前,也是突触后受体。存在于 DA 能神经元本身,包括胞体、树突和轴突末梢的受体称为自身受体,主要是 D_2 受体。它直接参与调控 DA 能神经元的电活动及 DA 的合成与释放。雌激素可通过调节突触前自身受体活性影响 DA 能神经元功能。此外,雌激素可增加纹状体 D_1 和 D_2 受体密度并提高受体敏感性,从而影响 DA 受体结合能力,表现出对突触后受体的作用。另有研究发现,注射雌二醇可使纹状体 D_2 受体结合力迅速下降;慢性应用雌二醇可使结合力增高。总之,纹状体 DA 受体因雌激素剂量、动物性别、雌激素处理时程和受体结合力测试时间的不同而表现出不同的结合能力。

在中脑,雌激素位于中央灰质,即 PD 发病过程中 DA 能神经元稀少的部位之一,这一发现说明雌激素可能在中央灰质和腹侧被盖区为 DA 能神经元提供保护作用。雌激素的作用主要体现在:通过影响 DA 转运物质以减少对神经毒性物质的重吸收;保护 DA 能神经元免于凋亡;作为抗氧化物质抵抗氧自由基的毒性作用;与神经营养因子协同作用而发挥神经保护功能。

研究发现,雌激素的应用时程可以决定雌激素对 DA 能神经元的作用。适量应用雌激素可增加 DA 的释放从而改善 DA 利用率降低造成的 PD 症状,如早期的运动障碍。然而长期应用雌激素最终会导致 DA 耗竭而加重症状。对于正常雌鼠,补充给予雌激素并不能使其免受 MPTP 的神经毒性作用。由此可见,低水平的雌激素可发挥神经保护作用。

7.2.4 治疗进展

药物治疗是 PD 最基本的治疗手段。药物治疗机制是纠正 PD 生化代谢改变,即 DA 能神经功能低下,Ach 能神经功能相对亢进。对 PD 的药物治疗可使病情缓解 10～15 年或更长。最常用的药物为左旋多巴(L-多巴),它可以补充大脑组织中 DA 的不足。Sinemet 是一种 L-多巴和甲基多巴的复合物,很多医生用它来治疗 PD。最近的临床研究显示,如果患者不伴有认知障碍或幻觉,应在用 L-多巴治疗前使用一类称为"多巴胺激动剂"的药物,如罗匹尼罗、司来吉兰等。75 岁以上的患者应慎用多巴胺激动剂,因为此药易使患者产生幻觉。很多抗 PD 药物联合应用在控制症状方面有协同作用,并能减少副作用,所以经常同时使用几种药物,比如用复方左旋多巴的患者,联合用卡麦角林可大大减小副作用。

PD 手术治疗方法主要有两类。一类是神经核团毁损术,如丘脑、苍白球切开术等,这种手术有一定副作用,但目前国内部分医院还在开展。另一类是脑深部电刺激术(deep brain stimulation,DBS),又称脑起搏器,在脑内特定的神经核团植入电极,释放高频电刺激,抑制这些因 DA 神经元减少而过度兴奋的神经元的电冲动,减低其过度兴奋的状态,从而缓解 PD 的主要症状如震颤、肌僵直和运动迟缓等,尤其对中线症状有很好的改善,如起步和翻身困难等。脑起搏器是一套小巧的微电子装置,部件均植入体内且不会影响患者的日常生活。不管是哪一种手术,都有严格的手术适应证,不是任何确诊为 PD 的患者都可以进行手术,临床工作中应当注意。

7.3 疼 痛 和 痒

7.3.1 疼 痛 概 述

疼痛(pain)是躯体感觉的一种,在机体受到伤害时起到警示作用,引起机体一系列防御性保护反应。在正常生理状态下,疼痛是疾病的伴随症状,随着原发病的治愈,疼痛也会消失。但有时疼痛持续时间很长,甚至在原发病治愈以后仍然存在数月、数年或终生。临床上将持续或反复发作时间超过 3～6 个月的疼痛定义为慢性疼痛。慢性疼痛非常常见,影响着世界范围内约 20% 的人口,且 15%～20% 的门诊患者都有慢性疼痛。2018 年,世界卫生组织(world health organization,WHO)在第十一版《国际疾病分类》中首次收录了慢性疼痛,其疾病分类号为 MG30,该版本将于 2022 年在 WHO 成员国执行。我国卫生部(现国家卫生健康委员会)早在 2007 年就发布了 227 号文件,要求医疗单位在《医疗机构诊疗科目目录》中增加疼痛科诊疗科目。目前,全国很多二级以上医院开设了疼痛科,疼痛专科医生也在增多。疼痛医学与麻醉学、神经内科学、放射介入治疗学、骨科学等学科相融合,已经成为一门新的学科。认清疼痛的发生发展、传递及调制的机制,开发新的镇痛药,对于解除慢性疼痛患者的痛苦至关重要。

1. 疼痛的特点

疼痛作为躯体感觉往往伴有自主神经活动、运动反应以及心理情绪反应。疼痛还存在很大的个体差异,不同的个体对于相同强度的刺激反应不完全相同,而且即使是同一个体在不同情况下对疼痛的感受也不一样。因此,疼痛不仅属于生理学范畴,也属于心理学范畴。1994 年,国际疼痛学会(internation association for the study of pain,IASP)对疼痛的定义是:疼痛是一种组织损伤或潜在的组织损伤相关的不愉快的主观感觉和情绪体验。2020 年,IASP 将疼痛的定义修改为:疼痛是一种与实际或潜在的组织损伤相关的不愉快的感觉和情绪情感体验,或与此相似的经历(an unpleasant sensory and emotional experience associated with,or resembling that associated with,actual or potential tissue damage)。新定义同时给出了六条附加说明:① 疼痛始终是一种主观体验,同时又不同程度地受到生物学、心理学以及社会环境等多方面因素的影响;② 疼痛与伤害性感受(nociception)不同,纯粹生物学意义上的感觉神经元和神经通路的活动并不代表疼痛;③ 人们可以通过生活经验和体验学习、感知疼痛并认识疼痛的实际意义;④ 个体对自身疼痛的主诉应该予以接受并尊重;⑤ 疼痛通常是一种适应性和保护性感受,但疼痛同时也可对身体机能、心理健康和社会功能产生不利影响;⑥ 语言描述仅仅是表达疼痛的方式之一,语言交流障碍并不代表一个人或动物不存在疼痛感受。上述表述说明疼痛不但是一种适应性和保护性感受,也可能对疼痛主体的身体机能和心理健康、甚至对疼痛主体所处的社会关系和社会健康产生不利影响。

上述附加说明中提到的伤害性感受(nociception)是指引发疼痛的刺激从受创部位或者病灶部位发出并传导至中枢神经、使人或动物产生疼痛感知的过程。在脑的高级中枢以下产生的伤害性感受不一定能使个体产生疼痛。对于疼痛而言,虽然其信息的传递和调制同样经历外周和中枢各个水平,但其感知主要在脑的高级中枢,尤其是大脑皮层。在疼痛研究中,人们在疼痛传递通路的各级水平研究信号的传递和调制机制,实质上研究的是伤害性感受。

2. 疼痛的分类

从不同的角度对疼痛有不同的分类方法。在临床上,医生通常会询问患者疼痛的部位、时程、性质,以此来分析疼痛的原因。这些都涉及了疼痛不同的分类方法。按照疼痛的部位,可以分为躯体痛和内脏痛;按照疼痛涉及的神经的部位分为中枢神经痛和周围神经痛;按照疼痛的时程可分为一过性疼痛、间歇性疼痛、周期性疼痛和持续性疼痛;按照疼痛的性质可分为刺痛、钝痛、酸痛、胀痛、绞痛等;按照发病机制可分为生理性疼痛和病理性疼痛;按照疼痛的致病原因,可分为炎症性疼痛和神经病理性疼痛等等。临床上为了能尽可能清楚地描述疼痛,通常会混合使用这些分类方法。在科研实验中,通常按发病机制和致病原因进行分类,并用相应的动物模型对疼痛的机制进行研究。

(1) 生理性疼痛

生理性疼痛又称急性疼痛,是身体受到伤害性刺激时的保护性反应,它的性质因发生部位而异。浅表痛定位明确,由强刺激皮肤引起;深部痛定位模糊,源于肌肉、肌腱、骨膜和关节等。内脏痛具有深部痛的特征。浅表痛又分为由外周神经中有髓鞘的细纤维(A_δ)介导的刺痛和外周神经中无髓鞘纤维(C)介导的灼痛。刺痛定位明确,只在刺激时存在,刺激停止疼痛消失。灼痛定位相对模糊,呈持续性,具有烧灼和跳动感,刺激停止后依然存在,而且重复刺激引起灼痛强度增加,具有时间总和的特点。

(2) 病理性疼痛

病理性疼痛又称慢性疼痛,失去了疼痛原有的对身体的防御或保护作用。根据致病原因可分为炎症性疼痛和神经病理性疼痛,它们在躯体和内脏都可发生。炎症性疼痛由创伤、细菌或病毒感染、化学性物质以及外科手术等引起的外周组织损伤导致的炎症引起,临床上表现为局部红、肿、热、痛和/或伴有功能障碍。由此还会产生对伤害性刺激敏感性增强和反应阈值降低的痛觉过敏(hyperalgesia),和非痛刺激(如触摸)引起的触诱发痛(allodynia)现象,以及在炎症区域有自发痛(spontaneous pain)。炎症性痛觉过敏包括损伤区的痛觉过敏(primary hyperalgesia,原发性痛觉过敏)和损伤区周围的痛觉过敏(secondary hyperalgesia,继发性痛觉过敏)。神经病理性疼痛是由神经系统的多种类型的损伤、疾病(如糖尿病、癌症、艾滋病)或一些药物的毒副作用引起,也表现为痛觉过敏、触诱发痛和自发痛。实验性神经损伤,如慢性压迫坐骨神经或神经根,产生自发痛、灼热痛觉过敏和触诱发痛,与临床的某些神经病理性疼痛相似。从治疗的角度,神经病理性疼痛是非常难治的疼痛,通常对非甾体类抗炎药不敏感。阿片类药物虽然能够缓解一些神经病理性疼痛,但需要较高的剂量,严重影响治疗适应范围。另外,三环类抗抑郁药以及抗癫痫药有一定疗效,但有一系列的副作用。因此,开发新的镇痛药是临床上亟待解决的问题。

7.3.2　痛　觉　传　递

从组织受到伤害性刺激到机体产生疼痛,在神经系统发生一系列复杂的电学和化学变化。伤害性刺激在外周初级感觉神经元换能，将化学信号转变成电信号，传递到脊髓，再经脑干、间脑的传递，最后在大脑皮层产生疼痛。本节将综合介绍疼痛传导通路的组成、生理特点及神经递质等。

1. 感受器和传入纤维

（1）解剖生理特性

一般认为，疼痛的感受器是无特化的游离神经末梢，它们是感觉的初级传入神经元——DRG 的外周部分，广泛分布于皮肤各层、血管壁、肌肉、关节和内脏器官等。任何外界的或体内的伤害性刺激（物理的或化学的），均可导致局部组织破坏。破裂的组织细胞释放化学物质，激活感觉神经末梢，使化学刺激转化为神经冲动，沿轴突进一步向中枢传递。人们把在正常生理状态下对伤害性刺激发生反应并将刺激转换成神经冲动的初级感觉神经元的外周部分，称为伤害性感受器（nociceptor）。与此相对应，将对非伤害性刺激产生反应的初级感觉神经元的外周部分称为非伤害性感受器。正常生理状态下，伤害性感受器的激活是痛觉产生的基础。但在病理状态下，痛觉产生机制更为复杂。由神经断裂损伤激活中枢神经系统引起的中枢痛和去传入后的痛过敏，不依赖伤害性感受器的活动，而是中枢神经元可塑性变化（neuronal plasticity）的结果。神经损伤和组织炎症引起的疼痛，不仅包括伤害性感受器的活动，也包括非伤害性感受器的激活和参与。

不同组织的伤害性感受器在形态结构上没有明显不同，但对不同刺激的反应特性各异。根据它们激活的适宜刺激不同，分为两类：高阈机械性感受器（high threshold mechanoreceptor，HTM）和多觉伤害性感受器（polymodel nociceptor，PMN）。前者只对强烈的机械刺激发生反应，对热痛刺激（50℃）、冷痛刺激（1℃）等均不能反应。后者对多种不同性质的伤害性刺激均产生反应，如机械、化学、温度刺激等。绝大多数的伤害性信息都是由较细的有髓的 A_δ 纤维和无髓的 C 纤维传入，分别称为 A_δ 伤害性感受器和 C 伤害性感受器。

神经纤维在功能上的高度分化是由 Erlanger 和 Gasser 发现的，该发现使他们在 1944 年获得诺贝尔医学和生理学奖。他们将外周神经传入纤维根据直径和功能的不同分为 A_α、A_β、A_δ、和 C 纤维。A_α 是肌肉传入神经，直径为 12～20 μm；A_β 主要是皮肤传入神经，直径为 6～12 μm；A_δ 在肌肉和皮肤神经中均有，直径 2.5 μm；C 纤维在肌肉和皮肤神经均有，直径为 0.3～3 μm。在正常生理条件下，A_β 纤维不对伤害性刺激产生反应，A_β 的激活也不引起疼痛。A_δ 和 C 纤维的激活可以引起疼痛。而且，A_δ 和 C 纤维的发放频率与痛觉感受强度成正相关。但是，一个感受器的单一冲动和低频发放并不引起痛觉，只有同时激活许多 A_δ 和 C 纤维才能产生疼痛。A_δ 纤维传导速度快，兴奋阈低，主要传导快痛（锐痛、刺痛或第一痛）；C 纤维传导速度慢，兴奋阈较高，主要传导慢痛（图 7-7），如钝痛、灼痛或第二痛等。

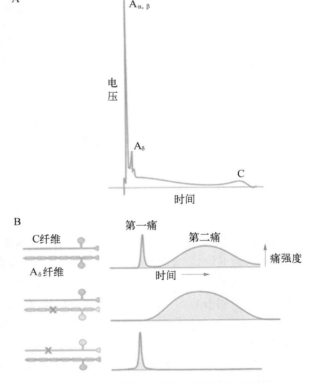

图 7-7 外周神经纤维和痛觉信息传导

A. 外周神经动作电位的 A_α、A_β、A_δ 和 C 波；B. 有髓鞘的 A_δ 和无髓鞘的 C 纤维分别传导第一痛和第二痛

虽然在正常生理状态 A_β 纤维的激活不能引起疼痛；但在外周炎症或神经损伤情况下，A_β 的激活会引起疼痛（触诱发痛），表现为对损伤部位或周围皮肤的轻触、衣服或被子的摩擦都会引起疼痛。触诱发痛产生主要是中枢机制介导的，例如，脊髓背突触联系的改变及新的伤害性环路的形成；在脊髓背角浅层存在的低阈值机械性感受器被激活；A_β 纤维激活脊髓背角 PKCγ 阳性的中间神经元，进而激活背角的投射神经元；胶质细胞激活、释放的炎症介质介导等。由于触诱发痛是目前难治的疼痛症状，对它的产生机制的研究也正在逐步深入。

痛觉过敏的产生由外周机制和中枢机制共同参与。在外周,$A_δ$和C纤维感受器均参与原发性痛觉过敏。在外周神经被直接损伤情况下有髓纤维和无髓纤维都会出现异位放电。异位放电的产生可能是由于损伤部位化学物质的刺激和钠通道的激活而引起。另外,神经纤维间的假突触传递导致神经纤维间的直接通信,使损伤的伤害性传入纤维与完整的机械感受性传入之间产生交互兴奋。这些都参与痛觉过敏的形成。

在外周神经损伤或炎症时,交感神经通过所谓交感-感觉偶联,也参与疼痛的调制。在神经损伤的多种疼痛模型上,化学损毁或切除交感神经明显减轻疼痛,提示神经损伤引起的交感传出和感觉传入之间有密切的功能关系。受损伤的轴突间形成直接耦合的假突触,通过电学上的偶联传递信息,无髓鞘纤维间的假突触存在,为交感神经直接与初级感觉神经元的耦合提供了基础。

(2) 外周组织的致痛因子与调制因子

伤害性刺激引起外周组织释放和生成多种化学和细胞因子(图7-8),参与激活和调制伤害性感受器,这些物质称为内源性致痛因子。根据化学物质的来源不同,可以分为几大类:① 组织损伤产物,缓激肽、PG、5-HT、组胺、Ach、三磷酸腺苷、H^+和K^+等;② 感觉神经末梢释放,谷氨酸、SP、CGRP、GAL、CCK、生长抑素、NO、细胞因子等;③ 交感神经释放,神经肽Y、去甲肾上腺素、花生四烯酸代谢物等;④ 免疫细胞产物,IL、肿瘤坏死因子、趋化因子、阿片肽、激肽类等;⑤ 神经营养因子;⑥ 血管因子,一氧化氮、激肽类、胺类等。

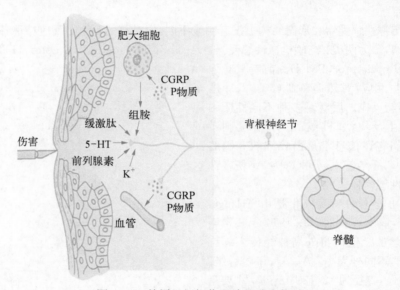

图7-8 外周组织损伤释放的致痛物质

这些外周局部致痛物质可以通过以下的途径激活伤害性感受器并引起痛觉过敏:① 伤害性刺激使细胞损伤,导致K^+的释放和缓激肽、PG合成。K^+和缓激肽可直接兴奋伤害性感受器的末梢,而PG可增加末梢K^+和缓激肽的敏感性。② 伤害性传入冲动向中枢传递,也可以从传入纤维分叉处传向另一末梢分支,在外周末梢引起SP等化学物质的释放,从而引起血管舒张、组织水肿和缓激肽的积累。SP也刺激肥大细胞和血小板分别释放组胺和5-HT,进一步刺激感受器活动。③ 组胺和5-HT在胞外水平的升高,继发地激活邻近的伤害性感受器,从而造成在伤害性刺激停止后的持久疼痛和痛觉过敏的发展。这种由外周炎症介质引起的初级伤害性感受器的敏感性和兴奋性增加,称为外周敏化(peripheral sensitization)。

2. 初级传入神经元

(1) 解剖生理特性

躯干和四肢疼痛传入的初级传入神经元胞体位于背根神经节(DRG),在解剖学上通常称为脊神经节(spinal ganglia)。头面部疼痛传入的初级传入神经元胞体主要位于TG内,另外在舌咽神经上神经节、迷走神经颈静脉神经节、面神经的膝神经节也有疼痛的初级传入的胞体存在。初级传入神经元属于假单极神经元,胞体发出单个轴突在节内延伸一段长度后分为两支:一支为外周突(即外周神经,其末梢为初级感觉神经末梢),伸向外周组织,接受感觉信息;另一支为中枢突(即初级传入纤维),伸向脊髓背角或三叉神经脊束核,将外周信息向中枢传递。一般认为,内脏感觉神经元的胞体也位于 DRG 或脑神经节内,其中枢突随相应的脊神经或脑神经进入脊髓或脑干;周围突则随脊神经、脑神经、交感神经或副交感神经的分支分布于脏器。

DRG 神经元依直径的大小分为三类,以大鼠为例,小细胞直径 $6\sim20$ μm,主要发出无髓鞘的 C 类轴突纤维;中等细胞直径 $20\sim35$ μm,发出有髓鞘的 A_δ 轴突纤维;大细胞直径大于 35 μm,主要发出有髓鞘的 A_β 轴突纤维。以上三类细胞分别简称为 C 神经元、A_δ 神经元和 A_β 神经元。正常生理情况下,与疼痛信息的加工和处理密切相关的细胞为中等、小细胞。

在 DRG 神经元上有多种离子通道,如钠通道、钾通道(包括延迟整流钾通道、快钾通道、内向整流钾通道、Ca^{2+} 激活的钾通道等)、钙通道(L 型、N 型、T 型等)、Ca^{2+} 激活的氯通道以及 Ca^{2+} 激活的非选择性阳离子通道等。DRG 神经元作为感觉信息和换能的起源地,其离子通道对信号起放大和精细微调的作用。各种伤害性刺激引起钠和钙通道的开放、钾通道的关闭和受体的激活,使神经纤维膜去极化,达到阈值产生神经冲动。神经递质和炎症介质不仅通过神经纤维的去极化,而且可以通过调节电压门控的钠、钾通道影响外周神经冲动的产生。

（2）DRG 神经元释放的与疼痛有关的化学物质及其受体

在 DRG 神经元含有氨基酸、单胺类和神经肽等多种化学物质,其中速激肽和兴奋性氨基酸主要参与痛觉信息传递,而抑制性氨基酸、阿片肽和单胺类主要参与初级传入痛觉信息的调制。下面介绍几种主要递质和受体的作用。

1）谷氨酸(glutamate):是中枢神经系统中存在最广泛的一个兴奋性氨基酸。在 DRG 神经元中含有大量谷氨酸阳性细胞。在脊髓背角浅层,密集分布着大量的谷氨酸能初级传入末梢和谷氨酸受体阳性神经元。清醒动物的微透析测定实验发现,外周伤害性刺激可明显增加谷氨酸和天门冬氨酸在脊髓的释放。生理学研究表明,谷氨酸受体激动剂能激活脊髓背角伤害性反应神经元,并易化外周伤害性刺激诱发的神经元反应。与此相应,谷氨酸受体拮抗剂能抑制外周伤害性传入诱发的脊髓背角伤害性反应神经元的活动。这些结果为谷氨酸及其受体参与外周向脊髓伤害性信息传递提供了证据。

2）P 物质(SP):是速激肽家族的一员,由 11 肽组成。形态学研究表明 DRG 中有 20% 左右的小神经元及少数中等大小的神经元呈 SP 免疫阳性。在脊髓背角,含有 SP 的伤害性初级感觉神经元轴突末梢主要终止在脊髓背角胶状质。而且,当伤害性刺激或选择性兴奋 C 纤维时,可在 C 纤维末梢终止的脊髓背角Ⅱ层测定到 SP 释放。在皮下注射角叉菜胶(carrageenan)致炎的动物模型实验中,DRG 中呈 SP 免疫阳性的伤害性感受神经元的数量明显高于正常动物的 SP 免疫阳性的细胞数量,表明外周组织炎症使在正常状态下许多“睡眠”的含 SP 的“寂静伤害性感受器”激活,进一步为 SP 参与初级传入信息的传递提供了证据。另外,在 DRG 神经元上还表达 SP 的受体 NK1,表明 SP 可以自分泌或旁分泌的途径作用于 DRG 神经元。

3）去甲肾上腺素(NE):外周神经中约 20% 无髓鞘纤维属于交感传出纤维,NE 由外周交感神经节后末梢释放。阻断某些患者的交感神经可减轻慢性疼痛和痛觉过敏。在正常条件下伤害性感受器对 NE 不产生反应,但组织损伤引起的伤害性感受器敏感性的增加,可被 NE 的 α_2 受体阻断剂减弱。在 DRG 神经元有 α_2 受体 mRNA 的表达,提示 NE 可直接作用于伤害性感受器。NE 也可作用于交感末梢上的 α_2 受体导致 PG 释放,间接影响伤害性感受器。

4）辣椒素及其受体:辣椒素(capsaicin)是从红辣椒中提取出来的一种物质,能选择性兴奋 DRG 和 TG 的小细胞,大剂量的辣椒素对化学刺激引起的疼痛有明显的镇痛作用。在皮肤和黏膜施加辣椒素引起灼烧痛,皮内低浓度的辣椒素引起机械和灼热痛过敏,围绕注射点出现三个过敏区,最大的过敏区对正常的机械痛刺激反应,中等区对轻的温和的皮肤刺激反应,最小区对热刺激反应,这些痛觉过敏反应在注射后 24 h 恢复正常。辣椒素的作用是通过激活其受体(transient receptor potential vanilloid type 1,TRPV1 或 vanilloid receptor type 1,VR1)产生的。TRPV1 分布于 DRG 的中、小型神经元的中枢突、胞体和外周突。它是一种非选择性阳离子通道。TRPV1 受体激活,使 Ca^{2+} 和 Na^+ 内流、K^+ 外流,引起细胞去极化,产生兴奋作用,并伴有 SP 和 CGRP 的释放,参与痛觉过敏的产生。辣椒素的慢性作用使对其敏感的神经元的外周和中枢轴突发生不可逆的变性,细胞体超微结构也发生改变,对疼痛有抑制作用。

5）阿片肽及其受体:在 DRG 的中枢突(初级传入末梢)上存在参与疼痛信号传递与调制的递质受体,称为突触前受体(presynaptic receptor)。阿片肽受体是其中之一。在 DRG 神经元及其小直径的初级传入神经末梢上有阿片受体 μ、δ、κ 表达。吗啡通过激活无髓初级传入纤维上的阿片受体,间接增加 DRG 细胞的 K^+ 电流,降低 Ca^{2+} 和 Na^+ 电流,导致 DRG 伤害性感受器神经元的活动减弱,从而产生外周镇痛作用。在外周炎症发生过程中,炎症组织的 T、B 淋巴细胞、单核细胞及巨噬细胞含有大量的 β-内啡肽和脑啡肽,及少量的强啡肽,也会激活阿片受体,产生镇痛作用。在许多 DRG 神经元上,阿片受体与 SP 共存,激活阿片受体能抑制 SP 的释放。在炎症发展过程中,阿片受体轴浆运输加快,神经末梢上的阿片受体密度增加,因此,在炎症组织局部给予阿片肽,可激活外周传入末梢上的 μ、δ 和 κ 受体,产生很强的镇痛作用。

6) GABA 受体:GABA 受体也是突触前受体之一。在 DRG 神经元上以及初级传入末梢上存在 $GABA_A$ 和 $GABA_B$ 受体。$GABA_A$ 受体激动剂可引起无髓鞘神经传入末梢兴奋,行使突触前抑制的功能,$GABA_B$ 受体激动剂选择性抑制背角神经元的 C 纤维传入兴奋诱发的反应。

7) 细胞因子:TNF-α、IL-1β 和 IL-6 等细胞因子由 DRG 神经元、卫星细胞、施万细胞或巨噬细胞分泌,参与神经元兴奋性调节。以 TNF-α 为例,在外周炎症或神经损伤情况下,TNF-α 在 DRG 的神经元中表达快速升高。在体外,用 TNF-α 灌注 DRG 可快速增加 A 纤维和 C 纤维的放电、增加 TTX 不敏感钠电流的幅度、上调 TRPV1 的功能,并快速增加 CGRP 在初级传入末梢的释放。这些研究表明 TNF-α 很可能是参与疼痛反应的早期炎症因子,对疼痛的启动发挥重要作用。细胞因子的受体在施万细胞也有表达,可促进施万细胞的活化,合成和释放更多的炎症因子,形成正反馈通路,促进疼痛持续存在。

8) 趋化因子:趋化因子(chemokines)是特殊类型的细胞因子,全称是化学趋化细胞因子(chemotectic cytokines),目前已发现 50 余种。趋化因子最早是在炎症反应中被发现的,因为它们能够吸引不同类型的白细胞到炎症部位。在疼痛的动物模型中发现了 DRG 神经元上趋化因子和受体表达的升高。以单核细胞趋化因子(CCL2)为例,在 DRG 压迫性损伤和局部坐骨神经脱髓鞘等神经病理性疼痛模型中,DRG 神经元中 CCL2 和它的受体 CCR2 表达增加。而且,在培养的 DRG 神经元,CCL2 能增加神经元的兴奋性并增加 SP 和 CGRP 的释放。在 CCR2 基因敲除动物,坐骨神经部分结扎诱导的疼痛行为不能产生;相应地,在胶质细胞过度表达 CCL2 的转基因动物对疼痛更加敏感,表明 CCL2 在疼痛中的作用。其他的趋化因子如 CXCL1、CXCL12、CXCL13 等也表达于 DRG 神经元中并参与慢性疼痛。

3. 脊髓背角

(1) 脊髓背角的分层构筑

DRG 的中枢突形成背根进入脊髓的背角,称为感觉初级传入末梢,它与脊髓中间神经元、脊髓投射神经元和脊髓以上脑区的下行纤维在脊髓背角构成复杂的神经网络,是感觉信息传入的门户和整合的初级中枢。

瑞典解剖学家 Rexed 根据神经的形状、大小、走向和密度,按罗马字母 Ⅰ～Ⅹ 将猫的脊髓灰质分为 10 层,后来的研究证明这种分类也适用其他动物,因此被广泛接受。一般认为,脊髓背角构成近似水平方向的 7 个板层,Ⅰ～Ⅳ 层组成背角的头部,Ⅴ 层为背角颈,Ⅵ 层仅见于颈、腰膨大;Ⅶ 层相当于中间灰质。Ⅷ、Ⅸ 占据腹角;Ⅹ 层围绕在中央管的周围。与疼痛信息的传入与调制有关的主要的 Ⅰ、Ⅱ 层、Ⅴ 层和 Ⅹ 层。

Ⅰ 层是覆盖在脊髓背角表面最薄的一层细胞,神经元主要是边缘细胞,其树突很长而少分支,以内外走向扩展,与 Ⅱ 层平行,偶尔进入 Ⅱ 层。边缘细胞的传入来自背外侧束和附近白质的轴突细支,以及来自其紧邻的第 Ⅱ 层细胞的轴突传入。边缘细胞的轴突进入附近白质后升支、降支,部分经脊髓前连合交叉到对侧形成脊髓丘脑侧束投射到脑干和丘脑,部分进入脊髓的其他区域,形成节间联系。Ⅱ 层由排列紧密的小细胞和纤维末梢组成网状组织,在显微镜下呈透明状,是背角最明显的一层,类似一对浓密的双眉,也叫 Rolando 胶质层(substantia gelatinosa,SG)。细胞类型以位于背部(Ⅱo)的柄细胞和腹部(Ⅱi)的岛细胞两类细胞为主。柄细胞的轴突投射到 Ⅰ 层,将初级传入信号中继至 Ⅰ 层神经元,其功能参与兴奋性突触传递。岛细胞轴突重复地在它们的树突树附近分支,扩展至整个 Ⅱ 层,树突呈柱状沿 Ⅱ 层头尾方向平行走向。岛细胞被认为是抑制性中间神经元。

Ⅲ 层细胞胞体略大,细胞大小不等,其神经元轴突投射到 SG 层、背角深层和邻近的白质,除了构成脊髓内的联系外,大量的轴突投射到延脑尾端的薄核、楔核和外侧核。Ⅳ～Ⅶ 层也存在大量的投射神经元。Ⅳ 层神经元的轴突经前连合交叉到对侧,经脊颈束和脊丘束投射到外侧颈核和丘脑。另外,Ⅳ 层神经元的树突可伸到 Ⅰ～Ⅲ 层,并直接接受进入背角浅层的初级传入。同时,初级传入纤维也直接进入 Ⅳ 层,与神经元胞体和树突形成轴突-胞体突触和轴突-树突突触。Ⅴ 层神经元大量属于脊丘束神经元,初级传入纤维和脑干下行纤维与其形成突触,调节感觉信号向脊髓上中枢的传递。Ⅵ层的大多数神经元属于脊髓内的固有系统,也存在大量的投射神经元,其轴突投射到外侧颈核和丘脑。Ⅶ层中有大量投射神经元、中间神经元和运动神经元存在,接受来自红核的下行纤维,其投射神经元轴突上行至中脑和小脑。Ⅹ层是围绕中央导水管周围的灰质,并包括灰质连合,接受来自皮肤和内脏的会聚性伤害性传入。

初级传入在脊髓不同的板层有特定的分布(图 7-9)。来自皮肤的 A_δ 纤维终止于第Ⅰ、Ⅴ、Ⅹ层,C 纤维传入主要终止于Ⅱ$_o$层,并与此区的中间神经元、投射神经元形成局部神经网络。传递非伤害信息的 A_β 传入纤维终止在Ⅲ～Ⅴ层。内脏传入纤维主要终止在Ⅰ、Ⅱ$_o$、Ⅴ、Ⅹ层。

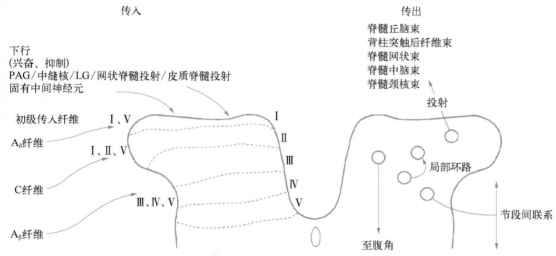

图 7-9　伤害性传入纤维在脊髓的终止部位以及脊髓背角传入传出纤维联系

(2) 背角神经元的分类

根据对不同刺激的反应,将脊髓背角的投射神经元分为三类:仅对非伤害性刺激起反应的非伤害性感受神经元;仅对伤害性刺激起反应的特异性伤害感受神经元(nociceptive specific,NS)及对两种刺激均反应的非特异性伤害感受神经元或广动力范围神经元(wide dynamic range,WDR)。特异性伤害感受神经元主要分布在脊髓背角Ⅰ层;WDR 神经元大量分布在背角Ⅳ～Ⅵ层,大多数在Ⅴ层。一般认为,特异性伤害感受神经元在痛觉的空间定位和感觉性质的分辨中起主导作用,而非特异性伤害感受神经元在痛觉的强度分辨中起更重要的作用。近年来也有人认为,疼痛的感觉和情绪由不同的传导路传导,而且在脊髓水平已经分开,疼痛情绪相关神经元主要由Ⅰ层、Ⅱ层的伤害特异性神经元、WDR 神经元和温度感受神经元组成;疼痛感觉神经元由Ⅲ～Ⅴ层的 WDR 和低阈值神经元组成。

(3) 背角的化学解剖学

脊髓背角由初级传入末梢、下行纤维末梢、背角神经元和胶质细胞组成。背角浅层的轴突末梢和神经元集中了数十种神经递质或调质,如 Ach、腺苷、铃蟾素、CCK、CGRP、脑啡肽、孤啡肽、神经紧张素、神经肽 Y、GAL、GABA、谷氨酸、甘氨酸、促肾上腺皮质激素释放因子(corticotro pinreleasing factor,CRF)等等。另外,在脊髓背角浅层中也有十几种受体存在,包括速激肽受体 NK_1、NK_2 和 NK_3、兴奋性氨基酸的 NMDA、AMPA、KA 和代谢性受体、阿片受体 μ、δ、κ 和孤啡肽受体、$GABA_A$、$GABA_B$ 受体、去甲肾上腺素 α_2 受体、组胺受体以及 5-HT、Ach、CCK、甘氨酸和腺苷受体等。胶质细胞分泌的炎症介质有 NO、PG、兴奋性氨基酸、ATP、细胞因子和趋化因子等。这些递质和受体对于伤害性信息的调制起重要作用。

(4) 传递初级痛觉传入主要的神经递质

谷氨酸和 SP 是传递初级痛觉传入主要的神经递质。谷氨酸在 A_β 纤维、A_δ 纤维和 C 纤维末梢中均存在,SP 存在于 C 纤维和部分 A_δ 纤维中。在部分 C 纤维中,SP 与谷氨酸共存。超微观察表明,传入末梢中的小而清亮囊泡含有谷氨酸,而大的致密囊泡含 SP。

1) 谷氨酸及其受体:在终止于脊髓的初级传入纤维末梢中含有大量的谷氨酸,在无髓鞘的 C 类纤维中与 SP 共存,脊髓背角中间神经元也有大量的谷氨酸。谷氨酸受体分为两大类:代谢型受体和离子型受体。离子型受体又进一步分为非 NMDA 受体(包括 AMPA 受体和 KA 受体)和 NMDA 受体。代谢型受体存在 8 种受体亚型($mGluR_{1～8}$),NMDA 受体至少包括 $NMDAR_1$ 和 $NMDAR_2$ 两类亚型,每一亚型又有数个剪接变体;非 NMDA 受体已发现 9 种 AMDA/KA 受体亚型(GluR$_{1\sim7}$,KA$_{1,2}$)。

大量实验证据表明,谷氨酸及其受体参与脊髓水平伤害性信息的传递和整合。在脊髓背角浅层不但有密集的谷氨酸能初级传入末梢,还有大量谷氨酸受体阳性细胞分布。谷氨酸受体阳性细胞可能直接或间接地接受外周伤害性初级传入纤维的信号。伤害性刺激明显增加谷氨酸在脊髓背角的释放。NMDA和非 NMDA 受体激动剂微量注入脊髓蛛网膜下腔引起动物痛过敏,注射其拮抗剂则引起痛反应的抑制。电生理实验证明,NMDA 受体激动剂和某些非 NMDA 受体激动剂如使君子酸或 AMPA,对背角痛敏神经元有易化作用,并可被各自的拮抗剂阻断。伤害性刺激引起的脊髓背角神经元的敏化可选择性的被 NMDA 受体拮抗剂抑制,而非 NMDA 受体拮抗剂无明显效应。应用特异性 NMDA 受体和 AMPA 受体拮抗剂和全细胞电压钳记录,可分离出 KA 受体的激活电流,当在背根入口处刺激初级传入纤维时,强电流和低电流分别引起背角浅层神经元突触的 KA 受体介导兴奋的突触后电流(EPSC)和 AMPA 受体介导的 EPSC,前者可被阿片 μ 受体拮抗剂 DAMGO 阻断。这些结果提示 NMDA 受体可能主要参与脊髓痛敏神经元的可塑性变化,而非 NMDA 受体的 KA 受体亚型可能在脊髓痛觉信息的快速传递中起重要作用。NMDA 受体是由多个调节点组成的受体-通道复合体,包括 NMDA、甘氨酸、多胺、通道和锌离子等调节位点。干扰任何一个位点均影响 NMDA 受体的正常功能,影响痛觉信息传递,而且各位点之间在参与痛觉信息传递过程中存在协同的相互作用。

2) SP 及其受体:SP 免疫反应阳性 C 类纤维特异分布在脊髓背角浅层,即背角Ⅰ层、Ⅱ层,尤其是Ⅱ层腹侧部。SP 受体 NK1 密集分布于脊髓Ⅰ层、Ⅱ层的神经元胞体及其突起膜上,Ⅱ层的背侧部有少许阳性胞体及突起,而Ⅱ层腹侧部则仅见来自Ⅰ层、Ⅱ层背部和Ⅲ~Ⅵ的 NK1 阳性突起。Ⅲ~Ⅵ层中有中等密度的 NK1 阳性胞体及突起分布。比较 SP 和 NK1 免疫阳性终末和阳性胞体及其突起在背角浅层的分布区域,两者似不匹配。超微观察表明,背角浅层 SP 受体免疫阳性产物定位于阳性轴突末梢的大颗粒囊泡,这些囊泡常常位于轴突终末的非活性部位的轴突膜内面,并在轴突终末非活性部分释放。因此 SP 与其他神经肽类物质一样,主要以一种非突触"容积"传递(volume transmission)方式,随细胞间液扩散到远离的靶细胞,与受体部位发生作用。

生理学和药理学研究表明,SP 参与脊髓痛觉信息的传递。在正常生理条件下,只有强电流兴奋外周神经 C 纤维或伤害性刺激皮肤才能引起 SP 在脊髓的释放,而兴奋 A 纤维或非伤害性刺激不能引起 SP 的释放。另外,强电流刺激背根或施加 SP 可引起背角神经元长时程去极化和持续发放,SP 拮抗剂或抗体可消除或减少诱发的反应。在动物蛛网膜下腔微量注入 SP,引起疼痛样反应。给刚出生的大鼠注射辣椒素,动物成年后脊髓背角胶质区(Ⅱ层)中的 SP 大量减少,痛阈也明显升高。在一例天生无痛患者的尸检表明,在脊髓背角胶质区中 SP 缺如。比较 NK-1 受体基因敲除和正常动物的行为变化实验显示,两组动物的这种急性痛反应的阈值没有明显差异。但在慢性炎症痛的测试中,正常动物与 NK-1 受体基因敲除动物比较,后者的福尔马林致炎引起的慢痛反应明显减弱。无论是去除神经系统的 SP 还是 SP 受体,对痛阈似乎没有明显影响,但显著地减弱慢性痛和强刺激引起的急性痛,表明只有当刺激达到一定强度时,SP 及其受体才参与介导痛觉信息的传递。

3) SP 加强谷氨酸的作用:SP 可以明显增强兴奋性氨基酸诱发的背角痛敏神经元的反应。相反地,同时给予 NMDA 受体和 SP 受体拮抗剂(或非 NMDA 受体和 SP 受体拮抗剂)时,背角神经元的伤害性反应受到非常显著的抑制,表明两种受体在介导脊髓痛觉信息传递中有协同作用。胞内钙的升高是 SP 增强 NMDA 受体作用的关键。初级传入末梢释放 SP,激活背角痛敏神经元的 NK-1 受体,使细胞膜去极化。同时也使胞内 PKC 转位到膜上,引起 NMDA 受体磷酸化。膜的去极化和 NMDA 受体的磷酸化均可解除 NMDA 受体上 Mg^{2+} 对该受体通道的阻滞,使通道开放,胞外 Ca^{2+} 大量内流,从而使神经元兴奋性提高。

脊髓背角中谷氨酸和 SP 的相互作用是外周组织损伤引起中枢敏化的原因之一。谷氨酸激活 NMDA 受体,介导短时程反应。NMDA 受体和 NK-1 受体共同介导长时程反应。通过这两个系统的相互作用,触发和传递不同性质、不同时程的疼痛。在生理性疼痛发生时,非伤害性刺激兴奋的 A 类初级传入纤维主要释放谷氨酸,作用于脊髓背角深部神经元膜上的 AMPA 受体,产生瞬时去极化,而绝大多数 NMDA 受体通道被 Mg^{2+} 阻滞,处于失活状态,因此在正常生理情况下,A 纤维传入冲动不能诱导背角神经元敏感反应。当短暂的伤害性刺激激活 C 伤害性感受器时,使谷氨酸和 SP 同时释放,NK-1 受体的激活使 Ca^{2+} 内流,引起背角神经元突触后膜产生缓慢去极化,从而解除 Mg^{2+} 对 NMDA 受体的阻滞作用。由于许多 NMDA 受体不断被激活,产生膜去极化的增强,最终诱发敏感反应的产生,使脊髓背角痛敏神经元处于高度敏感状态。在病理性疼痛发生时,外周炎症介质不断激活 C 伤害性感受器,引起谷氨酸和 SP 的持续释放。SP 结合 NK-1 受体激活胞内第二信使的 PKC 系统,使 NMDA 受体磷酸化,受体活动增强。在这样的条件下,由于两种受体引起的神经元兴奋性的非线性整合,NMDA 受体在静息膜电位水平就可被激活,A 纤维传入冲动也可引起背角神经元的敏感反应,因此对触诱发痛现象的产生起重要作用。

4. 疼痛传导路

伤害性感受器的传入冲动,在中枢第一站脊髓背角神经元初步整合后,经脊髓白质的腹外侧索、背外侧索和背柱,形成了多个传导束继续向脊髓上中枢传递(图 7-10)。

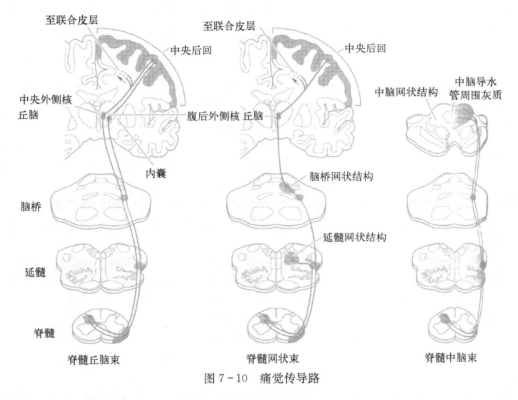

图 7-10 痛觉传导路

1) 脊髓丘脑束:是脊髓伤害性信息传递的主要传导路,由来自脊髓背角的Ⅰ层的特异伤害性感受神经元和Ⅴ~Ⅶ层的广动力范围神经元的轴突组成。脊髓丘脑束在疼痛感觉和疼痛情绪的传导中均发挥作用。由脊髓到丘脑特异核团(腹后外侧核、腹后内侧核、丘脑腹后核群)的传导路称为"新脊丘束",传递疼痛的痛感觉成分;由脊髓到丘脑髓板内核群、中线核群的传导路,称为"旧脊丘束",传递痛觉情感成分。

2) 脊髓网状束:主要由脊髓背角的Ⅴ层、Ⅶ层、Ⅷ层、Ⅹ层和少量Ⅰ层的神经元轴突组成,投射到延脑和脑桥网状结构(延脑中央核、延脑巨细胞核、网状大细胞核、外侧网状核、脑桥核的头端和尾部、旁巨细胞核和蓝斑下核等),在网状结构换神经元后,传至丘脑的非特异核群。脊髓网状束神经元接受广泛的外周传入会聚,包括皮肤、肌肉、关节、骨膜和内脏传入。该传导束可能与痛刺激引起的情绪变化以及呼吸、心血管活动及神经内分泌反应有关。

3) 脊髓中脑束:由非伤害性、非特异性伤害和特异性伤害神经元三类神经元的轴突组成,胞体主要位于脊髓背角Ⅰ层和Ⅳ~Ⅵ层。脊髓中脑束投射到中脑的楔状核、中脑 PAG、上丘深层、顶盖前核的前部和后部、红核、Edineger-Westphal 核和 Cajal 间隙核等部位。其确切功能尚待进一步研究。目前已知投射到中脑 PAG 的脊髓中脑束可能与激活镇痛系统有关。

4) 脊髓颈核束:是指由背角神经元经外侧颈核神经元投射到丘脑(腹后外侧核、腹后核群)的传导束,少量投射到中脑。脊髓颈核束神经元的胞体主要位于Ⅳ层,少量位于Ⅲ层和Ⅴ层,在皮肤感觉快速传导中起主要作用。

　　5)背柱突触后纤维束:指来自背角Ⅲ、Ⅵ层和一些Ⅰ层、Ⅵ层和Ⅶ层神经元的轴突经背柱传至延脑薄束和楔束核转换神经元,交叉到对侧后,上传到丘脑特异核团。大部分背柱突触后神经元对轻触、压以及伤害性机械和热刺激产生反应,传递非特异性伤害性信息,仅有小部分传递特异性伤害性信息。

　　6)脊髓下丘脑束:主要起源于背角Ⅰ层、背角的外侧网状区(Ⅳ层、Ⅴ层)和Ⅹ层,胞体分布从颈段到骶段整个脊髓。伤害性神经元轴突直接投射到同侧下丘脑,并交叉至对侧下丘脑,包括外侧下丘脑、下丘脑后区和背区、背内侧核、旁室核、室周核、视上交叉核以及内外侧视前区等。绝大部分的脊髓下丘脑束神经元参与对伤害性刺激的反应,脊髓骶尾段的脊髓下丘脑束神经元传递内脏的伤害性信息。基于下丘脑在神经内分泌中的特殊作用,以及其作为边缘系统的一个重要组成部分,脊髓下丘脑束可能在应激状态的疼痛感受和痛觉的情绪成分的信息传递中起重要作用。

　　7)脊髓臂旁杏仁束:神经元主要起源于背角Ⅰ层,少量在Ⅱ层,其轴突经对侧背外侧束、外侧束投射到中脑臂旁核(parabrachial nuclens,PBN),突触后二级神经元轴突再上行终止在杏仁核。脊髓臂旁杏仁束神经元接受来自皮肤、内脏、肌肉和关节的伤害性传入,参与介导疼痛的情绪反应。

5. 丘脑

　　丘脑是各种躯体感觉信息进入大脑皮层之前最重要的疼痛传递中枢。伤害性信息通过多个传导束传递到丘脑,终止于不同的丘脑核团,参与疼痛感觉和疼痛情绪的加工与传递。

　　丘脑腹后核群(ventral posterior thalamic nuclear group,VP)由腹后外侧核和腹后内侧核组成,主要接受脊髓丘脑束、脊髓颈核束和突触后背柱通路的伤害性传入。许多腹后核群神经元被伤害性热或机械躯体刺激所激活,神经元和感受野有相对的拓扑分布。VP神经元传出投射到大脑躯体感觉皮层。VP神经元对刺激强度的编码能力,提示它参与疼痛的感觉分辨。

　　丘脑后核群(posterior thalamic nuclear group,Po)包括后腹核内侧部、外侧部、后腹核间核、上膝体和内膝体大细胞核。后腹核内侧部接受源于脊丘束、脊颈脑束和突触后背柱通路的传入投射,非伤害性感受细胞主要在VP内,少数在Po内,而伤害性感受细胞几乎全部在丘脑后核群中。Po内的伤害感受性细胞可分类为伤害特异性和伤害非特异性两种。感受野大小不同,多数是对侧的。后伏核内侧部内既有对躯体刺激,也有对内脏刺激反应的伤害感受性神经元,有些神经元接受来自躯体、内脏的会聚输入。

　　髓板内核群主要包括丘脑中央外侧核(central lateral nucleus,CL)、中央中核(central median nucleus,CM)和束旁核(paralascicular nucleus,Pf)或称CM-Pf复合体以及其他一些结构。CL核接受脊髓丘脑束传入,而CM-Pf主要接受脊髓网状束的传入。CL神经元传出投射到前扣带皮层和岛叶皮层,与疼痛的情绪反应有关。CM-Pf神经元大量投射到纹状体,可能参与运动和厌恶反应,作用于伤害性攻击的防卫系统。

　　近年来大量研究表明,除了髓板内核外,伤害感受神经元也存在于整个内侧丘脑,包括背内侧核、前内侧核、腹内侧核、腹外侧核、中央下核、室旁核、旁中央核和连接核等。内侧丘脑核团神经元的轴突广泛投射到大脑皮层,包括与情感有关的额皮层,它也接受与边缘系统、下丘脑有密切联系的网状结构的传入。因此,这个与痛情绪反应有关的通路也被命名为旁中央系统。

6. 大脑皮层

　　大脑皮层作为人类感觉整合的最高级中枢,接受各种感觉传入信息进行加工,最终上升到意识。临床观察表明,大脑皮层感觉Ⅰ(SⅠ)和Ⅱ(SⅡ)区受到损伤时有暂时的感觉丧失,以后痛觉很快恢复,但对疼痛精确分辨的能力恢复得很慢,也很差。直接刺激大脑感觉皮层并不唤起痛觉,而刺激丘脑外侧的纤维和核团才产生疼痛。因此大脑感觉皮层的功能似在于痛觉的分辨而不是痛觉的感受。早期的临床观察发现,带有严重焦虑情绪的慢性痛患者,切除前扣带皮层(anterior cingulate cortex,ACC)和周围皮层组织后,能够明显缓解患者的焦虑、抑郁等痛情绪反应,但并不损害患者对痛觉的感知和定位。表明在大脑皮层,疼痛的感觉和情绪是在不同的区域进行整合的。

　　近年来,随着PET、单光子发射断层扫描(single photon emission tomography,SPET)和fMRI的发展及应用,以区域脑血流图(regional cerebral blood flow,rCBF)变化作为脑区激活的指标,显示脑活动的成像图,从而直观地观察疼痛发展过程中不同脑区活动的变化,对皮层在痛觉知觉中作用的了解也日益增多。实验性急性痛刺激可激活对侧ACC、脑岛、大脑体感区(SⅠ、SⅡ)、前额皮层、丘脑和小脑,提示这些脑区参与急性痛的中枢信息加工。神经病理痛激活的脑区常常呈双侧性,如下肢神经损伤患者的持续性神经病理痛引起双侧的前额叶外侧下部、脑岛、后顶叶、后扣带皮层的区域脑血流图增强。用 PET 结合催眠暗示的研究显示,外周伤害性热刺激引起大脑体感区(SⅠ、SⅡ)、ACC 和岛叶皮层脑血流增加;而在不改变热刺激强度的情况下,催眠暗示受试者疼痛的不愉快感增强或减弱,发现 ACC 区域的脑血流发生相应的变化,表明 ACC 不仅能接受疼痛情绪的信息,而且能够编码情绪的强度。因此,不同的皮层区域参与疼痛的不同成分的信息加工,疼痛感觉信息主要在丘脑的特异核团和皮层体感区加工整合,而与边缘系统有密切联系的皮层区整合疼痛情绪。由于生理性疼痛情况下,疼痛感觉和疼痛情绪是同时存在的,因此与疼痛感觉和疼痛情绪相关的皮层均会激活。在病理性疼痛情况下,长期的疼痛刺激使疼痛情绪日益强烈,因而激活的脑区主要在疼痛情绪相关的边缘系统。

7.3.3　痛 觉 调 制

在神经系统中不仅有疼痛信息的传递系统,而且有疼痛信息的调制系统。痛觉的调制不但可以在痛觉传导通路的不同水平通过神经元发出的轴突释放的递质来产生,而且在同一水平(如 DRG、脊髓、脑)神经元-神经元之间、神经元-胶质细胞之间或胶质细胞-胶质细胞的相互作用也参与痛觉的调制。

1. 外周 DRG 水平的调制

在 DRG 中,神经元之间存在相互兴奋作用。研究发现,当一个神经节内的神经元的轴突受到刺激时,邻近的神经元能够短暂地去极化,表明细胞外的钾离子和非突触释放的神经递质可能介导 DRG 内神经元之间的相互去极化。

DRG 神经元的胞体完全被周围的卫星胶质细胞所包裹(satellite glial cell),在形态上可见在神经元细胞膜的周围存在胶质细胞发出的扁平的突起。胶质细胞在数量上约 10 倍于神经元,它们通过控制神经节内的微环境直接影响神经元的功能。细胞外钾离子浓度是神经元兴奋性的主要决定因素,而钾浓度由卫星胶质细胞上表达的离子通道参与调节。已有研究表明,神经元和卫星细胞之间的钾离子浓度的失衡是神经病理性疼痛产生的原因之一。

在正常情况下,一些由神经元产生的化学物质如 SP 和 CGRP 能够影响胶质细胞的功能。电刺激 DRG 神经元使 ATP 从胞体释放增多,而且释放的速度随刺激强度增加。释放的 ATP 激活卫星细胞上的 P2X7 受体从而激发神经元和胶质细胞之间的通讯。另外,神经元也表达细胞因子,如 TNF - α。TNF - α 有两种受体,分别为 TNFR1 和 TNFR2。TNFR1 几乎完全表达于 DRG 神经元,而 TNFR2 表达于 DRG 内的巨噬细胞和/或单核细胞,表明它们参与神经元和胶质细胞的相互作用。再如趋化因子 CXCL12 和受体 CXCR4 在 DRG 卫星细胞和部分神经元表达,而且外周神经损伤使它们的表达升高,提示 CXCL12 可能通过从卫星细胞释放作用于神经元而参与疼痛的调节。另外,相邻的胶质细胞存在缝隙连接(gap junction),允许一些小分子的物质通透,使得胶质细胞之间也可以相互影响。

2. 脊髓水平的调制

脊髓是痛觉整合的重要中枢。大量研究表明,脊髓胶状质(Ⅱ层)是痛觉初级调制的关键部位。伤害性初级传入纤维进入背角后,C 纤维主要终止于胶状质,并与胶状质的中间神经元、投射神经元和脑干下行纤维形成局部神经网络。免疫细胞化学研究表明,胶状质含有丰富的神经递质、神经肽及受体,是脊髓中神经结构和化学组成最复杂的区域。这些突触联系、递质和受体的存在,成为胶状质调制痛觉的形态和物质基础。通过突触前抑制、前馈抑制和对上行投射神经元的突触后抑制,减少或阻碍伤害性信息向中枢的传递,可以使疼痛得以缓解。

(1) 脊髓痛觉调制的闸门控制学说

日常生活中人们都有轻揉皮肤可以局部止痛的经验。直到 20 世纪 60 年代,电生理学的研究才为阐明这种现象的神经机制提供了依据。1965 年加拿大心理学家 Melzack 和英国生理学家 Wall 根据刺激低阈值有髓鞘的初级传入纤维减弱脊髓背角痛敏神经元的反应和阻断有髓鞘纤维的传导增强背角痛敏神经元的反应的基本实验,提出解释痛觉传递和调制机制的"闸门控制学说"(gate control theory),如图 7 - 11A 所示。该学说的核心是脊髓的节段性调制,胶质层作为脊髓"闸门"调制外周传入冲动向脊髓背角神经元的传递。按照闸门控制学说,节段性调制的神经网络由初级传入 A 纤维、C 纤维、背角投射神经元(T细胞)和胶状质区抑制性中间神经元(SG细胞)组成。A纤维和C纤维传入均激活T细胞活动,而对SG细胞的作用相反,A纤维传入兴奋SG细胞,C纤维传入抑制SG细胞的活动。因此,损伤引起C纤维紧张性活动,压抑抑制性SG细胞的活动,使闸门打开,C纤维传入冲动大量进入脊髓背角。当诸如轻揉皮肤等刺激兴奋A纤维传入时,SG细胞兴奋,从而关闭闸门,抑制T细胞活动,减少或阻遏伤害性信息向中枢传递,使疼痛缓解。但是,随着对痛觉神经生理学认识的进一步加深,证明SG存在兴奋性和抑制性两类神经元。超微结构的观察进一步表明,SG神经元与C纤维、投射神经元(T细胞)与其他SG中间神经元形成突触联系。A纤维传入激活SG细胞,可通过突触前抑制、前馈抑制和直接对投射细胞的突触后抑制产生节段性调制。为此,Melzack和Wall在1983年对闸门控制学说进行了修正(图7-11B):以两类SG神经元取代了原模式图中的一个SG神经元,并且除突触前抑制机制外,增加了突触后抑制机制在脊髓痛觉信息传递调制中的重要作用,并强调了脑对脊髓的下行控制。越来越多的证据显示,脊髓痛觉调控机制远比"闸门控制学说"描述的复杂。近年来采用转基因小鼠和化学遗传学以及光遗传学方法,对疼痛的脊髓背角神经元微环路有了更深的认识。

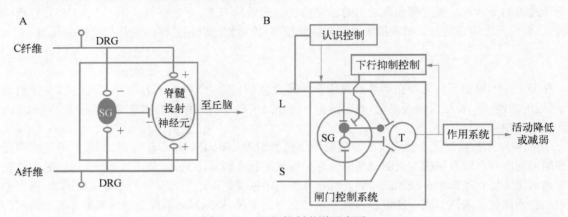

图7-11 闸门控制学说示意图

A. 闸门控制学说提出时的原始图;B. 闸门控制学说的修改图。白圈为兴奋性SG神经元,黑圈为抑制性SG神经元,T为脊髓背角投射神经元

(2) 背角胶质细胞对疼痛的调制

脊髓背角和中枢神经系统的其他部位一样,有大量的胶质细胞存在,包括星型胶质细胞、小胶质细胞和少突胶质细胞。其中,星型胶质细胞在数量上和体积上都是最多的。除了对神经元的支持作用,它们通过表达多种转运体蛋白,参与调节细胞外离子和神经递质的浓度,以保持细胞微环境的稳态。小胶质细胞在功能上相当于巨噬细胞,具有吞噬功能。少突胶质细胞产生髓鞘,包裹在神经元的周围形成髓鞘以保持快速的神经传导。

正常情况下,星型胶质细胞和小胶质细胞处于相对"静止"的状态,但在外周或中枢组织损伤或炎症情况下,它们会发生生化、转录、翻译甚至形态上的改变,成为"激活"状态。激活的星形胶质细胞在形态上可表现为体积增大、数量增多,特异性标记蛋白的表达增多〔如胶质细胞原纤维酸性蛋白(glial fibrillary acidic protein,GFAP)、波形蛋白(Vimentin、S100B)等〕。激活的小胶质细胞出现形态上的阿米巴样变形,特异性标记蛋白表达也增多(如3型补体受体CR3或CD11b,离子钙接头蛋白Iba-1、CD14等)。近几年的研究表明,激活的小胶质细胞和星型胶质细胞能够释放多种炎症介质,后者可调节神经元的兴奋性,参与中枢敏化,是痛觉过敏和触诱发痛现象产生的重要机制之一。

(3) 参与调制的主要物质

在脊髓背角有大量的神经递质参与疼痛信号的调制。除了前面提到的谷氨酸、SP,一些抑制性递质,如阿片肽、GABA、甘氨酸也参与痛觉的初级调制。另外,在脊髓存在很多受体,它们能被来自脊髓上中枢的下行纤维释放的递质激活,在痛觉的调制中发挥重要的作用。

前面已经提及,胶质细胞在疼痛调节中的重要作用已经被发现,其中的机制也正在研究之中。神经元和胶质细胞之间、星型胶质细胞和小胶质细胞之间都存在密切的相互调节作用。目前研究较多的参与相互调节的细胞因子有:TNF-α、IL-1β、IL-6、IL-17、IL-23等。趋化因子有单核细胞趋化因子、

monocyte chemoattractant protein－1，MCP－1/CCL2)、基质细胞衍生因子－1(stromal cell-derived factor 1，SDF1/CXCL 12)、fractalkine(CX3CL1)等。这些细胞因子和趋化因子在慢性疼痛的维持中有重要作用。

3. 脑干对痛觉信息传递的下行调制

20 世纪 60 年代初研究吗啡镇痛作用的机制时，我国学者邹冈和张昌绍首先发现在兔第三脑室周围灰质内注入微量吗啡能够持久地抑制光热刺激所引起的痛反应。1969 年 Reynolds 报道了电刺激大鼠中脑 PAG 可使动物耐受剖腹探查手术而不影响其他活动。之后，这一现象分别在猫、猴和人身上多次得到证实。这一类镇痛被称为脑刺激镇痛(stimulation-produced analgesia，SPA)。脑刺激镇痛时，其他感觉无异常，动物的运动功能也不受抑制。SPA 的效果与所用的刺激强度和持续时间有相应的定量关系，即刺激愈强，时间愈长，镇痛效果愈明显。停止脑内刺激后，尚有镇痛的后效应。以后的大量研究表明，在中枢神经系统内有一个以脑干中线结构为中心，由许多脑区参与组成的调制痛觉的神经网络系统，即内源性痛觉调制系统(pain modulatory system)，该系统包括下行抑制系统(descending inhibitory sytstem，图 7－12)和下行易化系统(descending facilitating system)。

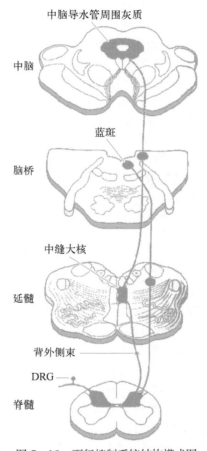

图 7－12 下行抑制系统结构模式图

(1) 下行抑制系统

下行抑制系统由 PAG、延髓头端腹内侧核群(中缝大核及邻近的网状结构)和一部分脑桥背侧部网状结构组成，它们的轴突主要经脊髓背外侧束下行，对脊髓背角的痛觉信息传递产生抑制性调制，在脑干水平也抑制三叉神经脊束核痛敏神经元的活动。

1) 中脑导水管周围灰质：中脑 PAG 是一个由形态类型、化学构筑不同的细胞组成的核团，在功能上分不同的亚区。接受来自额叶皮层、岛叶、杏仁核、下丘脑、脑桥网状核核蓝斑核等传入。因此，大多数高级中枢激活产生的镇痛作用都可能通过 PAG 介导。另外，来自脊髓的伤害性神经元传入 PAG 激活其抑制性调制神经元。

PAG 的主要传出投射有：前内侧蓝斑核周围区的 Barrington 核、延髓头端腹内侧区和外侧网状核。此外，少量直接到达脊髓背角。PAG 可以通过延髓头端腹内侧区和外侧网状核两条通路对脊髓背角神经元产生下行调制。下行纤维通过脊髓背外侧束到达脊髓，在切断背外侧束后，刺激 PAG 或注入微量吗啡引起的镇痛消失。PAG 的腹外侧区是选择性镇痛区，对痛觉有高度选择性抑制，不伴随运动和自主反应。PAG 背部区除有镇痛作用外，更主要是在情绪和逃避反应中发挥作用。

2) 延髓头端腹内侧结构(rostral ventromedial medulla，RVM)：起源于 PAG 的脑干下行冲动可以经延髓头端腹内侧区中继到达脊髓。电刺激或微量注射兴奋性氨基酸于 PAG 可使延髓头端腹内侧区神经元产生以兴奋为主的反应。损毁或局麻延髓头端腹内侧区可阻断电刺激或微量注射兴奋性氨基酸于 PAG 所诱发的下行抑制作用，表明延髓头端腹内侧区是 PAG 下行抑制作用的重要中继站。

延髓头端腹内侧结构包括中缝大核(nucleus raphes magnus，NRM)、网状巨细胞核、外侧网状巨细胞旁核和网状巨细胞核 α 部四个核团。延髓头端腹内侧区除接受 PAG 的传入，也接受楔状核、前额叶皮层、下丘脑、杏仁核和纹状体基底核的传入。延髓头端腹内侧区的传出纤维经背外侧束终止在脊髓背角的浅层和 V 层。电刺激延髓头端腹内侧区特别是 NRM，对多种动物的脊髓背角神经元伤害性反应产生选择性抑制，损毁背外侧束可阻断抑制效应。

3) 蓝斑：蓝斑是痛觉调制系统中另一主要结构，接受 PAG 的传入，其传出可直接到达脊髓。电刺激蓝斑或微量注入谷氨酸选择性兴奋胞体，明显抑制背角神经元的伤害性反应，并产生行为痛反应的减弱。蓝斑的下行抑制主要通过其神经元轴突与脊髓背角神经元的直接作用，也间接通过其终止在 PAG 的蓝斑纤维激活调制神经元。

(2) 下行易化系统

20 世纪 90 年代初,人们在深入研究下行抑制系统时,又发现了下行易化系统。它起源于和下行抑制系统相同的中枢神经核团,如网状巨细胞核和网状巨细胞核 α 部,性质相同但量不同的刺激可分别激活这两个系统。

有关下行易化系统的生理意义目前尚不十分清楚,可能是通过降低痛阈来提高机体对伤害性刺激的反应能力,这可能在某些生理和病理状态下有着重要意义,从而有助于生存和保护。

(3) 参与下行调制的递质

在下行调制系统的主要结构中有多种经典神经递质和神经肽存在,它们通过下行纤维投射到脊髓,调制伤害性信息的传递。主要的递质和神经肽:在 PAG 中有 5-HT、神经降压肽、SP、血管活性肠肽、脑啡肽、强啡肽和 γ-氨基丁酸等;在 NRM 中有脑啡肽、SP、生长抑素、色氨酸羟化酶等;蓝斑中有去甲肾上腺素、神经肽 Y、GAL 等。

1) 阿片肽和阿片受体:阿片止痛在民间已有很长的历史,但对其神经机制的认识开始于 20 世纪。1975 年在脑内发现了阿片肽的存在。目前已经克隆出了四种阿片受体,即 μ 受体、δ 受体、κ 受体和孤啡肽(orphan receptor)四型受体。

阿片肽由大的无活性的多肽前体裂解而成,包括:β-内啡肽、脑啡肽、强啡肽、内吗啡肽和孤啡肽。脑啡肽和强啡肽神经元胞体和末梢分布在下丘脑、杏仁核、PAG、RVM 和脊髓背角的 I 层、II 层、V 层和 X 层;β-内啡肽神经元胞体主要存在于弓状核和孤束核,其纤维终于 PAG、蓝斑和脊髓;内吗啡肽神经元胞体也存在于 PAG、NRM 和脊髓;孤啡肽神经元在脑内的分布与脑啡肽和强啡肽神经元分布相平行,但极少共存,其纤维主要见于脊髓背角和侧角。

在脑干下行调制系统中,PAG、中缝背核、NRM、蓝斑和脊髓内都分布有四种类型的阿片肽受体。阿片类药物微量注射到 PAG、RVM 和脊髓背角均可通过激活 μ 受体、δ 受体和 κ 受体产生极强的镇痛作用。但是对于每种阿片肽分别激活哪种受体,目前还不是很清楚。目前所知,脑啡肽和 β-内啡肽与 μ 受体和 δ 受体有较高的亲和力,与 κ 受体亲和力低,而强啡肽与 κ 受体有相对高亲和力,通常被认为是 κ 受体的内源性配基。孤啡肽与 μ 受体、δ 受体、κ 受体的亲和力均极低,在生理浓度下很难与它们结合,它主要通过激活孤啡肽受体实现其对痛觉调制的作用。外源性给予孤啡肽对痛觉调制的作用依给药部位的不同表现为痛觉易化和镇痛双重作用。脑内给予孤啡肽使痛阈降低,而脊髓内给药则升高痛阈,提示其作用具有不同的机制。

给予阿片类药物(如吗啡)可以激活中枢神经系统内的阿片受体产生镇痛作用。在应激、针刺或使用安慰剂的情况下,也可以通过促进阿片肽以及其他递质的释放,达到镇痛效果。

2) 5-羟色胺:5-HT 能神经元在中枢神经系统内集中分布在脑干中缝核群,其传出纤维分上行和下行两部分,其上行部分投射到间脑、端脑的很多脑区;其下行部分是脑干痛觉下行调制系统的重要组成部分。

延髓头端腹内侧区的神经元中有 20% 是 5-HT 能神经元。电刺激延髓头端腹内侧区使脊髓段的脑脊液中 5-HT 释放增加,并产生镇痛作用。而且,该作用能被 5-HT 非特异性拮抗剂阻断。外源性 5-HT 应用于脊髓背角不但能抑制背角神经元对伤害性刺激的反应,而且能抑制脊髓丘脑束投射神经元的活动,产生镇痛作用。

5-HT 有多种受体,目前发现有 7 种,即从 5-HT$_1$ 到 5-HT$_7$。这些受体中有的又有多种亚型,如 5-HT$_1$ 分为 5-HT$_{1A}$、5-HT$_{1B}$、5-HT$_{1D}$、5-HT$_{1E}$ 和 5-HT$_{1F}$;5-HT$_2$ 分为 5-HT$_{2A}$、5-HT$_{2B}$ 和 5-HT$_{2C}$;5-HT$_5$ 分为 5-HT$_{5A}$、5-HT$_{5B}$。在脊髓背角中存在的受体亚型:5-HT$_{1A}$、5-HT$_{1B}$、5-HT$_{2A}$、5-HT$_3$、5-HT$_{5A}$、5-HT$_6$ 和 5-HT$_7$ 等。大多数行为和电生理学实验表明,5-HT$_3$ 型受体的激活主要产生抗伤害作用,提示 5-HT$_3$ 型受体在痛觉下行抑制中具有重要意义。关于 5-HT$_1$ 型受体,有些研究报道,5-HT$_1$ 型受体的激活主要产生痛觉易化效应;另一些研究认为,激活 5-HT$_1$ 型受体可产生抗伤害效应;还有些研究发现,激活 5-HT$_{1A}$ 和 5-HT$_{1B}$ 型受体可产生截然相反的效应。这些矛盾的存在提示 5-HT 下行系统在脊髓水平对痛觉信息的调制较为复杂。

3) 去甲肾上腺素:脊髓背角 I 层、II 层和 V 层的 NE 纤维末梢主要来自脑桥背外侧核群和延髓尾端的外侧网状核。NE 及其激动剂直接作用于脊髓,通过 α$_2$ 受体选择性抑制背角伤害性反应,并抑制动物的痛行为反射。耗竭脊髓水平的 NE 可以减弱脑干的下行抑制性调制作用。另外,PAG 和延髓头端腹外侧区接受含有 NE 的纤维支配。椎管内给予 NE 的拮抗剂可以减弱 5 - HT 激动剂的镇痛效应,椎管内注射 5 - HT 也减弱 NE 引起的镇痛。因此,5 - HT 和 NE 对脊髓伤害性信息的调制是相互依赖的,5 - HT 介导的镇痛作用有赖于 NE 系统的完整。

4)乙酰胆碱:延髓头端腹外侧区中的 Ach 受体参与痛觉的调制。延髓头端腹外侧区内微量注射烟碱型 Ach 激动剂明显抑制大鼠甩尾反射和热板反射。而且,局部或系统给予烟碱型激动剂可剂量依赖性地激活延髓头端腹外侧区神经元。延髓头端腹外侧区内烟碱型激动剂对疼痛的调制作用依赖于 5 - HT 能神经元和主要分布于该神经元上的烟碱受体。破坏延髓头端腹外侧区内 5 - HT 能神经元能明显减低系统注射烟碱激动剂的镇痛作用。

5)γ-氨基丁酸:γ-氨基丁酸(GABA)在脑内的含量约比单胺类递质高出 1 000 倍以上。脑内有 20%～40% 的突触以 GABA 为递质。在 PAG 内有 40% 左右的神经终末是 GABA 阳性终末。NRM 投射的神经元中,至少有 50% 是 GABA 免疫阳性神经元。NRM 自脊髓投射的神经元也有 50% 左右是 GABA 神经元。PAG 或中缝背核内微量注射 GABA$_A$ 受体激动剂蝇蕈醇可导致痛觉过敏,并阻断局部应用吗啡产生的镇痛作用;NRM 内微量注射 GABA$_A$ 受体阻断剂荷包牡丹碱则产生镇痛作用,而 NRM 内微量注射 GABA$_B$ 受体激动剂巴氯芬,依剂量的不同,可抑制或易化大鼠甩尾反射,提示 GABA 是痛觉下行调制系统的重要神经递质。

(4)递质参与下行调制的作用机制

痛觉调制系统在脊髓水平参与对伤害性信息的调控主要通过三条途径:① 直接抑制投射神经元。从 RVM 下行的纤维直接与脊髓丘脑束投射神经元形成单突触联系,通过释放 5 - HT 或 CCK 抑制投射神经元的活动。② 激活脊髓抑制性中间神经元。在脊髓背角浅层有部分神经元能够被来自 PAG 的抗伤害性刺激所兴奋。大部分的此类神经元含有抑制性神经递质 GABA、甘氨酸和脑啡肽。而且,刺激 RVM 可使甘氨酸在脊髓背角释放并抑制伤害性神经元的放电。表明脊髓背角中间神经元释放的抑制性递质参与中脑的下行调控。③ 抑制兴奋性中间神经元和初级传入信号。前面已经提及,阿片肽能抑制初级传入纤维神经递质的释放,而且能够直接抑制 Ⅱ 层的中间神经元。Ⅱ 层的中间神经元向 Ⅰ 层的投射神经元提供来自 C 纤维的兴奋性传入信息。而且,Ⅱ 层的中间神经元与脊髓背角深层的神经元形成的突触也是非对称的兴奋性突触。脊髓内 μ 受体和 δ 受体的激活,能够对这些兴奋性中间神经元产生突触前抑制,从而间接抑制伤害性信号向脊髓以上中枢的传递(图 7 - 13)。

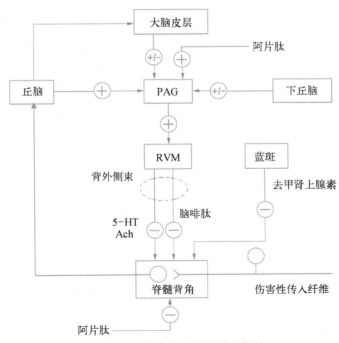

图 7 - 13　疼痛的下行调制示意图

"+". 兴奋作用;"-". 抑制作用;PAG. (中脑)导水管周围灰质;RVM. 延髓头端腹外侧部;5 - HT. 5-羟色胺;Ach. 乙酰胆碱

4. 丘脑对痛觉的调制

丘脑既是各种躯体感觉信息进入大脑皮质之前最重要的传递中枢,也是重要的整合中枢。丘脑接受来自脊髓、脑干的纤维投射,并将信息传递至大脑皮层。同时,丘脑也发出纤维向下投射,并可作为大脑皮层下行调制的中继站而对疼痛信息进行调制。

1) 外侧丘脑:刺激患者丘脑腹后外侧核或腹后内侧核可缓解面神经麻痹痛、带状疱疹痛和丘脑痛综合征,电刺激腹后外侧核可抑制猴脊髓背角脊髓丘脑束神经元的活动。这种抑制效应可能通过两个神经回路实现,一是逆向激活脊髓丘脑束神经元的轴突投射到脑干 PAG 或 NRM 的侧支,二是激活腹后外侧核-皮层体感区-脊髓背角环路。

2) 中央中核-尾核-束旁核痛觉调制通路:内侧丘脑的中央中核(CM)可能是一个调节束旁核(Pf)和中央外侧核(CL)神经元的伤害性信息的中枢结构。刺激猫的 CM 可以明显地抑制 Pf 神经元的伤害性反应。但是这种抑制可能是通过尾核中继最后到达 Pf 而发挥作用的。刺激尾核可抑制 Pf 神经元对伤害性刺激的反应,缓解癌症患者的疼痛。CM 和 Pf 与尾核之间有密切的纤维联系,大脑皮层有大量下行纤维投射到尾核。因此,大脑皮层的活动对于痛觉的抑制作用有可能是通过尾核下达丘脑而实现的。

3) 中央下核-腹外侧眶皮质-PAG 痛觉调制通路:如前所述,内侧丘脑的中央下核神经元介导痛觉的情绪成分,但是选择性损毁双侧中央下核,明显地降低大鼠嘶叫反应的阈值,提示中央下核可能也参与痛觉的调制。中央下核主要上行投射到腹外侧眶皮质,腹外侧眶皮质神经元双侧投射到下行抑制系统的关键部位 PAG,从而构成中央下核-腹外侧眶皮质- PAG 的痛觉调制通路。伤害性刺激激活中央下核,经腹外侧眶皮质转而激活 PAG,通过脑干下行抑制系统,在脊髓水平调制伤害感受性输入,从而产生镇痛作用。

5. 大脑皮层在痛觉调制中的作用

大脑皮层对痛觉具有强大的调制作用,这种作用可以发生在皮层水平,更多的是发生在皮层下各级神经结构,称为下行性调制作用。

大脑皮层感觉运动区、额叶等皮层的下行纤维,可直接抵达与疼痛机制关系密切的一些结构,如尾核、丘脑髓板内核群等,为皮层下行性调节痛觉过程提供了形态学基础。刺激 SⅠ区还可抑制丘脑中央中核、腹后外侧核以及海马的伤害性感受反应。刺激 SⅡ区对丘脑束旁核、中央中核和中央外侧核神经元伤害性反应有影响,并以抑制为主。

大脑皮层感觉运动区及额叶有下行纤维投射至 PAG、中缝核群、中脑被盖和顶盖等。刺激 SⅠ区对中脑网状结构神经元伤害性反应有影响,也可激活延髓中缝核多数神经元以及中缝-脊髓神经元。此外,刺激大鼠前额叶皮层可使多数 NRM 神经元放电增加,并影响这些单位的伤害性诱发反应。其意义可能在于通过调节 NRM 下行抑制神经元活动水平而对痛觉进行调制,也可能通过抑制与上传伤害性信息有关的 NRM 神经元,从而阻止伤害信息向上传递。

大脑皮层 SⅠ区、SⅡ区发出的纤维,经锥体系和锥体外系均可直接或间接抵达脊髓Ⅲ层、Ⅳ层背角,对脊髓初级传入纤维、脊髓网状束、脊颈束、脊丘束、背柱核神经元活动等产生调控作用。

总之,相对于脑干结构对痛觉的调制,大脑皮层等高级中枢对痛觉的调制更为复杂,这方面的研究还有待于继续深入。

7.3.4 痒觉概述

痒觉(itch;pruritus)是一种能够诱发机体产生搔抓反射或欲望的不愉快的躯体感觉。瘙痒在包括鱼类、鸟类、小鼠和人类在内的各种脊椎动物中都是进化上保守的,表明搔抓行为在清除潜在的外部威胁方面有益处。搔抓行为能够引起皮肤的炎症反应,也作为机体的一种免疫防御机制。根据其持续时间长短,瘙痒可以分为急性痒和慢性痒。急性痒具有保护作用,作为一种警告信号,防止外界刺激(如蚊虫叮咬)等引起的潜在组织损伤,一般持续数小时到数天。慢性痒通常是多种皮肤疾病和系统性疾病的伴随症状,包括多种皮肤病(如银屑病和特应性皮炎等)、肝脏疾病(如胆汁淤积症等)和肾脏疾病(如尿毒症等)、感染性疾病(如带状疱疹病毒感染和艾滋病等),以及代谢性疾病(如糖尿病等)等。慢性痒一般持续6周以上,导致皮肤损伤并影响睡眠,严重降低患者的生活质量。在临床上,慢性痒通常难以治愈且容易复发,而现有的抗组胺药物也并不能有效地治疗,提示慢性痒的发病机制十分复杂,并且其具体的分子细胞机制尚不清楚。因此,我们迫切需要探究痒觉发生、传导和神经回路机制,为慢性痒的治疗提供新的策略和方法。

1. 痒觉的特点

痒觉和痛觉的联系非常紧密,有不少共同点。痒觉和痛觉都属于不愉快的躯体感觉,尤其对于慢性痒和慢性痛来说,二者都具有感觉、认知、评估、情绪和动机等多重维度成分。在机制上,慢性痒和慢性痛都有外周敏化和中枢敏化等发病机制。此外,传导痒觉和痛觉的外周介质及受体,也有不少是共用的(如TRPA1)。痒觉和痛觉有显著的不同特征。痒觉和痛觉是性质不同的感觉,诱发的行为模式也是截然不同的。痛觉诱发退缩反射,而痒觉诱发搔抓反射。就发生部位而言,痒觉主要发生在皮肤表层和黏膜处,而痛觉发生于几乎所有浅表和深部器官。痒觉和痛觉还存在复杂的相互作用。痛觉能抑制痒觉,例如搔抓或薄荷等外界刺激可以明显缓解瘙痒。但痒觉对痛觉的影响尚不清楚。在慢性痒状态下,痛觉刺激可以感知为瘙痒,而在慢性痛状态下,痒觉刺激可以感知为疼痛。镇痛的阿片类药物吗啡能够缓解疼痛,但能诱发瘙痒。

2. 痒觉的分类

临床上,根据发病机制不同,将瘙痒分为 4 类:① 由皮肤病诱发的瘙痒(pruritoceptive itch),如特应性皮炎和银屑病诱发的瘙痒;② 系统性疾病诱发的瘙痒(itch in systemic disease),包括肝脏和肾脏疾病和药物诱发的瘙痒;③ 神经系统疾病诱发的瘙痒(neuropathic itch),由于外周神经系统或中枢神经系统的损伤诱发的瘙痒;④ 精神疾病诱发的瘙痒(psychogenic itch)。

7.3.5　痒　觉　传　递

尽管痒觉和痛觉是两种明显不同的感觉,但二者关系密切且共享部分神经解剖学通路。初级传入感觉神经元的胞体位于 DRG 和 TG,而其外周神经末端,能够感受不同的刺激,如触觉、温度觉、痛觉和痒觉,并且初级感觉神经元的中枢分支能够将这些刺激信号传递到脊髓背角,在脊髓背角进行进一步加工和调制后,上传到脑。与痒觉相关的脑区包括中脑 PAG、PBN、杏仁核、丘脑、岛叶皮层和扣带皮层等区域。

1. 痒觉的外周机制

(1) 痒觉感受器

在机制上,除中枢阿片受体的激活诱发的瘙痒外,大多数瘙痒都起始于外周初级感觉神经元的激活,而外周感觉神经元中负责感受瘙痒的神经元被称为痒觉感受器(pruriceptor)。痒觉感受器属于伤害性感受器(nociceptor)神经元中的一类,伤害性感受器有专门负责感知疼痛的功能。痒觉是通过 A_δ 和 C 纤维传导的,对机械刺激不敏感的 C 纤维可以被组胺激活,而机械热敏感的 C 纤维(CMH)对组胺没有响应,这类 CMH 纤维可以被非组胺能的瘙痒介质激活,例如,一种能够致痒的植物刺毛黧豆。最近,单细胞 RNA 测序等技术进一步将小鼠 DRG 神经元分为 11 个亚类:NF1-3 类对应低阈值 A_β 机械性感受器;NF4 类和 NF5 类是本体感受器;TH 类对应 C 型低阈值机械性感受器(LTMR),介导机械性疼痛和令人愉快的触觉;PEP1 类是热敏感的伤害性感受器;PEP2 类是薄髓鞘的 A_δ 伤害性感受器;NP1 类、NP2 类和 NP3 类是 3 种类型的非肽能伤害性感受器。NP1 类、NP2 类和 NP3 类可能是痒觉感受器神经元,其中 NP1 组对应 MrgprD$^+$ 神经元,NP2 类和 NP3 类的神经元表达组胺受体和 IL-33 受体,其中 NP2 以 MrgprA3 和 MrgprC11 的表达为特征,而 NP3 组特异性表达 5-HT 受体和 IL-31 受体。NP1 类、NP2 类、NP3 类神经元都表达 IL-4 和 IL-13 受体。这些受体下游信号通路的 TRPA1 和 TRPV1 通道在这些神经元中均表达。结果提示,不同的痒觉感受器可能参与不同疾病诱发的瘙痒机制。

(2) 外周瘙痒介质及其受体

1) 组胺及组胺受体:组胺作为一种经典的瘙痒介质,是一种血管舒张剂,可产生局部血管舒张、肿胀和发红的三重反应,并伴有瘙痒感。肥大细胞的颗粒中含有大量的组胺,是人体中组胺的主要来源之一,而组胺还可以由其他几种类型细胞合成,包括嗜碱性粒细胞、神经元和皮肤角质形成细胞。目前有 4 种已知的组胺受体：H1R、H2R、H3R、H4R。在这些受体中，H1R 和 H4R 在 DRG 神经元中表达，并介导组胺诱发的瘙痒。过去的研究表明，与其他组胺受体相比，阻断 H1R 可以减轻绝大多数与组胺相关的瘙痒疾病。

2）Mas 相关的 G 蛋白偶联受体：Mas 相关的 G 蛋白偶联受体（Mas-related G protein-conpled receptors，Mrgprs）是 G 蛋白偶联受体的一个大家族，在小鼠中有 27 个家族成员，可以分为几个亚家族：MrgprA、MrgprB、MrgprC、MrgprD-G，而在人类中只有 8 个家族成员。其中，MrgprA、MrgprB5、MrgprC11、MrgprD 表达在小鼠小直径的 DRG 神经元和 TG 神经元中。氯喹是一种抗疟疾药物，可以在人体内引起严重的瘙痒，氯喹能够直接激活小鼠初级感觉神经元中 MrgprA3$^+$ 的神经元，从而诱发瘙痒。一种内源性牛肾上腺髓质肽 BAM8-22，通过直接激活 MrgprC11 而诱发瘙痒。此外，小鼠中 MrgprA3 和 MrgprC11 介导的瘙痒都需要 TRPA1 离子通道的激活。在人类中，MrgprX4 受体作为胆汁酸的受体介导胆汁淤积症诱发的瘙痒。

3）细胞因子及细胞因子受体：细胞因子是神经系统和免疫系统之间交流的重要信号分子。特应性皮炎已被证实与 T_H2 型细胞因子密切相关，这些细胞因子诱导并维持炎症性 T_H2 型 CD4$^+$ T 辅助细胞的产生，从而进一步引发慢性炎症。近年来发现，痒觉感受器神经元表达细胞因子受体，并运用与免疫细胞相似的细胞内信号通路，这提供了一种协调神经和免疫系统的机制，以警告人体潜在的损伤和感染。① 胸腺基质淋巴细胞生成素（thymic stromal lymphopoietin，TSLP）是一种上皮源性的细胞因子，是 T_H2 型炎症的主要诱发剂，高水平的 TSLP 是特应性皮炎的特征标志。在皮肤中，角质形成细胞在响应一系列包括 PAR2 蛋白酶激活在内的刺激后释放 TSLP，其作用于感觉神经元 TSLP 受体（包括两个亚基 IL7Ra 和 TSLPR），激活 TRPA1 通道进而诱发瘙痒。② 两种细胞因子 IL-4 和 IL-13 在基因序列和功能上密切相关，是 T_H2 型免疫反应的主要诱导剂。它们能够驱动初始 CD4$^+$ 辅助 T 细胞分化为 T_H2 细胞，T_H2 细胞自身会产生大量 IL-4 和 IL-13，以维持 T_H2 表型。IL-4 和 IL-13 的受体被发现在痒觉感受器神经元中表达，并且这些神经元与组胺、氯喹、TSLP 和 IL-31 响应的神经元有部分重叠。尽管皮肤中注射 IL-4 和 IL-13 不会诱发急性搔抓行为，但是在小鼠和人类 IL-4/13-IL-4R/13R-JAK 信号通路介导特应性皮炎诱发的慢性瘙痒。③ IL-31 也与特应性皮炎和皮肤 T 细胞淋巴瘤诱发的瘙痒有关，并且主要由 T_H2 细胞产生，IL-31 属于 IL-6 细胞因子家族，IL-31 受体由 IL-31Ra 和抑瘤素 M 受体（oncostatin M receptor，OSMR）2 个亚基组成，其表达在痒觉感受器神经元中。

4）5-HT 及 5-HT 受体：5-HT（也称为血清素）是中枢神经系统中一种重要的神经递质，广泛分布于外周和中枢神经系统中。5-HT 可以由肥大细胞脱颗粒释放，小鼠或人皮内注射高剂量（> 1 mM）的 5-HT 会引起疼痛和瘙痒。迄今已鉴定的 5-HT 受体有 17 种亚型，除了 5-HT3 受体是配体门控离子通道，其余亚型都属于 G 蛋白偶联受体。在 DRG 神经元中已检测到多种 5-HT 受体，其中 5-HT1F、5-HT2A、5-HT2B 和 7-HT7 受体可以在外周介导瘙痒。

5）Toll 样受体：Toll 样受体（toll-like receptor，TLR）通常在免疫细胞中表达，通过识别病原体相关分子模式（pathogen associated molecular pattern，PAMP）或损伤相关的分子模式（damage associated molecular pattern，DAMP）来介导先天免疫反应。研究证明，TLR3、TLR4 和 TLR7 在初级感觉神经元表达，并且在检测外源病原体或内源危险信号中起着重要作用。其中 TLR3 和 TLR7 表达于 TRPV1$^+$ 神经元中。皮内注射 TLR7 配体（如咪喹莫特、瑞喹莫德和洛索比滨）或 TLR3 配体 poly(I：C)能够诱导小鼠产生剂量依赖性搔抓反应。此外，皮肤非神经元细胞表达的 TLR4 在慢性瘙痒中也发挥重要作用。

2. 痒觉的信息编码学说

一直以来，关于痒觉的信息编码一直是本领域争论的焦点，但是当前的编码理论并不能够解释所有的实验现象。最初提出的强度学说（intensity theory）认为，具有多模态性的感觉神经元能够响应疼痛和瘙痒的刺激。对于同一群神经元，强烈的刺激产生疼痛，微弱的刺激则产生瘙痒。然而研究表明，较弱的疼痛刺激或较强的瘙痒刺激并不能够产生不同的感觉，因此强度理论可能并不成立。特异性学说（specificity theory），也称为专一线路学说（labeled line theory），认为瘙痒和疼痛是由完全不重叠的感觉神经元亚群所编码的。鉴于对痒刺激起反应的神经元也能够被疼痛的刺激所激活这一事实，在特异性理论基础上提出一种选择性学说（selectivity theory），认为瘙痒刺激能够选择性的激活痒觉神经元产生瘙痒，而疼痛刺激既能激活痒觉神经元，又能激活更多的痛觉神经元。痛觉神经元的激活可以活化脊髓的痒觉抑制性神经元,故仅产生痛觉。空间对比学说(spatial contrast)则认为,局部激活少量伤害性神经元诱发痒觉,而激活更大群的伤害性神经元则诱发疼痛。模式学说(pattern theory)则整合了强度学说、空间对比学说以及其他学说,认为痒觉和痛觉由神经活动的某种时空模式所区分和编码。近年来提出渗透门控学说(leaky gate model)认为脊髓中 GRP⁺ 的神经元能够同时接受痛觉和痒觉的刺激,且接受痛觉的刺激更多,低强度激活 GRP⁺ 神经元时,小鼠既有瘙痒行为也有痛觉行为,高强度激活 GRP⁺ 神经元时,小鼠主要表现瘙痒行为。最近有研究提出一个新的痒觉编码理论,该观点认为痒觉和痛觉在外周水平即初级感觉神经元上就能够编码和区分,即在同一个初级感觉神经元亚群,不同的刺激可能通过产生不同的放电模式来编码和区分痛觉或痒觉。

3. 痒觉的脊髓机制

(1) 瘙痒从 DRG 神经元到脊髓神经元的信号传递

伤害性神经元(包括痒觉感受器神经元)通常是表达 2 型囊泡谷氨酸转运蛋白(vesicular glutamate transporters, VGLUT2)的兴奋性谷氨酸能神经元。有趣的是,敲除伤害性神经元中的 VGLUT2 基因能够消除疼痛行为而同时增强瘙痒行为。因此,痒觉神经元不仅仅依靠谷氨酸来进行突触传递,可能通过其他递质(如神经肽)进行信息传递。敲除利尿钠多肽 b 基因(*NPPB*,其编码的蛋白为 B 型利尿钠肽 BNP)显著地降低了多种致痒源(如组胺、氯喹、5 - HT 和 SLIGRL 肽)诱发的搔抓行为,表明神经肽 NPPB 是痒觉信号传导所必需的。然而,NPPB 的表达仅限于 NP3 类痒觉感受器,因此其他痒觉感受器(如 NP2 类)可能利用其他的传导机制。外周痒觉神经元的中枢投射终止于脊髓背角 Ⅱ 层,并与一组表达胃泌素释放肽(gastrin-releasing peptide, GRP)的中间神经元进行单突触连接。大多数 GRP⁺ 神经元表达 NPPB 受体 NPRA,因此 NP3 类神经元可能会通过 NPPB-NPRA 向 GRP⁺ 神经元发出信号,之后 GRP⁺ 神经元将信号传导到脊髓 Ⅰ 层中表达 GRP 受体的兴奋性中间神经元。而 GRPR⁺ 神经元在脊髓痒觉信号传导过程中是必要的。

(2) 痒觉和痛觉信号在脊髓中的相互作用

人们在很早就认识到,当疼痛和瘙痒同时发生时疼痛会抑制瘙痒,搔抓本身被认为可以通过激活痛觉神经元来暂时缓解瘙痒。尽管瘙痒特异性的初级感觉神经元能够特异性地传导瘙痒信号,但是这些神经元同时也表达疼痛相关的受体或通道,例如,TRPV1 的配体辣椒素可以激活痒觉神经元和更多痛觉神经元。然而,辣椒素仅能够诱发疼痛而不能够诱发瘙痒。条件性地敲除伤害性感受器中的 VGLUT2 能够消除疼痛,但是显著的增强瘙痒反应。一种可能的解释是痛觉的传导需要谷氨酸,如果消除谷氨酸对痒觉的抑制作用就会引起过度瘙痒。研究表明,脊髓 BHLHB5⁺ 抑制性中间神经元可以被各种刺激物激活,包括疼痛和薄荷醇,并释放 κ 阿片类物质强啡肽来抑制瘙痒,强啡肽可能对 GRPR⁺ 神经元或痒觉通路的下游神经元产生抑制作用。如果缺失脊髓 BHLHB5⁺ 神经元,也会引起过度瘙痒,这与敲除伤害性感受器的 VGLUT2 相类似。最近研究显示,激活甘氨酸能抑制性中间神经元(GLYT2⁺ 神经元)也能够降低瘙痒行为,这些神经元接受来自 DRG 中有髓鞘的低阈值机械感受器的直接突触输入,行为上表现为触觉抑制痒觉。鉴于 GLYT2⁺ 神经元与 BHLHB5⁺ 神经元并非同一群细胞,BHLHB5⁺ 的 GABA 能神经元通过 κ 阿片信号来抑制瘙痒,而其他 GLYT2⁺ 神经元通过甘氨酸发挥抑制痒觉的作用。总而言之,瘙痒刺激能够激活瘙痒特异性的感觉神经元,而疼痛刺激能够激活疼痛和瘙痒初级感觉神经元,但对脊髓瘙痒环路产生抑制,导致机体仅产生疼痛感觉。

(3) 脊髓星型胶质细胞与瘙痒

星形胶质细胞对于维持 CNS 的稳态至关重要,占 CNS 中所有胶质细胞的 20%~40%。在过去,胶质细胞被认为主要是为神经元提供结构和营养支持,然而现在人们意识到它们在许多关键的神经过程中也起着重要的作用。有研究表明,星型胶质细胞在慢性痛中发挥重要的作用,而近来的研究证明,星型胶质细胞在慢性痒的发病机制中也起着关键作用。在慢性痒条件下,与瘙痒破损皮肤相对应的脊髓节段的星形胶质细胞被激活,表现出胞体增大和突起增多,而 TLR4 在星形胶质细胞的表达也被上调。随着近年来对星形胶质细胞在慢性痒机制中作用的研究,星形胶质细胞及神经炎症可能成为治疗慢性痒的新靶点。

4. 瘙痒的脑机制

瘙痒信号由外周初级感觉神经纤维传递到脊髓背角,然后由脊髓投射神经元通过上行路径将瘙痒信号发送到脑,在脑的多个区域和环路中进一步处理。使用 PET 和 fMRI 等技术,人们确定了许多由于瘙痒刺激而激活的脑区域,包括丘脑、初级和次级躯体感觉皮层(S1 和 S2)、前额叶皮层(PFC)、前扣带皮层(ACC)、岛叶皮层、前运动皮层和运动皮层、顶叶皮层等。通常,丘脑作为从脊髓到初级感觉皮层的除嗅觉外的躯体感觉传递的中继站。躯体感觉皮层则可以编码瘙痒的空间、时间和强度,而运动皮层与痒引起的搔抓行为的计划和执行有关,包含 PFC 和 ACC 在内的脑区可能参与处理痒觉的情感或动机部分。在啮齿类动物中,包括丘脑、PBN、杏仁核、S1、PAG 和 RVM,被认为是与瘙痒有关的脑区。然而,大多数脑区在瘙痒中的功能作用仍待研究。

过去几年,光遗传学、电生理学、在体钙成像等技术取得了巨大的进步,这为分析不同脑区在瘙痒信号处理中的功能性作用提供了有力的工具。近来,研究发现 PBN 可以作为处理瘙痒信号的关键核团。PBN 神经元可被瘙痒刺激激活,而药理学失活 PBN 神经元可以明显地减少瘙痒诱导的搔抓行为。此外,PBN 中谷氨酸转运蛋白 Vglut2 的条件性敲除也会显著降低瘙痒,这表明 PBN 谷氨酸能神经元在痒的形成和处理中起着重要作用。但感知瘙痒的 PBN 神经元是否区别于其他 PBN 神经元还未可知,哪些脊髓神经元能够直接与 PBN 神经元形成突触连接以及 PBN 神经元投射到脑的哪些区域等问题,仍有待阐明。

像许多其他躯体感觉一样,瘙痒是一种复杂的体验,由感觉、情绪和动机等多种维度组成。急性痒刺激可以诱发动物产生条件性位置厌恶以及焦虑样行为,这表明瘙痒感觉包括消极的情绪体验。研究表明,杏仁核在编码瘙痒感觉的负性情绪成分中起着关键作用。此外,腹侧被盖区(ventral tegmental area,VTA)和 PAG 中的 GABA 能神经元也在编码瘙痒的厌恶情绪方面也发挥了重要作用。虽然痒是一种不愉快的感觉,但是搔抓痒可以产生一种愉悦的体验,这可能会进一步促进搔抓行为。VTA 是脑中公认的奖赏中心。研究表明,VTA 中的 DA 能神经元的激活参与了与挠痒相关的快感的产生,提示 VTA 在情绪调节痒-抓痒循环中的关键作用。

关于瘙痒的脑的下行调制通路,目前研究不多。鉴于 PAG 在疼痛的下行调节中起着至关重要的作用,有观点认为 PAG 在瘙痒的调节中也发挥着重要的作用。研究表明,PAG 的活性在瘙痒处理过程中显著增加。电刺激 PAG 可抑制组胺引起脊髓背角神经元的反应。近来研究发现,PAG 中的谷氨酸能和 GABA 能神经元均参与瘙痒和疼痛的调节。PAG 中 GABA 能神经元还编码了瘙痒的厌恶情绪。此外,PAG 中表达 Tac1 的谷氨酸能神经元亚群在促进瘙痒-抓痒循环中发挥重要作用。脊髓中处理瘙痒信号的神经元也接受脑的下行神经调节,例如,脑干 NRM 中的 5-HT 能神经元向脊髓背角发出下行投射,刺激 GRPR$^+$ 神经元来增强痒感。此外,从 ACC 到背侧纹状体(dorsal medial striatum,DMS)的投射选择性地调节组胺依赖性的瘙痒过程。提示组胺依赖性和组胺非依赖性瘙痒可能由不同的神经回路所介导。

传染性瘙痒是一种有趣的现象。看到别人挠痒,甚至谈论瘙痒,都会引起人类的挠痒欲望。人类 fMRI 的研究表明,观察他人搔抓行为可以激活与瘙痒相关的多个脑区,包括丘脑、初级躯体感觉皮层、运动前皮层和脑岛,从而在没有皮肤刺激的情况下表现出心理性瘙痒。然而,传染性瘙痒的神经回路机制尚未深入研究。最近,研究发现小鼠也可表现出由视觉介导的传染性瘙痒行为。传染性瘙痒强烈激活下丘脑的视交叉上核(SCN)神经元,并通过局部 GRP-GRPR 信号来调节搔抓行为。然而,关于 SCN 如何传导关于搔抓的视觉或社会信息,仍有待研究。

7.3.6 慢性痒的机制

急性痒(如蚊虫叮咬等)持续时间短,恢复较快。但有许多皮肤病和全身性疾病可产生持续超过 6 周的病理性慢性痒,对患者的健康产生重大影响,给他们带来极大痛苦。与慢性痛类似,慢性瘙痒的发病机制与外周敏化和中枢敏化有关。外周敏化表现为瘙痒阈值的降低和对各种刺激反应的增强。诱导外周敏化的炎症介质包括 NGF 和 PGE2 等。中枢敏化表现为痒觉过敏(hyperknesis)和触诱发痒(alloknesis,也称为机械痒),这种情况类似于疼痛的痛觉过敏(hyperalgesia)或触诱发痛(allodynia)。在瘙痒中描述了一种现象:在皮肤的某一部位通过触摸或刷子引起的瘙痒被称为"发痒的皮肤(itchy skin)"。就像触诱发痛一样,它需要初级传入神经纤维的持续活动,并且很可能是由 A$_\beta$ 纤维所介导。

瘙痒的中枢敏化理论,可以解释一些临床上观察到的慢性瘙痒现象。在中枢敏化情况下,机体通常将疼痛刺激感知为瘙痒,这种现象在特应性皮炎的患者中经常发生,例如,Ach 在特应性皮炎患者中引起瘙痒而不是疼痛。这表明在这些患者中疼痛诱导的瘙痒抑制功能可能被削弱。同样,电刺激增强了银屑病患者由于组胺引起的瘙痒,而不是像健康人那样抑制瘙痒。慢性瘙痒的中枢敏化的确切机制和作用仍需我们去探索。

7.3.7　总　　结

随着痒觉的研究方法和领域的迅速扩展,人们发现除组胺等经典分子以外的其他多种瘙痒机制,与疼痛相关的介质或受体也参与瘙痒的发生。虽然瘙痒与疼痛在感受器水平、传导机制、受体信号通路等方面有很多相似之处,但近年来,人们致力于寻找与瘙痒相关的特异性的分子机制和靶点。此外,多种非神经元细胞(如角质形成细胞和免疫细胞等)也参与瘙痒的发生,这无疑为临床上发展更加特异的瘙痒疗法提供了依据。影响瘙痒发病的遗传和环境因素究竟是什么? 慢性痒及其情绪和动机成分的神经回路机制是什么? 瘙痒的神经回路是如何发育成熟的? 在慢性疾病条件下,瘙痒的神经回路又是如何改变的? 诸如此类很多悬而未决的问题,仍有待探索。但可喜的是,痒觉的基础和转化研究领域正迅速发展,有望造福于饱受瘙痒折磨的患者。

7.4　癫　　痫

癫痫(epilepsy)是常见的神经系统疾病之一,"epilepsy"一词来源于希腊文的 epilamabnein,是"曾有发作"的意思。癫痫是由多种病因引起的慢性脑部疾患,以在病程中反复发作的神经元异常放电所致的暂时性中枢神经系统功能失常为特征,是一组由大脑神经元异常放电所引起的突然、短暂、反复发作的脑部功能失常的临床综合征。这个定义既概括了癫痫的本质、特征和临床表现,又较完整地说明了癫痫的含义。每次神经元的阵发放电或短暂过程的脑功能异常称为癫痫发作(epileptic seizure),一个患者可有一种或数种形式的发作。癫痫既具有慢性脑部疾病的表现,又以反复发作和多元病因学基础为其主要特征。

7.4.1　癫　痫　分　类

引起癫痫的病因很多,也很复杂。任何形式的脑损害,包括离子通道、神经递质、神经元和神经胶质等出现异常作用到大脑皮质都可引起癫痫发作。临床上将癫痫分为特发性癫痫和症状性癫痫两大类。

1. 特发性癫痫

特发性癫痫(idiopathic epilepsy)指通过详细询问病史及依靠目前各种诊断技术暂时不能确定脑部可以解释症状的结构变化或代谢异常,无脑部器质性或代谢疾病表现,而可能与遗传因素有关系。约占癫痫总病例的 60%。

2. 症状性癫痫

症状性癫痫(symptomatic epilepsy)指具有明确病因,即癫痫发作只是由各种脑部疾病和影响代谢的全身疾病引起,癫痫发作只是某个疾病临床表现的一种症状,占癫痫总病例的 20%～30%。

7.4.2　癫痫的临床表现

1. 局灶发作

局灶发作(focal seizure)是局限在脑皮质某一区域病灶发作的总称。发放的扩散最初常在皮质-皮质下连接中进行,特别是皮质-丘脑扇区和杏仁核-脑干扇区。皮质-皮质下结构的任何一端都可以是局灶发作的发放起源部位。发作时程较短,一般为一至数分钟。发作期间一般不引起意识障碍,但如果这个局部区域发作放电扩散到整个大脑半球即引起意识障碍。作为代表性的发作有局灶运动性发作、局灶感觉性发作和局灶发作继发全面性发作三种类型。

(1) 局灶运动性发作

局灶运动性发作指局部肢体抽搐,运动性质多为阵挛性。多见于一侧口角、眼睑、手指或足趾,也可涉及一侧面部或一个肢体。局部抽搐偶尔可持续数小时、数天,甚至数周,则形成持续性局限型癫痫,称为癫痫连续状态(epilepsia partialis continua)。

(2) 局灶感觉性发作

局灶感觉性发作可分为体感性发作和特殊感觉性发作、自主神经发作和精神性发作。

1) 体感性发作：多为触觉，如针刺感、麻木感、触电感等。也可为痛觉或温度觉，如烧灼感、热、冷感。

2) 特殊感觉性发作：① 视觉性发作，简单视幻觉如闪光，病灶在枕叶；② 听觉性发作，简单幻听，如表现为具有一定音调的连续或喷气样的嗞嗞声；③ 嗅觉性发作，闻到焦臭味；④ 味觉性发作，苦味、酸味和较为复杂的金属味；⑤ 眩晕性发作，坠入深渊的感觉、漂浮感。特殊感觉性发作均可作为复杂局灶发作或全身强直阵挛发作的先兆。

3) 自主神经发作：如烦渴、欲排尿感、出汗、面部及全身皮肤发红、呕吐、腹痛等，胃肠道症状很少单独出现。

4) 精神性发作：① 遗忘症，如似曾相识、似不相识、快速回顾往事、强迫思维等；② 情感异常，如无名恐惧、愤怒、抑郁和欣快等；③ 错觉，如视物变大或变小、听声变强或变弱，以及感觉本人肢体变化等。精神症状虽可单独发作，但它常为复杂局灶发作的先兆，有时为继发的全身强直阵挛发作的先兆。

(3) 局灶发作继发全面性发作

任何类型的局灶发作都可能发展成全身强直阵挛发作、强直发作或阵挛发作，患者意识丧失、惊厥。

2. 全身发作

痫性放电从一开始即同时涉及两侧大脑半球，常以意识丧失为首发症状，其运动症状也多为双侧的。发作期的脑电图开始即为双侧脑电图异常。根据发作时的运动表现可分为以下 6 个亚型。

1) 全身强直阵挛发作(generalized tonic clonic seizure)：以全身肌肉强直阵挛为主要表现，伴有意识丧失和自主神经功能紊乱。发作可分为三期：① 强直期，患者突然意识丧失，跌倒，全身骨骼肌同时持续性抽搐、眼睁大、眼球上翻、喉部痉挛、呼吸暂停，持续 20 s 左右。② 阵挛期，全身间歇性、短促的猛烈性屈曲性阵挛，频率由快变慢，松弛期逐渐延长，最后一次强烈阵挛后抽搐突然终止，本期持续约 1 min。③ 惊厥后期，呼吸首先恢复，继而心率、血压、瞳孔等恢复正常，意识逐渐清醒。自发作开始至清醒历时 5～10 min。清醒后常感头昏、头痛、全身酸痛和乏力，对抽搐全无记忆。

2) 失神发作(absence seizure)：主要见于儿童和青少年。表现为突然短暂的意识丧失、停止正在进行的活动，双目瞪视不动如"愣神"，意识丧失，呆呆地站在原来的位置上不动，但不跌倒，手里拿着的物品也不会掉在地上，持续约 5 s，清醒后继续进行发作前的活动。一天可发作数次甚至上百次。

3) 强直发作(tonic seizure)：是一种突然发生的僵硬的强烈肌肉收缩，发作时意识丧失、肢体固定在某种状态下持续数秒钟，儿童少年多见，多在睡眠中发生。

4) 肌阵挛发作(myoclonic seizure)：呈突然、短暂的快速肌肉或肌群有力收缩，引起肢体、面部和躯干快速似电击状的抽动，如快速地点头、耸肩、躯体前倾或后仰，站立或者行走时发作可表现为突然用力跌倒在地。

5) 阵挛发作(clonic seizure)：表现为全身肌肉有节律地、阵挛性抽搐，发作时意识丧失，恢复较强直阵挛发作为快。

6) 失张力发作(atonic seizure)：表现为肌张力的突然丧失，不能维持头部、四肢及躯干的正常姿势，造成垂颈、张口、肢体下垂或全身跌倒，发作时有极短的意识丧失，持续 1～3 s。

7.4.3　癫痫发作的诱因

1. 年龄

多种特发性癫痫的外显率与年龄有密切关系，流行病学资料认为 75% 以上的患者在 10 岁以前发病；中年期多为脑外伤、颅内感染及脑肿瘤等诱发因素；老年期多因脑血管疾病诱发。

2. 内分泌

少数女性患者仅在月经期或妊娠早期发作，或原有的癫痫可能在此期间加重。

3. 睡眠和觉醒

有些癫痫发作与睡眠和觉醒周期关系较大,例如,特发性全身强直阵挛发作常在晨醒后发作;韦斯特综合征常在醒后和睡前发作;伴中央颞部棘波的儿童期良性癫痫大多在睡眠时发作。颞叶癫痫常在日间表现为精神运动性发作,而在夜间表现为强直阵挛发作。

4. 遗传因素

在特发性癫痫中父母一方患癫痫引起的后代发生癫痫的机会为 2%～6%,远高于正常人群(0.5%～1%)。某些特发性癫痫具有不同的遗传方式,涉及一个或数个基因,在单基因研究中,已知至少已有 140 多种单基因遗传病可引起大脑异常而伴有癫痫发作。但迄今尚未明确特发性癫痫的遗传方式。

5. 其他因素

疲劳、发热、饥饿、缺眠、便秘、饮酒,以及各种一过性代谢紊乱和精神因素都能诱发患者的发作。此外,还有些患者仅在某种特定条件刺激下发作,如闪光、音乐、惊吓、心算、阅读、书写、沐浴和下棋等,统称为反射性癫痫(reflex epilepsy)。

7.4.4　癫痫发病机制

癫痫是神经系统疾病中的常见病之一,以脑内某些神经元的异常持续兴奋性增高和阵发性放电为主要特点。癫痫的发病机制非常复杂,至今尚不能完全了解其全部发病机制。目前较为一致的观点是癫痫发病是因为中枢神经系统兴奋与抑制间的不平衡所致,可能与神经递质、离子通道、细胞因子等有密切的联系,另外免疫、内分泌、遗传等也参与其中。

1. 癫痫与突触传递间的关系

神经递质的失平衡可能是癫痫发生的原因。目前发现与癫痫发病有关的氨基酸类神经递质中,谷氨酸、天冬氨酸、牛磺酸等对癫痫发作起促进作用,GABA、甘氨酸等对癫痫发作起抑制作用,而在其中作用最为重要的是谷氨酸与 GABA 及其受体。GABA 是中枢神经系统主要的抑制性递质,GABA 型受体介导 Cl^- 跨膜通过,发生膜的超极化,抑制神经细胞的兴奋性。另外,$GABA_A$ 型受体还通过 K^+ 通道与细胞内鸟苷三磷酸的蛋白结合,特异地调节以增加细胞的去极化。因此,皮质中许多 GABA 能神经元通过前置与反馈通路的相互作用控制神经细胞兴奋性活动。谷氨酸是脑内主要的兴奋性递质,它通过许多受体亚型而兴奋神经元。NMDA 受体是一种离子型谷氨酸受体,它的拮抗剂有抗痫作用,而其激动剂则有致痫作用。因此,脑内 GABA 受体兴奋性与 NMDA 受体兴奋性的失平衡是致病的主要递质基础,而这两种受体功能的平衡又属神经元突触传递的离子通道异常所致。

(1) 谷氨酸

谷氨酸是脑内重要的兴奋性神经递质。体内存在两种谷氨酸受体和一种谷氨酸转运体(glutamate transporter,GluT)。谷氨酸受体分为离子型谷氨酸受体(ionotropic glutamate receptor,iGluR)和代谢型谷氨酸受体(metabotropic glutamate receptor,mGluR),前者包括 NMDAR、AMPAR 和红藻氨酸(kainic acid,KA)受体,直接与离子通道相连,介导快速兴奋性突触传递;后者是 G 蛋白偶连的受体家族,通过胞内各种信使物质的变化介导下游反应。GluT 主要位于神经元和胶质细胞的膜上,能逆浓度梯度从胞外摄取谷氨酸并转运至胞内,使细胞外谷氨酸保持较低浓度,以维持突触间谷氨酸的正常传递,保护神经元不受谷氨酸的毒性影响。

iGluR 介导快信号传递。NMDAR 有 2 种亚单位 NMDAR1 和 NMDAR2,NMDAR1 的 mRNA 表达中有 8 种不同的剪切变异体;NMDAR2 有 4 种亚基,分别为 NMDAR2 - A、NMDAR2 - B、NMDAR2 - C、NMDAR2 - D。NMDAR1 亚单位是 NMDAR 的必需功能基团,生理状态下 NMDAR 是由 NMDAR1 和 NMDAR2 组成的异聚体,且 NMDAR1 与不同的 NMDAR2 组成的 NMDAR 有着不同的生理学特性。NMDAR 在中枢神经系统中分布广泛,大量实验表明 NMDAR 与癫痫的发生发展关系密切。在中枢神经系统中,谷氨酸作为兴奋性神经递质通过 NMDAR 介导兴奋性突触活动,对惊厥的发生、发展和扩散起着重要作用。NMDAR 过度兴奋时,可诱发兴奋性突触后电位,造成同步放电,最终转化为惊厥。惊厥发作后脑内谷氨酸水平升高,在点燃模型中,电刺激后谷氨酸迅速升高,但持续时间很短,5 min 即可恢复到基础水平,完全点燃后谷氨酸升高比部分点燃更明显。反复电休克模型中,多次电刺激惊厥后谷氨酸升高比一次电刺激惊厥后更明显。

mGluR 到目前为止已克隆出 8 种,分别命名为 mGluR1~mGluR8。根据生理特性分成 3 组,第 1 组包括 mGluR1 和 mGluR5,第 2 组包括 mGluR2 和 mGluR3,第 3 组包括 mGluR4、mGluR6、mGluR7 和 mGluR8。mGluR 广泛存在于各种神经元、胶质细胞及神经纤维上,其对 iCluT 有调节作用,可以加强或抑制 iCluT 介导的效应。许多实验表明,第 1 组 mGluR 主要分布在突触后膜,与谷氨酸结合后的活动主要表现为兴奋性神经毒性,与癫痫的启动、传播、维持有关。第 1 组 mGluR 参与癫痫发作的可能机制有:① 激活磷脂酶 C,促使磷酸肌醇水解,细胞内钙库释放。胞质内高钙,在突触后可导致兴奋性毒性损害,在突触前加速谷氨酸释放,引发癫痫活动。② 第 1 组 mGluR 可以调节 iGluT 的活动,增加 NMDA 的毒性作用。第 2、3 组 mGluR 主要分布在突触前膜,具有抑制癫痫发生的作用。作用机制与降低细胞内 cAMP 浓度,抑制电压敏感性钙离子通道有关。

GluT 是位于神经元和胶质细胞膜上的一种糖蛋白,目前发现有 5 种亚型,分别为 GluT1~GluT5,它们具有相似的疏水模式(8 或 10 个跨膜片段),胞内均有多个相同的磷酸化位点,胞外有多个糖基化位点,无信号肽,在胞质区或跨膜区含有一段保守的 7 肽序列。氨基端和羧基端都在胞内,且在羧基端有一大的疏水区,这与其他神经递质转运体不同。神经末梢去极化将谷氨酸释放到突触间隙,进而激活位于突触前膜和胶质细胞膜上的 GluT,GluT 将细胞外的谷氨酸摄回。GluT 摄取谷氨酸时伴随有细胞外 Na^+ 的转运,胞外谷氨酸与 GluT 结合后,顺着 Na^+ 的浓度梯度共同转运至胞内,在正常情况下 GluT 每摄取 1 个谷氨酸同时摄入 2 个 Na^+,并排出 1 个 K^+ 和 1 个 OH^- 或 HCO_3^-,从而产生内向电流,因此称为 Na^+ 和 K^+ 依赖性高亲和谷氨酸摄取。痫性发作使谷氨酸转运失去平衡,最终导致谷氨酸在突触间隙的聚集,造成谷氨酸能系统的兴奋性和敏感性均增加,从而导致进行性癫痫发作过程中海马功能与结构可塑性的重建,使癫痫更易发作。

(2) GABA

GABA 是哺乳动物中枢神经系统中最主要的抑制性神经递质,GABA 的前体物质是谷氨酸,脑内局部微环境中的谷氨酸与 GABA 的比例是影响癫痫发作放电及其传播、终止、复发和神经元损伤的最重要因素。GABA 受体是由 5 种亚基组成的寡聚体,包含 α、β、γ、δ 和 ρ 5 种亚基,各亚基参与不同的功能。近年来,GABA 受体受到越来越多人的关注,迄今为止,已发现 GABA$_A$ 受体、GABA$_B$ 受体及 GABA$_C$ 受体等 3 种不同 GABA 受体,其中 GABA$_A$ 为离子型受体,GABA$_B$ 受体为代谢型受体。GABA$_A$ 受体一般由 α、β 及 γ 3 个亚单位组成,但还有 δ、π、ρ 等亚单位,是脑内最普遍的抑制性递质受体,与癫痫的关系最密切。GABA$_A$ 受体主要介导 Cl^- 通道开放,激活它可以产生早抑制性突触后电位。兴奋 GABA$_A$ 受体能抑制癫痫发作,抑制 GABA$_A$ 受体则会诱发癫痫。不但 GABA$_A$ 受体的兴奋或抑制,能阻止或诱发癫痫,而且癫痫患者脑内 GABA$_A$ 受体自身也发生改变。众多的实验数据表明,癫痫发作可引起鼠脑内特定 GABA$_A$ 受体表达异常,GABA$_A$ 受体下调,其中最可能的机制是 GABA$_A$ 受体亚基表达的改变,尤其是 α2、α3 的选择性减少。癫痫可引起 GABA$_A$ 受体亚基表达的改变,而 GABA$_A$ 受体各亚基本身表达异常也与癫痫发作的易感性有关。GABA$_B$ 受体是 G 蛋白偶联的七次跨膜受体,是由多个亚基结合而成的异源寡聚体,GABA$_B$ 受体的兴奋能激活第二信使系统和 Na^+、K^+ 通道,介导晚抑制性突触后电位,近来认为 GABA$_B$ 受体功能异常很可能是失神发作的主要原因,可能机制是 GABA$_B$ 受体的激活能产生长时间超极化,这足以引起丘脑皮层环路中同步放电,导致失神发作癫痫。GABA$_A$ 与或 GABA$_B$ 受体在局灶性癫痫与全身性强直阵挛性癫痫中功能减弱(去抑制),而在泛化性失神发作中则功能增强。GABA 去抑制不仅会引起癫痫发作,还可导致癫痫放电的持续发生。绝大多数癫痫发作会在 5 min 内终止,如 GABA 受体(特别是 GABA$_B$ 受体)表达减少或功能丧失,则癫痫发作常常会难以终止进而出现癫痫持续状态。GABA$_C$ 受体是近年来新发现的 GABA 受体,也是配体门控的氯离子通道,目前其功能还不清楚。

GABA 转运体(GABA transporter,GAT)的功能也与癫痫关系密切。位于神经元和胶质细胞上的 GAT 能高速摄取突触间隙和细胞外液的 GABA 将其运回细胞内,从而终止 GABA 对突触后膜受体的作用,结束 GABA 的突触传递过程。另外,在某些病理条件下,GAT 可以将 GABA 从细胞内逆行转运到细胞外,从而增加细胞外的 GABA 浓度,加强 GABA 的作用。因此,GAT 是调节 GABA 能抑制性神经活动的重要糖蛋白,GAT 属于 Na^+、Cl^- 依赖性神经递质转运体家族成员。目前发现 GAT 有 4 种亚型,分别为 GAT1～GAT4。GAT 在脑内分布不均匀,GAT1 广泛分布于各脑区,这种分布与 GABA 能神经元的分布密切相关。GAT4 对 GABA 的亲和性最高,主要定位于脑干中。GAT3 主要是胶质细胞性转运体。GAT2 定位于软脑(脊)膜细胞。高亲和力的 GAT 可以迅速从突触间隙移走 GABA,GAT 对于调节细胞外的 GABA 浓度及作用时程发挥着重要的作用。

(3) 神经肽 Y

神经肽 Y(neuropeptide Y,NPY),即神经肽酪氨酸,属于胰多肽相关肽家族,由 36 个氨基酸构成,是哺乳动物神经系统内含量最多的肽类之一。NPY 作为神经调节因子广泛分布在中枢及外周神经系统,NPY 在中枢神经系统中主要分布在大脑皮层、海马、丘脑、下丘脑及脑干等处,尤以海马内浓度最高,而海马特别是腹侧海马是癫痫的敏感脑区。NPY 来源于其前体即前 NPY 原,在神经细胞内合成后,经轴索输送到分泌颗粒储存,接受刺激后分泌。在癫痫模型中发现,初次发作可能引起 NPY 的大量合成,并在神经末梢形成浓缩的囊泡,以备再次发作时释放,因此 NPY 发挥作用较其他的神经递质迟缓,这与经典神经递质(如 GABA)在必要时迅速释放的作用方式不同。NPY 是通过与不同的受体结合而发挥其不同的生物学效应的,现已知的 NPY 受体共有 6 个亚型 Y1～Y6,都是 G 蛋白的偶联受体。目前 Y1 和 Y2 受体与癫痫的关系研究较多。NPY 激活 Y1 受体后抑制海马颗粒细胞 Ca^{2+} 依赖性 K^+ 电流,从而提高神经元兴奋性,NPY 通过 Y1 受体易化惊厥发作。Y2 受体被证实为突触前受体,NPY 作用于突触前 Y2 受体对多种突触前 Ca^{2+} 通道具有抑制作用,降低细胞内 Ca^{2+} 水平,同时抑制同一神经末梢兴奋性神经递质的释放,癫痫发作得到抑制并趋于终止。

(4) 单胺类递质及乙酰胆碱

目前已有研究证实单胺类神经递质(DA、NE、5-HT)在癫痫发作中发挥促进或抑制作用。5-HT是中枢及外周神经系统的重要神经递质,通过提高癫痫放电的阈值,对癫痫发作具有重要的抑制作用。5-HT分 7 个亚型,从 5-HT1～5-HT7,其中 5-HT1A,5-HT2C,5-HT3,5-HT4 和 5-HT7受体参与了癫痫的发生和维持以及癫痫易感性的改变。5-HT3 受体是配体门控离子通道,位于细胞膜上,通过改变钠离子、钾离子和钙离子跨膜引起神经元去极化。5-HT 受体可抑制癫痫发作,而5-HT3受体抑制则可促进棘波。与癫痫密切相关的 5-HT 2C 受体,是到目前为止所发现的唯一由 RNA 修饰调节的 G 蛋白偶联受体。5-HT2C 受体基因被破坏的小鼠出现癫痫症状,伴有偶发和自动的急性发作而导致死亡,较正常小鼠有较低的癫痫阈值。

胆碱能系统分为 2 种:M 型胆碱能系统(muscarinic acetylcholine receptor,mAchR)和 N 型胆碱能系统(nicotinic acetylcholine receptor,nAchR),烟碱型乙酰胆碱受体激活具有致癫痫作用,毒蕈碱型受体激活则根据局部神经回路及神经递质浓度的不同表现出兴奋(阻断持续性 K^+ 电流及 Ca^{2+} 依赖性慢 K^+ 电流)或抑制的不同作用。遗传学研究表明常染色体显性遗传夜间额叶癫痫与神经元烟碱型乙酰胆碱(nACh)受体密切相关。nACh 受体亚基的突变,特别是 α4 和 β2 亚基的突变,与疾病中广泛表达的 α4β2nACh 受体亚型密切相关。

(5) 其他

最近的研究表明,G 蛋白偶联受体 40 在中枢神经系统中表达,参与神经功能的调节。G 蛋白偶联受体 40 激活可以减轻动物模型癫痫发作和 NMDAR 介导的突触后传递。多巴胺递质对癫痫发作也表现有促进或抑制的不同作用,分别由 D1(促进)与 D2(抑制)受体介导。

2. 癫痫与离子通道的关系

离子通道是担负中枢神经系统兴奋性活动(即神经元动作电位的传导)以及形成神经回路(即神经元间突触信号的传递)的枢纽,任何离子通道的异常都有可能造成中枢神经系统电活动的失衡,最终诱发异常同步化放电。离子通道基因突变与癫痫发作有密切关系,某些原发性癫痫是由调控离子通道的基因突变所致,这些癫痫综合征被归为离子通道病。至今研究发现 977 个基因与癫痫相关,其中 60 个是离子通道基因。早期研究已经证实,钠、钾、钙、氯离子通道与癫痫有密切关系。

癫痫活动可能涉及突触机制或突触的调节过程。当细胞内 GABA 调节过程减缓时,阵发性去极化状态就会频繁地产生,调节过程被抑制时,去极化和超极化形式都可出现。但是去除抑制似乎并不会产生癫痫活动。病理性的阵发性去极化还需要较多的诸如 Na^+、Ca^{2+} 的流动。在戊四氮诱发的去极化状态动物的海马切片上,可以看到在癫痫活动时细胞外 Ca^{2+} 浓度减低了。由于细胞外 Na^+ 浓度取决于去极化电位的波幅,所以高幅的去极化是由于 Na^+ 内流所致。由于突触活动的延长,皮层细胞可以处于轻微的去极化状态,这种情况可以引起低阈值的 Na^+ 内流,从而造成了负性的去极化活动。持续的 Ca^{2+} 内流能造成持续地去极化,最终钙通道被激活产生去极化状的尖波活动。超极化是由大量 K^+ 流动所引起,不同的钾通道能改变细胞的活动,使短程的爆发活动变为长程的尖波发放。病灶周围神经元的高度活动亦可使局部的 K^+ 浓度升高造成细胞的极化状态,这种情况加剧了缓慢的 Na^+ 流动,将引起新的去极化反应。总之,突触的活动和调节机制与神经元活动有关,当然也与癫痫活动有关,主要结果是细胞膜内外的电位平衡失常。

(1) 电压门控离子通道

电压门控钾、钠或钙离子通道均由几个亚基组成,一个具有门控特性的功能性亚基,一个或多个辅助亚基。亚基含有 1～4 个同源的跨膜结构域。一般情况下,通道存在着开放、关闭和失活 3 种主要状态。

神经元动作电位的去极化和复极化时程主要由钠和钾通道的电压门控特性决定。Na^+ 内流形成了动作电位的去极化相,而钠通道快速的失活和钾通道激活所产生的外向 K^+ 流形成了动作电位的复极化相。因此,钠通道的失活受阻或者钾电导的下降,均减慢细胞的复极化不完全,导致细胞的兴奋性增加或出现动作电位的自发放。在中枢神经系统中,电压门控钙通道主要调节神经末梢突触前膜的神经递质释放。

1) 钠离子通道与癫痫:Na^+ 是对正常神经功能有着非常重要作用的一种阳离子,主要分布在细胞外,对枪乌贼巨大轴突研究发现,神经元膜外的离子浓度为膜内的 12 倍。Na^+ 的跨膜运动主要经电压门控钠通道进行,电压门控性钠离子通道是一类镶嵌在膜内的糖蛋白,在细胞动作电位的产生和传播过程中起着十分重要的作用。哺乳动物脑组织钠离子通道通常由 α、β1 和 β2 3 个亚基组成,β1 辅基是一种膜蛋白,有 1 个小的胞内域、1 个穿膜结构和 1 个大的胞外域,可以调节通道开关的速率。在不同的生理条件下,钠离子通道有不同的功能状态。安静时钠离子通道关闭,Na^+ 不能通过细胞膜,神经元的膜电位是静息电位。Na^+ 内向电流形成了动作电位陡峭的去极化相,钠离子通道的快速失活参与形成了动作电位的复极化相。因此,钠离子通道失活的受阻会减慢神经元的复极化或产生复极化不完全,导致神经元的兴奋性增加或出现动作电位的自发性。

编码钠离子通道的基因突变可引起各类先天性的癫痫。伴热性惊厥的全身性癫痫(GEFS+)是一种常染色体显性遗传的原发性全身性癫痫。*SCN1B*(编码电压门控性钠离子通道 β1 调节亚基)基因的点突变导致钠离子通道 β1 亚基细胞外免疫球蛋白折叠结构域中的半胱氨酸残基被色氨酸残基取代,以至影响了 β 亚基对 α 亚基动力学的调节功能,导致钠离子通道的反复开放,从而引起神经元持久、过度兴奋。

2) 钙离子通道与癫痫:钙离子通道广泛存在于机体不同类型组织细胞中,Ca^{2+} 是产生和维持神经功能的重要离子。Ca^{2+} 主要分布在细胞内,正常神经元胞外 Ca^{2+} 浓度通常在一个很低的水平。钙离子通道主要分为电压门控性钙离子通道和配体门控性钙离子通道。① 电压门控性钙离子通道:电压门控性钙离子通道由 α1、β、γ、α2δ 四个亚基构成。钙离子通道亚基的基因突变后,影响了正常的 Ca^{2+} 流,破坏了丘脑皮质节律,导致了棘慢波发放,小鼠表现为失神样癫痫发作。② 配体门控性钙离子通道:配体门控通道是由不同的神经递质(如 Ach、甘氨酸和谷氨酸等)激活的离子通道,有开放、关闭和失活 3 种状态。

在细胞水平上,癫痫的共同病理基础是神经元过度放电。短暂快速的 Ca^{2+} 内流和缓慢的 Ca^{2+} 内流引起神经元的去极化。Ca^{2+} 内流与阵发性去极化漂移、神经元同步放电和抑制性突触后电位形成有关。当去极化达到一定程度时就触发 Na^+ 内流,从而爆发一系列迅速的去极化过程。丘脑皮层间地来回摆动式(oscillation)的信息传递环路对微小的兴奋或抑制都十分敏感,而兴奋性递质和抑制性递质间的不平衡可能引起神经网络的同步活动。在癫痫持续状态时,Na^+ 也发挥重要作用,癫痫放电过程中,除了细胞膜快速去极化外,神经元还通过钙泵、内质网等重新调整细胞内钙离子浓度,在此基础上,新的 Na^+ 内流又重新开始。

3) 钾离子通道与癫痫:大多数电压门控钾离子通道的中心是由 4 个相同或相似的 α 亚单位组成的四聚体。钾通道的分子量约为 700 kDa,由 616 个氨基酸残基组成,其跨膜部分仅有 1 个功能区,内含6～7 个节段。每一个 α 亚单位有 6 个疏水的跨膜域(S12S6),其中 S4 带正电,为通道的电压感受器,将 S5 和 S6 隔开的氨基酸序列中,也有两部分参与形成通道的孔(膜孔域),亚单位的 N 末端和 C 末端的结构域都位于细胞内。然而,内向整流性钾离子通道(inwardly rectifying K^+, IRK)和 G 蛋白偶联的内向整流性钾离子通道(G-protein-gated inwardly rectifying K^+, GIRK)的 α 亚单位只有 2 个跨膜部分，相当于电压门控钾离子通道 S5 和 S6 跨膜域。

K^+ 的跨膜运动主要通过被动扩散、电压门控钾通道和配体-受体门控钾通道等 3 条途径进行。K^+ 主要分布在细胞内，其胞内浓度约为胞外的 20 倍，由细胞选择性通透所引起的胞内 K^+ 浓度高是细胞产生和维持静息电位的主要因素。钾通道是单一阀门，只有激活和失活 2 种情况，开放和关闭依赖于膜电位，相对缓慢。当神经元处于静息电位时，钾通道关闭，去极化后几毫秒，钾通道开放。神经元复极化后几毫秒，钾通道关闭。

钾离子通道在调节神经元的兴奋性方面有着很重要的作用，钾离子通道开放时促进 K^+ 外流，引起细胞膜复极化和超极化，从而降低细胞的兴奋性。G 蛋白偶联的内向整流性钾离子通道通过 G 蛋白偶联受体受神经递质和激素的调节。在调节神经元兴奋性上有重要作用。Weaver(wv)小鼠在 GIRK2 的 H5 区(H5 区为一位于 S5 和 S6 之间的保守跨膜区)有一错义突变，这种突变可阻断通道的传导性或改变离子的选择性，表现为共济失调发作，这说明 GIRK2 突变与癫痫发作有关。在 GIRK2 亚单位膜孔域上的突变导致蛋白质分子构型改变，使通道失去了对 K^+ 的选择性，也失去了对 G 蛋白 βγ 二聚体的敏感性，这种突变通道还可导致 Weaver(wv)小鼠脑颗粒细胞的死亡。

4) 氯离子通道与癫痫：Cl^- 主要分布在细胞外，是细胞外重要阴离子。在静息状态下，神经元对 Cl^- 的通透性很小。Cl^- 除了与其他阴离子交换或与 Na^+、K^+ 共同转运外，其分布主要通过氯离子通道、借助电压或浓度梯度进行调控。Cl^- 在细胞内外的分布受到配体-受体及电压门控机制的调节，主要影响抑制性突触后电位的组成。氯离子通道分为电压门控氯离子通道(CLC)、氨基酸受体氯离子通道、钙激活氯离子通道、最大氯离子通道、体积调节氯离子通道和囊性纤维膜电导调节体等六类，其中 CLC 是迄今发现的唯一的电压门控氯离子通道，GABA 受体氯通道属于配体门控氯通道的代表。

Cl^- 广泛分布在机体的兴奋性和非兴奋性细胞膜及溶酶体、线粒体、内质网等细胞器质膜上，在神经元、骨骼肌分布着 CLC、钙激活氯离子通道、最大氯离子通道、体积调节氯离子通道和氨基酸受体氯离子通道，神经胶质细胞上主要分布着体积调节氯离子通道。在正常静息状态下，神经细胞膜的内外有很大的电位差，膜外 Cl^- 浓度明显高于膜内，氯离子通道起到稳定膜电位和产生抑制性动作电位的作用。对 Cl^- 通透的 GABA 受体、GlyR 氯离子通道复合体激活后通过开启氯离子通道引起 Cl^- 内流，形成突触后膜的超极化，产生抑制性突触后电位，从而抑制神经元放电，介导了中枢神经系统大多数的快速抑制反应。现已明确氯离子通道缺陷可引起不同的癫痫表型。

(2) 配体门控离子通道

配体门控离子通道是一类可被不同神经递质激活的离子通道，如乙酰胆碱、GABA、甘氨酸、天冬氨酸或腺苷等。它们通常有 4～5 个亚基组成，所有配体门控通道亚基均有 2～4 个跨膜区的相似结构，每个亚基的第二跨膜区共同形成通道复合体的孔区。阳离子型配体门控通道的离子选择性较阴离子型配体门控通道差，如乙酰胆碱型配体门控通道对 Na^+、K^+ 和 Ca^{2+} 均有通透性。但阴离子型配体门控离子通道，如 GABA 或甘氨酸受体则只对 Cl^- 通透。配体门控离子通道也具有三种状态：开放、关闭和失活。用微电极技术研究神经元，发现单个神经元膜内外存在着一定的电位差，在没有接受任何传入冲动的情况下，通常为内负外正的静息电位。在静息电位基础上神经元兴奋时产生的一种可以传播的短暂的动作电位。动作电位中的兴奋及抑制性突触后电位与癫痫的产生密切相关。兴奋性突触后电位是以兴奋性氨基酸的谷氨酸，也可能有天门冬氨酸作为递质引起的突触后电位。突触后兴奋性氨基酸受体主要有 AMPA、NMDA 和海人酸亚型等。按其生理功能可将其分为非 NMDA 和 NMDA 两类，前者由"正常"突触释放谷氨酸激活，引起钠离子、也有少量钾离子通道开放，导致突触后神经元去极化。NMDA 结合位点靠近 Mg^{2+} 和甘氨酸的结合位点，受体激活可引起膜对 Na^+ 和 Ca^{2+} 的通透性明显增加。当 Mg^{2+} 正常和膜电位为静息电位时，NMDA 离子通道关闭，即使与谷氨酸结合也不产生反应，如果突触后膜被部分去极化，Mg^{2+} 的抑制作用就会解除，NMDA 受体活化，Na^+ 和 Ca^{2+} 就能进入神经元内，产生大的去极化。特定条件下，Ca^{2+} 内流达到一定量时，可引起突触后神经元长期的生理改变，超过 NMDA 激活所需量，能触发癫痫、卒中后神经元损伤和神经元坏死。抑制性突触后电位是由 GABA 介导的突触后电位。GABA 受体有 A、B、C 三种亚型，$GABA_A$ 受体的激活可引起氯离子通道开放，使神经元超极化。在新皮质和海马，$GABA_B$ 受体位于锥体细胞的树突上，受体激活可产生比 $GABA_A$ 受体激活更慢的抑制性突触后电位，由钾电导增加引起，受 K^+ 而不是 Cl^- 调节。

3. 感染与免疫

中枢神经系统感染是癫痫的主要危险因素。任何年龄的人都可能因感染而导致癫痫发作。在感染和癫痫发作之间的潜伏期内,会发生各种脑改变,包括血-脑屏障完整性受损,神经元的过度兴奋性、神经元的丢失和胶质化、分子和结构的重组以及表观遗传的重新编程,最终可能导致自发性反复癫痫发作。在癫痫中,导致癫痫发生及其进展的几种致病机制或促进药物抵抗的机制与促炎细胞因子有关,并且也有越来越多的证据表明炎症过程在人类癫痫中起着重要作用。在癫痫患者和动物脑组织中人们已发现存在促炎症分子:如促炎症酶类(COX-2、NOS、NOX)、细胞因子(IL-1β、IL-6、TNF-α)和生长因子(TGF-β、BDNF)等。大量的临床及基础研究显示,神经炎症会促进惊厥加重及再发:① 自身免疫疾病和脑炎患者惊厥次数频繁;② 中枢神经系统感染导致的炎症反应是癫痫的主要危险因素;③ COX-2、PGE2、TGF-β、NOX2、IL-1β、IL-6、TNF-α、HMGB1、TLR4、TNF-α 等促炎症分子在癫痫发生过程中起重要作用,尤其是 IL-1β。神经免疫调节被认为是参与婴儿痉挛症[又称韦斯特(West)综合征]发生的主要致病机制。免疫机制可能参与癫痫的发生,针对这种和其他神经元抗原的自身抗体在患有慢性癫痫或癫痫持续状态的成人或儿童中很少被发现,而在当癫痫发作或者难以抗癫痫治疗时,发现频率明显升高。

4. 遗传因素是癫痫发生的内因

多项研究表明,多种类型的癫痫都具有一定的遗传性,癫痫患者近亲发病率高于普通人群。人类遗传的主要方式包括单基因、多基因、染色体和线粒体等,这些遗传方式的突变或畸变均可导致癫痫的发生。多项遗传学研究表明,*STXBP1*、*SCN1A*、*GNAO1* 等基因突变可导致大田原综合征、婴儿痉挛症、儿严重肌阵挛癫痫[又称德拉韦(Dravet)综合征]等难治性癫痫综合征。单基因导致的癫痫主要由遗传因素或遗传突变引起,通常以常染色体显性方式遗传,例如,良性家族性新生儿惊厥是一种是由染色体 20q13.3 位点上的电压门控性钾通道基因 *KCNQ2* 或 8q24 位点上的 *KCNQ3* 突变所致,钾电流的减弱可诱发痫性发作。常染色体显性夜发性额叶癫痫致病基因定位于染色体 20q13.2 位点,为烟碱型乙酰胆碱受体 α 亚单位的 Ca^{2+} 通道基因(*CHRNA4*)突变所致。另外 1 个位点为 15q24,也靠近乙酰胆碱受体 a3、a5、β4 亚基基因。第 3 个位点位于 1 号染色体,候选基因为烟碱型乙酰胆碱受体 β2 亚基基因。有些位于突触前膜上的乙酰胆碱受体具有促进末梢释放 GABA 的功能,在基因突变后 Ca^{2+} 经受体通道的内流减少,使突触的 GABA 释放减少,降低了抑制性递质而诱发癫痫发作。常染色体隐性遗传的遗传方式较为少见,例如,北方癫痫综合征(Northernepilepsy syndrome,NES)是一种常染色体隐性遗传的儿童期疾病,连锁分析结果发现,基因位点在染色体 8p,致病基因为组织蛋白酶 B(cathepsin B),另外 1 个候选基因可能为 *Gene 3*(人鸟苷酸激酶相关蛋白 GKAP 的同源物)。

5. 轴突发芽

海马由一系列功能性薄片沿海马纵轴垂直排列,尤似一架钢琴的键盘。正常情况下,齿状回颗粒细胞轴突(苔藓纤维)的投射具有方向及片层特异性,即只向同一片层的门区 CA3 区投射,既不折返入齿状回内分子层,也不向邻近的板层纵向延伸。在人的各个脑区,以颞叶海马,特别是 CA3 区的锥体神经元最易发生痫样活动。CA3 区锥体细胞和门区神经元在癫痫发作后受损,齿状回内分子层失神经传入同时苔藓纤维也与靶细胞断离,海马颗粒细胞苔藓纤维出芽(mossy fiber sprouting,MFS),芽生的轴突侧枝沿海马隔颞轴(纵轴)横向及纵向延伸回返至内分子层/上颗粒层,并与此层颗粒细胞及中间神经元树突形成新的异位突触联系。MFS 导致局部环路重建,重建海马神经网络。应用电刺激正常海马切片的颗粒细胞不能引起痫样放电,但在有 MFS 改变的海马切片中 87% 的颗粒细胞可引起痫样放电。若以微量谷氨酸激活齿状回的颗粒细胞,64% 的细胞出现兴奋性后突触电位频率的突然增高,这说明 MFS 使齿状回的颗粒细胞间建立了返回性兴奋性突触回路,兴奋性突触的形成占优势,而齿状回对兴奋的滤过作用降低,冲动便在新建的神经回路中迅速传播,最终导致癫痫反复发作。脑外伤也是人类产生癫痫的一大致病因素。脑外伤使海马齿状回门区抑制性中间神经元选择性丧失,伴随着兴奋性颗粒细胞轴突(苔藓纤维)数量增加,MFS 导致局部环路重建,在颞叶癫痫的发生与发展中起着关键性作用。

在癫痫发作诱发 MFS 及突触重构过程中,一些神经营养因子,如 NGF、BDNF 和神经营养因子等表达增高可能发挥了重要作用。癫痫发作调节神经营养因子的表达,而神经营养因子的改变将影响与癫痫发作相关的轴突生长。NGF 在发作后上调促进苔藓纤维生长的作用已得到肯定,但 BDNF 在 MFS 中的作用还需进一步证实。近年来发现,四种主要的轴突导向分子(ephrin、netrin、slit 和 semaphorin)在神经系统发育过程中为轴突外向生长提供导向作用,也可能在脑突触重构和 MFS 中发挥作用,提高了致痫性。在电刺激诱导的癫痫持续状态后,Sema3A mRNA 短暂性下调与 MFS 相关。病理研究证实,海人酸致大鼠海马损伤后,苔藓纤维外向性生长与新突触形成的时间相一致,表明 Sema3 及其受体 neuropilin-2在海马损伤后,通过化学排斥作用,对海马神经纤维及其环路重建发挥调控作用。

6. 星形胶质细胞异常

星形胶质细胞是中枢神经系统中广泛存在的体积较大的一种胶质细胞,对神经元起着支持、保护、分隔和营养作用,对维持神经元的生存环境具有重要作用。星形胶质细胞自身突起长、分支多,突起的末端常膨大成终足,互相连接附于软脑膜内表面构成胶质界膜。星形胶质细胞有广泛的缝隙连接,可以进行胶质细胞之间、胶质细胞与神经元之间信息、离子和神经递质传递。星形胶质细胞依靠细胞膜上多种具有调节电解质代谢功能的酶参与细胞间离子的交换,维持了细胞内微环境电解质的平衡。

目前认为神经胶质细胞除了起支持作用外,还能够摄取神经递质谷氨酸和 GABA,以维持细胞外液兴奋性神经递质与抑制性神经递质的平衡。正常状态下,星形胶质细胞可将具有神经毒性的谷氨酸在细胞内转变成无毒性的谷氨酰胺,对谷氨酸等氨基酸类物质进行解毒。但当大脑受损时,胶质细胞解毒功能降低,细胞外大量堆积谷氨酸。同时星形胶质细胞过量摄取 GABA,导致神经元摄取减少而引起癫痫发作致使神经细胞过度兴奋为癫痫发作提供了基础。研究发现在发病早期星形胶质细胞对谷氨酸的摄取增高,同时星形细胞内兴奋性氨基酸转运体(excitatory amino acid transporter,EAAT)也有增高,但反复长期发作则可使星形胶质细胞对谷氨酸的摄取能力降低,成为癫痫再发的原因。其次,星形胶质细胞摄取 GABA 的能力异常也与癫痫发作有关,若摄取过多可导致癫痫发作。

正常星形胶质细胞对 K^+ 的通透性比 Na^+ 高,能够摄取细胞外液过多的 K^+,细胞外液 K^+ 的负平衡可使细胞的兴奋阈值降低,也可使细胞的兴奋性增高,对癫痫的发作有一定的影响。围绕癫痫灶的反应性星形细胞 K^+ 的缓冲作用存在缺陷,如胶质瘢痕诱发的癫痫,星形胶质细胞增生,导致细胞外 Na^+ — K^+ 浓度平衡失调,突触间隙内 K^+ 浓度持续增高,使神经元兴奋阈值下降,神经元活动亢进而引发癫痫。在癫痫发作时星形胶质细胞出现快速变化以维持局部微环境及神经元稳定,如果这种调节机制发生紊乱,星形胶质细胞则成为导致神经元异常放电与损害的重要因素。

7.4.5　癫痫的治疗

1. 抗癫痫药物治疗

传统抗癫痫药物(antiepilept drug,AED)治疗,如丙戊酸钠、苯巴比妥、苯妥英钠、卡马西平等。新型 AED 治疗,如左乙拉西坦、拉莫三嗪、托吡酯、加巴喷丁等,以及一些尚在临床试验阶段药物,如布瓦西坦、唑尼沙胺、拉科酰胺、氨己烯酸等。

2. 外科手术治疗

手术可分为脑叶切除术(局灶性病灶切除术、大脑半球切除术、多脑叶切除术等)及致痫区孤立术(大脑半球切开术、胼胝体切开术、额颞叶孤立术等),其中颞叶切除术被广泛认为是所有癫痫手术中疗效最确切、效果最佳的局灶性病灶切除式式。

3. 迷走神经刺激术

迷走神经刺激术(vagus nerve stimulation,VNS)是通过将脉冲发生器植入患者的胸部并间断提供电流刺激迷走神经,提高癫痫发作阈值。临床上通常刺激左侧颈部的迷走神经,一般较少影响到心脏功能。大量的病例结果显示 VNS 不仅能有效控制癫痫发作,而且长期刺激能够改善患者的认知等高级功能和焦虑、抑郁等精神伴发症。

4. 生酮饮食

生酮即高脂低糖饮食,适用于不能耐受药物不良反应和手术者,其机制尚不确切,可能是通过降低门冬氨酸水平,使得谷氨酸升高,GABA 相应增多,从而抑制癫痫发作。

5. 中医药治疗

近年来传统中医学在探索癫痫治疗中取得了进展,如针刺督脉治癫痫、化痰熄风方治疗癫痫等。

6. 干细胞治疗

有研究表明干细胞治疗在癫痫治疗中已取得了较好的效果。具体机制不明,但可能有以下方面。① 补充替代:移植的干细胞通过增殖、分化可替代补充丢失的神经元,修复受损的神经系统;② 纠正神经递质失衡:移植的细胞可分化为 GABA 能神经元,从而纠正脑内兴奋性、抑制性神经递质失衡;③ 调节免疫炎症。

7.5　睡　眠　障　碍

睡眠和觉醒是人类活动的重要形式,若按正常人平均每日 8 h 睡眠计,睡眠占据了人类生命 1/3 的时间。睡眠障碍是指入睡、睡眠保持及睡眠时限出现障碍或睡眠行为出现异常,从而损害健康和影响生活质量的一组疾病。医学中研究睡眠以及睡眠障碍的学科称为睡眠医学。

自古以来,人们对于睡眠及睡眠障碍的研究从未停止。早在两千多年前,古希腊哲学家亚里士多德、医学之父希波克拉底等人都曾尝试去解析睡眠与梦的生理心理机制,而我国古代的诸多医学和哲学著作,如《黄帝内经·素问》《晏子春秋》《齐物论》等,都有关于睡眠、失眠及梦的论述。但是由于历史条件所限,这些关于睡眠以及睡眠障碍的研究大多属于描述性质。19 世纪 30 年代,苏格兰学者 Robert MacNish 在其编写的《睡眠哲学》中提出睡眠研究二分法。1875 年,人们发现了大脑皮层电活动。1929 年德国心理学家 Hans Berger 首次用脑电图记录到了人在睡眠和觉醒时脑电活动的不同节律。1935 年,美国学者 Loomis 在脑电图研究的基础上提出了周期性睡眠模式的假说。1949 年,脑干上行网状激活系统(ARAS)的发现让人们对睡眠与觉醒的生理学基础有了新的认识。另一方面,弗洛伊德从梦入手,让心理学的发展跨出了里程碑式的一步,而心理学的进步又反过来推动了关于睡眠及睡眠障碍的精神心理学研究。

大多数学者认为现代睡眠科学和睡眠医学应从 1953 年开始,芝加哥大学的 Kleitman 采用眼球运动来评估睡眠的深度并观察到了与梦境回忆相关的快速动眼睡眠(REM 睡眠)。从那时起到现在的半个世纪中,随着现代生物技术的进步,关于睡眠与觉醒的生理机制(详见第 6 章第 3 节睡眠与觉醒)已经取得了突破性进展。但是单纯用生物学机制来解释睡眠障碍是不够的,因为睡眠障碍是一个涉及生理学、心理学、社会因素的极其复杂的过程,而精神病学也认为睡眠障碍是一种典型的心理因素相关性生理障碍。下面让我们对睡眠障碍及其中最常见的失眠症进行简要介绍。

7.5.1　睡眠障碍的分类

由于许多睡眠障碍的病理生理机制不明,人们最初对睡眠障碍的分类主要依据患者的临床症状(如失眠、嗜睡、睡眠中发生的异常事件等),在此基础上 1979 年美国睡眠障碍中心首次提出睡眠与觉醒障碍的诊断分类(diagnostic classification of sleep and arousal disorders,DCSAD),它包括以下 4 个大类:

1) 入睡困难或睡眠维持障碍,或称为典型的失眠症(insomnia)。
2) 过度嗜睡症(hypersomnia)。
3) 睡眠觉醒周期紊乱(disorders of sleep/wake schedule)。
4) 睡眠行为障碍(parasomnia)。

虽然这种分类方法在临床上操作简便,但是随着人们对睡眠障碍的发病机制的认识不断加深,特别是引入多导睡眠监测等更为客观的睡眠评估手段后,DCSAD 分类已不能满足临床睡眠障碍的分类需求。1990 年美国睡眠障碍联合会(American sleep disorders association,ASDA)制订了一套更为详细的睡眠障碍国际分类(international classification of sleep disorder,ICSD),并于 2014 年出版第三版睡眠障碍国际分类(ICSD-3)。ICSD-3 综合了睡眠障碍的症状、病理生理学和累及全身不同系统进行分类,不仅列出各种睡眠障碍的疾病名称,还提供相应的诊断要点和流行病学特征。ICSD-3 分类将睡眠障碍分为 7 大类:

1) 失眠症(包括各种急/慢性、器质性/非器质性失眠)。

2) 与呼吸相关的睡眠障碍(如阻塞性睡眠呼吸暂停综合征等)。

3) 中枢性过度嗜睡(如发作性睡病等)。

4) 昼夜睡眠节律障碍(各种原发性或行为诱导性昼夜睡眠障碍)。

5) 异态睡眠(如梦游、夜惊、梦魇症等)。

6) 与运动相关的睡眠障碍(如不宁腿综合征等)。

7) 其他睡眠障碍。

当然,除上述两种分类外,目前国内外使用的还有美国的《精神疾病诊断与统计手册(第 4 版)》(the diagnostic and statistical manual of mental disorder,DSM - Ⅳ)中关于睡眠疾病的分类、国际疾病分类(ICD - 10)中关于睡眠疾病的分类、中国精神病分类与诊断标准(CCMD - 2 - R)中关于睡眠疾病的分类等,但这几种分类或偏重精神心理学或过于笼统,在此不做详细介绍。

7.5.2　睡眠障碍的流行病学

基于 1979 年制订的睡眠障碍诊断分标准(DCSAD),从 20 世纪 80 年代起,学者们对睡眠障碍进行了多项大型流行病学研究。从公共卫生学角度来看,睡眠障碍中最重要的疾病包括失眠症、阻塞性睡眠呼吸暂停综合征、不宁腿综合征、日间过度嗜睡。失眠症的发病率随年龄增长而不断上升,人群中 9%～12% 的人存在慢性失眠,对于 65 岁以上的老年人慢性失眠所占比例将超过 1/3,男女比例为 1∶1.5。阻塞性睡眠呼吸暂停综合征的发病年龄主要集中在 40～59 岁,患病率 4%～8%,男女比例为 2∶1,而绝经期之后女性与男性在患病率上几乎无差别。不宁腿综合征在健康人群中患病率有 5%～15%,女性稍多,而伴有妊娠、慢性肾病、类风湿关节炎等情况时其发病率将明显升高,可超过 20%。日间过度嗜睡因其病史采集时患者对其定义及表达方式不同,导致该疾病在不同地区发病率变异极大,范围在 0.3%～30%,多项研究显示这个范围在 5%～10%,且学龄期儿童和青年人较成年人更经常发生,女性发生率也高于男性。

7.5.3　睡眠障碍评估方法

很多睡眠障碍在评估时常常受到患者的主观因素影响(例如睡眠状态感知错误就是一种失眠患者自认为睡眠质量差,但实际多导睡眠监测未发现其与正常睡眠者有显著差异的状态),而使评估可靠性受损。为避免这种情况,在临床和科研中我们可以采取一些客观的检查手段。常用评估方法包括以下三种。

1. 睡眠相关评估量表

有助于分析睡眠紊乱的程度和评估疗效,以确定精神心理问题与睡眠障碍的关系,对睡眠障碍的分类、诊断有重要价值。常用的评估量表有:阿森斯失眠量表(Athens insomnia scale,AIS)、匹兹堡睡眠质量指数(Pittsburgh sleep quality index,PSQI)、爱泼沃斯嗜睡量表(Epworth sleepiness scale,ESS)、状态-特制焦虑问卷(state-trait anxiety inventory,STAI)、焦虑自评量表(self-rating anxiety scale,SAS)、抑郁自评量表(self-rating depression scale,SDS)等。

2. 多导睡眠图

多导睡眠监测设备可以同时记录大脑电生理活动、眼球运动以及骨骼肌的肌张力。其中用于记录脑电图(electroencephalogram,EEG)的多组电极分别被安置于双侧头皮额部、中央、枕部以及乳突部,用于记录眼电图(electro-oculogram,EOG)的电极被置于双眼外眦附近,用于记录肌电图(electromyography,EMG)的电极置于下颌处以便记录颏肌的肌电位。多导睡眠图的监测窗口通常分两个部分进行显示:上窗显示用于睡眠记录和分期的导联通道(通常 30 s 一个周期),下窗显示用于记录运动和睡眠呼吸障碍的导联通道(根据所观察到的异常事件,记录周期从 30 s 到 10 min)。监测结果输出时应标明监测窗口和电极连接方式,以便医生进行判读和解释结果。多导睡眠监测是目前临床睡眠医学最重要的辅助检查之一,它能为睡眠障碍的分类、诊断、鉴别诊断提供客观依据,为临床选择治疗方法及评估疗效提供重要的参考信息。

3. 多次睡眠潜伏时间试验

多次睡眠潜伏时间试验(multiple sleep latency test,MSLT)可用于测定在缺乏警觉因素情况下出现睡眠的倾向性,记录睡眠信息,帮助诊断发作性睡病,并与其他原因引起的白天嗜睡现象进行鉴别。通常在白天每隔 2 h,给予患者 20 min 的小睡。以小睡时出现 REM 为准计算平均睡眠潜伏期,平均睡眠潜伏期小于 5 min 被认为是病理性的,大于 10 min 则为正常。如果小睡期间包含 2 次或更多的 REM 睡眠则支持发作性睡病诊断。

7.5.4 失 眠 症

失眠症是指持续相当长时间的出现入睡和/或维持睡眠障碍,导致睡眠的质和/或量不能满足个体的生理需要,从而影响其日间活动。失眠症是临床上最常见的睡眠障碍之一。1/4～1/3 的人群报告有不同程度的入睡困难和/或睡眠维持困难,9%～12% 的人群表现为慢性失眠并寻求医疗帮助。然而失眠又一直是人们认识不足且治疗乏术的问题,约 60% 的失眠人群遭受失眠困扰却从未向他们的医生报告失眠情况。

虽然在过去的 40 年间关于失眠的生理和心理学研究已受到相当重视,但是人们对失眠的机制、病因、临床过程、结局的了解仍然十分有限。失眠在中老年人群和女性中发生率较高。多项研究证实失眠患者并发精神病的可能性较正常睡眠者增高,是抑郁焦虑和自杀的一项危险因素。尽管失眠作为一个显著的公共健康问题证据确凿,包括日常工作学习表现受影响、相关医疗费用较高、生活质量降低等,但目前还缺乏证据能证明失眠与某些重要的疾病(如心血管疾病)的相关性。

1. 失眠的病因

能引起失眠的常见病因可分为四大类。

(1) 躯体因素

各种躯体疼痛、心源性或肺源性气急、甲状腺功能亢进的心悸、各种病因引致的尿频,以及搔痒、咳嗽等,均常导致失眠。此外,和睡眠相关的疾病,如睡眠呼吸暂停综合征、不宁腿综合征、睡眠周期性动作等,都引致时常的觉醒,而患者多不明觉醒的原因。

(2) 心理精神因素

因情绪激动如兴奋、忧虑、恐惧等,使机体不能调整适应引起的短期失眠;因精神紧张、对失眠过度担心引起的慢性失眠;行为条件反射引起的失眠。

(3) 环境因素

睡眠环境不佳,如噪声、温度、光线干扰;换班工作、时差反应;日间睡眠过多、睡前剧烈运动、饱食等。

(4) 药物因素

苯丙胺、咖啡因、麻黄素、氨茶碱、异丙基肾上腺素等,均能引致失眠。长期服用一般安眠剂也常产生快速眼动期睡眠的相对减少。

除此以外,还有与个体年龄、生理情况相关的失眠,如老年性失眠、绝经期失眠等。虽然上述病因均可引起失眠,但关于失眠的发病机制却往往无法用单一病因来解释,因为失眠的产生是个体生理因素、心理精神因素、社会环境因素共同作用的结果。关于失眠的发病机制有多种假说,下面我们将从心理学角度和生理学角度对其进行逐一介绍。

2. 失眠的心理学发病机制

失眠产生/维持的关键性心理学进程在过去 40 年间已受到相当重视。对很多心理学过程(行为、认知、情感、人格)的认识要归功于对失眠的研究。随着大量研究的完成,人们建立了很多行为和/或认知的心理学理论模型,用来解释失眠的心理学发病机制。这些理论跨越多个领域,其中一些理论研究失眠的整个过程(从发病到慢性化),而另一些则聚焦于疾病维持的因素。有一些理论包含多种学说(如混合模型),而另一些支持单一学说(如认知模型)。其他失眠相关心理学过程,如情感和人格对失眠的作用也被进行了充分的研究。

(1) 3-P 模型

1987 年,Spielman 提出失眠的 3-P 模型(也称为三因素模型或 Spielman 模型),是一种素质-应激理论,包括易感性(predisposing)、突发性(precipitating)和持续性(perpetuating)因素。易感性因素可以是生物因素(如皮质醇水平升高)、心理学因素(如忧虑)或社会因素(如持续工作而得不到足够的睡眠保障)。

突发因素(如生活应激事件)会触发急性失眠发作,但它的影响会随着时间消失。持续性因素(如失眠应对技巧不良或卧床时间延长)会使急性失眠进展为慢性失眠或更长期的疾病。持续性因素会使失眠持续,是失眠治疗的重要靶点。该模型认为这三种因素随着时间进展而动态变化,其中易感性因素在疾病的过程中并不需要持续存在。

3-P 模型的特点是提供了一个跨越多种学说的框架。它与生物学、认知、社会及其他学说相关联。其中最重要的持续性因素被定义为睡眠机遇增多或卧床时间延长(睡的过早或起的过晚),而卧床时间与实际入睡的行为产生矛盾时,失眠发生并持续。该理论支持睡眠限制疗法。

(2) 刺激控制模型

1972 年,Bootzin 提出失眠的刺激控制模型,该模型建立在条件反射原理基础上,认为刺激引起一系列反应,特定反应的激发依赖于过去形成的条件反射。Bootzin 的理论认为当睡眠刺激与睡眠本身不匹配,而与其他活动(如阅读、工作、对于无法入睡而感到焦虑等)相匹配时,失眠发生。床及卧室持续性的与非睡眠活动相匹配时,这种条件反射导致了睡眠环境与非睡眠活动建立了新的联系。在该模型中,这种不良联系可能会在个体试图应对失眠过程中引起失眠持续甚至恶化,例如,失眠者长时间以清醒状态卧床,并认为这种方式能更好地休息,或者起床在卧室内工作,而这样的行为会使床及卧室的睡眠刺激诱发睡眠的可能性变得更小。

(3) Morin 的认知-行为混合模型

Morin 的认知-行为混合模型整合了个体因素、暂时性因素及环境因素。该模型的核心是过度觉醒。过度觉醒可以是认知情感性的、行为性的或生理性的。条件性反射能促进觉醒,例如,在连续几个晚上的低质量睡眠后,个体会将暂时性(睡觉时间)或环境性(卧室)刺激与对失眠的担心和恐惧联系起来,这两种因素都能促使个体觉醒。这种条件性反射在人群中发生率不同,主要取决于个体对失眠的易感性和近期内白天出现的问题(如人际冲突)。

在该模型中,个体失眠导致忧虑、沉思及对于睡眠状态的感知错误(个体错误地认为自身没有得到足够的睡眠,而客观检查到的实际睡眠情况与之不符)。Morin 的模型认为失眠继发的日间疲劳和心境障碍会进一步触发关于睡眠的忧虑和其他不良认知事件。这些不良认知事件在失眠中起着重要作用,产生对睡眠无益的想法(如认为自己未睡够 8 h,第二天的生活工作将受影响)。这些不良认知事件能引起个体情感上的不适,进而夸大失眠的影响。这种条件性反射、觉醒、忧虑、沉思、睡眠状态感知错误、继发的日间反应在心理学上属于一种习得性无助感。个体会逐渐认为失眠是无法控制和预测的。

根据该模型,个体为了应对失眠的不恰当措施往往会演变为不良的睡眠习惯,如卧床时间过长或白天午睡,这些习惯影响正常睡眠-觉醒节律,使失眠情况加重并不断持续。过度觉醒是该模型的扳机点,但众多因素(如睡眠习惯不良或不良认知事件)会导致失眠进入恶性循环。该理论支持行为认知疗法。

(4) Lundh 和 Broman 的认知-行为混合模型

Lundh 和 Broman 在对大量文献进行详细回顾后认为关于失眠有两种不同的心理学过程:① 睡眠干扰过程(由于应激事件、情感冲突而导致认知、情感和生理性觉醒,并受唤醒性、神经过敏等人格因素调节);② 睡眠解释过程,错误的感知或解释自己的睡眠方式(例如睡眠知觉错误,对于睡眠的质量需求及无法满足这些需求的错误理解,对于睡眠的自然变化、失眠导致日间功能障碍的错误理解等)。

该模型的核心是:失眠是睡眠干扰过程和睡眠解释过程相结合并相互作用的结果。这两个过程是双向性的。例如,睡眠干扰觉醒会加重负性睡眠解释过程(关于睡眠需求、睡眠忧虑、过度思考低质量睡眠原因和后果的错误观念)。同样的负性睡眠解释过程也会增加睡眠干扰觉醒。

Lundh 和 Broman 认为区分两种过程是十分重要的,因为它们所需的治疗方式不同。在某些情况下,睡眠干扰过程占主导,应重点进行治疗(如通过情感治疗、放松或注意力技巧的训练、刺激控制,以及睡眠限制疗法),而当负性睡眠解释过程占主导时,则需进行认知方式相关的治疗。还有一些情况下,两个过程所占比重相同则需要综合两种治疗方式。

(5) 神经认知模型

神经认知模型建立在行为模型基础上,认为条件性觉醒在失眠中起着维持失眠作用。该模型中,觉醒包括躯体觉醒、认知觉醒和皮层觉醒。躯体觉醒的量化依赖于机体代谢率的测定;认知觉醒通常指忧虑、深思等精神活动的激活;皮层觉醒则通过 EEG 测定脑皮质的活跃程度来反映。该模型假设经典的条件反射触发皮层觉醒,导致感觉水平上升、信息处理能力增强、长期记忆形成。

在该模型中,皮层觉醒现象与睡眠持续性障碍和/或睡眠状态的感知错误相关。尤其是在睡眠发生和 NREM 睡眠时感觉过程增强被认为是机体对环境刺激(如外界的吵闹声)更为敏感,这将干扰睡眠的启动和维持。NREM 睡眠时信息处理过程(发现、区别刺激以及关于刺激事件的短期记忆形成)的增强会模糊对睡觉和觉醒状态的区分。失眠者"感觉到"自己已经入睡,但事实上却缺乏对睡眠时发生事件的知觉。失眠时的信息处理能力增强可能使多导睡眠监测将睡眠误判为觉醒(如睡眠状态感知错误)。而在睡眠发生和 NREM 睡眠时的长期记忆形成(例如,刺激事件发生后数小时的记忆再采集过程)则可能会干扰睡眠开始和持续时间的主观认知。典型的表现是个体无法回忆入睡前、睡眠时或睡眠期间出现短暂觉醒时的信息。失眠时,对信息进行编码以及恢复能力的增强将影响睡眠发生和维持期间个体对睡眠潜伏期和觉醒的判断。

(6) 精神生物抑制模型

Espie 的失眠精神生物抑制模型包括持续性失眠过程中的心理(知觉和情感)觉醒、生理觉醒及环境觉醒,并认为失眠是睡眠稳态和昼夜节律被慢性抑制的结果。该模型区别于其他模型之处在于其出发点是良好睡眠而非病理状态。Espie 认为睡眠良好者的睡眠稳态和昼夜节律是自发的。为了维持良好睡眠时的自动性和可塑性过程,必须有多个关键性过程,包括睡眠相关性刺激控制(如正常睡眠习惯)、夜间睡眠的日间易化(如有效应对失眠的技巧)、睡眠相关的生理性低觉醒、睡眠相关的认知性低觉醒。

依据该模型,当自动化睡眠激活和维持的过程失败时,失眠发生。特别是这些精神生物学过程中的一项或几项抑制性反馈打断了系统的自动性和可塑性,并阻碍正常睡眠。例如,如果个体在卧室环境内建立了一种与睡眠不匹配的活动(如看电视)的条件反射,那么睡眠刺激性控制的自动性过程将会减弱。该模型的另一个特点是考虑到日间因素的影响,例如,日间情感可能会影响入睡时的认知和行为。

最近 Espie 等人拓展了该模型,提出重要的关注-目的-努力途径来解释失眠的发展并描述失眠持续的多个重要因素。良好的睡眠被认为是一个相对的自发性过程,但这种自发性能被三种相互重叠的措施所抑制:① 选择性关注睡眠;② 明确睡眠目的;③ 努力入睡。在开始阶段,选择性"关注"睡眠包括改变注意力集中到睡眠-突出刺激,例如,监测与睡眠不相符的信号。第二部分是明确睡眠"目的",良好睡眠者通常被动停止觉醒进入睡眠,而失眠者则需要主动入睡,如通过思考控制。明确目的或计划的模式阻碍正常的低觉醒,因此这种睡眠"目的"会影响睡眠。最后一个阶段是第二阶段的进一步发展,即睡眠努力或执行模式,包括两个相关过程:① 直接过程(如试图强制入睡);② 间接过程(增加睡眠机会,如过早躺在床上)。

总之,该模型从假设良好睡眠开始,认为失眠的发生是由于良好睡眠的自动性被"关注-目的-努力"这一过程打断所致。该模型的关注-目的-努力途径的意义在于认知-行为干预能作用并改变这一过程,减少失眠,恢复正常睡眠。

(7) 认知模型

根据 Harvey 的失眠认知模型,持续失眠是夜间发生并在日间持续的认知过程的级联反应。参与该级联反应的关键性认知过程包括:忧虑(伴随觉醒和痛苦)、选择性关注和监控、感知错误和日间不足、无助感、产生不良后果的安全行为(如睡前饮酒)。该模型提出两个假设:首先,入睡时的困难程度与夜间觉醒后,以及过早觉醒时再次入睡的困难程度是相同的;其次,失眠的维持过程在模型的任何时间点均能"起效",并受日间或夜间活动影响。

认知模型显示夜间忧虑激活交感神经系统,引起生理性觉醒和痛苦。这种混合的忧虑、觉醒和痛苦使失眠者进入焦虑状态。认知心理学的研究显示,当人焦虑时,对周围环境的刺激反应性变小,注意力优先集中于潜在的威胁。在此基础上,该模型认为焦虑状态导致失眠者的注意范围变窄,选择性关注或监控睡眠相关威胁[可能是内源性刺激(如机体感觉),或者外源性刺激(如闹铃声)]。对威胁的监控增加了失眠者察觉随机和无意义事件的机会,这一过程能进一步导致忧虑。这样就进入了恶性循环。

该模型还提出夜间发生了两个额外被强化的过程。首先是对失眠的无助感会加重忧虑,其次,为应对焦虑加重,失眠者经常采用安全行为,如饮酒来消除焦虑并促使睡眠发生。安全行为是一种或公开或隐蔽的行为,在短期内可使患者得到较好的睡眠,但是长期采取这种方式来应付失眠必然是弊大于利。

该模型显示在日间发生了同样的认知过程,例如,失眠者经常在白天担忧他们没有得到足够的睡眠。这种担忧反过来会触发觉醒和痛苦、选择性关注和监控、感知错误以及产生不良后果的安全行为。上述每个过程都能造成失眠持续。此外,忧虑、觉醒和痛苦会干扰日间有效行为,而采用安全行为会加重痛苦、睡眠障碍以及无助感。

该模型显示在单纯睡眠不足的情况下，不存在上述认知过程。首先，当个体真正出现睡眠不足时，焦虑加重无助于入睡或日间的有效行为。其次，睡眠状态感知错误与真实的睡眠不足可能共存。例如，本人报告夜间睡眠仅 2 h 的患者在多导睡眠监测上显示睡眠 4 h。在这种情况下，个体既有睡眠状态感知错误又属于严重的真实睡眠不足。再者，对于偶发失眠的患者如果出现睡眠状态感知错误，认知模型显示这样的个体更容易产生对睡眠问题的焦虑，他们是会发展为真正的慢性失眠的高危人群。目前已有开放性试验来研究该模型对失眠的预测以及相关治疗措施。

（8）心理学相关的环境因素

环境会影响上述心理学因素的表达和相互作用。环境因素中重要的因素如床伴会通过打鼾、动作或非同步睡眠时间等影响对方。其他因素如噪声、环境的安全级别也能导致失眠和/或对威胁的过度警觉。过于繁忙的日程安排也会增加压力，降低睡眠质量。

随着对失眠产生和持续原因的心理学研究进展，主要的失眠模型均涉及行为和认知因素。然而，其他心理学过程（如情感和人格）也同样重要，在此不再做具体介绍。从上述各种失眠心理学模型中我们可以看出：仅仅从心理学角度而言，失眠已经是一个复杂、难以定论的疾病，上述任何一种心理学模型都不可能完全准确地模拟真正的失眠，但是它们对于失眠发病机制的研究（尤其用于指导失眠的认知和行为学治疗方面）有着重要意义。

3. 失眠的生理学发病机制及相关生理改变

（1）过度觉醒假说

20 世纪 70 年代，研究指出失眠患者在入睡前和入睡后机体的生理学活性增加。同时有报道失眠常伴随着抑郁、焦虑、沉思和情绪抑制。这些生物学和精神病学的研究结果引出了失眠过度觉醒假说：失眠是一种生理和情绪上过度觉醒的疾病。早期研究较现在更为强调失眠患者在神经生物学方面的改变，并认为失眠是一种表现为 24 h 睡眠-觉醒周期过度觉醒的疾病而非单纯的睡眠不足。在这里我们将过度觉醒作为慢性失眠的神经生物学核心机制进行探讨，并分析其与失眠客观检查的相关性。

（2）失眠时的自主神经系统改变

早期研究对睡眠质量"好"与"差"的个体进行比较，结果显示睡眠质量差的个体在入睡前 30 min 和入睡后其直肠温度升高，周围血管收缩增加，睡眠时肢体活动频繁，皮肤阻抗也较睡眠良好者来的高。另外两项早期研究发现失眠患者睡前额肌肌张力较对照组增高。此外，失眠患者入睡前手指温度较对照组低，符合失眠时身体核心温度与肢体远端温度相反的结论。近期一项研究显示，老年失眠患者从习惯性入睡时间至清晨这段时间内，其机体核心体温较对照组增高。对失眠患者进行多导睡眠监测发现，失眠患者瞳孔直径较正常对照组增大，提示其交感神经活性增高。另两项研究（其研究对象诊断失眠仅依靠主观评判而缺乏多导睡眠监测等客观指标）则得出了相反的结论。由此可见，睡眠质量较差者（尤其是那些有客观检查支持诊断的）在入睡前和入睡后自主神经系统活性均较睡眠良好者高。

（3）心率改变

心率变异受交感神经系统活性的控制并且是反映人体生理性觉醒的另一项指标。Monroe 的一项早期研究显示失眠患者入睡前 30 min 心率增快较对照组明显，睡眠时其心率也轻度偏快，但不明显。同样的，另一项研究发现失眠者入睡前心率增快，但入睡后无差别。与这两项早期研究相比，最近多项有客观标准支持诊断睡眠的研究显示失眠患者较正常睡眠者夜间心率变异明显。在一项 36 h 的实验室研究中，经过年龄、性别和体重指数（body mass index，BMI）匹配后，失眠患者较正常睡眠者心率增快，其心率变异程度在睡眠各相均减小。光谱分析心率变异显示，与对照组相比，失眠患者反映交感神经系统活性的低频段明显增加，而反映副交感系统活性的高频段则明显减少，这些改变在睡眠各相均存在。研究者认为这种慢性失眠引起的交感神经系统兴奋可能产生相关疾病的风险，如冠心病。另一项评估慢性失眠患者与正常睡眠者在入睡前、睡眠时，以及面对急性应激时心率变异的研究显示失眠者夜间心率显著增快，在清晨两组间心率无显著差异，但面对急性应激时失眠者心率显著增快。与早期实验得出不同结果的原因可能是采用了客观的多导睡眠监测标准来评判失眠患者。

（4）机体整体代谢改变

通过总耗氧量（VO_2）测定失眠患者整体代谢率，显示失眠患者（由多导睡眠监测记录其睡眠障碍）

36 h 的 VO_2 较仔细匹配的对照组在所有测定点均持续升高。即使去除了夜间觉醒时代谢量的影响,失眠患者夜间的整体代谢率增加依然显著。研究者认为慢性失眠时的过度觉醒除了干扰夜间睡眠外还影响失眠者白天的生活。对患者 VO_2 与睡眠状态感知错误(一种患者认为自己睡眠质量差,但实际多导睡眠监测却发现与正常对照组差异不明显的状态)进行评估发现,对于睡眠状态感知错误的患者,通过 VO_2 测定的超过 24 h 的整体代谢率较对照组显著增加,但与多导睡眠监测诊断失眠的患者相比稍低。此外,对于实验诱发的失眠(通过给予正常健康青年 400 mg 咖啡因每日 3 次持续 7 天)表现整体代谢率增加,总睡眠时间和睡眠效率降低,入睡后觉醒次数、睡眠潜伏期、多次睡眠潜伏期试验(MSLT)的值增加。这些研究表明,对于有客观指标证明睡眠时间缩短的失眠患者,其机体整体代谢率是增加的。

(5) 脑代谢活性改变

使用功能神经成像技术(如 PET)评估失眠患者在睡眠和觉醒时脑内糖代谢及神经递质在不同脑区的改变情况,研究显示失眠患者在觉醒期和 NREM 期的糖代谢明显增高。此外,从清醒进入睡眠状态时,失眠患者促醒脑区(ARAS、下丘脑、丘脑)的糖代谢率降低程度较正常睡眠者来的小,而额叶前部皮层的糖代谢率在清醒时相对降低。研究者认为失眠者的睡眠障碍与脑代谢活性增加相关,入睡困难可能与入睡时脑代谢活性降低过程发生障碍相关。此外,原发性失眠患者〔通过测定睡眠觉醒时间(wake after sleep onset,WASO)判定〕的失眠与 NREM 睡眠相关脑代谢活性有关。客观与主观的 WTASO 均与脑桥被盖区、丘脑皮质联系代谢有关,这可能是激活系统活性增加的结果。最近还有研究报道,失眠患者较对照组脑内 GABA 降低 30%,且失眠患者的 GABA 水平和 WTASO(在经过年龄、性别、BMI 调整后)呈显著负相关。

(6) 神经内分泌改变

应激与下丘脑-垂体-肾上腺(HPA)轴相关,而促肾上腺皮质激素释放激素(CRH)和皮质醇作为下丘脑和肾上腺的产物在人和动物体内与觉醒和睡眠有着密切的关系。睡眠(尤其是深度睡眠)抑制应激系统(包括 HPA 轴和交感系统)。

过去很少有研究评估失眠患者的皮质醇水平,且研究结果多不一致。有两项研究报道 24 h 尿皮质醇或 17-羟类固醇分泌水平在睡眠良好和较差者间无区别。而另一研究显示在年轻人中睡眠质量差者 24 h 尿 11-羟类固醇分泌水平明显较睡眠质量好者高。

最近一项关于慢性失眠与应激系统激活的研究显示,尽管 24 h 尿游离皮质醇(urinary free cortisol,UFC)水平在正常范围,但其与睡眠障碍(总觉醒时间)明确相关。随后的一项对照研究检测了 24 h ACTH 和皮质醇水平,发现青年失眠患者(经过年龄、BMI 配对后)较对照组显著增高,并且失眠患者的分泌高峰位于前半夜。在失眠患者组内,失眠程度严重者(总睡眠时间百分数<70%)皮质醇分泌量较失眠程度轻者大。最后分析显示失眠患者较睡眠正常者 ACTH 和皮质醇的释放次数明显增多,但两组间 ACTH 和皮质醇分泌的短暂模式无明显差别。因此,失眠与 24 h ACTH 和皮质醇总分泌量相关,其分泌模式仍属于正常生理性节奏。基于上述研究,可以看出慢性失眠时,应激系统活性与睡眠障碍的客观程度呈直接比例关系,多导睡眠监测能提供一个可靠的生物学反应指标,以及慢性失眠严重程度。对严重慢性原发性失眠患者血浆皮质醇水平的研究发现,失眠患者夜间皮质醇水平较对照组显著升高。调查显示,三环类抗抑郁药多塞平能促进失眠患者的夜间睡眠并降低血浆皮质醇水平,其药理机制可能源于药物纠正 HPA 轴异常。这些研究与另两项没有发现失眠患者皮质醇水平增高的研究之间的差别在于多导睡眠监测记录到的睡眠障碍程度不同。

一项关于 393 名 5~11 岁失眠儿童夜间和清晨唾液内皮质醇水平的研究得出了类似的结论。在控制了 BMI 百分数、年龄、性别后的单变量分析显示有客观睡眠不足指标的失眠组清晨皮质醇水平高于对照组,以及缺乏客观睡眠不足指标的失眠组,有客观睡眠不足指标的失眠组夜间皮质醇水平同样高于缺乏客观睡眠不足指标的失眠组。有客观睡眠不足指标的儿童期失眠可能与高皮质醇水平相关。

原发性失眠患者 24 h HPA 轴激活与 CNS 过度觉醒相一致而非简单的睡眠缺失(皮质醇水平不变或降低)。大部分关于睡眠缺失在皮质醇分泌中作用的研究发现睡眠剥夺后皮质醇分泌水平不变或降低。另一方面,在报道夜间睡眠缺失后皮质醇水平显著增高的实验中,睡眠剥夺与应激性试验相关,受试者躺在光线昏暗的小屋内接受热卡静脉滴注。同样的,在夜间皮质醇水平增高的研究中,睡眠剥夺发生在夜晚开始时,改变了 24 h 分泌模式。

(7) 儿茶酚胺水平改变

交感系统激活导致去甲肾上腺素从交感神经末梢释放以及肾上腺分泌肾上腺素。对睡眠良好及睡眠不良的中年人的尿液内肾上腺素水平进行研究后发现:尽管睡眠差的人肾上腺素水平有增高的趋势,但两者间无显著差异。

Vgontzas 等人 10 年前开始了一项关于青年慢性失眠患者 24 h 儿茶酚胺水平与多导睡眠监测的睡眠结构和连续性的研究。儿茶酚胺及其代谢产物二羟苯基乙二醇(dihydroxyphenyl glycol,DHPG)、二羟基苯乙酸(dihydroxyphenylacelic acid,DOPAC)与 1 期睡眠百分比和 WTASO 呈正相关,去甲肾上腺素与 1 期睡眠百分比和 WTASO 呈正相关,而与慢波睡眠呈负相关。同一研究中,在小部分受试者体内检测到生长激素(GH),提示 GH 轴或许能抑制慢性失眠。这些结果被后来的对照研究所证实:原发性失眠患者较严重抑郁患者,以及正常对照组的夜间去甲肾上腺素水平增高。此外,失眠患者的睡眠效率与去甲肾上腺素水平呈负相关,但对于抑郁患者以及正常人而言两者无相关性。这些结果表明有客观睡眠障碍证据的慢性失眠患者体内儿茶酚胺水平身高,交感活性增强。

因此,失眠(有客观睡眠时间缩短证据)与高皮质醇血症、儿茶酚胺活性增高、自主神经系统活性增高相关。近期一项关于大样本人群中失眠与高血压关系的研究先采用多导睡眠监测对失眠进行客观评价,在控制了年龄、性别、种族、BMI、糖尿病、吸烟、饮酒、抑郁、睡眠呼吸疾病后,失眠(有客观睡眠时间缩短证据)是高血压的高危因素,而在临床应用上,评估慢性失眠的严重程度需要睡眠持续时间缩短的客观指标。

(8) 免疫系统改变

促炎细胞因子 IL-6、TNF-α 能引起睡眠和疲劳,失眠患者频繁报告白天疲劳、嗜睡、注意力不集中。在一项关于 IL-6 和 TNF-α 分泌在调节日间疲劳的潜在作用的研究中,研究者测定了失眠患者与正常睡眠者的 24 h IL-6 及 TNF-α 血浆水平。尽管两组间 24 h 内 IL-6 和 TNF-α 水平无明显区别,失眠者 IL-6 水平在午后和睡前(5:00 p.m.~11:00 p.m.)较对照组明显升高。分析显示失眠者 IL-6 分泌峰值从夜间移至傍晚,TNF-α 分泌高峰出现在正常睡眠者睡眠时段附近,而失眠者则表现为 4 h 一周期的规律性分泌高峰。基于上述发现,研究者认为慢性失眠与 IL-6 和 TNF-α 分泌从夜间移至白天有关,这也解释了为何失眠者日间出现疲劳和工作效率下降。在年龄跨度很大的慢性失眠人群中,失眠者 IL-6 夜间分泌量较对照组明显增加。

对于在客观日间睡眠检查(如 MSLT)中因快速入睡而被确诊为"真正的"日间嗜睡过度疾病(睡眠呼吸暂停、发作性睡病以及健康个体在急性短期睡眠缺失后的继发性嗜睡)的患者,其细胞因子分泌水平升高。对于感觉到"疲劳"而非真的"嗜睡"的失眠患者,其细胞因子水平也升高,但是不会出现在客观日间睡眠检查中快速入睡的情况。是什么在调节细胞因子的作用使其在某些情况下与"嗜睡"相关而另一些情况下与"疲劳"相关?基于现有证据,可以认为细胞因子与皮质醇分泌相互作用从而决定嗜睡或疲劳。当细胞因子高分泌和/或分泌节奏改变伴随 HPA 轴激活时,表现为失眠患者的失眠相关性疲劳和低质量睡眠。细胞因子高分泌和/或分泌节奏改变不伴有 HPA 轴激活时,表现为正常睡眠者在睡眠剥夺后出现真正的疲劳和低质量睡眠。

从上述生理学改变可以看出:① 失眠是一种贯穿 24 h 睡眠-觉醒周期的生理性过度觉醒疾病;② 失眠和睡眠缺失是两种不同的状态。无论是事先存在或由精神病诱导或因应激事件加重或受年龄、停经等影响,中枢神经系统过度觉醒是失眠发病机制的核心。而越来越多的证据表明生理性过度觉醒与多导睡眠监测记录到的客观失眠的程度相关,因此采用客观的失眠监测手段能对失眠生物学严重程度做出更为合理有效的评估。

导致失眠的遗传因素是从"类似失眠的果蝇"(ins-l flie)的工作中确定的,其具有类似于人类失眠的特征。与失眠相关的基因是载脂蛋白(Apo)E4、PER3(period circadian regulator 3)、Clock(clock circadian regulator)和 5-HTTLPR(serotonin transporter linked polymorphic region)基因。失眠与 HLA-DQB1*0602 之间也存在密切关联。

负责睡眠-觉醒调节的分子因素包括促进觉醒的化学物质,如食欲素、去甲肾上腺素和组胺,以及促进睡眠的化学物质,如 GABA、腺苷、褪黑激素和 PG D2。食欲素介导的唤醒促进区(结节乳头核、中缝背和蓝斑)神经元放电增加和睡眠促进区(腹外侧视前核和正中视前核)的抑制是导致失眠(睡眠不足)的可能机制之一(图 7-14)。

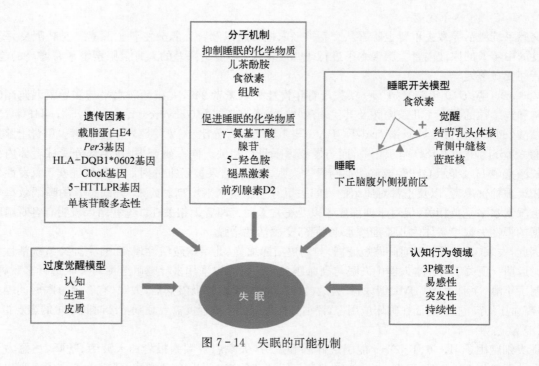

图 7-14 失眠的可能机制

4. 失眠的非药物治疗

(1) 患者心理健康及睡眠卫生教育

通过心理健康教育使患者认识到失眠治疗的主要方式是行为调整和心理疗法而非长期依赖药物治疗,使患者保持乐观积极的良好心态,对社会竞争、个人得失有充分的认识,避免因挫折导致心理失衡。通过睡眠卫生教育使患者改善睡眠环境和睡眠卫生习惯,相关的建议有:

① 睡前 4～6 h 避免使用咖啡因及尼古丁。

② 避免使用酒精帮助睡眠。

③ 睡前 3 h 避免剧烈的体育运动。

④ 避免睡前饱食。

⑤ 减少卧室噪声、光线,调整卧室温度。

⑥ 可进行适当的促进入睡的活动,如睡前半小时洗热水澡、泡脚、喝牛奶。

⑦ 除老年人可适当午睡外,应避免日间睡眠。

⑧ 作息规律,晚上按时就寝。

⑨ 上床后避免反复思考或做其他活动,如看电视、谈话、进食等。

(2) 松弛疗法

采用冥想、瑜伽、腹式呼吸、渐进性肌肉放松、自我暗示、生物反馈等治疗方式有助于改善睡眠模式并减少潜在的焦虑和压力,可降低患者睡前认知觉醒水平以及躯体觉醒水平,达到治疗失眠的目的。研究表明,通过放松和正念训练来管理压力有助于提高失眠患者的注意力,减少睡前觉醒和担忧。

(3) 认知行为疗法

失眠的认知行为疗法(cognitive behavioral therapy for insomnia,CBTi)是失眠管理的主要支柱,在治疗慢性失眠方面优于药物疗法。改变患者对睡眠的错误认识和态度,使患者认识到并非每个人都需要8 h睡眠,建立适合自己的睡眠时间也能使自己保持精力充沛,纠正患者过度关注失眠结果的观念,减轻其紧张心理。

(4) 睡眠限制疗法

属于行为疗法,通过限制患者卧床时间(但每天不少于 5 h),相对增加睡眠时间占卧床时间的比例,是患者对睡眠的渴望增加。

(5) 刺激控制疗法

属于行为治疗,综合睡眠教育、自我健康、睡眠卫生和特殊指导,使睡眠环境与快速入睡建立联系,减弱其与非睡眠活动的联系,减少对内源性唤醒的刺激,促进患者入睡。刺激控制包括限制适应不良的行为,例如在床上吃饭或阅读、深夜在床上使用数字设备以及促进使用床睡觉,并且仅在感到困倦时才使用。

(6) 其他非药物治疗

理疗、针灸、推拿、按摩等也可用于失眠治疗。

5. 失眠的药物治疗

失眠的药物治疗应严格掌握药物的适应证,根据药物的安全性、患者对药物的耐受性、有效性、费用、服用方便以及药物间相互作用来选择合适的药物,在病因治疗和认知行为疗法的基础上短期用药。常用于治疗失眠的药物主要有:

(1) 苯二氮䓬类药物

苯二氮䓬类药物(benzodiazepine,BZD)非选择性拮抗 GABA-BZDA 复合受体,阻断边缘系统向脑干网状结构的冲动传导,抑制丘脑对大脑皮层的兴奋性传导,能迅速降低觉醒、诱导睡眠、延长睡眠时间及提高睡眠质量。经典的代表药物为地西泮(安定)。按作用时间长短可分为以下几种。① 超短效:作用快,半衰期 0.5～5 h,如米达唑仑、三唑仑等;② 短效:半衰期 8～12 h,如阿普唑仑、替马西泮等;③ 中效:半衰期 8～15 h,如劳拉西泮、硝西泮等;④ 长效:半衰期可超过 24 h,如地西泮、艾司唑仑等。此类药物的主要副作用便是导致日间困倦(长效类尤为明显)以及长期服用后出现的依赖性和戒断症状。

(2) 作用于 GABA 受体的非苯二氮䓬类药物

该类药物选择性拮抗 GABA-BZDA 复合受体 ω_1,增强 GABA 传递、抑制神经元的兴奋性。该类药物主要包括唑吡坦、佐匹克隆、扎来普隆。相对于苯二氮䓬类,该类药物对 GABA 受体的选择性更强,对白天的影响更小,且后遗作用较少。

(3) 巴比妥类

该类药物选择性抑制脑干上行网状激活系统,抑制多突触反射,降低大脑皮层兴奋性。经典代表药物为苯巴比妥,由于其副作用较多(尤其是对呼吸中枢的抑制作用),临床上已很少用于失眠治疗。

(4) 其他药物

如三环类抗抑郁药阿米替林、5-HT 再摄取抑制剂帕罗西丁等,均有镇静、促进睡眠的作用。对于失眠伴随明显精神症状者可考虑使用。此外,褪黑素可用于治疗睡眠节律失调性睡眠障碍。

7.6　精　神　障　碍

精神障碍是指受生物学、心理学及社会环境等因素影响,正常脑功能出现认知、情感、意识和行为等精神活动的不同程度障碍。广义的精神障碍涵盖整个精神病学所研究的内容,涉及生物精神病学和社会精神病学。本节主要介绍精神病性精神障碍(精神分裂症等)、情感性精神障碍(心境障碍)以及神经症(焦虑症等)的发病机制。对于器质性精神障碍、精神活性物质所致的精神障碍、心理因素相关性生理障碍、儿童和少年期相关精神障碍等内容不做详细介绍。

精神病学作为研究精神障碍的临床医学有着悠久的历史,但其研究对象是人,而人的精神活动又极其复杂,所以作为医学的一个分支,精神病学的发展要落后于其他学科。早在两千年前,古希腊医学家希波克拉底就提出了体液病理学说,用血液、黏液、黄胆汁、黑胆汁这四种体液来解释人的性格与某些精神障碍现象,而我国古代医学也很早就通过阴阳五行和脏腑学说来解释精神与躯体功能的关系。虽然这些朴素的唯物主义学说缺乏足够的自然科学依据,但即使到了科技高度发达的今天,它们在精神障碍的病因研究和诊疗方面仍有其可取之处。

与其他现代医学一样,现代精神病学也仅仅只有 200 年左右的历史。在生物精神病学方面,神经生化的发展,尤其是对各种中枢神经递质与大脑功能结构的作用关系的逐步明确,极大地推动了精神障碍的病理基础研究和精神药物的开发,而心理学、社会学、人类学等多学科的发展为社会精神病学提供了坚实的基础。在这里我们首先要明确,精神障碍在病因、起病、疾病发展过程、治疗以及预后的各个方面无一不受生物学、心理学及社会环境因素的作用,只有从全面的、多学科的角度进行综合把握,我们才能更好地认识精神障碍。

7.6.1　精神障碍的分类与诊断标准

随着精神病学的发展,精神障碍的分类越来越细化,相关诊断标准也越来越明确。精神障碍在临床上的分类主要有病因学分类和症状学分类。基于目前大部分精神障碍的病因、病理改变尚未完全阐明,国内外常用的精神障碍分类标准仍依靠症状学分类为主。目前国际上影响最为广泛、被普遍接受的精神障碍分类标准主要有:《疾病与有关健康问题的国际统计分类(第 11 版)》(ICD-11)中关于精神障碍的分类以及美国《精神疾病诊断与统计手册(第 5 版)》(DSM-V)分类。

ICD-11 主要分类如下:

7A00-7A43	神经发育障碍
7A00-7A0Z	智力发育障碍
7A10-7A1Z	语言发育障碍
7A20	孤独症谱系障碍
7A30-7A3Z	学习发育障碍
7A40	协调性发育障碍
7A41	慢性发育性抽动障碍
7A42	注意缺陷多动障碍
7A43	刻板运动障碍
7A4Y	其他特定的神经发育障碍
7A4Z	神经发育障碍,未特定
7A50	精神分裂症
7A51	分裂情感性障碍
7A52	分裂型障碍
7A53	急性短暂性精神病性障碍
7A54	妄想性障碍
7A5Y	其他特定的精神分裂症和其他原发性精神障碍
7A5Z	精神分裂症和其他原发性精神障碍,未特定
7A60	双相Ⅰ型障碍
7A61	双相Ⅱ型障碍
7A62	环性心境障碍
7A6Y	其他特定的双相及相关障碍
7A6Z	双相及相关障碍,未特定
7A70	单次发作抑郁障碍
7A71	复发性抑郁障碍
7A72	恶劣心境
7A73	混合性焦虑和抑郁障碍
7A7Y	其他特定的抑郁障碍
7A7Z	抑郁障碍,未特定
7A9Y	其他特定的心境障碍
7A9Z	心境障碍,未特定
7B00-7B05	焦虑与恐惧相关障碍
7B10-7B15	强迫及相关障碍
7B20-7B25	应激相关障碍
7B30-7B36	分离障碍
7B40-7B42	躯体忧虑障碍
7B50-7B55	喂食及进食障碍
7B50-7B55	喂食及进食障碍
7B60-7B61	排泄障碍

7B70 - 7D61	物质相关及成瘾障碍
7D70 - 7D73	冲动控制障碍
7D80 - 7D81	破坏性行为及品行障碍
7D90 - 7D92	人格障碍
7E00 - 7E06	性欲倒错障碍
7E10 - 7E11	做作性障碍
7E20 - 7E2l	神经认知障碍
7E30	与其他疾病相关的精神和行为障碍

DSM-V将精神障碍分为22大类,基本内容与ICD-11中的相仿。我国依据国内精神障碍的流行病学情况,结合我国的社会文化特点和传统习惯,修订了《中国精神疾病分类方案与诊断标准》,目前为2001年公布的第三版(CCMD-3)。

由于大多数精神障碍缺乏客观实验室或影像学检查结果,临床诊断时受医生主观因素影响较大。完善的精神障碍诊断标准除参照上述分类标准指明症状学内容外,还应包括病情严重程度、功能损害、病程、病因学等内容。

临床上诊断精神障碍时,检查者应通过合适途径获得可靠病史资料,通过详细体格检查(重点包括神经系统检查)和精神检查(精神状态检查、心理测量等)发现与精神障碍相关的异常情况。实验室检查和影像学检查能帮助检查者确定或排除某些症状性或器质性精神障碍,其中脑电图、脑诱发电位及多导睡眠监测等检测项目的应用价值最大。

7.6.2 神 经 症

1. 神经症的定义、分类及临床表现

神经症,旧称神经官能症,是一组主要表现为精神活动能力下降、烦恼、紧张、焦虑、抑郁、恐怖强迫症状、分离症状转换症状或各种躯体不适感的精神障碍。按照CCMD-3的分类,目前取消了曾被归入本病的抑郁性神经症和癔症,神经症可分为恐惧症、焦虑症、强迫症、躯体形式障碍、神经衰弱。

尽管这些神经症的病因、发病机制以及临床表现颇不一致,但神经症患者有着一些共同的特征:神经症的发病常与心理、社会因素有关,患者自身的个性特点决定了他们罹患神经症的难易程度以及特定的神经症亚型的倾向。传统的"神经症"是一类功能性精神障碍,它既有别于脑外伤、脑血管病、感染、颅脑肿瘤、癫痫,以及其他躯体疾病或精神活性物质所致的器质性精神障碍,又没有明显或持续的幻觉、妄想、思维错乱等精神病性症状,患者一般社会功能相对完好、自知力完整。

焦虑症是神经症中最常见的一种形式,以焦虑情绪为主的神经症,可表现为广泛或持续性焦虑或反复发作的惊恐不安,并常伴自主神经系统功能紊乱、肌肉紧张以及运动性不安。焦虑障碍可再分为惊恐障碍、广泛性焦虑症、创伤后应激障碍、强迫障碍、社交恐惧症及特殊恐惧症等不同形式。这些焦虑障碍的终身患病率可高达25%,并经常伴随其他精神障碍,如抑郁。尽管多项研究显示焦虑障碍与遗传相关,但目前焦虑相关的特异性基因尚未明确。这里我们主要讨论环境因素对焦虑症的作用,以及焦虑症时机体的生理改变。

2. 焦虑的发病机制

对恐惧的不恰当反应是焦虑产生的主要原因。恐惧和焦虑是人体本能防御机制的第一道防线,能使个体察觉到潜在的危险并进行驱避,如"搏斗-逃跑"反应,这在人类进化和个体成长过程中起到了重要作用。但是这种正常保护作用同时也给人带来了不适感,焦虑症患者经常感到痛苦,因为他们不能根据外界环境的变化和按照自身需求对恐惧和焦虑进行恰当、实时的调节。

人类恐惧反应系统包括:在原始的、反应快速的"旧脑"系统,包括杏仁核和神经内分泌轴、交感神经系统;高级调节中枢"新脑",主要是皮质调节系统,能激活或抑制"旧脑"系统产生的快速反应。目前对于恐惧与焦虑的神经生物学机制的研究表明:焦虑的生理学症状与心理学症状联系密切,而神经影像学和神经内分泌学研究显示对应激的认知过程与躯体的恐惧反应可相互作用。

（1）恐惧环路与杏仁核

神经影像学研究提出恐惧环路（焦虑的解剖学基础）的概念，即焦虑相关的皮质和皮质下区域潜在相互联系的通路。参与恐惧环路的结构众多，包括杏仁核、海马、下丘脑、额叶前部皮质、扣带回、终纹床核（bed nucleus of stria terminalis，BNST）等。杏仁核是恐惧环路中最重要的结构，它与下丘脑、蓝斑、丘脑前核一起产生内源性神经化学恐惧反应；额叶、岛叶、颞叶中部皮质、扣带回前部及海马等部位参与对触发恐惧反应信息的储存和加工；基底节区（纹状体、苍白球、黑质）参与恐惧相关的面部表情、姿势、运动的激活。焦虑障碍的不同形式对脑功能活动的影响和生物学反应不同，了解不同症状与相关脑功能区的关系能帮助我们确定恐惧环路各部分的特定功能。

生物进化学能帮助我们了解恐惧反应的起源。恐惧反应起源于快速丘脑单突触神经元，其所产生的反应被称为"原始"（无意识）反应。通过长期进化，高级动物能储存触发恐惧反应环境的信息。一旦相关恐惧事件发生，能迅速激活警戒状态。

杏仁核是恐惧环路和边缘系统的中心环节，它在情感性记忆中起着重要作用，并能激活恐惧反应。"恐惧记忆"的储存也与杏仁核有关。杏仁核损伤时，惊恐反射激活的阈值降低，良性刺激被当作恶性刺激，轻微刺激就能使人感受到潜在威胁。在认知条件反射的作用下，该循环能不断自我强化，个体对恐惧做出不恰当的反应，导致焦虑状态的过度激活。这种对焦虑信号的异常重构能解释焦虑状态一触即发的特性。

杏仁核被认为是调节情感活动水平、识别潜在恐惧刺激的区域。切除杏仁核能导致情感失认症，这种情况下，患者无法识别愤怒、尖叫、大喊及其他表示恐惧或情感的信号。很明显，杏仁核是研究焦虑障碍的关键性区域，因为它联系着情感、生理活动和记忆。

（2）焦虑与神经内分泌轴

1）下丘脑-垂体-肾上腺皮质（HPA）轴：在神经解剖学研究证实恐惧环路的同时，神经内分泌学研究发现了焦虑的神经内分泌机制。现在认为杏仁核及BNST（尚待研究）通过下丘脑触发下行通路，激活体内的神经内分泌轴与交感神经轴。相关神经递质和神经肽类介导这些通路的活化，并引起相应症状。

HPA轴对应激水平的适应性在焦虑表达和调节方面起着重要作用。神经内分泌轴通过应激和创伤躯体症状来影响恐惧记忆的形成，还能调整机体对应激反应的神经化学调节，这些调整最终表现为血压、心律、免疫系统调节、应激激素水平的长期或短期变化。神经内分泌轴的适应性为药物治疗和心理治疗提供了新的希望。

HPA轴通过蓝斑核（locus coeruleus，LC）和儿茶酚胺的释放与交感神经轴建立了联系。杏仁核通过下丘脑，尤其是下丘脑室旁核（PVN），直接作用于HPA轴。杏仁核中央核的突触传出至PVN、下丘脑外侧核以及LC。PVN控制促肾上腺皮质激素释放因子（CRF）的释放，CRF调控垂体ACTH的释放。ACTH通过血液循环进入肾上腺皮质，调控糖皮质激素的释放。糖皮质激素能调节血糖水平、免疫系统、心血管系统、损伤细胞修复等多个系统的功能。因此通过焦虑的治疗也能缓解这些系统相关的症状。

2）下丘脑-垂体-甲状腺（HPT）轴：在患有焦虑症的患者体内可以观察到HPT轴上发生的改变，甲状腺功能异常会诱发情绪反应网。甲状腺功能减退会引起焦虑。甲状腺功能减退的大鼠表现出相对较强的焦虑样行为，并提示成年人由甲状腺机能衰退所引起的情绪障碍可能是神经受损所致。患者在焦虑状态下血清中甲状腺激素浓度，包括游离甲状腺素（FT4）、游离三碘甲状腺原氨酸（FT3）、甲状腺素（T4）和反向三碘甲状腺原氨酸（rT3）与健康受试者相比，均显著降低。焦虑患者血清中FT3和FT4的含量呈现下降的趋势。此外，甲状腺激素的合成和分泌主要是受HPT轴来调节，当血清中FT3、FT4水平降低时会触发机体的负反馈调节，引起下丘脑释放促甲状腺激素释放激素（TRH）以及垂体前叶分泌促甲状腺激素（TSH）。

3）下丘脑-垂体-性腺（HPG）轴：HPG轴调控人体性激素的分泌。心理及躯体应激会损害HPG轴，从而影响性激素释放的调节。近年来研究发现，更年期群体更容易产生焦虑或抑郁等症状，其原因可能是性激素水平降低所导致的。在更年期妇女由于雌激素含量降低，使得HPG轴失调，从而表现出焦虑、抑郁以及认知障碍等症状。生长激素（GH）在调动物生长发育过程中发挥重要作用，GH通过刺激肝、肾和肌肉组织产生胰岛素样生长因子（IGF），IGF家族中包括两种低分子多肽（IGF-Ⅰ、IGF-Ⅱ），而GH主要通过IGF-Ⅰ来提高更年期男性的雄性激素水平，参与到焦虑情绪的调节过程。

4）蓝斑核-去甲肾上腺素（LC-NE）轴：参与NE能系统的HPA轴的另一条重要支路是通过LC实现的。LC-NE系统产生焦虑时大部分的瞬时不愉快症状，如"搏斗-逃跑"反应。LC释放NE作用于肾上腺,促进其释放肾上腺素,激活自主神经系统,出现血压升高、心率增快等心血管系统变化。有研究显示服用育亨宾(一种 α2 阻断剂)能引起自主神经反应增高,导致惊恐障碍。

Sullivan 的综述显示 LC-NE 系统与 CRF 系统两者间有着直接的关联。LC 内 CRF 水平升高能引起皮质 NE 水平升高,而 NE 水平升高又能促进 CRF 的释放。PVN 和 LC 之间是双向传递的。Sullivan 同时描述了 LC 在恐惧条件反射中的作用,LC 与恐惧环路中其他部位相连。额叶前部皮质腹内侧、海马、杏仁核的突触均能传入 LC。

LC 能将危险信号直接转化为躯体恐惧反应。通过 β 受体阻断剂阻断 LC 能减少恐惧记忆的激活。同样的,α 受体激动剂如可乐定,也能减少 NE 的突触前释放,产生抗焦虑作用。三环类抗抑郁药(tricyclic antidepressant,TCA)和选择性 5-羟色胺重摄取抑制剂(serotonin-selective reuptake inhibitor,SSRI)也能通过调节 LC 中的 α2 起到抗焦虑作用。

目前缺乏慢性阻断 LC-NE 系统的研究,但在减少焦虑障碍瞬时症状方面,LC-NE 系统仍是研究之关键所在。通过 LC-NE 系统模型,我们能研究、选择、控制焦虑时明显的行为生理改变,如果能通过合适途径来调控 LC-NE 系统功能,就有希望开发出新的焦虑治疗方法。

(3) 焦虑相关的神经递质

1) CRF:糖皮质激素能调节神经活性类固醇的产生和释放,神经活性类固醇通过 GABA 和 5-HT 受体产生原发性脑作用。同时,糖皮质激素也能调节儿茶酚胺的释放。

Marcin 认为 CRF 可能对 LC 内的 NE 有直接反馈作用,能导致很强的原发性交感反应。肾上腺皮质激素受体数目开始时随着皮质醇水平升高而增多,随后出现下调并对应激反应起负反馈作用。这一通路中的任何环节调节功能障碍均能影响患者的恐惧反应。研究显示 CRF 对于脑内恐惧反应起到了重要的作用,除在 HPA 轴外,CRF 在大脑其他部位也充当着神经递质的作用。有趣的是,尽管人与鼠脑内的 CRF 受体不同,但两者 CRF 的蛋白质序列相同。

在脑内不同区域存在着两种 CRF 受体,存在于杏仁核、扣带回和额叶前部皮质中的为 R1 受体,而存在于 PVN、隔膜、中缝核、LC 及海马中的为 R2 受体。研究显示 CRF 通过这些受体调节焦虑反应,阻断 CRF 受体(尤其是 R1 受体)能减少焦虑。相反的,向脑内注射 CRF 能加重大鼠的焦虑症状。相对于对照组和 R2 受体敲除的大鼠,R1 受体敲除的大鼠焦虑症状减少更为明显,这说明 R1 受体可能是参与焦虑的主要受体。R2 受体也有相似的功能,而且 R2 受体在灵长类动物脑内分布更为广泛。

CRF 拮抗剂有望成为阻断恐惧环路、治疗焦虑症的有效药物之一。

2) GABA:除了神经内分泌轴外,脑内神经递质及其受体系统同样能调节焦虑。其中对 GABA 系统的研究成果第一个被用于焦虑治疗。GABA 对中枢神经系统有普遍抑制作用,并能产生快速抗焦虑作用。GABA 分布遍及整个大脑,包括参与焦虑障碍的结构,如杏仁核。GABA 受体弥散性分布于恐惧环路的情感性区域和生理性区域,因此当这些受体激活时能产生快速的镇静作用。

GABA 受体基因敲除(特别是 GABA-A 型受体)的小鼠表现出恐惧相关行为,如行为受限、恐惧反应过度。惊恐障碍患者表现为 GABA 反应性异常(惊恐由氟马西尼介导,与正常对照组相比出现异常眼球扫视运动)。放射性同位素追踪研究显示,与对照组相比,焦虑患者额叶、颞叶、枕叶 GABA 活性降低,同时左侧海马 GABA 结合率降低。这些结果表明惊恐障碍患者 GABA 受体异常,可表现为受体数目下调、敏感性或结合率降低。但关于焦虑患者脑内 GABA 的改变究竟是原发性还是继发性的尚有待进一步研究。

3) 5-HT:SSRI 和 TCA 均能减轻焦虑。5-HT 受体主要分布于脑干中缝背核,但在脑内和体内其他部位也有分布(如小肠和血小板)。5-HT 受体基因敲除小鼠,尤其是 1A 受体缺失,表现为恐惧行为增多。

5-HT 与焦虑之间可能存在着一种神经发育相关的机制,尤其是在海马内。最近的研究提出假说,认为在焦虑和抑郁患者脑内海马神经发育减少,而这种情况通过 SSRI 治疗可得到改善。

5-HT 1A 受体基因敲除小鼠(出现焦虑相关行为增多)光照损伤后海马神经元再生功能障碍,这种情况时即使给予 SSRI 和 TCA 治疗也得不到改善。另外,野生型小鼠经摄取 SSRI 和 TCA 治疗后表现为海马神经元再生能力增强,而相应焦虑症状减少。这一研究表明 5-HT 系统在海马神经发育过程中有着重要作用,并能调节焦虑相关行为。

近期的另一项采用 PET 进行的研究显示,惊恐障碍患者扣带回前部、扣带回后部、中脑中缝核部位的 5-HT 1A 受体数目较正常对照组少将近 1/3。由此可见,脑内 5-HT 受体在焦虑调节方面起着重要作用,其功能异常可能是惊恐障碍和其他焦虑症的病因之一。

4) NE:NE 同样是与焦虑相关的关键性神经递质,除上文中提及的在交感神经系统中的作用外,NE 还表现出其他脑内焦虑相关神经递质的作用。

Jetty 的综述提示广泛性焦虑症患者儿茶酚胺水平及其代谢可能存在异常,尽管这一结论没有得到不同试验的支持。Connor 的综述提示焦虑患者交感系统的改变(如 α2 受体改变)可能与 LC-NE 轴有关。作为抗抑郁药物的 NE 再摄取抑制剂同样有抗焦虑效果(如文拉法辛、瑞波西汀及三环类抗抑郁药)。

NE 与 5 - HT 系统可能与焦虑调节有关,这一结论可以用来解释 SSRI、5 - HT 及 NE 再摄取抑制剂(SNRI)、三环类药物的抗焦虑作用。目前认为蓝斑核和背侧中缝核之间的投射与 NE、5 - HT 释放的调节相关。5 - HT 能抑制 LC 放电,NE 能调节背侧中缝核内 5 - HT 的释放。这两种神经递质的平衡有助于降低 LC 放电的频率,减少相应的焦虑症状。

5) 谷氨酸:目前也有假设认为谷氨酸可以调节焦虑,并在中枢神经系统中起兴奋性作用。脑内的谷氨酸受体和 GABA 受体类似于一个开关,两者间失衡能导致焦虑的产生。

研究显示冠毛猕猴处于应激状态时,额叶和扣带回前部的谷氨酸能神经元活性增加。这种活性增加能导致相应区域的神经毒性以及焦虑调节功能障碍。谷氨酸神经毒性作用还与焦虑患者体内谷氨酸介导的 HPA 轴功能亢进、海马体积缩小等相关。

从伏隔核投射到杏仁核基底外侧的谷氨酸能神经元可通过 NMDA 受体和 D1 受体调节伏隔核内的 DA 水平。NMDA 受体和 D1 受体还可以对恐惧环路中其他通路的活化进行调节。

NMDA 受体也参与恐惧反应的直接终止。Davis 和 Myers 认为 GABA 受体能抑制脑内习得性恐惧相关区域,而 NMDA 受体能激活调节该反应的记忆回路。这一反应是暴露疗法(患者通过暴露于恐惧源,学会将恐惧与放松相联系)成功的基础。

6) DA:DA 被认为在社交恐惧障碍中起着重要作用,可能与这种焦虑障碍的社会特定性质相关。在表现出内向/恐惧行为的灵长类动物脑内可观察到 D2 受体结合减少。影像学研究显示社交恐惧障碍患者纹状体内 D2 受体结合减少,但在这些患者身上没有观察到原发性 DA 能异常。

DA 被认为是与控制社会行为相关的神经递质,特别是在其他类似的社交回避症状及精神分裂症的患者中,存在 DA 能改变。

除社交恐惧障碍外,DA 还影响其他焦虑障碍的社交功能,如创伤后应激障碍。DA 还影响抗抑郁药物的疗效。近期一项影像学研究显示,焦虑患者纹状体对氟标记的 DA 再摄取水平与正常对照组相比有所降低。安非他酮作为抗抑郁药能影响 DA 能神经元,却不具有抗焦虑作用。因此关于焦虑相关的 DA 能改变,还需要进一步研究。

7) 其他神经肽:除上述几种经典的神经递质外,目前还发现其他与焦虑有关的神经肽类物质,如 CCK、SP、神经激肽 A 和神经激肽 B、阿片类物质、BDNF 等均可能影响焦虑。

7.6.3 心境障碍

1. 心境障碍的定义、分类及临床表现

心境障碍,又称情感障碍,是以心境或情感异常改变为主要临床特征的一组精神障碍,伴有异常心境相应的认知、行为、心理生理,以及人际关系方面的改变或紊乱。心境障碍在临床上表现为抑郁(depression)和躁狂(mania)两种截然相反的极端心境,而正常情感则位于这两种极端的情感之间。根据发作的极端状态可分为单相和双相,CCMD - 3 对心境障碍的分类包括躁狂发作、双相障碍、抑郁发作、持续性情感障碍、其他和待分类的情感性精神障碍。

心境障碍基本表现为抑郁发作和躁狂发作两种完全相反的临床状态。典型的抑郁发作常表现为情绪低落、思维迟缓及意志消沉的"三低"症状,常伴焦虑,严重者可影响认知能力,出现幻觉、妄想等精神病性症状。抑郁症最严重的后果是自杀观念和行为,约半数患者会出现自杀观念,10%~15%的抑郁症患者最终死于自杀。除了心理症状外,抑郁症还带来睡眠障碍、食欲紊乱、性功能减退等各种躯体症状。与抑郁相反,躁狂发作表现为情感高涨、思维奔逸及意志行为增强的"三高"症状,严重者自知力不全,躁狂发作后可由于过度耗竭而导致意识障碍。双相障碍的特点是反复出现心境和活动水平明显紊乱的发作,有时表现为躁狂,有时则表现为抑郁。

2. 心境障碍的流行病学及危险因素

欧美等国对心境障碍的流行病学研究结果提示,心境障碍的终身患病率一般在 2%~25%,其中以抑郁症最为常见。由于对疾病定义、诊断标准、流行病学调查方式的不同,我国多次调查心境障碍的发病率均在 1% 左右,低于西方国家。

流行病学研究显示,遗传占心境障碍发病危险因素的 40%~50%。家系调查显示双相障碍患者的一级亲属中双相障碍发生率较正常人的一级亲属中双相障碍发生率高 8~18 倍,而抑郁症的发生率高 2~10 倍。单卵双胞胎的双相障碍同病率可高达 33%~90%,重症抑郁症同病率约 50%,均远高于异卵双胞胎。Mendlewicz 和 Rainer 对 29 例双相障碍寄养子与其血亲及养亲的研究也显示遗传因素在心境障碍发病中的作用要高于环境因素的作用。目前虽然有发现部分心境障碍患者存在染色体及脑内神经递质相关的基因改变,但是抑郁和双相障碍相关的特异性基因尚未明确,Burmeister 等人认为心境障碍是多基因共同参与的综合性疾病,单个基因改变不足以引起发病,这与 2 型糖尿病、原发性高血压的情况类似。

目前认为遗传因素在心境障碍发生中可能导致一种易感因素,而具有这种易感因素的人在特定环境因素的促发下发病。患者心境障碍首次发作前常存在应激性事件,可能对脑生理活动产生改变(如持续性应激可使小鼠海马体积缩小)。这种改变可持久性存在,成为心境障碍发病的生理结构基础,即使以后不需要应激性事件也能引起患者再次发病。

由此可见,心境障碍的发病受遗传因素和环境因素的双重影响,也有假设认为,遗传因素对双相障碍影响较大,而环境因素对抑郁症发生作用更为重要。

3. 抑郁症的病因学及发病机制

(1) 抑郁相关的脑功能结构和单胺假说

影像学研究显示脑内众多结构共同参与了抑郁的发病,包括前额叶皮质、扣带回、海马、纹状体、丘脑等。其中大脑皮质和海马负责调节抑郁的认知相关方面,如无能感、绝望、内疚、厄运以及自杀倾向。纹状体[尤其是腹侧纹状体和伏隔核(NAc)]、杏仁核及相关脑区与情绪低落、焦虑、意志消沉的调节有关。

伏隔核、下丘脑、杏仁核等皮质结构下是参与抑郁相关的奖赏、恐惧和动机的主要结构,这几个区域相互连接组成了抑郁的神经回路。抑郁的神经回路主要由单胺能(主要包括 NE 和 5-HT)神经元支配,腹侧被盖区(VTA)的单胺能神经元投射至伏隔核、杏仁核、前额叶皮质及其他边缘结构。同时,LC 释放的 NE 和中缝核释放的 5-HT 也影响整个区域。此外,下丘脑与腹侧被盖区-伏隔核通路之间的联系也十分密切。

心境障碍的单胺假说认为,抑郁的神经回路内任何部位出现功能障碍,均可能影响单胺类递质的弥散性调节作用,引起心境障碍。在 20 世纪 60 年代,人们发现作为降压药物的利舍平存在使服用者产生精神抑郁的副作用,通过研究发现其药理机制是利舍平干扰突触对儿茶酚胺和 5-HT 的摄取,耗竭了中枢神经系统的儿茶酚胺和 5-HT。而 SSRI、5-HT 及 SNRI 以及三环类抗抑郁药的作用机制都是抑制单胺类的摄取,提高其在突触间隙中的浓度,从而发挥抗抑郁作用。

(2) 神经内分泌变化

环境应激与遗传因素共同作用激活了 HPA 轴的 CRH 神经元。CRH 神经元投射至垂体正中隆起,共表达加压素(精氨酸升压素,arginine vasopressin,AVP)。此外,CRH 神经元还投射至脑内其他部位。CRH 的释放及由此产生的皮质醇水平升高与抑郁的症状相关。下丘脑室旁核(PVN)、视上核(SON)内投射到垂体后叶的 AVP 神经元同时被激活,导致垂体 ACTH 分泌增加。循环内 AVP 水平升高与自杀风险增高相关。催产素神经元活性增加与抑郁时食欲减退有关,因为催产素是一种能引起饱食感的肽类。阿片肽能抑制 HPA 轴,而在抑郁症患者脑内,垂体漏斗核中含 β 内啡肽的神经元数目及 PVN 中 β 内啡肽支配的神经元数目减少。此外,抑郁症患者即使 BMI 正常,其体内与食欲、进食、体重改变相关的瘦素水平依然降低。

研究发现抑郁症患者 PVN 内含一氧化氮合酶(NOS)的神经元数目减少,但 SON 内相关神经元数目不减少,这可能与 PVN 内 CRH、OXT、AVP 水平增高有关。抑郁患者 HPT 轴也存在异常,PVN 内 TRH 的 mRNA 降低,引起 TSH 和甲状腺素水平降低。抑郁患者脑脊液内生长抑素水平降低,而试图自杀者生长抑素水平增高。

女性抑郁症患者在发病率、患病率、死亡率方面均高于男性患者,除了社会环境因素外,这也与两者间的性激素分泌差异有关。经前期、产前、产后、更年期以及口服避孕药所致的激素变化与抑郁的发病有关。心境障碍患者在出现 PVN 中 CRH 神经元过度激活的同时常伴有这些神经元的雌激素受体(estrogen receptor,ER)水平增高。

存在于 CRH 基因启动区的雌激素反应元件能刺激 CRH 表达,而雄激素反应元件能抑制 CRH 表达。研究发现,抑郁患者下丘脑视交叉上核活性降低能,生物钟功能紊乱,使睡眠、心境及其他生理节律受损。光照疗法和褪黑素治疗能提高下丘脑视交叉上核活性,改善抑郁,促进睡眠。

7.6.4 精神分裂症

1. 精神分裂症的定义、分类及临床表现

精神分裂症由 E. Bleuler 于 1911 年提出,最早是指患者出现情感和认知功能分裂的状态。目前国际分类系统 ICD-10 和 DSM Ⅳ-R 对于诊断精神分裂症所需要的症状群给出了一致的标准。精神分裂症急性期的主要症状包括阳性症状:现实扭曲,如幻觉(主要是听觉和躯体感觉);妄想(如被洞察感、被迫害感,且常伴焦虑);思维和行为错乱。除了阳性症状外,患者还可表现为阴性症状:情感淡漠、意志减退、社交障碍、抑郁等。此外还有精神运动性改变,如木僵和缄默症(无法移动或说话)。精神分裂症的阳性症状和阴性症状可在疾病过程中交替出现,在急性期也可同时出现。该病病程长,症状多变。幻觉妄想型(现实扭曲型)主要表现为幻觉和妄想;紧张型主要表现为精神运动性症状;青春型主要表现为情感淡漠和意志减退;错乱型主要表现为思维和行为错乱。

还有部分患者也表现为与上述种种精神分裂症状相似的行为、思维、情感异常,但在程度上达不到诊断精神分裂症的标准。有这些阳性症状或阴性症状的较弱的表现形式的患者可诊断为精神分裂型人格障碍。

典型的阳性症状通常起病于青春期末或成年期初,男性发病通常较女性发病早且程度重。青春型常在青春期中或刚结束时表现明显。由于该病病程较长,1/3 的精神分裂症患者表现出一个较好的预后(例如,在发病 1~2 次后症状消失),还有 1/3 的患者表现为精神损害进行性加重或残留症状(认知和情感功能受损加重),另外的 1/3 患者则出现病情反复波动,时好时坏。

2. 精神分裂症的流行病学及危险因素

全世界约 1% 的人一生中曾患精神分裂症,这与文化及地理因素无明显相关性。精神分裂症极少在儿童期或 40 岁以后发病,该病有强烈的遗传倾向,同卵双胞胎即使所处的生长环境不同,其精神分裂症的共患率仍达 50%,一级亲属共患率为 10%~20%。这表明遗传和非异常因素在精神分裂症发病机制中均发挥重要作用。

多项研究表明神经调节蛋白-1(位于染色体 8p12)和反结合素(DPNBP,位于染色体 6p23.3)的基因多形性可能导致发病。但是由于临床精神症状的复杂性,其他基因同样可以致病。神经调节蛋白对神经发育过程中的髓鞘形成,以及 NMDA 神经递质传递十分重要。反结合素位于突触后膜,影响神经信号传递。目前认为精神分裂症时神经调节蛋白和反结合素功能失常。

除了遗传因素外,研究发现精神分裂的其他危险因素包括:出生前神经发育障碍(如额叶和颞叶的细胞结构异常),出生时的并发症(如产科并发症、出生时低氧),感染(尤其是中枢神经系统病毒感染);服用某些药物或毒品(如长期吸食大麻),移民(研究发现非洲迁往加勒比海地区的第一、第二代移民的精神分裂症发病率上升)。与早期的精神动力学观念不同,目前认为父母在儿童期的影响以及教育方式并非精神分裂症的危险因素。

3. 精神分裂症的病因学及发病机制

目前认为精神分裂症是遗传和社会环境因素共同作用的结果,但确切病因及发病机制仍不清楚。在精神分裂症患者体内存在着脑功能结构和神经递质的改变,通过这些改变可以解释其部分发病机制。

(1) DA 假说

目前关于神经递质功能障碍导致精神分裂症的主要理论是 DA 假说,DA 是一种弥散性作用于中枢

神经系统的神经递质。根据精神分裂症的 DA 理论,在精神分裂症患者脑内,DA 能神经元功能在某些方面过度活跃。主要证据是 D2 受体拮抗剂(如氯丙嗪等)有抗精神病作用,这类药物能特异性作用于 D2 受体,且其与 D2 受体的结合能力与药物剂量呈正相关。另一方面,DA 样物质,如苯丙胺、可卡因、L-多巴等,能增加以儿茶酚胺为神经递质的突触传递,促进 DA 释放,尽管这些物质作用时间短暂,但其所诱发的阳性症状很难与精神分裂症症状相区别。然而,关于精神分裂症患者脑内多巴胺受体浓度增高的早期研究被证实是抗精神病治疗的结果。还有研究发现在前额部和边缘区结构损伤的动物模型中,其脑内 DA 改变与在精神分裂症患者身上观察到的情况相似。

(2) 谷氨酸假说

诱导精神分裂症模型最有效的药物是苯环己哌啶(phencyclidine,PCP)。PCP 又称"天使粉",是吸毒者常用的毒品之一,正常人服用 PCP 后可出现各种精神分裂症症状(如幻觉、妄想、紧张、行为错乱)。但 PCP 并不能作用于 DA 受体,它属于谷氨酸受体 NMDA 亚型拮抗剂(相同的还有氯胺酮等)。多个尸检研究发现精神分裂症患者的颞叶皮质或丘脑内的 NMDA 亚受体 NR1 浓度降低。NMDA 受体基因敲除的小鼠也可以出现与人类精神分裂症相似的症状。因此,谷氨酸理论可以通过 NMDA 相关的神经传递功能减退来解释精神分裂症的发病机制。此外,还有报道称谷氨酸拮抗剂对羟苯甘氨酸和 D-丝氨酸能减弱抗精神分裂症药物的治疗作用。

(3) GABA 假说

GABA 是抑制性中间神经元中重要的神经递质之一,也是目前精神分裂症神经递质理论的另一个重要候选目标。GABA 细胞与大量的皮质和皮质下结构神经元抑制相关。多项临床证据显示精神分裂症患者的神经元抑制受损:感觉控制缺损、幻觉(可解释为感觉皮质区抑制功能障碍)、潜在抑制减少、前脉冲抑制减少。

有研究显示,精神分裂症患者海马和额叶皮质区的 GABA 合成酶 GAD65、GAD67 相关 mRNA 减少,抑制性皮质突触中 GABA 转运体 GAT 下降,共定位在 GABA 中间神经元上的肽类(细小白蛋白和瑞林蛋白)在额叶和颞叶中的水平同样减少。这些证据都支持 GABA 可能参与精神分裂症的发病。

(4) 脑功能结构改变

大量 CT 和 MRI 的结构影像学研究表明精神分裂症时,大脑结构出现很多细微的改变。其中最有统计学意义的发现有:约 20% 患者出现侧脑室增大;部分患者额叶、颞叶以及顶叶的脑裂增宽;约 10% 患者表现为海马和海马旁回的体积缩小;约 5% 患者额叶、颞叶以及顶叶皮质变薄;此外还可出现左右半球对称性降低。

除影像学研究外,尸检病理发现,精神分裂症患者内嗅皮质、海马、前脑细胞排列紊乱、神经元方向异常,提示出生前神经发育异常;神经纤维网和突触标志减少而神经细胞数量不变;髓鞘和少突神经胶质部位改变;抑制性中间神经元末梢减少。

颞叶内侧边缘区结构和额叶皮质细胞排列紊乱与皮质对称性降低是生前神经发育异常的重要证据。多项 MRI 研究证实在临床症状出现后的一年内,脑皮质组织呈进行性减少。这属于在原发性神经退行性疾病基础上发生的额外的退变。

7.6.5　精神障碍的治疗原则

对于精神障碍的治疗主要分为躯体治疗和心理治疗两方面,各种精神障碍的病因、发病机制及临床表现均不一样,因此治疗也不相同,但应把握住以下的治疗原则。

1. 综合治疗原则

患者自身具有生物学、心理学和社会学的特征,精神障碍的发生和发展又与具体的生物、心理、社会因素密切相关,因此在治疗上也要综合考虑,给予生物学治疗措施(如药物治疗或抽搐治疗)、心理学治疗措施(如精神治疗或行为治疗)、社会学治疗措施(如家庭治疗和环境治疗)才符合现代生物-心理-社会的医学模式。

2. 持续治疗原则

精神障碍多系慢性疾病,其治疗与康复需要相当长的时间,因此应有长期治疗计划。即使是急性或亚急性精神障碍,在症状缓解后的巩固疗效和防止复发等,都需要持续的医疗帮助。

3. 治疗个体化原则

每个患者的生理情况、心理素质及其所处的社会环境各不相同,即使诊断相同,也要因人而异,为每一具体患者制订出具体的治疗方案,并根据治疗中病情的变化及时调整治疗方案。

7.7　自闭症谱系障碍

自闭症(即孤独症,autism)是自闭症谱系障碍(ASD,autism spectrum disorder)中的通俗说法,是一种广泛性发展障碍,主要表现为社会交往障碍、言语交流障碍、重复刻板行为。自闭症谱系障碍属于神经发育障碍。其特征为社交沟通不足,存在利益受限和重复行为。《精神疾病诊断与统计手册(第 5 版)》(DSM-Ⅴ)中更新了 DSM-Ⅳ 的 ASD 诊断标准。创建了"ASD 频谱"诊断的概念,把 DSM-Ⅳ 中归为广泛性发育障碍(pervasive developmental disorder,PDD)的各个诊断:自闭症、阿斯伯格综合征、童年瓦解性障碍和其他未明确说明的广泛性发育障碍合而为一。世界卫生组织估计,ASD 的全球发病率为0.76%。然而,这仅仅是基于评估了全球 16% 的儿童人口得出的。美国疾病控制与预防中心估计,美国的 8 岁儿童中约有 1.68%(或 59 名儿童中的 1 名)被诊断出患有 ASD。在美国,2016 年父母报告的 ASD诊断率略高,为 2.5%。根据自闭症和发育障碍监测网络的估计,在 2000~2002 年至 2010~2012 年期间,美国 ASD 的患病率增加了一倍以上。2014~2016 的统计数据表明,美国的 ASD 患病率似乎已趋于稳定。不断变化的诊断标准可能会影响患病率而不是 ASD 患病率的真正增加。

ASD 发生在所有种族,族裔和社会经济群体中,男性更为常见,男女比例为 3∶1。女性发病率低可能与其自闭症表型、善于通过"伪装"掩盖其社会缺陷有关。一些遗传疾病可并发 ASD,包括脆性 X 综合征、结节性硬化症、唐氏综合征、Rett 综合征等。对性染色体非整倍性儿童的研究表明其更易患自闭症。已证实 X、2、3、7、15、16、17 和 22 号染色体与 ASD 风险增加相关。ASD 的其他危险因素包括父母年龄增加和早产。

7.7.1　病　　因

目前,自闭症的病因还未完全确定,但是研究发现,自闭症的病因是复杂的,与遗传、环境、神经递质以及神经通道都有关系。

1. 遗传因素和环境因素

数量遗传学和分子遗传学研究表明,自闭症是多基因遗传,该病症与多达 20 条染色体有关。尽管研究认为自闭症是一种复杂的多基因控制的遗传性疾病,但是仍不清楚这些基因之间的联系机制。Rutter认为,自闭症约有 70% 的变异是由遗传因素引起的。另外,与正常个体相比,自闭症个体的大脑表现出局部功能连接过度增强,而远距离功能连接不足的特点。它的发病率逐年迅速升高,明显偏离哈迪-温伯格平衡(Hardy-Weinberg equilibtium),这表明自闭症是遗传与外部环境相互作用引起的疾病。在某些情况下,自闭症与环境因素有关,特别是胎儿期来自酒精、镇静剂和病毒的影响。另外,Kanner 认为,父母对儿童情感需要的冷漠会造成自闭症,即自闭症是那些冷漠、无情的父母不能与他们的孩子建立感情纽带的后果。研究表明,自闭症相关的生理机制在胎儿期就开始发展了,具体是在妊娠 30 周之前。还有研究表明,饮食与自闭症关系密切,食物中的有害物质、不良饮食习惯、对营养物质的代谢可能影响内分泌、免疫和能量代谢系统,最终影响大脑的发育。

2. 神经递质和神经通道

自闭症的发生可能与中枢神经系统的神经递质功能失调有关,但是有学者指出,大多数自闭症儿童的神经影像学检查结果正常,仅极少数脑部结构异常或病理性改变。这些不同的结果为以后的研究奠定了基础,但是仍有待医学生物学的进一步探索。Gillberg 认为,有 2 条神经通道影响个体发展的特定关键时期,这可能为自闭症症状的发展奠定了基础。第 1 条通道出现在胎儿期,即怀孕第 4~8 周,包括脑干与小脑的关联。根据该研究,这条通道可能与注意转移困难、手脚不灵活和模仿困难有关。第 2 条通道称为颞额叶通道,一般出现在怀孕中期的中段,少数情况下出现在 2 岁左右。这条通道与自闭症出现的社交和沟通障碍有关。Bauman 等研究发现了小脑功能障碍与自闭症之间的联系,认为与自闭症有关的小脑分裂发生在胎儿期,该神经变化一直持续到出生之后。Carper 等研究发现,小脑机能障碍与额叶功能缺陷之间存在发展关系。这些研究表明,小脑可能对自闭症的发展具有特别重要的意义,自闭症潜在的神经学标记出现在较早的胎儿期,也可能是出生后的其他关键时期。这些机能障碍的发展与细胞迁移失调、突触变化、细胞凋亡及髓鞘形成等有关。

7.7.2　自闭症谱系障碍理论

1. 弱中央统合模型

弱中央统合(weak central coherence,WCC)模型理论是由 Frith 等提出的。该理论认为,个体信息加工是整体意义的提取,而自闭症患者信息加工则是局部意义的提取,即难以将细节整合成有意义的整体。因此,自闭症患者无法自动利用背景帮助理解他们的环境。该理论的优势是揭示了自闭症患者的重复和刻板行为、认知风格和知觉差异等自闭症特征,相比之下,其他大多数理论解释了社会功能和语言障碍,很少解释自闭症患者的行为。在这个意义上,该理论对自闭症儿童的行为有更好的预测。Happé 等认为对自闭症患者神经基质进行定位的研究结论尚不一致,弱中央统合可能与特定的大脑区域无关,更多地与导致知觉和语义层次信息整合困难的皮质和皮下区域的连通性有关。Iarocci 等研究表明,小脑功能在弱中央统合中发挥着作用。小脑可能参与了视觉和听觉信息的整合,因此,这个通道的中断可能导致相关知觉的下降。基于小脑在整合听觉和视觉信息中的作用、额叶在执行功能中作用、胼胝体在半球之间联系的作用,认为它们可能是弱中央统合模型的神经基质。更具体地说,自闭症患者一些功能的损伤可能与这些脑区的联系出现问题有关。

2. 心理理论模型

心理理论模型是近年来关于自闭症的最有影响的理论,它是基于 ASD 中社会缺陷的个人特征提出的。这一理论模型由 Baron Cohen 等提出,认为 ASD 个体的主要缺陷是心理理论缺陷,即理解他人心理状态的能力,这导致他们的社会缺陷。这一理论被很多研究证明,即自闭症患者在理解他人心理状态的任务中有缺陷。例如,与正常儿童相比,自闭症患者在涉及错误信念的 Sally-Anne 任务中表现更差。研究还发现,相比于智力水平的差异,自闭症患者比他们的同龄人更难理解心理理论任务,并且儿童在心理理论各个任务中随年龄发展变化的趋势不尽相同。即使他们能完成简单心理理论任务,但是在现实生活的复杂任务中仍然表现不佳。这表明,自闭症患者在加工心理理论的信息方面不同于正常儿童。自闭症个体的社会认知包含许多神经基质。Schultz 的磁共振成像研究指出,下列脑区参与社会认知,即眶额皮层、内侧前额叶皮质(medial prefrontal cortex,MPFC)、额下回(gyrus frontalis inferior,IFG)、颞上沟(superior temporal sulcus,STS)、梭状回(fusiform face area,FFA)、脑岛、脑干和小脑。这些脑区与自闭症哪些特定症状有联系,还需要进一步深入研究。

3. 镜像神经元系统模型

该模型假设当个体观察他人行为和模仿他时,有特定的神经系统和神经元被激活,这个系统称为镜像神经元系统。Rizzolatti 等从对猕猴的 F5 前运动皮层的单细胞记录中提出镜像神经元这一概念,即当观察者看别人执行操作时,如果个体自身也产生了相同的行为,就会创造出一个复制的输出。Dapretto 等利用 fMRI 技术发现,自闭症患者前额叶皮层的镜像神经元活动减弱,这说明自闭症患者的镜像神经元系统工作失常。研究发现,当个体观察和执行行为时,包括 IFG、顶叶、STS、杏仁核、纹状体和小脑被激活。根据这一理论,镜像神经元系统涉及的神经区域与许多复杂行为有关,包括模仿、观察行为、识别、社会认知和移情。Oberman 等认识到负责理解他人感受和意图的是镜像神经元系统,自闭症由该系统失常引起的假设是合乎逻辑的,原因是自闭症患者所欠缺的正是镜像神经元系统应该执行的功能。无论是正常人还是自闭症患者,当他们自主地不断松手和握拳时,脑电中的波成分都大大减少。如果让受试者看他人做同样的动作,正常人脑电中的波成分与他自己做动作时的同样减少,而自闭症患者在这样做时,波成分不受影响。当然,并非自闭症的所有症状都可用镜像神经元系统失常来解释,但是这并不排斥镜像神经元系统失常可能是自闭症的主要病因,或至少是原因之一。

4. 执行功能理论

执行功能(executive function,EF)理论可以强有力地解释自闭症患者运动的自我调整方面的问题。自闭症的执行功能理论不产生于对正常人的研究,而来自研究人员对一些自闭症症状的研究,这些症状与特定脑损伤的行为表现相似,尤其是额叶。EF 是目标导向行为的总称,如计划、认知灵活性、抑制等。EF 是由一系列高级认知加工过程所组成的,用于控制或引导目标导向性行为、对新奇或复杂情境的适应性反应,以及摆脱当前情景的影响而引导自己行为的能力,因此 EF 理论对理解自闭症的行为、注意力转移困难,以及冲动控制困难是很有帮助的。当然,该理论不仅仅可以解释自闭症的一系列症状,如狭隘的兴趣、刻板的行为、对环境同一性的要求等,也可以解释自闭症的一系列特征,如心理理论能力缺乏等。有研究者认为,EF 理论是自闭症儿童心理理论缺陷产生的原因。这表明,个体执行功能与心理理论之间是有联系的,执行功能可能是心理理论能力的重要基础。

5. 其他理论

其他陆续出现的理论也都试图解释自闭症儿童的认知加工。例如,概括化降低理论指出,自闭症患者对刺激和情景间相似性加工的能力减弱,就可以解释从一个情景到另一个情景的归纳学习对自闭症患者的困难性。特定复杂性假设理论试图通过分析视觉加工任务难度来探讨影响自闭症患者整体加工能力的因素,一定程度上解释了研究者对 ASD 者整体加工能力不一致的行为研究结论。由于特定复杂性假设理论对于任务难度并没有做出明确的界定和划分,因此,这一理论对影响自闭症患者整体加工能力因素的解释尚显笼统。

7.7.3　自闭症相关突触分子

自闭症是一种绝大部分由遗传因子决定的神经发育疾病。自闭症患者直系亲属的患病风险比一般大众高了 100 倍,并且同卵双胞胎的患病一致性(60%～90%)比异卵双胞胎的(3%)高很多。大多数自闭症患者都是在 2～3 岁被诊断出来的,而 2～3 岁是人大脑发育过程中活性重塑和突触发育的重要时期。突触是大脑的基本组成单元,是神经细胞之间进行通讯的基本单位。突触中的许多蛋白质具有非常重要的功能,突触本身也具有可塑性,对突触进行一系列刺激会使突触更容易激活或抑制。这种可塑性也是大脑进行学习记忆和情绪反应等认知功能的重要神经生物学基础。虽然与自闭症相关的基因并没有全部被鉴定出来,但是其中最重要的一类相关基因是编辑突触结构蛋白的。

在这些突变的基因中,有许多是与突触发育相关的基因。同时,相关实验证据表明在大脑发育相关疾病中存在突触功能异常。根据基因的产物蛋白质功能的分类,与突触发育相关的存在于自闭症患者中突变或者基因组缺失的基因大致可以分为两类:与蛋白质合成及稳定相关的基因遗传缺陷和突触骨架蛋白、受体和通道蛋白的基因遗传缺陷。

1. Neurexin 和 Neuroligin

Neurexin 和 Neuroligin 是存在于突触的细胞黏附分子,对突触的功能的建立至关重要的作用。Neurexin 是一种存在于突触前膜的次跨膜黏附蛋白,Neuroligin 是 Neurexin 的内源配体,两者相互作用于突触后膜。在兴奋性和抑制性突触中,突触前膜与突触后膜正常的相互连接与作用对突触的正常分化与成熟非常重要。在动物模型中,*Neurexin a* 基因敲除小鼠中压力门控钙离子通道的功能异常,导致钙离子介导的突触膜泡的正常释放被抑制。Neurexin 及 Neuroligin 与自闭症的联系是非常紧密。存在于 X 染色体上的 *Neuroligin 3* 和 *Neuroligin 4* 基因是第一批被鉴定出来的能够引起自闭症突变的基因。对 1 200 个家庭成员进行单核苷酸多态性(single-nucleotide polymorphism,SNP)分析鉴定出两个自闭症患者中存在 *Neurexin* 基因片段的缺失。随后的对自闭症患者的研究中也鉴定出其 *Neurexin* 基因其他片段的缺失以及其所在染色体的异常。在一对同胞兄弟中,*Neuroligin 3* 基因的一段高保守区域错义突变引起的蛋白质产物 R451C 突变,其中的一个男孩出现了自闭症、严重的智力缺陷和癫痫症状,其兄弟则患上了阿斯伯格综合征。他们的母亲是 *Neuroligin 3* 突变的携带者,但是没有任何临床表现,是一种典型的 X 染色体相关的遗传模式。

2. SHANK

SHANK 是位于突触后膜致密区的一类突触后框架蛋白,一个大的蛋白质家族,其中包括位于后膜致密区与鸟酸激酶相关蛋白相互作用的 SHANK 1、SHANK 2、SHANK 3、Homer 蛋白、Cortactin 结合蛋白,以及生长激素抑制素受体。SHANK 蛋白可以与 Neuroligin 形成直接或间接的相互作用。SHANK 蛋白通常也被称为脯氨酸富集的突触相关蛋白,包含了一些蛋白质与蛋白质相互结合的结构域。

2001 年,Bonaglia 首次在一名儿童患者鉴定出 *SHANA 3* 基因发生易位突变。随后研究者通对 60 多名患者身上提取到的 DNA 进行分鉴完发现 *SHAK* 基因的杂合性丢失是导致神经系表型的原因。研究者在 PMS 疾病中的研究发现使 *SHANA* 基因在其他疾病的形成的过程中起的重要作用得以被发现,尤其是自闭症。2007 年,在有自闭症和智力障碍(disturbance of inteligence, ID)患者体内发现了 *SHANK 3* 基因缺失引起的蛋白质截断突变。另外,在个阿斯伯格综合征患者和两名 ID 患者身上发现了 *SHANK 3* 基因的复制片段。在精神分裂症患者中也发现了 *SHANK 3* 基因的新生突变。这些结果表明 *SHANK 3* 基因的单倍剂量不足或者复制会引起包括 PMS、ASD、ID,以及精神分裂症疾病在内的神经系统疾病表型。另外,在自闭症患者中也发现了 *SHANK 2* 基因的缺失和终止突变。

对从 PMS 患者体内获取到的 iPS 细胞进行研究发现,PMS 神经元细胞的突触异常与 SHANK 3 功能的缺失是相关的,这些突触异常包括兴奋性突触后电流幅度和频率的降低和兴奋性突触数目的减少。用 IGF－1 进行处理能够恢复突触异常表型,但是令人吃惊的是 IGF－1 的处理会降低 SHANK 3 的表达和诱发一种包含 PSD95 而缺少 SHANK3 的突触的形成。这种现象表明 IGF－1 更倾向于促使更多的成熟的谷氨酸能突触的发育。目前,IGF－1 正在进行治疗 PMS 和自闭症Ⅱ期临床研究药物。

3. Ube3A

Ube3A 基因编码一种 E3 泛素连接酶,能够将泛素链连接到靶蛋白并标记上,使得靶蛋白能够顺利地被蛋白酶识别和降解。翻译后修饰,如泛素化,是一类调控许多突触中生物过程的重要调控机制。一些研究发现在小鼠中进行 *Ube3A* 基因的敲除会引起小鼠大脑海马神经元出现严重 LTP 紊乱,以及小鼠学习能力的降低。*Ube3A* 基因还能够调控皮质可塑性,中间神经元突触前膜的膜泡循环以及相关皮质环路中谷氨能传递。

由于 Ube3A 可以直接通过调控蛋白泛素化调控突触中靶蛋白的含量,因此,Ube3A 蛋白水平的降低引起的突触相关功能和可塑性的异常极有可能是其蛋白在突触中的异常积累引起的。在 Ube3A 众多的靶蛋白中,活性调控细胞骨架相关蛋白(cytoskeleton-associated protein, Arc)是其中一个重要的调控蛋白。Arc 通过调控 AMPA 谷氨酰胺受体的内吞,从而对突触可塑性有非常重要的调控作用。通过学习记忆等行为经历获得的神经活力提高可以提高 Ube3A 的表达,从而通过泛素化降解 Arc。Ube3A 的缺失提高 Arc 的含量,从而导致 AMPA 受体的内吞化和兴奋性突触传递异常。因此,对 Are 的表达量的上调和下调有可能成为引发神经发育疾病病理转变的关键点。在 *Ube3A* 突变的小鼠中,人们还发现钙调素依赖性蛋白激酶Ⅱ(calcium-dependent protein kinase－Ⅱ, αCaMKⅡ)的一个抑制性磷酸化位点的突变能够挽救 *Ube3A* 突变引起的 LTP 和学习缺陷。

4. 脆性 X 智力低下蛋白

脆性 X 智力低下蛋白(fragile X mental retardation protein, FMRP)是一种在神经元中高表达,并且能够在神经元胞体和树突中与 mRNA 结合的蛋白质。目前,对 FMRP 功能的研究中一个比较引人注目的发现就是 FMRP 在突触后膜能够选择性地与 mRNA 结合,从而负调控一系列树突 mRNA 转录的蛋白 FMRP 的靶蛋白包含了突触传递中的大量蛋白,并且其中的许多蛋白质是自闭症研究中的候选靶基因的蛋白质产物。FMRP 的缺失引起树突蛋白的过量合成。另外,FMRP 在海马的锥体神经元中的突触前膜通过调控神经递质的释放来控制动作电位持续时间。因此,FMRP 的缺失能够引起延长动作电位持续时间,增强突触前膜钙离子内流和重复激活状态下神经递质的释放。这种突触前的作用机制是不依赖于蛋白质翻译而是由大电导钙离子激活钾离子通道介导的。

FMRP 在突触中的具体作用机制目前研究比较清楚的主要是 mGluR 介导的信号调控。代谢型谷氨酸受体 1 和代谢型谷氨酸受体 5(mGluR1 和 mGluR5)是突触蛋白合成的重要调控因子。mGluR 介导的 LTD 失调是引发 FXS 患者中许多神经系统病症的原因之一。在 Fmr1 敲除的小鼠中进行 mGluR5 的部分抑制能够重建突触中蛋白合成水平。并且,在一种自闭症表型的 BTBR 小鼠中,部分抑制 mGluR5 也能够降低其行为异常症状。FMRP 的缺失除了会影响 mGluR 相关的突触可塑性以外还会影响多巴胺能和 GABA 能信号。FMRP 与 mTOR 信号通路也是相关的。Fmr1 缺失的小鼠和来源于 FXS 患者的成纤维细胞中 mTOR 信号是被激活的。mTOR 上游 PI3K 的活性在 Fmr1 敲除的小鼠神经元中是增加的。在 Fmr1 缺失小鼠中,ERK 信号的增加也能够直接影响蛋白的翻译速率。并且,HMG-CoA 还原酶抑制剂和 Ras-ERK1/2 信号通路的阻断剂洛弗斯塔特因(Lovastatin)能够减轻这种模型小鼠中的许多表型。GSK3 是 FMRP 的另一个靶蛋白,它的活性在 FXS 果蝇和小鼠中是增加的,用 GSK3 的抑制剂锂(lithium)处理 FXS 果蝇和小鼠会改善其分子和行为表型。并且,在一个开放式研究中,锂会适度改善 FXS 患者的行为问题。以上这些研究表明那些能够作用于 mTOR 和(或)ERK 信号通路以及其下游的靶蛋白(如 PI3K)的抑制剂可以作为纠正 FXS 患者中蛋白合成中翻译过程和突触相关缺陷的有价值的候选目标。

5. TSC1 和 TSC2

蛋白质 Harmarin(TSC1)和 Tuberin(TSC2)是由 TSC1 和 TSC2 两个基因分别编码的。TSC1 或者 TSC2 的失活突变引起 GTP 结合型 RheB(在脑中富集的 Ras 同源物)累积,从而激活 mTORC1。mTORC1 是一种丝氨酸/苏氨酸激酶,在细胞中的许多功能和信号通路中起着非常关键的作用,如蛋白质合成和自噬。TSC1 或 TSC2 的缺失导致树突棘结构和密度紊乱和轴突导向受损。研究者从散发的自闭症患者死后大脑颞叶组织中发现树突棘密度增大和树突棘的发育缺陷,这与 TSC-mTOR 是相关的。

Tsc 转基因小鼠模型能够重塑自闭症的核心症状,非常适合用来研究自闭症中神经连接异常的机制。在小鼠浦肯野细胞中进行 Tsc1 或者 Tsc2 基因的敲除能够引发小鼠出现社交障碍、限制行为和异常发声等自闭症样表型,组成型的 Tsc1 或 Tsc2 杂合型基因敲除的小鼠即使在没有出现大的神经病理变化的情况下也会出现认知和社交障碍。

6. MeCP2

MeCP2 是一种存在于细胞核中能够与甲基化嘧结合的蛋白质,属于甲基化 CpG 结合蛋白家族的一员。MeCP2 在神经元的表达水平很高,并且在动物出生后随着其神经元的成熟蛋白表达水平会增加。最近的研究结果显示在神经胶质细胞中也有 MeCP2 的表达。虽然其在胶质细胞中的表达水平比在神经元中的低,但是 MeCP2 在胶质细胞中的缺失会导致 MeCP2 野生型或者敲除型神经元树突形态发育的异常。虽然 MeCP2 敲除的胶质细胞可能会引起或者加重某些神经系统表型的症状,但是一些研究表明 MeCP2 在神经元中的特异性除足够引起神经系统的功能障碍和引发相关疾病。位于 X 染色上的 MeCP2 基因的突变是 RTT 的主要病因。绝大部分(99%)的散发病症都有其相应的遗传基础,97% 典型的 RTT 都是由 MeCP2 的突变引起的。MeCP2 基因扩增的男性患者通常出现张力减退、发育迟缓,早期出现自闭症症状进一步发展为严重的运动和认知障碍、癫痫、震颤、RTT 样特征和过早死亡。根据 X 染色体失活模式的不同,女性患者的临床症状包括焦虑、抑郁、广谱自闭症表型及 RTT 样症状。MeCP2 的突变缺失或者是扩增引发的大量的神经系统表型以及这两种基因变化导致的两种神经系统失调表型的重叠为人们进一步探索其中的调控机制提供了巨大的机遇和挑战。

MeCP2 对神经元整体功能的实现具有非常关键的作用。前脑中谷氨酸能神经元中 MeCP2 的缺失引起运动异常、焦虑样行为、社交障碍和学习障碍,而下丘脑 Sim1 神经元中 MeCP2 的缺失则会引起侵略行为、异常的应激反应和贪食。一些其他的细胞特异性 MeCP2 缺失也会引起 RTT 的部分表型。最近的一项在 GABA 能神经元中进行的 MeCP2 缺失研究表明,MeCP2 在 GABA 能神经元的缺失能重现 RTT 的绝大部分表型特征(包括刻板重复的行为和过早死亡),并且会导致基于抑制量大小和 mIPSC 的减小引起的 GABA 信号的降低。神经电生理实验发现神经元中谷氨酸脱羧酶(GAD)和 GABA 免疫活性降低的程度与 GABA 信号降低的程度是一致的。并且在一些 MeCP2 条件型敲除的细胞中,细胞的自主性受控于那些对各自神经元中神经递质的形成过程中起关键作用的酶,如儿茶酚胺神经元中的酪氨酸羟化酶和抑制性神经元中的谷氨酸脱羧酶。MeCP2 能够与所有在 *MeCP2* 缺失小鼠中表达降低的酶以及多种神经肽的编码基因的启动子相互结合。相反,这些神经肽在 MeCP2 过表达小鼠中其表达量也是增加的,并且其各自启动子位点上结合的 MeCP2 也是增加的。虽然到目前为止 MeCP2 的缺失或增加调控神经元中关键基因表达的方式还没有被完全理解和阐述,但 MeCP2 剂量加倍的确是通过一种功能获得性机制(功能亢进)引发疾病的。

7. 其他突触相关蛋白

L 型门控钙离子通道和钙黏蛋白(cadherin)也与自闭症相关。在有心肌病的 Timothy 综合征患者中存在 L 型钙离子通道蛋白 G406R 突变,该患者同时患有自闭症症状。L 型钙离子通道也存在于神经元的树突棘和树突轴中,能够调控突触后膜的 LTP 和突触可塑性。在突触间隙中,钙黏蛋白通过同源结合将突触前膜和突触后膜连接起来。钙黏蛋白能够促进突触的分化和成熟,并且能够调控突触的可塑性。在自闭症患者中也发现了钙黏蛋白 9、钙黏蛋白 10 和钙黏蛋白 15 的基因突变和染色体异常。这些突变降低神经元细胞与细胞间连接的稳定性,破坏突触的发育和分化,导致自闭症的产生。

7.8　药　物　依　赖

药物依赖(drug dependence)亦称药物滥用(drug abuse)、药物成瘾(drug addiction)或毒品成瘾,它是以强迫性使用药物或其他化学物质为特征的慢性、复发性脑病。虽称为脑病,但它的危害与影响是全身性的。在我国,针对药物依赖的通俗说法即"吸毒"。本节主要介绍导致药物依赖的化学物质种类、流行病学调查、危害、依赖形成机制和治疗方法等内容。

7.8.1　概　　述

世界卫生组织专家委员会对药物依赖或滥用的定义是:与医疗实践不一致或无关的持续或偶尔过量用药,包括下列几方面情况:药品类型、用药方式和用药地点都不合理;无医生指导自己用药,超出医疗范围和剂量标准;强迫性用药;出现精神和身体危害以及社会危害。成瘾化学物质的摄入途径有经呼吸道摄入、经口摄入、皮下注射、肌肉注射和静脉注射等。由于成瘾化学物质危害的严重性,各国政府对药物依赖的防治都十分重视。

导致依赖的化学物质(addictive substance,chemical)主要有以下几种。

1) 毒品(drug):包括麻醉药品和精神药品等。目前,国家药品监督管理局网站公布的我国《麻醉药品和精神药品品种目录》中的麻醉药品列有 121 种,精神药品列有 149 种品,非药用类麻醉药品和精神药品列有 116 种,共计 386 种。

依据毒品的流行时间顺序,我国将其分为传统毒品和新型毒品。传统毒品一般指鸦片、海洛因、可卡因、大麻等较早流行的毒品,一般从植物中提炼,以海洛因为首,其危害性和成瘾性大,被称为毒品之王。新型毒品主要指甲基苯丙胺等人工化学合成的致幻剂、兴奋剂类毒品,典型的代表有冰毒、麻古、摇头丸、K 粉等。新型毒品在 20 世纪 90 年代末从香港渗入内地,很快便蔓延、泛滥起来。自 2000 年曼谷"第一届东盟和我国禁毒合作会议"以来,毒品形势出现了变化。金三角地区罂粟种植减少,海洛因产量下降,在传统毒品的危害依然存在的同时,制贩苯丙胺类毒品犯罪活动日益猖獗起来。曾有专家预言"新型毒品"将是 21 世纪的主流毒品,也是最危险的毒品。

2) 酒精(alcohol):即乙醇(ethanol),饮酒时摄入。

3) 尼古丁(nicotine):含于烟草中,吸烟时摄入。

4) 其他物质:如一些有机溶剂包括汽油、发胶、乙醚、橡胶水等。

7.8.2　麻　醉　药　品

麻醉药品(narcotic drug)指对中枢神经有麻醉作用,连续使用后易产生身体依赖和精神依赖而成瘾的药品。它包括阿片类、可卡因类、大麻类、合成麻醉药类和卫生部指定的其他成瘾药品、药用植物及其制剂。目前公布的我国麻醉药品品种目录,从罂粟壳到醋托啡共列入 121 种药品。比较熟悉的麻醉药品有阿片、吗啡、可待因、海洛因、大麻、可卡因、美沙酮、二氢埃托啡、哌替啶(哌替啶)等。

7.8.3 精 神 药 品

精神药品(psychotropic substante)指直接作用于中枢神经系统,使之兴奋或抑制,连续使用能产生身体依赖和精神依赖而成瘾的药品,分为两类:第一类主要是兴奋剂和致幻剂,第二类主要是抑制剂。目前我国公布的精神药品品种目录共列入149种精神药品,其中第一类从三唑仑到布苯丙胺共68种,第二类从佐匹克隆到异戊巴比妥共81种。比较熟悉的药品如氯胺酮、去氧麻黄碱(冰毒)、苯丙胺、四氢大麻酚、三唑仑等属于第一类;巴比妥、苯巴比妥、地西泮、咖啡因等属于第二类。

7.8.4 酒 精

酒精(乙醇)是具有成瘾性的化学品之一。酒精的危害包括:急性中毒、慢性中毒、酒精依赖(psychological dependence),以及酒精的间接危害。

1. 急性中毒

急性酒精中毒(acute alcohol intoxication)俗称醉酒,多为短时间内较大量饮酒引起。急性酒精中毒分为普通醉酒和病理性醉酒两种情况。

(1) 普通醉酒

普通醉酒为一次大量饮酒引起,其表现可分为几个阶段。早期表现为一种特殊的兴奋状态,有时可出现攻击行为,停止饮酒后一般可自行恢复。严重中毒者会导致死亡。

国人对酒精的耐力低于白人,产生醉酒各阶段症状所需的血液酒精浓度要低于美国国家防止酒精滥用与酒精中毒研究所(the National institute on alcohol abuse and alcoholism,NIAAA)的标准(表7-3)。

表7-3 非耐受人群血液酒精水平与行为反应的关系

血液酒精水平	行 为 反 应
<50 mg/dl	出现欣快感,人变得好交际
50~100 mg/dl	步态紊乱,注意力下降,反应迟缓
100~150 mg/dl	共济失调,精细的精神与运动行为损害,短时记忆损害,言语含糊
200 mg/dl	对感觉刺激失去反应
250 mg/dl	昏迷
>500 mg/dl	死亡

(2) 病理性醉酒

病理性醉酒指小量饮酒之后引起的短暂性意识蒙眬状态,可有幻觉、妄想和冲动行为,可造成自伤或伤人的后果。持续数分钟到数小时,醋睡后结束,常有完全或部分遗忘,醒后对发作过程不能回忆。病理性醉酒罕见,可能与患者的个体素质或原有脑损害,如外伤、癫痫、脑血管病等基础疾病有关,引起大脑对酒精的耐受性下降。诊断病理性醉酒应符合酒精中毒的诊断标准,但患者的饮酒量比普通醉酒同样程度所需要的酒量要小得多。

2. 慢性中毒

长期超量饮用,70~150 g/d(1~2 g/kg·d)以上,血液水平在50~200 mg/dL以上会引起慢性酒精中毒(chronic alcohol intoxication),导致多器官系统尤其是中枢神经系统的损害与功能障碍。

1) 损害消化系统:消化系统首当其冲,会引起胃炎、胃及十二指肠溃疡、胃出血、酒精中毒性肝炎、脂肪肝和肝硬化等,还会增加消化系统癌症的发病率。

2) 损害心血管系统:引起心肌炎、冠心病、高血压。

3) 影响生殖系统:导致性机能障碍,出现性欲减退。

4) 损害神经系统:出现周围神经和中枢神经损害的表现,如引起周围神经炎;引起小脑变性,产生共济失调、震颤等。还会引起记忆力与智力减退、精神障碍,可出现各种逼真的、骇人的幻觉,这是慢性酒精中毒最严重、最危险的症状。

3. 酒精依赖

长期大量饮酒可产生对酒精的依赖,可根据下述表现作出判断:① 对酒有强烈的渴求感;② 饮酒成为生活的中心,影响事业、家庭、社交和娱乐;③ 饮酒模式固定,常常定时饮酒,晨饮突出,每天醒来第一件事就是饮酒;④ 对酒的耐受性提高,需要越来越大的饮酒量,才能达到初期的醉态;⑤ 一旦停饮或饮酒量减少,会出现"戒断症状";⑥ 慢性中毒,出现躯体并发症,出现上述各系统损害的表现。

7.8.5 吸 烟

1. 吸烟与尼古丁摄入

1 支烟含 1~1.5 mg 尼古丁,吸烟时会摄入尼古丁。尼古丁有很强的成瘾性,因此吸烟容易成瘾。

2. 吸烟对健康的危害

众所周知,吸烟危害健康,影响广泛、深远。

(1) 香烟点燃后产生的有害物质

不同香烟点燃时所释放的化学物质有所不同,共有数千种,但主要是焦油、尼古丁和一氧化碳等化学物质。

1) 尼古丁类:可刺激交感神经,损害血管内膜,有成瘾性。

2) 一氧化碳:能降低红细胞的携氧能力。

3) 醛类、氮化物、烯烃类:对呼吸道有刺激作用。

4) 胺类、氰化物和重金属:对机体均有毒性作用。

5) 致癌物:苯丙芘、砷、镉、甲基肼、氨基酚、放射性物质如钋^{210}等,有致癌作用。

6) 酚类化合物和甲醛等:有加速癌变的作用。

(2) 吸烟对人体的危害

1) 呼吸系统:导致慢性支气管炎和肺气肿,患肺癌、咽喉癌的危险性增加。

2) 神经系统:引起视力、听力、记忆力与智力等下降,中风风险增加。

3) 消化系统:引起胃溃疡,增加口腔癌、食管癌和胃癌的患病危险。

4) 心血管系统:吸烟是高血压、冠心病、动脉粥样硬化的重要致病因素。

5) 生殖系统:引起女性月经紊乱、痛经、流产、不孕。男子阳痿、早泄甚至不育等。

6) 其他系统:降低免疫力,诱发骨质疏松,增加各种肿瘤的发病率等。

7.8.6 药物依赖的危害及依赖形成机制

1. 药物依赖对人体健康的损害

导致药物依赖的化学物质特别是毒品对人体健康的损害十分严重。吸毒严重影响大脑与脊髓的功能,降低人的智力和体力,改变吸毒者的人格,甚至丧失理智;严重者听力、平衡功能都将受损,大脑产生退行性改变,引起痴呆;降低心血管系统的功能,严重者导致心力衰竭;降低呼吸系统、消化系统的功能;降低生殖能力;降低免疫力,易引发各种感染性的疾病和恶性肿瘤;严重者丧失劳动能力,因全身衰竭而死亡。

一旦药物依赖,患者便要经常服药,如停药,会在停药后数小时到数十小时发生戒断症状,即戒断综合征。轻则头晕、耳鸣,重则呕吐、涕泪交加、抽搐、两便失禁等,极其痛苦,或撞墙自伤,甚至自杀,常常丧失理智与人性,危害他人与社会。

2. 药物或毒品使用动因

一般来说,初始使用药物或毒品有以下几种原因:① 好奇心驱使;② 寻求刺激;③ 摆阔显富;④ 消忧解愁;⑤ 治病解痛;⑥ 受他人的引诱、胁迫与教唆等。

3. 药物依赖的特征及成因

(1) 药物依赖的特征

1) 对药物的耐受：原有剂量的药物效力下降，必须不断增加剂量，才能产生初次使用时的同等效果。

2) 产生身体依赖：亦称生理依赖，不使用药品明显感到躯体不适，若停止使用则产生戒断症状，甚至危及生命，如再度使用则戒断症状可获得缓解。

3) 产生精神依赖：亦称心理依赖，强烈渴望使用药品，追求原先的感觉体验。许多成瘾者一看到药品或相关的用药工具就会激动、快乐甚至到战栗的程度。药物使用后，出现快感，表现为神清气爽，精神振奋，活力倍增，烦恼解除，出现幻觉，感觉自己成为世界的中心。短时间快感就会消失。药效过后，精神萎靡，哈欠不断，并强烈渴望再用，否则毒瘾就要发作。

4) 毒瘾发作：即戒断综合征，一段时间不用药，毒瘾就会发作，出现前述戒断症状。

(2) 药物依赖历程

药物依赖一般是渐进发展，约可分为下列几个阶段。但有些毒品(如冰毒)成瘾极快，此时成瘾的几个阶段则无明显区分。

1) 开始阶段：好奇心驱使、逃避现实或为解除病痛与挫折，开始尝试吸食毒品或服药。

2) 继续阶段：周期性或间歇性地继续使用药物或毒品，但未达成瘾阶段。

3) 沉迷阶段：重复使用药物或毒品并成为习惯，已有部分心理依赖性产生。

4) 成瘾阶段：重复使用一定时间后，产生生理及心理依赖及耐药，有继续使用之冲动。

5) 戒断阶段：药物依赖最严重的阶段，机体已产生药物依赖，此时药物已改变成瘾者的生理状态，若不继续用药，将出现戒断综合征，严重者危及生命。

(3) 药物依赖的成因

药物依赖是生理因素、心理因素、社会环境因素三者相互作用的结果。

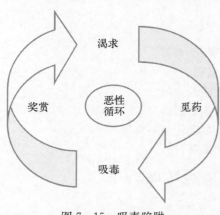

图 7-15　吸毒陷阱

1) 生理因素：是药物依赖的生物学原动力。滥用药物激活了大脑奖赏系统引起强烈的快感。奖赏系统是大脑的一个复杂的神经回路，在进化过程中形成。当人们进行了为了生存和种族延续的摄食、性生活后，奖赏系统受到刺激，使人感到兴奋和满足。正如古人所言"食、色，性也"。但吸食毒品对这一神经通路的刺激作用要明显强于正常的生理活动，使人产生更强烈和持续时间更长的兴奋与满足，并诱使吸食者不断重复这种活动，以获得不断地满足[称作正性强化作用(positive reinforcement)]，进而陷入恶性循环之中(图 7-15)。另一方面，脑中存在内源性阿片类物质，参与维持上述正常的生理活动。吸食的阿片类物质进入人体，会抑制自身阿片肽分泌。自身分泌的减少或停止，就要依靠外界供应以维持平衡。故一旦停止吸食，原有生理平衡被打破，生理机能出现紊乱，出现所谓的"戒断症状(abstinence symptom)"。此时，只有再供给阿片类物质，才能解除这些症状[称作负性强化作用(negative reinforcement)]，从而形成依赖。

2) 个人心理因素：在不同性格的人当中，易冲动、对社会常规模式具有反抗性、对挫折忍受差者这三类人，有着相对较高的危险度，容易陷入吸毒的泥沼而不能自拔。

3) 社会环境因素：包括社会法律对毒品的态度，社会环境能否获得毒品，社会动荡不安对人的影响，社会文化背景等均会影响药物依赖的形成。

4. 药物依赖的中枢机制

(1) 成瘾相关的中枢结构与神经通路

1) 参与身体依赖与心理依赖的中枢结构：有中脑 VTA、PAG、蓝斑、黑质、NRM、旁巨细胞网状核、内侧丘脑、下丘脑、杏仁核、苍白球、纹状体包括伏核等许多结构，外延还包括前额叶皮质、海马等与情绪、学习和记忆相关的中枢结构。

2) 药物依赖相关的神经通路：中脑 VTA 到伏核(nucleus accumben，NAc)的 DA 能神经传递的奖赏通路(reward pathway,图 7-16),这两个部位也是药物依赖的核心结构。还有中脑-前额叶皮质、中脑-杏仁核等中脑边缘系统的 DA 能神经通路也参与奖赏效应。此外,这些脑结构构成复杂的神经回路,共同参与药物依赖的形成。有多种神经回路参与药物依赖相关的学习和记忆过程,皮层-丘脑-基底节回路是其中最重要的一个。该回路是一个环绕脑皮层、基底神经节和丘脑的大规模神经回路。

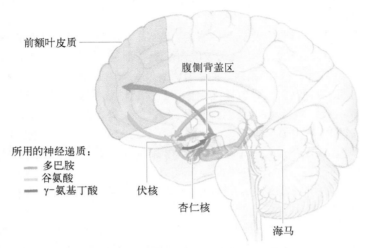

图 7-16　药物依赖相关的神经通路(引自 Nestler & Malenka,2004)

(2) 药物依赖的生理机制

成瘾药物激活了 VTA-NAc 奖赏通路,DA 释放增加,产生特定的生理效应,同时脑对成瘾药物产生两种不同类型的生理反应:神经元的适应性改变,是耐受的生理基础。突触的可塑性改变,尤其是记忆痕迹的产生,可能是成瘾、复吸的生理基础。这些改变发生在前述多个神经通路上,尤其在 VTA 与 NAc 两个部位。

不同的毒品,尽管作用在不同的靶点,但会直接或间接地使 NAc 等部位 DA 释放增加,最后殊途同归,激活奖赏通路(图 7-17)。例如,尼古丁可直接加强 VTA 神经元在伏核部位 DA 的释放。酒精和阿

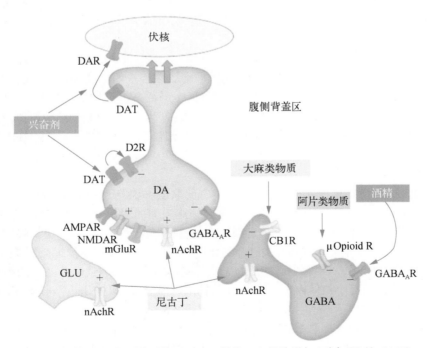

图 7-17　不同毒品作用的共同结果-NAc 部位 DA 释放增加(引自 Wolf,2003)

CB1R. 1 型大麻受体;DAR. 多巴胺受体;D2R. 2 型多巴胺受体;DAT. 多巴胺转运体;GABA_A R.
γ-氨基丁酸 A 型受体;AMPAR. 谷氨酸受体之一,使君子酸受体;NMDAR. N-甲基-D-门冬氨酸
受体;mGluR. 代谢型谷氨酸受体;nAchR. 烟碱型乙酰胆碱受体;μ Opioid R. μ 型阿片受体

片类药物可作用于 VTA 部位抑制性神经元,减弱其对 DA 能神经元的抑制,导致 DA 的释放增加。可卡因和其他相关的兴奋剂,作用于伏核部位,抑制对 DA 的重摄取,或直接促进 VTA 神经末梢 DA 的释放,激活奖赏通路。阿片类药物可作用于伏核部位神经细胞膜上的阿片受体,产生类似 DA 的效应。可卡因、苯丙胺、吗啡、酒精等许多物质,作用于 NAc 和 VTA 接受皮质、杏仁核和海马等部位谷氨酸能长投射纤维的神经元,改变其对谷氨酸的反应,加强对过去用药经历的记忆,导致对药物的渴求,即使长时间停药后,仍会出现渴求反应。

关于心理依赖的发生机制,目前主要有两种假说:以 Wise 和 Bozart 为代表的"精神刺激"学说认为吸毒者为了追求毒品使用带来的欣快感等奖赏效应而不断吸毒(正性强化作用),这是引起成瘾的始动因素。以 Koob 和 Bloom 为代表的"戒断/依赖"学说则认为使用阿片类物质等导致身体依赖,吸毒者为了逃避撤药时的戒断症状而不断使用毒品(负性强化作用),这是导致持续用药的首要因素。

1) 神经元的适应性改变:神经元的适应性改变是药物依赖的重要特征和戒断症状发生的基础。这些改变包括伏核、杏仁核和前额叶皮质等部位,神经元膜上阿片受体、DA 受体密度下降,阿片类物质、DA 与受体的亲和力下降,VTA 神经元 DA 释放减少,内源性阿片类物质释放减少等。有研究发现,成瘾药物反复作用后,导致 VTA 神经元兴奋性不断地升高,最后产生去极化抑制,VTA 神经细胞放电活动减弱,会引起 VTA 神经元在 NAc 部位 DA 释放减少。此外,神经元的适应性改变还表现为 AC-cAMP-PKA 信号通路的功能上调。

2) 突触的可塑性改变:突触的可塑性改变是神经元适应性改变的一个重要方面。突触的可塑性改变是正常记忆形成的结构基础。药物依赖的持续性和牢固性正是由于突触的可塑性变化,形成成瘾记忆的结果。导致成瘾的可塑性变化主要发生在 VTA、NAc、前额叶皮质及海马 CA1 区等部位。功能上表现为突触传递的 LTP 和 LTD 等变化,形态上表现为神经元树突分支的增多和树突棘密度的增加,海马部位的这种改变可能与成瘾记忆有关,伏核部位的这种改变与撤药后药物敏化有关,这些改变可能是成瘾、复吸的根本原因所在。

Ungless 等发现可卡因处理小鼠 VTA 脑片,使 DA 能神经元上突触后电流增加(可通过 AMPA 和 NMDA 受体激动的电流比率求得),AMPA/NMDA 比率增加反映突触产生了 LTP,这种突触传递增强是特异性的。因为它们同时都没有出现在海马 CA1 区锥体神经元和 VTA 的 GABA 神经元上。他们还发现可卡因诱导的 LTP 和行为敏化有相关性,两者都可被 NMDA 拮抗剂所阻断。在可卡因已敏化动物上不能进一步诱发 LTP,这表明可卡因已使 LTP 表达最大化,提示可卡因能引起 VTA 的 DA 能神经元产生 LTP,通过 LTP 产生敏化。

Saal 等应用四种不同的成瘾药物吗啡、尼古丁、乙醇和苯丙胺,一次性在体注药 24 h 后,观察 VTA 脑片 LTP 表达情况。他们发现,这四类药物均能明显增加突触 AMPA/NMDA 电流比率,而应用其他与神经刺激剂结构类似但缺乏精神依赖的药物如氟西汀、卡马西平等不增加 AMPA/NMDA 比率,提示化学结构不同的药物因为它们有精神依赖潜力均能在 VTA 产生 LTP,而化学结构类似的药物因为它们没有精神依赖性就不能产生 LTP。成瘾药物引起 LTP 的细胞和分子机制与海马 LTP 形成的分子机制类似。

(3) 药物依赖的生化机制

有学者研究发现,使用阿片类药物激活 G 蛋白偶联受体激酶(G protein-coupled receptor kinase,GRK)和蛋白激酶 C(protein kinase C,PKC),使神经细胞表面的阿片受体发生磷酸化,阿片受体的磷酸化抑制受体与 G 蛋白的偶联并使阿片受体转膜减少,这属于负反馈调节机制,可解释耐受。该研究还发现其他神经信号转导体系也能影响阿片类药物的作用。例如,肾上腺素受体可激活 PKC,使阿片受体发生磷酸化并从神经细胞膜转入细胞内而使药物无法与受体结合从而导致阿片药物的失敏。通过动物实验还发现,吗啡长期给药对小鼠体内的 β-arrestin、钙调蛋白激酶(calmodulin kinase,CaMK)Ⅱ等基因表达有明显的调控作用,也揭示 CaMK Ⅱ 是参与吗啡耐受及成瘾的重要分子。

此外,许多研究者发现大多数成瘾药物都可激活神经元的腺苷环化酶(AC)-cAMP-蛋白激酶 A(protein kinase A,PKA)-cAMP 反应元件结合蛋白(cAMP response element binding protein,CREB)通路,CREB 的磷酸化影响即早基因(immediate early gene,IEG)的表达,IEG 表达的蛋白产物如(Fos 蛋白等)又可调节随后的靶基因转录。现在认为 CREB 在药物依赖和学习记忆的基因表达中均起着一个"枢纽"的作用。CREB 通路的激活,诱导靶基因的转录,导致某些与耐受有关的蛋白质表达,例如,伏核到

VTA 部位的神经投射纤维终末强啡肽的合成与释放增加,抑制 VTA 神经元,使 DA 释放减少,产生耐受,此时需要使用更多的毒品,才能产生与原先相同的效应。

慢性药物刺激导致成瘾相关多个中枢部位神经细胞 cAMP 信号通路上调,包括蓝斑谷氨酸能神经元、NAc 及纹状体其他部位神经元、VTA 和导水管周围灰质的 GABA 能神经元。

成瘾药物可以加强 VTA 谷氨酸能神经末梢和 DA 能神经元之间的突触传递。VTA 中的谷氨酸能神经末梢释放出谷氨酸,活化 DA 能神经元膜上的 AMPA 受体,引起 DA 能神经元去极化,激活 NMDA 受体,并导致 Ca^{2+} 离子内流,Ca^{2+}/CaMK 活化,使 AMPA 受体磷酸化并增强其活动,也刺激已合成的 AMPA 受体转位到 DA 能神经元突触后膜上,从而导致谷氨酸能神经传递增强,这与海马中 LTP 的形成相同。但 LTP 研究尚处在起始阶段,LTP 在成瘾过程中起的确切作用现在还不完全清楚,可能与成瘾记忆和复吸有关。

复吸的动因用残酷的渴望机制解释,可能与伏核的 ΔFosB/CREB 及细胞周期依赖蛋白激酶-5(cell cycle-dependent kinase-5,CdK-5)表达上调从而使神经元敏化有关。其中 ΔFosB/CREB 还与神经元树突棘,CdK-5 与突起的生长有关。ΔFosB 在药物成瘾中的作用非同一般,它在脑的奖赏系统神经通路多个结构调节许多特定靶基因的表达,与药物敏化、渴望、复吸密切相关。

有研究发现,自动摄取可卡因的大鼠,停药一个月后再回到原先的给药环境,动物发生强烈的毒品渴求行为,同时杏仁中央核神经元胞外信号调节激酶(extracellular signal-regulated kinase,ERK)发生磷酸化,停药后一天未见这种作用。停药 1 个月后,抑制该核的 ERK 信号通路可以减轻动物对可卡因的渴求行为。而在此核内注入 NMDA 激发 ERK 磷酸化,即使停药后一天,大鼠亦发生强烈的毒品渴求行为。说明此信号通路由谷氨酸 NMDA 受体介导。ERK 不仅可磷酸化胞质蛋白,还可磷酸化一些核内的转录因子,如 c-fos、c-Jun、Elk-1、c-myc 和 ATF2 等,从而参与细胞增殖与分化的调控。另外,ERK 还可以磷酸化 ERK 通路的上游蛋白,如 NGF 受体、SOS、Raf-1、MEK 等,进而对该通路进行自身的负反馈调节。还有研究发现,ERK 可磷酸化胞质内的细胞骨架成分,如 MAP-1、MAP-2 和 MAP-4,参与细胞骨架的重分布及细胞形态的调节等。但可卡因诱导杏仁中央核神经元 ERK 磷酸化,如何使大鼠发生强烈的毒品渴求行为,其确切机制仍有待研究。

近来的研究发现,药物反复作用引起的纹状体神经元树突分枝与树突棘密度的改变由 D1R、NMDAR 和 ERK 介导。

(4) 与药物依赖相关的基因和表观遗传调控

与成瘾相关的基因,可能有 100 多种,包括 DA 受体、DA 转运体、DA 代谢相关酶(单胺氧化酶、儿茶酚邻位甲基转移酶-COMT),GABA 受体,5-HT 受体、阿片受体、烟碱受体等基因的变异都影响药物依赖的发生。

Vandenbergh 等人比较药物滥用者与非药物滥用者的 DNA,以期发现与药物滥用有关的基因。最可能的候选基因是调控人体产生 COMT (catechol-O-methyltransferase)的基因。COMT 分布全身,主要作用是灭活多巴胺及其相关物质。COMT 的遗传分型分为低活性型和高活性型。Vandenbergh 认为高活性 COMT 更易在药物滥用者中出现。

CART 基因(cocaine and amphetamine-regulated transcript,CART)是又一个与成瘾相关的基因。CART 存在于与成瘾相关的许多中枢结构中,如 NAc、VTA、杏仁核、大脑皮质等。CART 编码的神经肽参与成瘾、食欲、应激、感知觉、内分泌、运动等过程。CART 基因的转录受 PKC、cAMP-PKA-CREB 信号的调节。CART 肽本身具有奖赏和强化活性。目前发现 CART 肽是一种非选择性的中枢 DA 系统激动剂,其作用可能与激动 D1 受体有关。

近些年的研究发现,药物依赖包括酒精成瘾等,涉及个体易感性、成瘾发展过程,均有表观遗传调控的参与,图 7-18 显示药物成瘾涉及的神经回路多个环节都受表观遗传的调控。

表观遗传调控即在不改变 DNA 序列的条件下,通过对染色体或者组蛋白进行修饰,会影响相关脑区基因转录和后续靶蛋白的表达,影响神经元兴奋性与突触传递等过程(图 7-19),它包括组蛋白侧链残基的共价修饰如乙酰化/去乙酰化、甲基化/去甲基化和磷酸化/去磷酸化,DNA 甲基化等。此外,还包括非编码 RNA 的调控(图 7-19)。非编码 RNA (ncRNA)是一类不编码蛋白质的 RNA 的总称,包括短 RNA (snRNA)、长链非编码 RNA (lncRNA)、环形 RNA (circRNA)、微小 RNA(miRNA)和小干扰 RNA (siRNA)等,在多个水平上调节基因表达。ncRNA 可以调节 RNA 结合蛋白的可及性,会限制它们与其

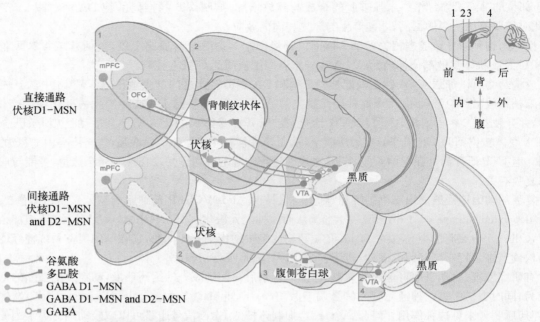

图 7-18　药物成瘾相关神经回路受表观遗传调控的各个节点(引自 Nestler & Lüscher,2019)

直接通路,涉及表达多巴胺 1 型(D1)受体的伏核(accumbens)中等棘神经元(D1-MSN),直接投射到中脑的黑质(subst. nigra)、腹侧被盖区(VTA);间接通路,涉及表达 D1 和 D2 受体的伏核中等棘神经元(D1-MSN、D2-MSN),通过腹侧苍白球(ventral pallidum)的中继到达中脑。随着药物暴露时间的延长和向强迫性用药行为过渡的过程中,皮层到背侧纹状体(dorsal striatum)环路越来越多被涉及。mPFC. 内侧前额叶皮质;OFC. 眶额叶皮质

他转录物相互作用的能力或直接影响基因转录。大量研究显示,ncRNA 在药物依赖中发挥重要的作用,参与神经可塑性、药物耐受和觅药复吸行为等过程。

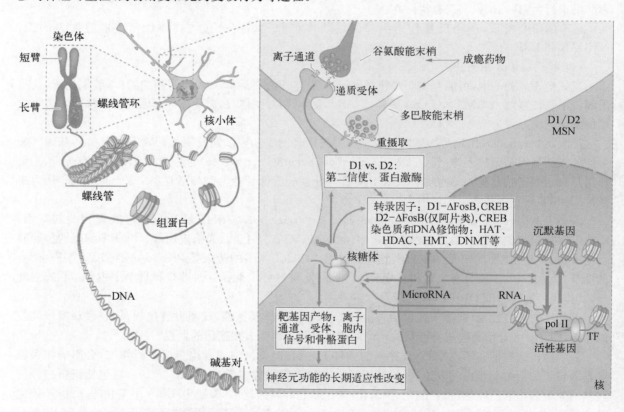

图 7-19　表观遗传调控及对神经元活动的影响(引自 Nestler & Lüscher,2019)

D1/D2 MSN. 表达 D1 和 D2 受体的伏核中等棘神经元;DNMT. DNA 甲基转移酶;HAT. 组蛋白(histone)乙酰转移酶;HDAC. 组蛋白脱乙酰酶;HDM. 组蛋白脱甲基酶;HMT. 组蛋白甲基转移酶;pol II. RNA 聚合酶 II;TF. 转录因子

7.8.7　药物依赖的治疗

药物依赖的治疗俗称戒毒(drug rehabilitation)。整个治疗过程中,在对待成瘾者方面,人们需要转变观念,应当将他们作为特殊的患者。并且,要充分认识到,在现阶段毒品成瘾很难治愈,因为当前所有治疗方法均不能令人满意。据估计,目前毒品成瘾者在戒毒治疗后第 1、2、3 年的复吸率分别达 85%、90%、95% 左右,第 4 年接近 100%,这说明迄今为止的戒毒治疗不太成功。但是,治疗要比不治疗对患者有利得多,毕竟治疗可中断持续的吸毒过程,减轻或遏制毒品的进一步危害,还可使机体得到部分康复。一般认为,戒毒治疗时身体依赖的问题易解决,而心理依赖是治疗上的难点,特别是成瘾记忆难以消除,是戒毒失败-复吸的主要原因所在。

1. 总的治疗原则

药物依赖可以治愈,问题是毒瘾十分顽固,需要综合治疗。目前,世界公认的戒毒治疗方案,并非仅着眼于躯体症状方面,而是从吸毒成瘾的机制出发,从生理-心理-社会三方面进行全面的考虑,这种现代戒毒模式包括了脱毒、康复和后续照管等三个阶段,摒弃了过去只顾早期脱毒而不顾后期康复的简单戒毒模式。在整个治疗过程中,调整患者的心理状态很重要,尤其在完全停药阶段。出现戒断症状时,适当应用一些对症处理的药物,安排好患者的生活、工作和学习,让他们在愉快而紧张的生活中度过,脱离原先的环境,让其忘却成瘾的药物,抑制或消除成瘾记忆。

2. 治疗流程

(1) 脱毒阶段

急性脱毒阶段是戒毒的开始,主要采用替代递减脱毒治疗、梯度戒毒治疗、中医戒毒治疗等方法,使成瘾者顺利度过急性戒断反应期,帮助解决身体上的戒断症状,使其能够脱离毒品而没有生理上的痛苦。此阶段通常需要 1～3 周或更长时间。完成此阶段的戒毒治疗后,应转入后续两个阶段。若只进行单纯的脱毒治疗,则疗效极差,近期的复吸率极高。

(2) 康复阶段

脱毒阶段完毕绝非戒毒治疗的结束,因为在常规的脱毒治疗中,治疗药物只是消除了戒断症状,遏制住了生理依赖,而戒毒者的心理依赖问题还远没有解决,其神经功能、身体状况还未恢复,行为还未得到矫正,这些都是导致复吸的重要因素,需要有一个较长的时间过程来处理脱毒后的稽延性戒断症状、心理和行为问题,这个过程就是康复阶段。该阶段主要采用正面教育、心理疏导、社会帮助、体育锻炼、改善营养等多种措施,解决或消除稽延性症状和心理依赖,矫正个体的不良心理、行为态度,完成心理上的康复,使戒毒者能够重返社会,成为社会接纳的人,成为亲和社会的人。该阶段通常需要 6～12 个月或更长的时间。

(3) 后续照管阶段

指戒毒者回归社会之后,建立一个监督、扶持、帮教系统给予后续照管,以便对戒毒者提供心理、专业或职业辅导,以及其他方面的支持和帮助,使他们能作为一个正常人适应并融入正常的社会生活之中。该阶段需要数月到数年甚至更长时间。

3. 脱毒治疗方法

(1) 替代递减治疗

替代递减治疗主要针对阿片类药物依赖,这是目前较先进的治疗方法。治疗药物有美沙酮(阿片受体部分激动剂)与丁丙诺非(阿片受体部分激动-部分拮抗剂)。美沙酮治疗方法在西方国家已使用 20 多年,近年来逐渐在我国推广使用。这是一种弱毒替代强毒的治疗方法,而且需要长期乃至终身使用,并且仍存在成瘾的问题。美沙酮与丁丙诺非比较,有较大不良反应,因此使用时须严格监督。此外,它还有镇静作用,可能会妨碍部分吸毒者的正常生活,而丁丙诺啡没有镇静作用,毒性也小于美沙酮,当然它的效果也逊色于美沙酮,成瘾的问题依然存在。

(2) 阿片受体拮抗剂的去毒和诱导戒毒

阿片受体拮抗剂有纳洛酮、纳曲酮,不仅作为阿片类毒品的中毒抢救用药,亦可用于脱毒治疗,但治疗过程中成瘾者易出现戒断症状,患者很痛苦,戒毒者很不愿意接受此种治疗,很难坚持治疗下去。

(3) 非阿片类药物依赖的脱瘾治疗

主要是抑制戒断症状。可用盐酸可乐定,通过激动中枢 α2 肾上腺素能受体,抑制蓝斑去甲肾上腺素神经元的活动。主要用于抑制成瘾者身体依赖的戒断症状,对心理渴求无效。亦可用氢溴酸东莨菪碱,作为抗胆碱药,除抑制躯体症状外,对心理渴求亦有一定的疗效。可能作用在脑桥被盖背外侧胆碱能神经元,它是中脑 VTA 主要的兴奋性传入通道,但这一机制还未得到研究者的证实。

(4) 中医中药戒毒

中医中药在戒毒方面可能有独特作用。中药虽然起效较慢,控制戒断症状不彻底,但作用持久,无依赖性,作用位点多,能全面调节机体的神经系统、免疫系统等功能。因此,可辅助前述西药及其他治疗,往往收到一定效果,该方法也已受到国外部分学者的关注。此外,中医还有其他的辅助治疗手段,如针灸、推拿、气功疗法等。

目前用于戒毒的中成药众多,文献介绍的有益安口服液、康复欣胶囊、福康片(乌头、洋金花等)、复方冬元膏(黄芪、冬虫夏草等)、扶正康冲剂(人参、牛黄、冬虫夏草等)、蛇毒胶囊、康灵片(冬虫夏草等)等二三十种。

方剂药戒毒具有较强的规律性,往往从下列几方面入手:解毒攻邪,使用松叶、蒲公英、甘草、金银花等药;扶正补虚,使用人参、党参、黄芪、冬虫夏草、肉苁蓉等药;对症治疗,安神的有半夏、酸枣仁、龙骨、远志等药,止痉的有天麻、全蝎、白芍等药。

针灸治疗据报道有一定的辅助治疗效果,已在部分戒毒医疗机构推广应用。

(5) 治疗方面的研究进展

药物成瘾相关的记忆过程成为学者们瞄准的治疗药物成瘾的新靶点,或许抑制成瘾记忆,药物成瘾的治疗方能彻底,例如,目前在试用的多情境消退干预方法、记忆再巩固干预方法、虚拟现实技术干预成瘾记忆等。

手术治疗毒品成瘾采取多靶点损毁的方法,多为部分损毁与毒品成瘾相关的神经中枢。因为方法还不成熟,目前仍处于实验为主的阶段。同时还可能存在伦理学的问题,对其临床应用的争论较大。

脑深部电刺激(deep brain stimulation)作为神经调控技术,可能成为药物依赖治疗的新方法之一。该方法以适当频率、适当强度的电刺激抑制与药物依赖相关的神经中枢,或可取代前述损毁神经中枢的手术治疗方法。国内已有个例临床试验的报道,远期效果如何还有待验证。此外,研究试用的神经调控技术还有经颅磁刺激、经颅直流电刺激等。

将来可能成为治疗药物或治疗方法的有 NMDA 受体阻断剂、CREB 抑制剂、ΔFosB 与 CdK5 抑制剂、选择性 Ach - M5 受体拮抗剂、DA 受体阻断剂或 DA 转运促进剂、CART 基因抑制剂(抑制 CART 肽的表达)、新的中成药或方剂药或中药的单体成分等。文献报道人参及提取物人参皂苷的某些单体成分对动物的吗啡成瘾有明显的拮抗作用。

目前,正在研究的还有免疫疗法、基因疗法、表观遗传调控干预方法等。

综上所述,药物依赖危害大,治疗难,成瘾记忆很难根除,目前针对毒品成瘾的各种治疗方法均不理想。因此,目前根除毒瘤的最好办法应当是通过大力宣传毒品的危害,打击非法生产,阻止毒品流入,切断毒品的非法接触与使用途径,全社会齐抓共管进行预防,可能是最好的办法。

7.9　脱髓鞘性疾病

脱髓鞘性疾病是指一类由不同病因引起的髓鞘脱失的临床疾病的统称,其特征性病理改变是神经纤维的髓鞘脱失,而轴突和神经元相对保持完好。临床上具有代表性的中枢神经系统脱髓鞘性疾病是多发性硬化(multiple sclerosis, MS),周围神经系统脱髓鞘性疾病是吉兰-巴雷综合征(Guillain-Barre syndrome,GBS)。目前认为脱髓鞘性疾病是一类自身免疫性疾病,现就 MS、GBS 等脱髓鞘性疾病进行系统阐述。

7.9.1　概　　述

1. 髓鞘的概念及功能

髓鞘是指包裹在神经轴索外面、由髓鞘细胞的细胞膜组成的、围在轴突周围的呈规则的螺旋形排列、高度特化的多层膜性结构。由蛋白质和脂质组成,主要成分有胆固醇、磷脂和糖脂。髓鞘是由神经胶质所发生的,但由于所处位置和所处环境的不同,形成髓鞘的胶质细胞并不相同。中枢神经系统的成髓鞘细胞是少突胶质(oligodendrocyte)细胞,而周围神经系统的成髓鞘细胞则是施万(Schwann)细胞。两者形成髓鞘的方式不同,少突胶质细胞为一个细胞同时发出多个板状突起包卷数条甚至数十条轴突,形成有髓神经纤维,而 Schwann 细胞则是由一个细胞包卷一条轴突,形成有髓神经纤维。髓鞘具有两种基本生理功能:一方面可促使钠离子顺利通过,传导神经冲动;另一方面起绝缘作用。

2. 脱髓鞘的分类

对于脱髓鞘(demyelination)的分类,不同学者有不同的分类方法。

根据髓鞘破坏的原因来分,有原发性和继发性两类,原发性脱髓鞘(primary demyelination)是以髓鞘本身破坏为主,髓鞘脱失但轴索相对完好。继发性脱髓鞘常继发于轴突变性,或由其他组织破坏累及髓鞘所致,是指一类以髓鞘丧失或变薄而轴索相对完好为特征的疾病。无论是中枢神经系统还是周围神经系统均可发生脱髓鞘反应,中枢神经系统是由于少突胶质细胞,周围神经系统是由于施万细胞受损影响髓鞘形成,或由于免疫或毒性因素损害髓鞘所致。一般认为,脱髓鞘性疾病是以中枢神经系统炎症性、多灶性脱髓鞘性为主的自身免疫系统疾病,症状与体征复杂多样,以多次缓解和反复发作为特征。

根据脱髓鞘的性质来分,有髓鞘破坏和髓鞘形成不良两类。髓鞘破坏(myelinoclastis)是指原本发育正常的髓鞘受到破坏,而髓鞘形成不良(dysmyelinating)是指髓鞘代谢所需酶的异常导致的髓鞘异常,后者又被称为白质营养不良(leukodystrophy)。根据有无炎症可将其分为炎症性和非炎症性两类。Schaumburg 将自然发生的以及实验性的脱髓鞘分成五类:病毒性、免疫性、遗传性(髓鞘形成不良)、中毒性/营养性和创伤性。Olek 将脱髓鞘疾病具体地分为以下各类:自身免疫性、急性播散性脑脊髓炎、急性出血性白质脑炎、多发性硬化、感染性、进行性多灶性白质脑病、中毒性/代谢性、一氧化碳中毒、维生素 B_{12} 缺乏、汞中毒(水俣病)、酒精/烟草中毒性弱视、脑桥中央髓鞘溶解症、原发性胼胝体变性(Marchiafava-Bignami 综合征)、缺氧、放射性、血管性、宾斯旺格病(Binswanger disease)、髓鞘代谢遗传性疾病、肾上腺白质营养不良、异染性白质营养不良、克拉伯病(Krabbe disease)、亚历山大病(Alexander disease)、Canavan-van Bogaert-Benrand 病、佩利措伊斯-梅茨巴赫病(Pelizaeus-Merzhacher disease)、苯丙酮尿症等。

3. 脱髓鞘疾病类型

常见的脱髓鞘疾病主要有多发性硬化和吉兰-巴雷综合征,其他脱髓鞘性疾病包括视神经脊髓炎、同心圆性硬化、急性播散性脑脊髓炎、急性出血性白质脑病、弥漫性硬化、异染性脑白质营养不良、脑桥中央髓鞘溶解症、中枢神经系统海绵状变性、肾上腺脑白质营养不良、佩利措伊斯-梅茨巴赫病、球样细胞脑白质营养不良、亚历山大病、放射损伤性白质脑病、脑室周围白质软化病、动脉硬化性皮质下脑病、进行性多灶性白质脑病等。本节主要针对多发性硬化和吉兰-巴雷综合征进行详细介绍。

7.9.2 多发性硬化

多发性硬化(multiple sclerosis,MS)是一种以中枢神经系统炎性脱髓鞘病变为主要特点的免疫介导性疾病,病变主要累及白质。MS 病理上表现为中枢神经系统多发髓鞘脱失,可伴有神经细胞及其轴索损伤,MRI 上病灶分布、形态及信号表现具有一定特征性。MS 中的"多发"有时间上多发和空间上多发两层含义:时间上多发是指有 2 次或 2 次以上发作,病程较长且缓解与复发交替;空间上多发是指中枢神经系统白质有 2 个或 2 个以上部位病变,临床表现复杂多样。

目前人们普遍认为 MS 是一种自身免疫性疾病,其发病除有体液免疫参与外,更主要是由 T 细胞参与介导的细胞免疫所引起,T 细胞通过识别髓鞘碱性蛋白(myelin basic protein,MBP)或蛋白脂质蛋白(proteolipid protein,PLP)上致脑炎表位,从而导致中枢神经系统炎症。推断 MS 可能是一种自身免疫性疾病的依据有:① 典型的 MS 患者脑白质中有炎症斑块,有淋巴细胞和单核细胞浸润;② 与免疫反应基因有关,尤其是人类主要组织相容性复合体区域;③ 类固醇、硫唑嘌呤、干扰素等免疫抑制剂和免疫调节剂治疗 MS 能改变疾病活动度,MS 的动物模型能通过注射蛋白脂蛋白抗原而诱导,也可通过 MBP 特异的 T 细胞注射敏感动物而转移;④ MS 患者脑脊液中 IgG 含量增加,其特征表现为电泳条带分布的有限异质性,其强度与淋巴细胞浸润及组织损伤的发展密切相关。

1. MS 的病因

(1) 遗传因素

MS 是一种与遗传有关的疾病：① 有明显的家庭聚集性；② 同卵双生胎同患 MS 的概率(30%)远高于异卵双胎(3%～5%)；③ MS 一级亲属的发病率比一般人群高 25 倍；④ 在一起生活和不在一起生活的堂亲发病率无差异。

目前 MS 的致病基因尚未明确，但已有证据表明人类白细胞抗原(human lencocyte antigen，HLA)是 MS 的一种易感基因。研究发现，北欧人群 MS 可能与 HLA Ⅱ类基因 *DR2* 相关，地中海地区人群 MS 可能与 *DR3*、*DR4* 相关，亚洲人群 MS 可能与 *DPB1* 具有相关性。近来有报道认为 MS 与 *SP3* 基因呈明显负相关。

(2) 环境因素

流行病学研究发现，在赤道附近地区 MS 的发病率较远离赤道地区低，紫外线照射量和 MS 发病率呈显著负相关，且相关程度大于紫外线照射量与黑色素瘤之间的正相关程度，MS 病死率与日照量呈负相关，孤立症状的视神经炎和 MS 发病及 MS 复发在北半球有同样的模式，即春天发生率最高，冬天发生率最低。在受锌及其他金属严重污染的地区，MS 发病率明显增高，同时发现该群体明显暴露于含促有丝分裂的金属环境中。

Alegria 等通过随机对照研究发现，西班牙 Alico 地区 MS 发病危险性和犬接触有关，并将和犬接触作为该地区 MS 的一个易感因素。还有研究报道 MS 与受教育程度有关，受教育程度低可增加 MS 发病危险性，并且发现与笼中鸟接触可以提高患 MS 的危险性，女性尤为明显。但与猫接触则可降低患 MS 的危险性，以男性为著。

(3) 病原体感染

1) 病毒感染：泰勒病毒、人疱疹病毒等可诱导 MS 的动物模型，并在脑脊液及血液中发现一些病毒的特异性抗体。其他病毒如单纯疱疹病毒、带状疱疹病毒、EB 病毒等也可促使 MS 发病。通过 meta 分析发现，MS 患者中人类疱疹病毒 4 型(Epstein-Barr virus，EBV)血清型阳性率和阴性率之比为 13.5∶1，这种现象并非由 MS 患者的非特异性免疫激活所引起，而是由于 EBV 促使了 MS 的发病。已有学者发现 MS 患者脑脊液和血液中可检测到人类疱疹病毒 6 型(human herpes virus type 6，HHV6)的抗体，因而认为 HHV6 的激活可促使 MS 的发生。通过 PCR 技术检测发现，外周血单核细胞及血浆中 HHV6 在 MS 患者中的水平明显高于中枢神经系统非脱髓鞘疾病患者、外周脱髓鞘疾病患者及献血者。HHV6 的病毒血症仅在 MS 患者中被发现，并主要在疾病的急性阶段。在外周脱髓鞘疾病中 HHV7 被激活的频率明显增高，也表明其和脱髓鞘的病理过程有关。此外，反转录病毒也可致 MS，在 MS 患者的单核细胞/巨噬细胞培养液和脑脊液中可以找到反转录病毒的表达及细胞毒因子。研究发现，MS 患者血液中可检测到反转录病毒，临床发作时有 50% 的患者脑脊液中可以测到反转录病毒，并且随着疾病的进展，测出的患者比例呈增高趋势。

病毒诱发 MS 的脱髓鞘机制可能有：直接溶细胞性地感染少突胶质细胞；诱发针对髓鞘抗原的自身免疫性攻击；"旁观者效应"，CD4$^+$ T 细胞激活后产生的化学介质趋化巨噬细胞，后者释放出毒性介质引致脱髓鞘的发生。

2) 肺炎衣原体感染：除了某些病毒可促进 MS 的发病外，肺炎衣原体感染也可导致 MS 的发生，MS 患者脑脊液中肺炎衣原体特异性抗体明显高于对照组，但肺炎衣原体 IgG 抗体的出现与患病时间无关，并且随着时间进展无明显变化。Krametter 等研究发现，MS 患者脑脊液中肺炎衣原体 IgG 抗体滴度明显高于对照组，其滴度与病程长短、病程经过、临床或者 MRI 上疾病的活动性及寡克隆区带的出现等无相关性。

3) 原虫感染：已有研究发现 MS 和疟原虫感染有关。美国将疟原虫感染的分布与 MS 分布比较后发现，在儿童早期感染疟原虫可阻止成年后 MS 的发病，而在青春期以后疟原虫隐性感染则可能导致 MS 的发生。

4) 其他因素：吸烟也是 MS 发生的危险因素之一，有研究发现在校正了年龄、纬度及血统等因素之后，吸烟者 MS 的患病率是无吸烟史者的 1.6 倍，是过去有吸烟史者的 1.2 倍，且 MS 危险性与吸烟量呈正相关，两者有直接联系。

2. MS 的诱因

据国内资料统计,41.8%～48.2%的患者发病前存在诱因,最常见的为上呼吸道感染,其次为过度劳累和应激,外伤、手术、妊娠和分娩以及其他各种感染也是常见的诱因。

3. MS 的临床分型

MS 好发于青壮年,女性更为多见。中枢神经系统各个部位均可受累,临床表现多样。其常见症状包括视力下降、复视、肢体感觉障碍、肢体运动障碍、共济失调、膀胱或直肠功能障碍等。临床分型如下所述。

1) 复发缓解型:此型疾病表现为明显的复发和缓解过程,每次发作后均基本恢复,不留或仅留下轻微后遗症。

2) 继发进展型:约 50%的复发缓解型患者在患病 10～15 年后疾病不再有复发缓解,呈缓慢进行性加重过程。

3) 原发进展型:此型病程大于 1 年,从发病开始就缓慢进行性加重,无缓解复发过程。

4) 其他类型:根据 MS 的发病及预后情况,有以下 2 种少见临床类型作为补充。① 良性型:少部分 MS 患者在发病 15 年内几乎不留任何神经系统残留症状及体征,日常生活和工作无明显影响;② 恶性型,又称爆发型或 Marburg 变异型,疾病呈爆发起病,短时间内迅速达到高峰,神经功能严重受损甚至死亡。

4. MS 的发病机制及病理生理

(1) 免疫细胞

一般认为,MS 主要是由免疫机能障碍引起的,细胞免疫和体液免疫均参与炎性脱髓鞘性疾病的免疫病理过程,并以细胞免疫障碍为主。参与 MS 的免疫细胞主要有如下几种。

1) CD4$^+$T 细胞:CD4$^+$T 细胞根据其所分泌细胞因子的不同可分为 Th1 和 Th2 两种亚型,Th1 分泌 IL-2、干扰素、肿瘤坏死因子。Th2 分泌 IL-4、IL-10、IL-6,转化生长因子-β(TGF-β)等。在 MS 急性期,Th1 型细胞因子明显增加,Th2 型细胞因子分泌量很少,而缓解期情况正好与此相反。通过干扰素治疗后细胞因子 Th2 型细胞因子上升,而 Th1 型细胞因子下降,且 Th1/Th2 平衡对于维持良性 MS 非常重要。妇女怀孕期间 MS 复发和加重的比例非常低,此时 Th2 型细胞因子分泌增加。由此可见,Th1 细胞因子可使 MS 病情加重,而 Th2 细胞因子则有助于病情缓解及康复。因此研究如何干预调节 Th1/Th2 的分化对于 MS 的治疗具有重要意义。

2) CD4$^+$CD25$^+$调节性 T 细胞:CD4$^+$CD25$^+$细胞是在胸腺细胞正常分化时,由 CD4$^+$CD8$^+$双阳性细胞向 CD4$^+$CD8$^-$单阳性细胞转变过程中形成的,具有免疫调节作用。对于此类细胞在 MS 中的功能尚存在一些争议,有研究发现 MS 患者的 CD4$^+$CD25$^+$细胞明显减少,也有报道 MS 患者 CD4$^+$CD25$^+$细胞数目并没有明显变化,但其功能却有明显抑制。

脱髓鞘疾病患者周围血液中辅助性 T 淋巴细胞数量明显增多,抑制性 T 淋巴细胞数量明显减少,两者比值增加,自身抗体阳性率和伴发其他自身免疫疾病的百分率均较非免疫性疾病高,硬化斑中可见浆细胞和 IL-2 受体阳性的 T 淋巴细胞。该病急性外周血液中还发现了激活 T 细胞。激活的 T 细胞进入中枢神经系统,通过免疫应答反应产生髓鞘破坏,使病情恶化。通过抗原特异性反应,T 细胞与递质结合而发挥细胞毒性作用。

3) γδT 细胞:CD3$^+$T 淋巴细胞根据其表面所表达的 T 细胞受体(T cell receptor,TCR)不同可分为两大类,即 αβT 细胞和 γδT 细胞。γδT 细胞可分泌 IL-2、IL-3、IL-4、IL-5、IFN-γ、GM-CSF、TNF-α 等细胞因子,与 Th1 和 Th2 细胞的分泌特点相似,并且可通过分泌不同种类的细胞因子来影响 Th0 细胞向 Th1 或 Th2 细胞的分化成熟;另外,γδT 细胞还与 CD8$^+$αβT 细胞和 NK 细胞相似,也具有裂解靶细胞的能力。

γδT 细胞在 MS 中起重要的作用,已有研究证实,与正常对照组及其他神经系统疾病组相比,MS 患者外周血、脑脊液中 γδT 细胞明显增高,这些细胞识别髓鞘 MBP 和 PLP 等髓鞘成分,在 MS 患者外周血和脑脊液中均克隆增殖,以活跃的形式存在。

4) B细胞：目前有关体液免疫在MS发病机制中的作用尚不十分清楚，可能存在一种B细胞和浆细胞抗体对抗的引起MS的抗原。这些细胞可能也因产生抗特异性髓鞘抗原的自身抗体而损害髓鞘膜，或者产生参与可能调节MS病程的抗特异性网络的自身抗体。已经确定MS患者中枢神经系统存在IgG，但是与完整髓鞘表面相结合的IgG甚至在IgO阳性的浆细胞中都还未得到证实。这些现象及补体偶联明显增加潜在抗原的免疫原性，提示在硬化斑块周围破裂髓鞘中存在一种未知抗原，这种抗原即为MS抗原的来源。

中枢神经系统结构性抗原的抗体与特异性抗原相结合，继而通过激活补体或抗体依赖性细胞毒性作用而破坏中枢系统中具有相应抗原的结构。临床实践中也发现MS患者的血液和脑脊液中存在IgG，用免疫检测法进一步发现血清中有髓鞘碱性蛋白增加。病理学研究证实在脑的任何部位尤其脑室周围，额、颞叶有大小不等硬化斑块存在，其周围有淋巴细胞浸润，免疫荧光检查发现有IgG存在。新鲜病灶呈粉红色，神经细胞和轴突减少，于血管周围袖套状，病灶内可见游离状态或被吞噬细胞所吞噬的髓鞘破坏产物等。通过流行病学调查显示，某些易感患者由于先天的遗传因素而有发生免疫调节功能紊乱的趋势。外因学说认为病毒感染后，促发患者对髓鞘的自身免疫应答。有研究认为在脱髓鞘性疾病的发生过程中细菌免疫、体液免疫两者均发挥着重要的作用。

（2）细胞因子

细胞因子在MS的发病中发挥重要作用，由TH1细胞产生的TH1类细胞因子，有淋巴毒素、TNF-β和IFN-γ等，属于促炎性细胞因子；由TH2细胞产生的TH2类细胞因子，有IL-4、IL-6、IL-10、TGF-β等，属于抑炎性细胞因子。

1) TNF-α：TNF-α属于TNF家族，是一种促炎性细胞因子，在中枢神经系统中多由小胶质细胞、星形胶质细胞及活化的巨噬细胞产生。TNF-α属于Ⅱ型膜蛋白，以三聚体的形式发挥作用。TNF-α有两种形式：17 kDa的分泌态可溶性TNF(sTNF-α)和26 kDa的膜相关TNF(mTNF-α)。一般认为mTNF-α是sTNF-α的前体，在膜金属蛋白酶的作用下从膜上裂解脱落成为sTNF-α。体外和体内研究均发现TNF-α在MS发病中起重要作用。在急性实验性变态反应性脑脊髓炎，TNF-α与临床体征的严重程度平行。MS复发期TNF-α显著性升高，缓解期显著减少。

2) IFN-γ：IFN-γ是一种典型的淋巴因子，主要由TH1表型的CD4$^+$T淋巴细胞产生，主要靶细胞是单核吞噬细胞或单核/巨噬细胞。干扰素激活单核细胞，使这些细胞受刺激而产生一些炎性递质，这些递质过量时可引起局部组织破坏。在MS病灶中，IFN-γ通过对单核吞噬细胞样细胞的激活作用，促进淋巴毒素或TNF-α等递质的释放，引起脱髓鞘。IFN-γ可能是实验性变态反应性脑脊髓炎的另一关键致病因子。在MS患者外周血及脑脊液中T细胞IFN-γ mRNA表达明显增加，其水平与疾病严重程度大致平行。中、重度MS和MS复发期患者IFN-γ分泌性细胞增加，表明IFN-γ作为一种诱导因子在MS发病中起重要作用。用抗IFN-γ抗体治疗后可阻止实验性变态反应性脑脊髓炎的发生。用干扰素治疗MS引起病情加重，而用IFN-α或IFN-β治疗可通过抑制IFN-γ而阻止MS进展。

3) TGF-β：TGF-β是一种具有负性调节作用的细胞因子，可抑制T细胞增殖，在多克隆分裂原刺激或混合淋巴细胞反应中抑制细胞毒性T淋巴细胞的成熟；它还可以激活巨噬细胞，抵抗前炎症细胞因子的效应。TGF-β分泌细胞又被称为Th3细胞。在动物实验中，系统性地给予TGF-β可以减轻脱髓鞘疾病病情，防止复发，在组织学上可见脑脊液的炎症和脱髓鞘改变减轻。脱髓鞘性疾病的临床表现严重程度与TGF-β呈负相关。

4) IL-17：IL-17表达于特异的淋巴细胞亚群Th17细胞，在细胞增殖分化、生物因子转录表达及免疫调节等方面发挥着重要作用。Th17细胞是新近发现的辅助性CD4$^+$T细胞，它通过分泌IL-17A（即IL-17）、IL-17F和TNF-α等因子而发挥促炎作用。MS患者外周血中IL-17的表达水平明显高于健康对照组，治疗后MS患者外周血中IL-17表达水平明显降低，但仍高于健康对照组，提示IL-17可能参与了MS的发病过程，IL-17的表达水平与MS的病情密切相关。

（3）黏附分子

黏附分子(adhesion molecule, AM)是一类介导细胞与细胞、细胞与细胞外基质(extracellular matrix, ECM)间黏附作用的膜表面糖蛋白，是一种在细胞接触与迁移过程中起重要作用的细胞表面结构，参与炎症和免疫应答反应。在炎性脱髓鞘疾病病程中，血管内皮细胞上的黏附分子表达上调，增强了白细胞与血管内皮细胞的黏附能力，促使白细胞从血管向神经组织迁移，继而导致疾病的发生和发展。因此有研究者设想通过封闭黏附分子以减少或阻止白细胞介导的组织损伤,有可能成为治疗及预防的有效手段之一。

5. MS 的临床表现

MS 临床表现多种多样,主要包括:① 患者均为儿童或青壮年;② 起病急,病前 1 个月常有感冒、发热、感染、出疹、疫苗接种、受凉、分娩或手术史;③ 全面的神经系统检查往往能在脊髓症状体征外找到其他中枢神经系统受累的证据,如脊髓炎多合并视神经炎,脊髓型 MS 症常为多发病变;④ 脑脊液检查寡克隆区带阳性;⑤ 电生理和 MRI 可发现脑内一些亚临床病灶,如诱发电位发现视神经、听神经病变,MRI 发现脑内白质出现异常信号。一些脊髓炎性脱髓鞘病变呈“假瘤样”表现,其 MRI 表现出轻度占位效应,周围有轻度水肿,可能有片状出血信号,容易误诊为脊髓肿瘤。

MS 的主要临床症状以视力障碍、眼球运动障碍为常见,多由于视神经受累而发生视神经炎,单眼或双眼出现视力模糊以后,视力逐渐下降,伴视神经萎缩者,视力完全丧失,少数眼球活动疼痛等。脊髓受累者可出现双下肢麻木,逐渐无力,行走困难,同时伴有括约肌障碍。视神经脊髓炎可以同时发生,也可以先发生视神经炎后发生脊髓病变,或者先发生脊髓病变,后出现视神经病变。脑内脱髓鞘性病变在急性期可出现反复头痛、恶心、呕吐等颅内压增高表现,也可发生半侧或两侧肢体麻木、无力、偏瘫及抽搐。如病变在脑干,可出现核间性眼肌麻痹,多数颅神经损害。后组颅神经损害(9、10、11、12 对)时,出现延髓性麻痹症状、发音含糊、吞咽困难、饮水呛咳及交叉性偏瘫等。小脑病变可出现眩晕、眼球震颤、共济失调、步态不稳及四肢震颤等,少数表现为手足感觉障碍、直立性低血压、出汗减少、手足发绀等微循环和自主神经功能障碍。

6. MS 的诊断

目前推荐使用 2017 年 McDonald MS 诊断标准如表 7-4 所示。

表 7-4　2017 年 McDonald MS 诊断标准

临 床 表 现	诊断 MS 所需辅助指标
≥2 次发作;有≥2 个以上客观临床证据的病变	无[a]
≥2 次发作;1 个(并且有明确的历史证据证明以往的发作涉及特定解剖部位的一个病灶[b])	无[a]
≥2 次发作;具有 1 个病变的客观临床证据	通过不同 CNS 部位的临床发作或 MRI 检查证明了空间多发性
1 次发作;具有≥2 个病变的客观临床证据	通过额外的临床发作,或 MRI 检查证明了时间多发性,或具有脑脊液寡克隆带的证据[c]
有 1 次发作;存在 1 个病变的客观临床证据	通过不同 CNS 部位的临床发作或 MRI 检查证明了空间多发性,并且通过额外的临床发作,或 MRI 检查证明了时间多发性或具有脑脊液寡克隆带的证据[c]
提示 MS 的隐匿的神经功能障碍进展(PPMS)	疾病进展 1 年(回顾性或前瞻性确定)同时具有下列 3 项标准的 2 项:(1)脑病变的空间多发证据:MS 特征性的病变区域(脑室周围、皮层/近皮质或幕下)内≥1 个 T_2 病变;(2)脊髓病变的空间多发证据:脊髓≥2 个 T_2 病变;(3)脑脊液阳性(等电聚焦电泳显示寡克隆区带)

注:CNS. 中枢神经系统;MS. 多发性硬化;PPMS. 原发进展型 MS

如果患者满足 2017 年 McDonald 标准,并且临床表现没有更符合其他疾病诊断的解释,则诊断为 MS;如有因临床孤立综合征怀疑为 MS,但并不完全满足 2017 年 McDonald 标准,则诊断为可能的 MS;如果评估中出现了另一个可以更好解释临床表现的诊断,则排除 MS 诊断

a:不需要额外的检测来证明空间和时间的多发性。然而除非 MRI 不可用,否则所有考虑诊断为 MS 的患者均应该接受脑 MRI 检查。此外,临床证据不足而 MRI 提示 MS,表现为典型临床孤立综合征以外表现或具有非典型特征的患者,应考虑脊髓 MRI 或脑脊液检查,如果完成影像学或其他检查(如脑脊液)且结果为阴性,则在做出 MS 诊断之前需要谨慎,并且应该考虑其他可替代的诊断

b:基于客观的 2 次发作的临床发现做出诊断是最保险的。在没有记录在案的客观神经系统发现的情况下,既往 1 次发作的合理历史证据可以包括具有症状的历史事件,以及先前炎性脱髓鞘发作的演变特征;但至少有一次发作必须得到客观结果的支持。在没有神经系统残余客观证据的情况下,诊断需要谨慎

c:尽管脑脊液特异性寡克隆带阳性本身并未体现出时间多发性,但可以作为这项表现的替代指标

7. MS 的治疗

MS 的治疗比较困难,目前尚无一种特效药物或手段能根治该病,多采取综合治疗方法,以抑制炎症

性脱髓鞘过程,阻止病情进展从而缓解临床症状,尽量保存神经功能。单克隆抗体的治疗、神经干细胞的研究、新的化学保护剂及针对抗原的治疗方法等能有效地治疗 MS,但这些治疗作用只针对发病机制中的某些环节。由于 MS 的发病机制甚为复杂,尤其是各种炎性因子、细胞因子等各种免疫因子之间存在着相互制约、作用复杂的神经内分泌免疫网络,需要在 MS 的治疗中采取综合措施。MS 的治疗分为急性期治疗、缓解期治疗即疾病修正治疗(disease modifying therapy,DMT)、对症治疗、康复治疗。

(1) 急性期治疗

1) 糖皮质激素:为一线用药,推荐大剂量,短疗程应用。

2) 血浆置换:二线治疗。

3) 免疫球蛋白:缺乏有效证据,仅作为一种备选治疗手段,用于妊娠或哺乳期妇女不能应用激素治疗的成人患者或对激素治疗无效的儿童患者。

(2) 缓解期治疗

推荐使用 DMT 治疗。国际上现已批准上市的 DMT 药物有 13 种,如干扰素 - β(IFN - β1b、IFN - β1a)、聚乙二醇干扰素 β1a、醋酸格列默、那他珠单抗、阿仑单抗、奥瑞珠单抗、米托蒽醌(mitoxantrone)、芬戈莫德、特立氟胺、富马酸二甲酯等。国内批准上市的 DMT 药物有口服特立氟胺和注射用重组人 IFN - β1b。

(3) 对症治疗

痛性痉挛可应用卡马西平、替扎尼定、加巴喷汀、巴氯芬等药物治疗。慢性疼痛、感觉异常等可用阿米替林、普瑞巴林、选择性 5 - HA 及去甲肾上腺素再摄取抑制剂(SNRI)及去甲肾上腺素能与特异性5 - HA 能抗抑郁药物(noradrenergic and specific serotonergic antidepressant,NaSSA)类药物治疗。抑郁、焦虑可应用 SNRI、NaSSA 类药物以及心理辅导治疗。

(4) 康复治疗

对伴有肢体、语言、吞咽等功能障碍的患者,应早期在专业医生的指导下进行相应的功能康复训练。

7.9.3　吉兰-巴雷综合征

吉兰-巴雷综合征(Guillain-Barre syndrome,GBS)是一种免疫介导的炎性脱髓鞘性多发性神经根神经病,以周围神经和神经根的脱髓鞘及小血管周围淋巴细胞及巨噬细胞的炎症反应为病理特点,主要侵犯脊神经根、脊神经和颅神经,也可累及脊膜、脊髓及脑部,属自身免疫性疾病。

1. GBS 的病因

GBS 的发生与多种感染因素有关,如巨细胞病毒、非洲淋巴瘤病毒、肺炎支原体、乙肝病毒,以及人类免疫缺陷病毒等。近年来研究发现空肠弯曲杆菌(campylobacter jejuni,CJ)感染与 GBS 有关,但并不是所有的血清型 CJ 菌株均会引起 GBS,多数 CJ 血清型并无此种交叉抗原性,因而只是引发肠道症状,目前认为只有 CJ Penner 19 感染与 GBS 的发生关系密切,其导致 GBS 的机制可能是由于这些病原体中表达的多肽分子序列与周围神经髓鞘中的 P2 蛋白或神经节苷脂的多肽序列具有相似抗原。有学者提出 CJ 菌体外膜蛋白脂多糖与周围神经轴膜上的神经节苷脂 GM1 和 GD1a 之间的抗原性相似,导致宿主在对抗病原体抗原的同时与自身周围神经组织抗原也同时发生反应,加之细胞免疫机制的介入,施万细胞及髓鞘成了免疫攻击的目标而出现损害。

2. GBS 的发病机制

GBS 的基本病理损伤是局灶性脱髓鞘并伴有轴索的相对完整,但其发病机制尚不明确,主要病变在脊神经根,尤其是前根、神经节及周围神经不同程度的节段性髓鞘脱失,继而产生轴索变性。主要病理改变为周围神经近端处的受累,早期表现为神经纤维及神经节细胞的水肿,继而出现局限的节段性脱髓鞘,伴血管周围及神经内膜的淋巴细胞、单核细胞以及巨噬细胞的浸润,伴或不伴有轴索的损伤。后期炎症消退后可有髓鞘的再生。

目前认为免疫反应直接损害周围神经系统是其发病机制中的一个重要特点,T 淋巴细胞及其亚群的激活在 GBS 发生过程中发挥重要的作用:① CD4$^+$ T 细胞可导致 B 淋巴细胞克隆增殖并转化为浆细胞,继而产生抗髓鞘的抗体;② 激活的 CD4$^+$ T 细胞释放一系列淋巴因子(IL - 2,IFN - γ 等)趋化巨噬细胞到达病变部位;③ 激活的 CD4$^+$T 细胞对施万细胞具有直接毒性作用;④ 在 GBS 恢复期,CD8$^+$T 细胞具有抑制免疫应答功能。

细胞因子 IL-2 和 TNF-α 在 GBS 的病程中发挥一定作用,IL-2 和 TNF-α 是体内细胞因子网络中起关键作用的免疫调节因子,它们可激活 T 细胞、刺激 B 细胞增殖分化从而产生特异性抗周围神经髓鞘的抗体。TNF-α 还可活化巨噬细胞,上调其表面 MHCⅡ类抗原的表达,破坏血-神经屏障而引起周围神经髓鞘脱失及轴索破坏。

趋化因子如单核细胞趋化蛋白-1、巨噬细胞炎性蛋白、干扰素诱发蛋白-10 在 GBS 病程中也发挥着重要作用。研究发现单核细胞趋化蛋白-1 无论是 mRNA 水平还是其蛋白质水平在 GBS 发病初期即表达上调,并且其表达水平与临床严重程度呈正相关,即临床表现越严重,其表达水平越高。巨噬细胞炎性蛋白在 GBS 患者中表达增强,可诱导内皮细胞表达黏附分子,趋化单核细胞。巨噬细胞炎性蛋白抗体可减轻临床症状,抑制坐骨神经脱髓鞘。干扰素诱发蛋白-10 是一种可吸引活化的记忆 T 细胞及单核细胞的趋化因子,在 T 细胞介导的自身免疫性疾病中,对促进抗原特异性 T 细胞迁移、聚集具有潜在作用。在 GBS 及其他慢性炎症性脱髓鞘性多发性神经病的坐骨神经中表达上调,在脑脊液中的表达水平高于在血清中的表达,提示干扰素诱发蛋白-10 可能是由鞘内合成,而不是从外周血转移至脑脊液中的。

3. GBS 的临床分型和表现

临床分型:主要有轴索型和脱髓鞘型。

表现:发病前 1~3 周约半数患者有呼吸道、肠道感染史,其临床特点为急性或亚急性肢体瘫痪和腱反射丧失,严重者合并呼吸肌麻痹,甚至危及生命。颅神经损害以面神经、延髓麻痹多见。脱髓鞘病变伴有传导阻滞或继发轴索的损害,或由于传导速度的广泛差异,诱发电位波幅也明显降低,但多伴有传导速度的明显减慢。严重的轴索损害,由于快纤维的丧失,也会出现神经传导速度减慢。

4. GBS 的诊断

主要依靠临床表现、脑脊液及神经电生理检查,GBS 脑脊液检查 95% 以上患者有蛋白细胞分离现象,即脑脊液蛋白含量高,而细胞计数正常或基本正常。早期部分患者即有脑脊液细胞学异常,因病期不同,功能障碍不一,急性期脑脊液白细胞总数正常或稍增多,增多的细胞以小淋巴细胞、激活单核细胞和浆细胞为主。

神经电生理检查在 GBS 诊断中有重要价值,GBS 的神经肌电图异常主要表现为:神经传导阻滞;神经传导速度明显减慢,远端潜伏期延长,波幅正常或轻度异常;不同程度的失神经改变,轴索损害者远端波幅减低甚至不能引出。

5. GBS 的治疗

(1) 血浆置换

血浆置换(plasma exchange,PE)是最早证实对 GBS 有效的免疫治疗,并已成为 GBS 治疗试验疗效评价的参照。PE 可去除血浆中的抗体、免疫复合物、炎性介质等致病物质,从而减轻对周围神经的损伤。

(2) 静脉注射免疫球蛋白

尽管免疫球蛋白价格昂贵,但较血浆置换简单易行,不需要复杂设备,且相对安全,因此已推荐为重型 GBS 患者的一线用药,尤其对儿童及自主神经功能紊乱的患者更有意义。

(3) 糖皮质激素

糖皮质激素具有抗炎及免疫抑制作用,其对 GBS 的治疗作用及疗效存在争议。

(4) 脑脊液过滤

脑脊液过滤是一种新兴的免疫治疗方法,是指抽取患者脑脊液后,通过脑脊液过滤器去除或减少脑脊液中的致病成分。有研究发现脑脊液过滤能显著缩短 GBS 患者的住院时间并减少后遗症。但其对 GBS 的治疗机制尚不清楚。有研究发现 GBS 患者脑脊液中钠通道阻滞因子 QYNAD 和 γ 干扰素(IFN-γ)诱导蛋白升高,故认为其治疗机制可能与去除或减少了 GBS 患者脑脊液中升高的上述炎症介质有关。

(5) 其他免疫治疗方法

IFN-β 是细胞免疫的调节因子,能抑制抗原表达,抑制前炎症因子如 TNF-α 的产生。调节巨噬细胞的功能,并通过调节细胞黏附分子的表达对炎症细胞的渗出及迁移产生影响。IFN-β已成功用于GBS的动物模型——实验性自身免疫性神经炎及部分慢性炎症性脱髓鞘性多发性神经病。

参 考 文 献

段云峰,吴晓丽,金锋,2015.饮食对自闭症的影响研究[J].科学通报,2015(30):2845-2861.

范世莹,王开亮,孟凡刚,2019.迷走神经刺激术对认知影响的研究进展[J].中华神经外科杂志,35(8):855-858.

韩济生,2008.神经科学原理.第三版[J].北京:北京医科大学出版社.

郎悦,2018.离子通道与癫痫遗传学研究进展[J].中华神经科杂志,51(8):642-648.

刘琛俐,廖祥萍,刘南海,2019.难治性癫痫的诊治进展[J].世界最新医学信息文摘,19(99):129-130.

石晓辉,吕雯慧,甘诺,2015.自闭症谱系障碍者的整体与局部视觉加工研究综述[J].现代特殊教育(3):29-34.

宋学军,樊碧发,万有,等,2020.国际疼痛学会新版疼痛定义修订简析[J].中国疼痛医学杂,26(9):641-644.

王栋梁,宋海栋,许可,等,2019.新型抗癫痫药物临床应用研究[J].中国医学科学院报,41(4):566-571.

王群,吕岩,2014.疼痛特异性学说与闸门控制学说:争论还在持续[J].中国疼痛医学杂志,20(9):609-613.

张芬,王穗苹,杨娟华,等,2015.自闭症谱系障碍异常的大脑功能连接[J].心理科学进展,23(7):1196-1204.

张赟,郑辑英,李光来,等,2016.癫痫发病机制研究的进展与脑损伤机制[J].中华临床医师杂志,10(8):1168-1171.

赵志奇,2000.疼痛及其脊髓机制[J].上海:上海科技教育出版社.

中国免疫学会神经免疫分会,中华医学会神经病学分会神经免疫学组,2018.多发性硬化诊断和治疗中国专家共识(2018版)[J].中国神经免疫学和神经病学杂志,25(6):387-394.

Baron Cohen S, Leslie A M, Frith U, 1985. Dose the autistic child have a "theory of mind"? [J]. Cognition, 21: 37-46.

Bathla M, Singh M, Relan P, 2016. Prevalence of anxiety and depressive symptoms among patients with hypothyroidism[J]. Indian J Endocrinol Metab, 20(4):468.

Bauman M L, Kemper T L, 2005. Neuroanatomic observations of the brain in autism: a review and future directions [J]. International Journal of Developmental Neuroscience, 23: 183-187.

Berkel S, Marshall C R, Weiss B, et al., 2010. Mutations in the SHANK2 synaptic scaffolding gene in autism spectrum disorder and mental retardation[J]. Nat Genet, 42(6):489-491.

Bot M, Milaneschi Y, Penninx B W, et al., 2016. Plasma insulin-like growth factor I levels are higher in depressive and anxiety disorders, but lower in antidepressant medication users[J]. Psychoneuroen docrinology, 68: 148-155.

Brigidi G S, Bamji S X, 2011. Cadherin-catenin adhesion complexes at the synapse[J]. Curr Opin Neurobiol, 21(2): 208-214.

Carper R A, Courchesne E, 2000. Inverse correlation between frontal lobe and cerebellum sizes in children with autism[J]. Brain, 123: 836-844.

Chao H T, Chen H, Samaco R C, et al., 2010. Dysfunction in GABA signalling mediates autism-like stereotypies and Rett syndrome phenotypes[J]. Nature, 468(7321): 263-269.

Chudley A E, 2004. Genetic landmarks through philately-autism spectrum disorders: a genetic update [J]. Clinical Genetics, 65: 352-357.

Dapretto M, Davies M S, Pfeifer J H, et al., 2006. Understanding emotions in others: mirror neuron dysfunction in children with autism spectrum disorders[J]. Nature Neuroscience, 9: 28-30.

Dean C, Dresbach T, 2006. Neuroligins and neurexins: linking cell adhesion, synapse formation and cognitive function[J]. Trends Neurosci, 29(1): 21-29.

Deng P Y, Rotman Z, Blundon J A, et al., 2013. FMRP regulates neurotransmitter release and synaptic information transmission by modulating action potential duration via BK channels. Neuron, 77(4): 696-711.

Dong Y, Taylor J R, Wolf M E, et al., 2017. Circuit and synaptic plasticity mechanisms of drug relapse[J]. J Neurosci, 37(45): 10867-10876.

Duan B, Cheng L, Ma Q, 2018. Spinal circuits transmitting mechanical pain and itch[J]. Neurosci Bull, 4(1): 186-193.

Durand C M, Betancur C, Boeckers T M, et al., 2007. Mutations in the gene encoding the synaptic scaffolding protein SHANK3 are associated with autism spectrum disorders[J]. Nat Genet, 39(1): 25-27.

Ehninger D, Han S, Shilyansky C, et al., 2008. Reversal of learning deficits in a Tsc2+/-mouse model of tuberous sclerosis[J]. Nat Med, 14(8): 843-848.

Elbornsson M，Horvath A，Gttherstrom G，et al.，2017. Seven years of growth hormone（GH）replacement improves quality of life in hypopituitary patients with adult-onset GH deficiency［J］. European journal of endocrinology，176(2)：99 - 109.

Frith U，Happe F，1994. Autism：beyond theory of mind［J］. Cognition，50：115 - 132.

Fyffe S L，Neul J L，Samaco R C，et al.，2008. Deletion of Mecp2 in Sim1-expressing neurons reveals a critical role for MeCP2 in feeding behavior，aggression，and the response to stress［J］. Neuron，59(6)：947 - 958.

Ge J，Xu Y，Qin G，et al.，Resveratrol ameliorates the anxiety-ane depression-like behavior of subclinical hypothyroidism rat：possible involvement of the HPT axis，HPA axis，and Wnt/β - catenin pathway［J］. Frontiers in endocrinology，7：44.

Gemelli T，Berton O. Nelson E D，et al.，2006. Postnatal loss of methyl-CpG binding protein 2 in the forebrain is sufficient to mediate behavioral aspects of Rett syndrome in mice［J］. Biol Psychiatry，59 (5)：468 - 476.

Gillberg C，1999. Neurodevelopmental processes and psychological functioning in autism［J］. Development and Psychopathology，11：567 - 587.

Graf E R，Zhang X，Jin S X，et al.，2004. Neurexins induce differentiation of GABA and glutamate postsynaptic specializations via neuroligins［J］.Cell，119(7)：1013 - 1026.

Happe F，Frith U，2006. The weak central account：detail focused cognitive style in autism spectrum disorder［J］. Journal of Autism and Developmental Disorder，36：5 - 25.

Hayrapetyan V，Castro S，Sukharnikova T，et al.，2014. Region-specific impairments in striatal synaptic transmission and impaired instrumental learning in a mouse model of Angelman syndrome［J］. Eur J Neurosci，39 (6)：1018 - 1025.

Iarocci G，McDonald J，2006. Sensory integration and the perceptual experience of person with autism［J］. Journal of Autism and Developmental Disorders，36：77 - 105.

Jiang B C，Liu T，Gao Y J. Chemokines in chronic pain：cellular and molecular mechanisms and therapeutic potential ［J］. Pharmacol Ther，212：107581.

Kanner L，1943. Autistic disturbance of affective contact［J］.Nervous Child，2：217 - 250.

Kern J K，2003. Purkinje cell vulnerability and autism：a possible etiological connection［J］. Brain Development，25：377 - 382.

Kochlamazashvili G，Henneberger C，Bukalo O，et al.，2010. The extracellular matrix molecule hyalu- ronic acid regulates hippocampal synaptic plasticity by modulating postsynaptic L-type Ca^{2+} channels［J］. Neuron，67 (1)：116 - 128.

Lipton J O，Sahin M，2014. The neurology of mTOR［J］. Neuron，84(2)：275 - 291.

Liu Q，Tang Z，Surdenikova L，et al.，2009. Sensory neuron-specific GPCR Mrgprs are itch receptors mediating chloroquine-induced pruritus［J］. Cell，139(7)：1353 - 1365.

Liu T，Ji R R，2013. New insights into the mechanisms of itch：are pain and itch controlled by distinct mechanisms? ［J］. Pflugers Arch，465(12)：1671 - 1685.

Lublin F D，Reingold S C，Cohen J A，et al.，2014. Defining the clinical course of multiple sclerosis：the 2013 revisions ［J］. Neurology，83(3)：278 - 286.

Lu L，Hope B T，Dempsey J，et al.，2005. Central amygdala ERK signaling pathway is critical to incubation of cocaine craving［J］. Nat Neurosci，8(2)：212 - 219.

Melón L C，Maguire J，2016. Gabaergic regulation of the HPA and HPG axes and the impact of stress on reproductive function［J］. J Steroid Biochem Mol Biol，160：196 - 203.

Mishra S K，Hoon M A，2013 The cells and circuitry for itch responses in mice［J］. Science；340(6135)：968 - 971.

Moessner R，Marshall C R，Sutcliffe J S，et al.，2007. Contribution of SHANK3 mutations to autism spectrum disorder［J］. Am J Hum Genet，81(6)：1289 - 1297.

Moore C，Gupta R，Jordt S E，et al.，2018. Regulation of Pain and Itch by TRP Channels［J］. Neurosci Bull，34(1)：120 - 142.

Mu D，Deng J，Liu K F，et al.，2017. A central neural circuit for itch sensation. Science，357(6352)：695 - 699.

Nestler E J，Lüscher C，2019. The molecular basis of drug addiction：linking epigenetic to synaptic and circuit mechanisms［J］. Neuron，102(1)：48 - 59.

Nestler E J，Malenka R C，2004. The addicted brain［J］. Sci Am，290(3)：78 - 85.

Neul J L, Fang P, Barrish J, et al., 2008. Specific mutations in methyl-CpG-binding protein 2 confer different severity in Rett Syndrome[J]. Neurology, 70(16): 1313 - 1321.

Nie D, Di Nardo A, Han J M, et al., 2010. Tsc2 - Rheb signaling regulates EphA-mediated axon guidance[J]. Nat Neurosci, 13(2): 163 - 172.

Nuez -Pizarro J L, Gonzdilez-luna A, Mezones-holguin E, et al., 2017. Association between anxiety and severe quality-of-life impairnent in postmenopausal women: analysis of a multicenter Latin American cross-sectional study [J]. Menopause, 24(6): 645 - 652.

Oberman L M, Pamachandran V S, 2007. The simulating social mind: the role of the mirror neuron system and simulation in the social and communicative deficits of autism spectrum disorders [J]. Psychological Bulletin, 133: 310 - 327.

O'donnell W T, Warren S T, 2002. A decade of molecular studies of fragile X syndrome. Annu Rev Neurosci, 25 (1): 315 - 338.

Osterweil E K, Chuang S C, Chubykin A A, et al., 2013, Lovastatin corrects excess protein synthesis and prevents epileptogenesis in a mouse model of fragile X syndrome[J]. Neuron, 77(2): 243 - 250.

Owashi T, Otsubo T, Oshima A, et al., 2008. Longitudinal neuroendocrine changes assessed by dexamethasone/ CRH and growth hormone releasing hormone tests in psychotic depression[J]. Psychoneuroen docrinology, 3(2): 152 - 161.

Penn H, 2006. Neurobiological correlates of autism: a review of recent research[J]. Child Neuropsychology, 12: 57 - 79.

Raja S N, Carr D B, Cohen M, et al., 2020. International Association for the Study of Pain definition of pain: concepts, challenges, and compromises[J]. Pain, 161(9): 1976 - 1982.

Ramocki M B, Peters S U, Tavyev Y J, et al., 2009. Autism and other neuropsychiatric symptoms are prevalent in individuals with MeCP2 duplication syndrome[J]. Ann Neurol, 66(6): 771 - 782.

Ramocki M B, Tavyev Y J, Peters S U, et al., 2010. The MECP2 duplication syndrome[J]. Am J Med Genet, A152A(5): 1079 - 1088.

Reith R M, Mckenna J, Wu H, et al., 2013. Loss of Tsc2 in Purkinje cells is associated with autistic- like behavior in a mouse model of tuberous sclerosis complex[J]. Neurobiol Dis, 51 (3): 93 - 103.

Ren Z, Sun W L, Jiao H, et al., 2010. Dopamine D1 and N-methyl-D-aspartate receptors and extracellular signal-regulated kinase mediate neuronal morphological changes induced by repeated cocaine administration [J]. Neuroscience, 168(1): 48 - 60.

Rizzolatti G, Fadiga L, Gallese V, 1996. Premotor cortex and the recognition of motor actions[J]. Cognitive Brain Research, 3: 131 - 141.

Rutter M, 2002. Nature, nurture, and development: from evangelism through science toward policy and practice [J]. Child development, 73: 1 - 21.

Schoenrock S A, Oreper D, Young N, et al., 2016. Ovariectomy results in inbred strain-specific increases in anxiety-like behavior in mice[J]. Physiology behavior, 167: 404 - 412.

Schultz R, 2005. Developmental deficits in social perception in autism: the role of the amygdala and fusiform face area [J]. International Journal of developmental Neuroscience, 23: 125 - 141.

Shandra O, Moshé S L, Galanopoulou A S, 2017. Inflammation in epileptic encephalopathies[J]. Adv Protein Chem Struct Biol, 108: 59 - 84.

Silverman J L, Smith D G, Rizzo S J, et al., 2012. Negative allosteric modulation of the mGLuR5 receptor reduces repetitive behaviors and rescues social deficits in mouse models of autism[J]. Sci Transl Med, 4(13): 131 - 151.

Smith A C W, Kenny P J, 2018. MicroRNAs regulate synaptic plasticity underlying drug addiction[J]. Genes Brain Behav, 17(3): e12424.

Splawski I, Timothy K W, Sharpe L M, et al., 2004. Ca (V) 1.2 calcium channel dysfunction causes a multisystem disorder including arrhythmia and autism[J]. Cell, 119 (1): 19 - 31.

Stohn J P, Martinez M E, Hernandez A, 2016. Decreased anxiety- and depression-like behaviors and hyperactivity in a type 3 deiodinase-deficient mouse showing brain thyrotoxicosis and peripheral hypothyroidism [J]. Psychoneuroendocrinology, 74: 46 - 56.

Sun Y G, Chen Z F, 2007. A gastrin-releasing peptide receptor mediates the itch sensation in the spinal cord[J].

Nature, 448(7154): 700 - 703.

Tang G, Gudsnuk K, Kuo S H, et al., 2014. Loss of mTOR-dependent macroautophagy causes autistic-like synaptic pruning deficits[J]. Neuron, 83(5): 1131 - 1143.

Tavazoie S F, Al arez V A, Ridenour D A, et al., 2005. Regulation of neuronal morphology and function by the tumor suppressors Tscl and Tsc2[J]. Nat, Neurosci, 8(12): 1727 - 1734.

Thompson A J, Banwell B L, Barkhof F, et al., 2018. Diagnosis of multiple sclerosis: 2017 revisions of the McDonald criteria[J]. Lancet Neurol, 17(2): 162 - 173.

Tsai P T, Hull C, Chu Y, et al., 2012. Autistic-like behaviour and cerebellar dysfunction in Purkinje cell Tscl mutant mice[J]. Nature, 488(7413): 647 - 651.

Usoskin D, Furlan A, Islam S, et al., 2015. Unbiased classification of sensory neuron types by large-scale single-cell RNA sequencing[J]. Nat Neurosci, 18(1): 145 - 153.

Van Esch H, Bauters M, Ignatius J, et al., 2005. Duplication of the MECP2 region is a frequent cause of severe mental retardation and progressive neurological symptoms in males[J]. Am J Hum Genet, 77(3): 442 - 453.

van Woerden G M, Harris K D, Hojjati M R, et al., 2007. Rescue of neurological deficits in a mouse model for Angelman syndrome by reduction of alphaCAMKII inhibitory phosphorylation[J]. Nat Neurosci, 10(3): 280 - 282.

Vezzani A, Fujinami R S, White H S, et al., 2016. Infections, inflammation and epilepsy[J]. Acta neuropathol, 131 (2): 211 - 234.

Volkow N D, Michaelides M, Baler R. 2019. The neuroscience of drug reward and addiction[J]. Physiol Rev, 99(4): 2115 - 2140.

Wallace M L, Burette A C, Weinberg R J, et al., 2012.Maternal loss of Ube3a produces an excitatory/ inhibitory imbalance through neuron type-specific synaptic defects[J]. Neuron, 74(5): 793 - 800.

Wall P D, McMahon S B, Koltzenburg M, 2006. Wall and Melzack's textbook of pain[M]. Philadelphia: Elsevier/ Churchill Livingstone.

Wolf M E, 2003. LTP may trigger addiction[J]. Mol Interv, 3(5): 248 - 252.

Yamout B, Alroughani R, Al-Jumah M, et al., 2013. Consensus guidelines for the diagnosis and treatment of multiple sclerosis[J]. Curr Med Res Opin, 29(6): 611 - 621.

Yashiro K, Riday T T, Condon K H, et al., 2009. Ube3a is required for experience-dependent maturation of the neocortex[J]. Nat Neurosci, 12 (6): 777 - 783.

Yosipovitch G, Bernhard J D, 2013. Clinical practice. Chronic pruritus[J]. N Engl J Med, 368(17): 1625 - 1634.

Yosipovitch G, Carstens E, McGlone F, 2007. Chronic itch and chronic pain: Analogous mechanisms[J]. Pain, 131 (1 - 2): 4 - 7.

第8章 神经损伤与再生

8.1 周围神经损伤与再生

周围神经包括与脑相连的脑神经(cranial nerve)和与脊髓相连的脊神经(spinal nerve),其主要功能是将神经冲动(nerve impulse)传入中枢(脑、脊髓)以形成躯体或内脏感觉,并将中枢的神经冲动传出,支配躯体或内脏运动。此外,周围神经还对其靶结构具有一定营养支持作用。周围神经损伤后,靶结构(比如骨骼肌)失去神经支配,不但会丧失其功能,还会发生萎缩、变性等一系列变化。

从广义上讲,周围神经损伤泛指一切对周围神经形态结构或生理功能的损害,包括物理性损伤、化学性损伤、生物性损伤以及机体自身因素造成的损伤等四大类,其中,物理性损伤特别是创伤在临床上最为常见。本章着重讨论创伤性周围神经损伤的反应、再生和修复问题,因此在本章中周围神经损伤特指周围神经的创伤。

周围神经损伤是指周围神经干或其分支受到创伤,导致神经支配区域(躯干和/或四肢)的运动、感觉及自主神经功能障碍的一种临床病征。作为神经解剖学术语,"神经"特指在周围神经系统内由神经纤维集结形成的平行排列的纤维束,外面包裹结缔组织所构成的完整结构。这些神经纤维的胞体位于脊髓灰质前角、脑神经核、脊神经节、脑神经节或者自主神经节内。因此,周围神经损伤实际上是对神经纤维的损伤,对神经元而言,直接受损的仅仅是其突起部分,胞体并不直接受损,并且多保持存活状态,比较容易再生和修复。

8.1.1 周围神经的结构与功能

周围神经的结构如图8-1所示。一条神经通常由许多外形、大小各异的神经纤维束(nerve fiber bundle)组成。神经纤维束可简称为神经束(fascicle),又是由许多纵行排列的有髓神经纤维和无髓神经纤维所组成的。体内有的小神经可只包含单束。

周围神经的神经纤维及神经束被结缔组织包裹和分隔,形成三个层次的鞘膜(表8-1)。在神经纤维周围,包裹着由纤细的结缔组织形成的薄膜,称为神经内膜(endoneurium)。神经内膜中含有胶原纤维、成纤维细胞、均质状基质和毛细血管。由神经内膜形成的容纳神经纤维和施万细胞的管道,称为神经内膜管(endoneurial tube)或神经内膜鞘(endoneurial sheath)。

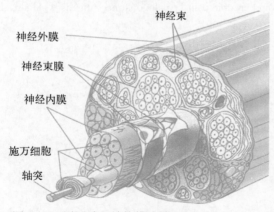

神经束
神经外膜
神经束膜
神经内膜
施万细胞
轴突

图8-1 周围神经结构模式图(引自 Hiatt,2001)

表8-1 周围神经鞘膜比较

鞘 膜	组 成	内 容	功 能
神经外膜	疏松排列的长胶原纤维束、血管、淋巴管、脂肪	神经束	支持神经束,形成神经
神经束膜	外层为致密结缔组织,胶原纤维平行于神经长轴走行;内层为神经束膜上皮	神经纤维、血管、神经内膜	支持作用,扩散屏障
神经内膜	胶原纤维、成纤维细胞、血管	有髓和无髓神经纤维	参与构成血-神经屏障,参与维持神经的弹性

在神经束外面包绕的一层较致密的膜,称为神经束膜(perineurium)。神经束膜的外层为结缔组织,由多层纵行的胶原纤维以及其间少量成纤维细胞和巨噬细胞构成。神经束膜内层为 15～20 层扁平的上皮细胞(称为神经束膜上皮)构成,上皮细胞之间有紧密连接相连,而且细胞内、外两面都有基底膜(basal lamina),形成一道机械和渗透屏障,对进出神经束的物质具有选择性通透作用,以维持神经纤维的适宜内环境。一些较大的神经束还可见束膜结缔组织穿行其间形成束隔。

由粗细不等、形状各异的神经束集中在一起,外面包绕一层由较为疏松的结缔组织形成的膜,就构成了神经。这层结缔组织膜称为神经外膜(epineurium),其中除了纤维外,还含有成纤维细胞、脂肪细胞,以及血管和淋巴管。神经外膜和神经束膜的结缔组织相互延续,并无截然界限。

神经干中的神经纤维常常在不同神经束之间呈丛状穿梭、交织,形成束间的交通支,这在神经修复手术中游离神经时应当注意,尽量避免损伤这些交通支。

神经的构成成分除了神经纤维和结缔组织外,还有血管和淋巴管等。供给神经营养的血管穿行于神经外膜内,沿途分支进入神经束膜和神经内膜,形成毛细血管网,并且常常有侧枝吻合,故而当神经局部的小动脉发生阻塞时,一般不会影响血液供应。神经外膜内有淋巴管,负责神经的淋巴回流。

神经纤维是周围神经的基本结构成分,由神经元的长突起及包绕其周围的胶质细胞构成。构成周围神经纤维的神经元长突起包括运动神经元的轴突和神经节假单极神经元的周围突等统称为轴索(axis cylinder)。脑神经节、脊神经节中的假单极神经元(感觉神经元)的中枢突相当于轴突,而周围突细而长,虽然在功能上是将神经冲动传向胞体的,但习惯上也称为"轴突"。为方便起见,本章中也用"轴突"泛指运动神经元的轴突和神经节假单极神经元的周围突。

1. 有髓神经纤维与无髓神经纤维

根据轴突外是否有髓鞘结构,神经纤维可分为有髓神经纤维(myelinated nerve fiber)和无髓神经纤维(unmyelinated nerve fiber)两大类。

作为神经纤维的主要组成部分,轴突结构实为神经元胞体的延续。轴突处的细胞膜称为轴膜,神经冲动(动作电位)沿着其传导。轴突内的细胞质称为轴质或轴浆(axoplasm),绝大部分为蛋白质成分,其中 20% 为骨架蛋白,包括微管、神经丝和微丝,它们维持轴突结构并参与物质运输。实验表明轴突内的物质是流动的,称为轴质流或轴浆流(axoplasmic flow)。物质通过轴突进行运输的过程称为轴突运输(axonal transport)。轴突运输可分为快速运输(fast transport)和慢速运输(slow transport)两类。慢速运输的速度约为 0.1～0.2 mm/d,是从胞体向终末的顺行性单向运输,主要运输骨架蛋白。快速运输速度可达 100～400 mm/d,主要运输有膜包被的细胞器、酶类以及神经递质囊泡等。

在周围神经系统中,髓鞘是由施万细胞形成的。有髓神经纤维的轴索除起始段和终末外都包有髓鞘。髓鞘呈节段性,相邻髓鞘节段之间的环形缩窄部分称郎飞结(node of Ranvier),此处轴突外没有髓鞘包裹,神经冲动通过此处轴膜传导,轴突侧枝也自此处发出。相邻两个郎飞结之间的一段神经纤维称为结间体(internode),有髓神经纤维神经冲动传导是以结间体为单位进行的。不同类型神经纤维的结间体长度差异很大,从 50～1 000 μm 不等。轴突越粗,其髓鞘越厚,结间体越长。每个结间体由一个施万细胞所包绕,在结间体中段可见施万细胞核;反过来,每个施万细胞也仅包绕一根轴突,形成一个结间体,这与中枢神经系统成髓鞘的特点不同。

有髓神经纤维的轴突除起始段、终末以及郎飞结处以外,绝大部分为髓鞘包裹。髓鞘含有疏水性的高浓度类脂物质,不允许带电离子通过,具有电阻高、电容低的特点,能起到绝缘作用,因而通过轴突的电流只能使郎飞结处的轴膜发生去极化而产生兴奋。所以,在有髓神经纤维上神经冲动呈跳跃式传导,神经纤维越粗,结间体越长,每次跳跃的距离就越长,传导速度就越快。

与有髓神经纤维不同,无髓神经纤维的轴突外面没有髓鞘包裹,而被不同程度地直接包埋于施万细胞表面凹陷所形成的纵沟内,一个施万细胞可通过凹沟包埋数个轴突。由于缺少髓鞘结构,无髓纤维的轴突暴露于细胞外,因此神经冲动在轴膜上呈连续传导,传导速度也就很慢。

在神经纤维(有髓或无髓纤维)周围包绕着一层厚 20～30 nm、较致密的膜状结构,称为基底膜(basement membrane),它由细胞外基质沉积并有序而紧密排列形成。基底膜也称为基膜或基板,因为包绕在施万细胞外面,因此又称为施万细胞基底膜。基底膜起支持施万细胞以及连接施万细胞与神经内膜结缔组织的作用,同时它还是半透膜。基底膜的构成成分主要包括层连蛋白(laminin)、纤连蛋白

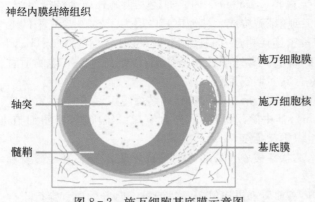

图 8-2　施万细胞基底膜示意图

（fibronectin）、Ⅳ型胶原（collagen type Ⅳ）、硫酸肝素蛋白多糖（heparin sulfate proteoglycan, HSPG）、内皮粘连素（entactin）等。有髓神经纤维即便在郎飞结处基底膜也是完整的，轴突不与细胞外间隙直接接触。因此，有髓神经纤维的基底膜实际上形成一个完整的管状结构，容纳轴突、髓鞘及施万细胞，称作基底膜管或基膜管（basal lamina tube）。施万细胞基底膜在周围神经再生中具有十分重要的作用，能够引导和促进神经轴突再生，而这种作用的发挥主要是通过其中的层连蛋白来实现的。

许多文献中将基底膜管作为神经内膜管的一部分看待，认为前者构成后者的内壁，是周围神经再生的重要通道，所以"神经内膜管"和"基底膜管"这两个概念经常混用，但严格说来二者是有区别的。另外，施万细胞不但形成髓鞘而成为有髓神经纤维的一部分，而且其髓鞘外胞质、胞膜及其基底膜形成包裹神经纤维的鞘状结构，有学者将其称为施万鞘（Schwann sheath）或者神经膜（neurolemma），并认为该结构是周围神经再生的通道。施万鞘无髓神经轴突的外面也有施万鞘包裹。无论是神经内膜管、基底膜管还是施万鞘，其中起再生通道作用的主要结构都是基底膜（图 8-2）。

2. 功能性纤维成分

脊神经是混合神经，由不同直径、不同功能的神经纤维组成，含 4 种功能性纤维成分（图 8-3）：躯体传出纤维（somatic efferent fiber）、躯体传入纤维（somatic afferent fiber）、内脏传出纤维（visceral efferent fiber）和内脏传入纤维（visceral afferent fiber）。

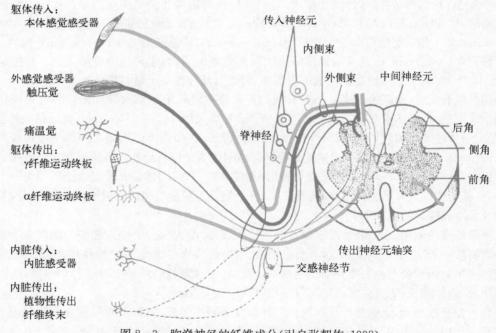

图 8-3　胸脊神经的纤维成分（引自张朝佑，1998）

(1) 躯体传出纤维

躯体传出纤维又称为躯体运动纤维，由运动神经元的轴突与其髓鞘构成。运动神经元的胞体位于脊髓灰质前角，发出的轴突构成脊神经的腹侧根（ventral root），在椎间孔处与脊神经后根合为一干。躯体传出纤维分布于骨骼肌，支配其收缩运动（梭外肌），维持其张力（梭内肌）。

（2）躯体传入纤维

躯体传入纤维又称为躯体感觉纤维,由脊神经节假单极神经元的突起和施万细胞成分构成。脊神经节(spinal ganglion)是位于脊神经背侧根(dorsal root)上呈纺锤形膨大的神经节,也称为背根神经节(dorsal root ganglion,DRG)。DRG 内的假单极神经元有两类,一类是大神经细胞,发出粗大的有髓纤维,另一类是较小的神经细胞,发出细小的有髓或者无髓纤维。假单极神经元的中枢突经背侧根入脊髓后角,周围突加入脊神经,分布于骨骼肌、关节、韧带以及皮肤等处,传导触觉、痛温觉以及本体感觉。

（3）内脏传出纤维

内脏传出纤维包括交感纤维和副交感纤维两类。交感纤维的节前神经元胞体位于脊髓 T1～L3 灰质侧柱的中间外侧核内,节前纤维依次途经腹侧根及白交通支至交感干上相应的神经节(椎旁神经节),在此交换神经元,发出较长的节后纤维,循灰交通支至脊神经,随该神经及其分支分布于脉管、腺体及平滑肌,发挥调节血管舒缩、汗腺分泌以及平滑肌运动等作用。一部分节前纤维只通过相应椎旁神经节而到交感干上其他神经节或者椎前神经节换元。副交感纤维的节前神经元胞体位于中脑、延髓以及脊髓骶段(S2～S4)灰质内,其节前纤维较长,主要分布于胸腔、腹腔内各脏器,在脏器壁内的神经节内交换神经元,参与支配脏器运动,一般与交感纤维相互拮抗。分布于四肢的脊神经仅含交感纤维,而不含副交感纤维。

（4）内脏传入纤维

内脏传入纤维来自脊神经节中的假单极神经元,其中枢突自背侧根入脊髓,周围突有的循脊神经走行和分布,有的经白交通支至交感干,但不交换神经元而直接随交感神经节后纤维分布于内脏。这种内脏传入性假单极神经元的中枢突进入脊髓后,可与躯体或交感性传出神经元形成反射弧联系。

脑神经的纤维成分比脊神经复杂,脑神经一共有七种纤维成分,除具有上述脊神经的 4 种纤维成分以外,还有特殊躯体传入(视觉、本体感觉等)、特殊内脏传入(味觉)和特殊内脏传出(支配表情肌、咽缩肌、斜方肌、胸锁乳突肌等)三种纤维成分,此不细述。

3. 神经纤维的电生理学分类

根据动作电位形态、传导速度等电生理特性的不同,可将神经纤维分为 A、B、C 三类,其中 A 类又可分为 A_α、A_β、A_γ 和 A_δ 四个亚类(表 8-2)。A 类纤维直径最粗,传导速度最快,损伤后恢复较慢;B 类纤维直径较细,传导速度较慢,损伤后易修复;C 纤维均为无髓纤维,直径最细,传导速度最慢,损伤后再生能力强,很容易修复。

表 8-2　神经纤维的分类

类　别		直径分类	纤维直径(μm)	传导速度（m/s）	分　布
A 类	有髓躯体传入纤维	Ⅰ	13～22	50～120	Ⅰa 肌梭传入 Ⅰb 腱器官传入
		Ⅱ	8～13	20～70	表皮机械感受器(触、压、毛)肌梭内肌传入纤维
		Ⅲ	1～4	5～30	痛、温觉传入纤维血管感觉神经末梢
	有髓躯体传出纤维	α	9～20	50～100	骨骼肌纤维
		β	9～15	30～85	梭外肌(慢肌)、梭内肌
		γ	4.5～8.5	20～40	梭内肌　γ1 支配快肌 γ2 支配慢肌
B 类	有髓纤维		＜3	3～15	自主神经节前纤维
C 类	无髓纤维	Ⅳ	0.2～1.5	0.3～1.6	自主神经的节后纤维 后根中的痛觉 传入纤维内脏传入纤维

研究表明,神经纤维的传导速度与其直径密切相关,有髓神经纤维的传导速度与其直径成正比,无髓神经纤维的传导速度则与其直径的平方根成正比。于是,有人提出了神经纤维的直径分类,据直径大小将传入纤维分为Ⅰ、Ⅱ、Ⅲ、Ⅳ四类。其中Ⅰ类相当于 A_α,又可分为Ⅰa 和Ⅰb 类;Ⅱ类相当于 A_β;Ⅲ类相当于 A_δ;Ⅳ类相当于 C 类。

4. 神经末梢

神经末梢(nerve ending)是神经纤维的终末部分。周围神经的神经末梢包括运动神经纤维末梢(motor nerve ending)、感觉神经末梢(sensory nerve ending)以及交感神经末梢(sympathetic nerve ending)等。

周围神经的运动神经纤维末梢与骨骼肌纤维形成神经肌肉接头(neuromuscular junction),又称为运动终板(motor end-plate)。较粗的 A_α 和 A_β 型纤维分布于梭外肌,而较细的 A_γ 纤维分布于梭内肌。在运动终板处,通过化学性突触传递方式,将神经冲动转化为肌膜的动作电位,引起肌纤维的收缩。

感觉神经末梢又称为感受器(receptor),周围神经的感觉神经末梢包括分布于皮肤的游离神经末梢(free nerve ending)、被囊神经末梢(encapsulated nerve ending),以及分布于骨骼肌及其肌腱上的神经肌梭(neuromuscular spindle)、神经腱梭(neurotendinous spindle)等。游离神经末梢主要分布于黏膜上皮、浆膜、深筋膜、肌肉以及结缔组织等处,大都为 A_δ 型或 C 型纤维,主要感受痛觉。被囊神经末梢均有结缔组织被囊包裹,包括真皮乳头中的触觉小体和皮下组织中的环层小体等,分别感受触觉和深压觉。神经肌梭简称肌梭,是分布于骨骼肌肌腹上的感受器,包括 A_α 和 A_β 两种纤维,主要感受牵张性刺激。神经腱梭又称腱器(tendon organ),是位于肌腱上的感受器,属于 A_β 纤维,可能感受强的牵张性刺激。

四肢的交感神经末梢主要分布于血管平滑肌和汗腺,调节血管平滑肌舒缩运动,调节血管汗腺分泌。

8.1.2 周围神经损伤的原因和类型

周围神经损伤包括周围神经纤维损伤与周围神经结缔组织鞘膜结构损伤两部分。周围神经系统对损伤的反应及再生因损伤的原因和程度不同而不同,临床上对损伤的处理也因损伤原因和程度而异。

1. 损伤原因

创伤性周围神经损伤的原因比较复杂,包括锐器切割伤、火器伤、捻挫伤、撕脱伤、牵张性损伤、压迫性缺血以及医源性损伤等。

1) 锐器切割伤:由于锐器切割造成开放性损伤,神经干可能完全离断,也可能不全离断而保持连续性。神经损伤范围多比较局限而且明确,但常常合并肌腹、肌腱、血管等组织器官的损伤。

2) 火器伤:火器伤及神经,致使其功能即刻丧失。神经干可能保持连续性,也可能断裂,前者可望有部分神经功能恢复,后者应于清创术后进行二期手术修复。

3) 捻挫伤与撕脱伤:由于局部受到强烈撞击或捻挫,损伤范围常常比较广泛,一般需在清创后留待3~4周,神经损伤范围明确后再行二期处理。

4) 牵张性损伤:骨折、脱位时神经受到不同程度的牵拉,超过神经耐受范围时可造成不同程度的损伤,出现神经失用或者轴突断裂,神经损伤范围一般比较广泛;

5) 压迫和缺血:神经受到压迫的同时,神经的血运也受到影响。严重且持续缺血可使神经脱髓鞘、变性甚至广泛纤维化。四肢神经压迫性缺血造成不可逆损伤的时间阈值约为 8 h;

6) 医源性损伤:造成周围神经损伤的医源性因素包括① 骨折手术中的牵拉和压迫;② 电凝时过热;③ 神经吻合时微循环破坏过多;④ 高张力神经缝合;⑤ 注射性损伤。其中注射性损伤是医疗过程中常见的神经损伤,损伤机制比较复杂,可能包括注射针头直接损伤、瘢痕挛缩引起的继发损害,以及化学药物对神经的毒性作用等。损伤的严重性取决于损伤部位和药物的化学成分。最容易引起注射性损伤的药物包括青霉素钾盐、苯唑西林、安定以及氯丙嗪等。

2. 损伤类型

严重性不同的神经损伤给再生带来的挑战不一样,对神经进行修复的方法及要求也就有所不同。适当的分类对于指导神经损伤的临床治疗、预后判断十分重要,同时也有利于开展神经损伤及修复的实验研究。

(1) 临床分类

临床上常常按损伤程度对周围神经损伤进行分类,经典的方法包括赛登(Seddon)分类法和森德兰(Sunderland)分类法。

1) Seddon 分类：1943 年 Seddon 提出此分类法，按神经损伤程度将周围神经损伤简单地分为三类（图 8-4）。

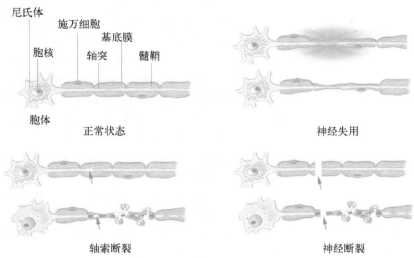

图 8-4　三类神经损伤模式图(以有髓神经纤维为例)

A. 神经失用(neurapraxia)：神经传导功能障碍为暂时性的生理功能阻断，而神经轴突和神经内膜管完整，神经纤维不出现形态上的明显改变或者仅出现轻微的病理改变，表现为局限性脱髓鞘，而损伤远侧段神经纤维不出现退行性变化。神经失用通常由于神经受压迫或者挫伤所致，运动纤维功能比感觉纤维和交感纤维更易受累，其机制尚未阐明。去除病因，神经功能可在数天或数周之内恢复。如果病变初期传导速度的减慢与脱髓鞘有关，随着髓鞘的修复，传导速度也恢复正常。若神经功能恢复不完全，提示有更严重的损伤。

B. 轴索断裂(axonotmesis)：神经轴索断裂，但神经内膜管保持完整，损伤远端神经纤维发生瓦勒变性。损伤后远侧纤维很快出现神经传导阻滞，相应骨骼肌出现失神经的纤颤电位(fibrillation potential)。再生轴突被限定在原来的神经内膜管内，因而神经对靶器官的支配被精确重建，经过一段时间后可实现完全的功能恢复，神经功能恢复过程一般历时数月。

C. 神经断裂(neurotmesis)：神经束或神经干完全断裂，或为瘢痕组织分隔，需要通过手术缝合神经。由于轴突、神经内膜管甚至神经束膜和神经外膜都断裂，再生轴突不能被限定于原来的神经内膜管内，神经再生一般不完全，神经功能无法恢复或者仅有部分恢复。

2) Sunderland 分类：1951 年，Sunderland 对 Seddon 分类进行了扩展，将神经损伤程度分为 Ⅰ～Ⅴ度。① Ⅰ度损伤：出现传导阻滞，神经纤维的连续性保持完整，无瓦勒变性，通常在 3～4 周内自行恢复；② Ⅱ度损伤：轴突中断，但神经内膜管完整，损伤远端发生瓦勒变性；③ Ⅲ度损伤：神经纤维(包括轴突和神经内膜管)横断，而神经束膜完整，有自行恢复的可能性，但功能恢复不完全；④ Ⅳ度损伤：神经束遭到严重破坏或断裂，但神经干通过神经外膜组织保持连续。很少能自行恢复，需手术修复；⑤ Ⅴ度损伤：整个神经干完全断裂，需手术修复才能恢复。

Sunderland 分类法中的第Ⅲ、Ⅳ、Ⅴ度损伤与 Seddon 分类法中的神经断裂相当，只是神经损伤程度上有所差异。Sunderland 分类较 Seddon 分类更细，对临床治疗的指导意义更大，是目前临床上应用较广的周围神经损伤分类方法。1997 年，Mackinnon 等根据临床实践需要提出在 Sunderland 分类的基础上增加"第Ⅵ度损伤"，即混合型损伤，为 Sunderland Ⅰ～Ⅴ度中多层次损伤的混合，并有神经瘤形成，治疗上需先切除神经瘤。

需要指出的是，周围神经损伤分类的主要目的是指导临床治疗。在临床实践中注意到，从损伤到治疗的时间长短、损伤范围、损伤部位至靶器官距离以及神经元胞体、神经纤维和靶器官的变化等因素都会影响神经再生和功能恢复，而目前常用的 Seddon 分类和 Sunderland 分类都没能兼顾到以方法发上各个方面，因此，更为满意的分类方法有待进一步总结。Seddon 分类由于比较简单，在动物实验中建立损伤模型简便易行，因而对于实验性神经损伤及再生研究具有重要指导意义。

(2) 实验性神经损伤类型

在对周围神经损伤及再生的实验研究中,基本的神经损伤类型有三种:挤压伤(nerve crush)、横断伤(nerve transection)和缺损伤(nerve gap),如图 8-5 所示。这三种损伤的严重程度和再生的复杂性各不相同,应根据研究需要进行选择。

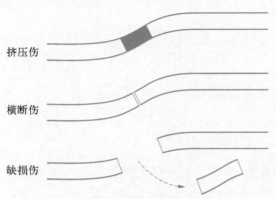

图 8-5 实验性神经损伤基本类型示意图

1) 挤压伤:也称为神经夹伤,一般通过用止血钳对神经进行钳夹造成,挤压处神经变得透明。挤压伤造成轴突断裂,神经内膜管保持完好,是一种完全可逆的神经损伤。挤压伤模型是一种很常用的神经损伤模型,可用于研究周围神经系统本身结构和功能蛋白的作用,研究轴突内的物质转运,研究药物、理化因素或生物因子对神经再生的影响等;

2) 横断伤:较挤压伤严重,损伤局部神经内膜管严重紊乱,这对再生提出较大的挑战。损伤以后功能恢复的程度不一,很难完全恢复。神经横断伤模型可用于研究物质沿轴突的运输、药物或神经因子对神经再生的作用、显微外科技术等;

3) 缺损伤:损伤更严重,近、远侧神经断端之间存在一段缺乏内膜管的缺损空间,这对再生的挑战更大。若缺损距离较大,源自近侧端的再生神经纤维往往难以逾越,这时需用桥接物作为桥梁帮助其通过缺损,从而达到修复目的。神经缺损模型广泛用于研究神经及其代用品移植的疗效、探讨神经再生微环境等。

其他的实验性神经损伤还有结扎伤、牵张性损伤、放射伤和化学性损伤等,在此不赘述。

8.1.3 损伤后病理生理变化

周围神经损伤后的病理变化取决于损伤的程度,Sunderland 分类中的第Ⅰ度损伤(或神经失用)可不出现组织学上的变化,或者仅出现局限性脱髓鞘改变,而第Ⅱ度及以上损伤均出现神经纤维的病理过程,包括轴突变性和脱髓鞘反应以及神经元胞体的变化。神经元包括其轴突和胞体损伤后的病理反应称为神经元溃变(neuronal degeneration)。不同类型神经损伤后的病理和病理生理变化各有特点。

1. 病理生理变化过程

第Ⅱ度及以上神经损伤的病理过程可以分为三个方面的病理变化:远侧段神经纤维的变性、神经元胞体的变化以及损伤近侧神经纤维的变化。

(1) 损伤远侧段神经纤维变性

轴突断裂后,受损处远侧神经纤维脱离了胞体这一营养和代谢中心,其全程包括神经末梢都会发生溃变,这一溃变过程称为瓦勒变性或者瓦勒溃变(Wallerian degeneration),主要包括轴突和髓鞘变性、崩解,施万细胞增生,巨噬细胞和肥大细胞浸润,以及轴突和髓鞘碎屑的清除等一系列变化。该现象最早由 Waller 观察和描述,1850 年 Waller 在切断蛙的舌下神经和舌咽神经后观察到,轴突中断后远侧神经纤维全长直至终末都发生了变性。后人为了纪念他的功绩,就将损伤远侧段神经纤维的变性称为瓦勒变性。20 世纪初,Cajal 等更系统地研究了瓦勒变性的过程,并于 1928 年出版了至今仍然具有重要参考价值的著作《神经系统的溃变与再生》。

1) 轴突和髓鞘的变化:轴突乃至整个纤维断裂后,受损处远侧段神经纤维包括其轴突和髓鞘迅速发生变性。变性的速度取决于神经纤维的粗细,较粗(髓鞘较厚)的神经纤维瓦勒变性的速度较快。轴突的变化稍早于髓鞘,但二者有重叠。

神经纤维断裂后轴突的变化发生十分迅速。轴突变性的第一个征象是线粒体的变化,线粒体局部堆积在郎飞结和损伤处,数小时内线粒体、微管、神经丝等细胞器均发生崩解,轴浆内充满颗粒状物质,堆积成碎片状。约在损伤后的第 2 天,变性轴突呈现肿胀与狭窄交替的念珠状形态,随后在狭窄部发生断裂,轴突溃变成颗粒状,这些溃变轴突随后被吞噬细胞清除(图 8-6B),经 6～10 天后几乎完全被吞噬和清除。

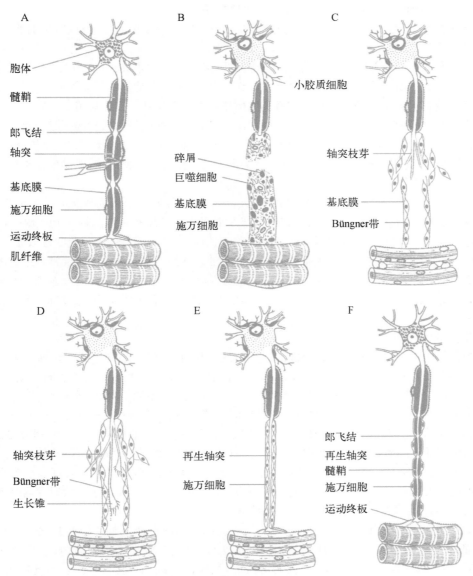

图 8-6 周围神经损伤后变性与再生过程示意图

A. 神经纤维断裂伤;B. 瓦勒变性与逆行性变性,变性轴突与髓鞘碎片被巨噬细胞及施万细胞吞噬;
C. 施万细胞增生,沿基底膜管排列形成 Büngner 带,近侧端轴突枝芽生长,此时骨骼肌纤维可出现部分
萎缩;D. 新生轴突沿 Büngner 带向靶细胞延伸;E. 轴突到达靶细胞并之建立突触联系,其他轴突侧枝逐
渐退变消失;F. 与靶细胞重建联系的轴突逐渐髓鞘化并成熟

　　髓鞘破坏的最早征象见于损伤后数小时内,郎飞结两端结旁区的髓鞘收缩,使郎飞结的间隙增宽,结间体内出现大量类似髓鞘切迹的结构,髓鞘板层松开。损伤后 36~48 h,髓鞘迅速溃变(此时轴突也出现曲张),沿着轴突呈现不规则的梭形肿胀。大约在伤后第 4 天,变性髓鞘在缩窄处断裂,形成一系列失去板层结构的椭圆体,包绕在轴突碎片周围。此后椭圆体可再断裂成卵圆形或球形小滴,吞噬细胞吞噬髓鞘碎片。

　　无髓神经纤维没有髓鞘,损伤后没有髓鞘变性反应,但轴突变性过程与有髓神经纤维类似,且比有髓纤维早而快。

　　需要指出的是,瓦勒溃变的最早变化不是发生在损伤附近,而是在发生在轴突终末,称为终末溃变(terminal degeneration)。早期轴突的细微变化需要借助电子显微镜来观察,损伤后 12~24 h,轴突终末出现肿胀,其内突触小泡数量明显减少,相反,神经丝则明显增多,使溃变的轴突终末嗜银性增强,此时可以采用 Nauta 银染方法进行显示。随后,整个突触终末都充满神经丝,在 Nauta 银染标本上呈现一个肿胀的溃变终球。随着残余突触小泡的消失,线粒体变致密和破裂,轴突终末轴质的基质密度增大。经历

2～3周后溃变的神经终末萎缩、塌陷,与所联系的突触后膜分离,最后被吞噬、清除。

2) 施万细胞变化:虽然在瓦勒变性期由施万细胞形成的髓鞘发生溃变崩解,但该细胞极少死亡,反而于损伤24 h后开始发生显著的分裂、增殖。施万细胞表面及其周围的细胞外基质中层粘连蛋白(laminin)、神经细胞黏附分子(NCAM)等在神经损伤处都出现表达增高现象。在损伤平面远端神经纤维的溃变过程中,伴随着施万细胞的反应性增殖,巨噬细胞也聚集于受损神经纤维处,与施万细胞一起活跃地吞噬、清除变性的轴突和髓鞘碎片。施万细胞的增殖高峰期出现于损伤后第1周末或第2周。基底膜管内的髓鞘碎片被吞噬细胞清除后,不断增殖的施万细胞在基底膜管内沿神经纤维长轴平行排列呈带状,形成细胞索,称为 Büngner 带(band of Büngner),如图8-6C所示。一般认为,在神经再生时 Büngner 带能引导由损伤纤维近侧断端发出的新生轴突枝芽向靶结构延伸。由此可见,瓦勒变性是周围神经再生过程中必不可少的重要变化。

3) 巨噬细胞和肥大细胞的变化:损伤后第3天,在整个变性纤维中出现活跃的巨噬细胞,并群集呈"菜花状",有人称之为"清道夫细胞",巨噬细胞与施万细胞一起参加吞噬清除神经基底膜管内变性的轴突和髓鞘碎片(图8-6B)。瓦勒变性的第1周属于物理性碎裂,第2周开始出现化学性改变,磷脂被分解为中性脂肪,最后被巨噬细胞和施万细胞吞噬而消化殆尽。从伤后第4天开始变性神经纤维内肥大细胞数量大大增加,持续到伤后第15天才减少。此期间肥大细胞发生快速球样变,释放血管活性物质组胺和5-HT,致使毛细血管通透性增高,以利于血液中单核细胞透过毛细血管而募集到局部,此时会引起局部神经组织肿胀。

(2) 神经元胞体变化

周围神经的轴突来源于脑神经核、脊髓灰质前角或者脑/脊神经节的神经元。切断或者挤压轴突会引起神经元损害,损伤后的神经元反应决定胞体能否存活,涉及结构、生化以及功能的变化,还涉及轴突再生所需的变化。反应的最终结果决定胞体的3种可能命运:细胞死亡;胞体在结构、生化和功能上完全恢复;胞体不全恢复。轴突损伤引起的神经元胞体反应称为轴突反应(axonal reaction),是一种综合反应,其典型形态学表现为染质溶解(chromatolysis)和核偏位,并伴随生物化学和电生理改变。1892年,Nissl切断家兔的面神经后,发现脑干内的面神经核神经元发生胞体肿胀,核偏位以及胞质内尼氏体消失(染质溶解)等变化。他认为这些变化是神经元轴突受损而逆行引起胞体变性的表现。后来发现神经元轴突被切断后,所有胞体均发生染质溶解现象,但其归宿不同,有的神经元经过一段时间后又恢复到原来的状态,而有的神经元却趋于缩小,乃至死亡、崩溃和消失。

神经元胞体在伤后6 h出现变化,进展迅速,第1周末达高峰。最显著的初期变化是细胞核与尼氏体的变化:胞核移位到周边部,尼氏体碎裂呈纤细的灰样小颗粒,散布于细胞质内,呈弥散状、弱碱性。由于尼氏体被常用的碱性染料明显染色,轴突切断后,尼氏体分散,引起染色变浅,因此称为染质溶解。伤后第4天所有致密尼氏体消失(图8-6B)。若神经元不死亡,一般于伤后2～3周内开始恢复,早期征象为核复位至细胞中央,致密的尼氏体再次出现,经过2～3周继续完成恢复过程(图8-7),但也有的损伤后数月不能达到正常状态。若损伤严重,可导致神经元在第1周内迅速发生变性并死亡,死亡神经元由小胶质细胞或施万细胞吞噬、清除。

细胞死亡可通过两种方式(坏死和凋亡)进行。细胞凋亡(cell apoptosis)是指机体在生长发育、细胞分化和病理状态中发生的,由基因编码调控并按严格的程序执行的细胞自主性死亡过程。凋亡是哺乳动物神经细胞死亡的主要形式,周围神经损伤引起的神经细胞死亡一般是以凋亡的形式进行的。细胞凋亡

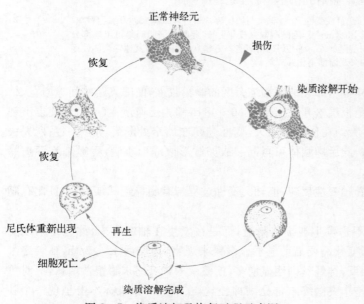

正常神经元

损伤

染质溶解开始

恢复

恢复

尼氏体重新出现

再生

细胞死亡

染质溶解完成

图8-7　染质溶解及恢复过程示意图

的形态学演变过程包括核的变化、胞膜和胞质的变化、细胞裂解和凋亡小体的清除三个阶段。首先是核出现形态学变化,主要是细胞核内染色质浓缩,凝聚成密集的颗粒或呈帽状或新月状小块,附着于核膜的内面,称为染色质边聚。继而出现细胞胞体缩小,密度增加,细胞表面失去微绒毛,相邻细胞间连接通复合体普遍消失。细胞质浓缩,胞质中微丝、微管等细胞器解体,内质网、高尔基复合体扩张成泡状并与细胞融合,线粒体等细胞器仍保持完整呈正常状态。进而细胞核表面出现凹陷,核裂解成核膜包绕的碎片。细胞膜突出表面开成质膜小泡,小泡脱落后形成凋亡小体,其中可保留完整的细胞器和核碎片等细胞内容物。最后细胞裂解,凋亡小体很快被吞噬细胞识别、清除。在生物化学变化方面,表现为核酸内切酶活化,活化的核酸内切酶在核小体连接处将 DNA 切断,造成 DNA 非随机降解,产生许多规则的寡聚核小体链,这些 DNA 片段长度为 180~200bp 的倍数,用琼脂糖凝胶电泳测定细胞 DNA 时呈现特征性的梯状带纹。由于细胞凋亡过程中膜的完整性一直保持,细胞内容物特别是溶酶体酶等并不释放到细胞外,因此没有炎症反应,这是与坏死的主要区别之一。

损伤部位与胞体的距离直接影响神经元胞体反应,距离越近,胞体损伤越严重,死亡、消失的神经元数量也就越多。胞体是整个神经元的营养中心,它的死亡意味着该神经元功能的彻底丧失,也就不再有再生的基础,而只有在轴突反应过程中不发生死亡的那部分神经元才有再生可能。

(3) 损伤近侧段神经纤维变化

周围神经损伤后,近侧段神经纤维发生逆行性变性(retrograde degeneration),由于这种变性多数局限于损伤平面以上数毫米之内(或从损伤处向上至第一侧支处为止),即变性改变一般不超过一个郎飞节,其形态改变与发生在远侧段的瓦勒变性相同,但方向相反,故称逆行性或上行性变性(图 8-6B)。轴突连续性中断后短时间内,轴浆自近端流出,轴突因轴浆及其内细胞器的流动而稍显肿胀。不久轴突自断端处退缩,轴膜在断端处生长并封盖断端,阻止轴浆外流。损伤后 12~24 h 内可见近断端处轴突明显肿胀膨大形成回缩球,其内堆积了各种细胞器,如神经细丝、囊泡和线粒体等。回缩球的命运取决于被切断的轴突能否再生。若相应细胞体变性坏死,则损伤平面近端整个神经纤维出现变性;若相应细胞体在逆行性反应中能存活,则损伤平面近端神经纤维只局限于离断端平面数毫米范围内发生变性,且活的轴突断端可出现再生,长出新的轴突枝芽向损伤平面延伸。

2. 不同类型神经损伤的病理变化特点

Ⅰ度损伤仅出现神经传导阻滞,一般不出现病理变化,或者仅有轻微的、局限性的脱随髓鞘反应。无典型的变性过程,也不涉及神经再生。

对于Ⅱ度损伤,损伤部位及近侧段纤维病变轻微,主要变化表现为远侧段的瓦勒变性,轴突、髓鞘变性崩解并被巨噬细胞和施万细胞吞噬清除,施万细胞沿神经内膜管排列成 Büngner 带。早期神经内膜管肿胀,2 周后管径减小。变性过程一般历时 5~8 周完成,而此时轴突已经长入神经内膜管中并与施万细胞形成联系。

Ⅲ度损伤后,损伤局部反应较为严重,因为神经内膜的弹性,神经纤维断端回缩,局部血管损伤导致出血、水肿,引发剧烈的炎症反应。成纤维细胞增生,断端肿胀呈纺锤状。同时,束间也出现瘢痕增生,神经干局部增粗。由于连续性中断,远侧神经内膜管由于等待轴突长入的时间较长而出现皱缩(直径减小到 2~4 μm),内膜管皱缩约在伤后 4 个月时达到顶峰。在此过程中,随着胶原在施万细胞基底膜外面不断堆积,内膜管逐渐增厚。此时如还没有轴突长入,纤维化将进一步加重,最终使内膜管闭塞。

Ⅳ度及Ⅴ度损伤的病理变化特点相似。因为神经束膜遭到严重破坏或者断裂,局部反应更为严重。由于神经内膜管及神经束均被破坏,施万细胞和轴突的生长不受限制。24 h 内损伤神经外膜中反应性成纤维细胞出现,同时施万细胞以及束膜、内膜的成纤维细胞也增生,这些细胞活跃增殖在 1 周内达高峰,并持续较长时间。肥大细胞脱颗粒引起血管通透性增高,导致局部水肿,巨噬细胞浸润。由于增生的施万细胞、毛细血管、成纤维细胞、巨噬细胞以及胶原纤维在神经断端无序地排列,致使断端形成瘢痕肿块,这将障碍神经轴突的再生。近侧段长出的轴突枝芽往往难以逾越近侧断端的瘢痕组织,有的在其中形成螺旋弯曲,有的返回近侧段,有的长入神经周围的结缔组织中,仅少部分能越过瘢痕组织长到远侧断端(图 8-8)。与Ⅲ度损伤一样,远侧段的神经内膜管也经历肿胀、皱缩等变化,没有轴突长入者终将闭塞。胞体反应大小及转归取决于损伤的严重程度以及损伤部位距离胞体的远近,胞体若死亡,整个近侧段纤维也将出现变性。及时切除断端瘢痕组织并进行神经缝合,将有利于神经再生。

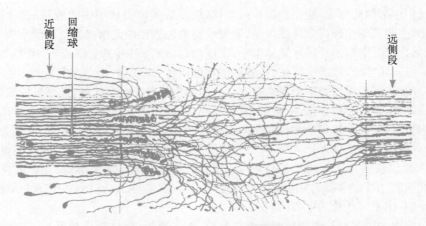

图 8-8　神经断裂后再生过程中轴突枝芽的命运

损伤后近侧段神经轴突末端形成回缩球,由于断裂处瘢痕组织的影响,枝芽在其中迂
回、盘旋,有的长到断口处神经外的组织中,有的甚至反折向近侧段生长,只有部分枝芽穿过
瘢痕组织长入远侧段的神经内膜管中

8.1.4　周围神经再生的基本过程

周围神经再生(peripheral nerve regeneration)是指周围神经的轴突甚至整个神经断裂后,变性轴突和髓鞘被清除,再生微环境建立,损伤近侧段轴突发出新生枝芽沿再生通道长到靶器官并与之建立联系,实现靶器官的神经重支配,同时轴突重新髓鞘化并不断成熟的过程。这个过程是一个十分复杂的病理生理过程,涵盖从分子、细胞到生物机体等不同水平,涉及生理、病理、生物化学、生物物理、生物信息等多个领域。

概括起来,周围神经损伤后再生的基本过程包括以下四个方面:轴突再生通道和再生微环境的建立、轴突枝芽长出和延伸、靶细胞的神经重支配、再生轴突髓鞘化和成熟。

1. 轴突再生通道和再生微环境的建立

周围神经损伤后神经纤维的溃变过程是对损伤的反应,同时也是为神经再生做准备的过程。损伤远侧段全程以及近侧端局部轴突和髓鞘发生变性、崩解并被吞噬细胞清除,同时施万细胞增殖并沿保留的基底膜管规则排列形成 Büngner 带(图 8-6C),这就构成了轴突再生的通道。同时,施万细胞分泌神经营养因子、黏附分子、细胞外基质分子(如 laminin)等,为轴突再生营造适宜的微环境。对于断端之间距离较短的神经断裂伤,移行到间隙中的施万细胞会形成细胞桥,将两断端连接起来,引导和支持新生轴突跨越断端间隙。

2. 轴突枝芽长出与延伸

如果损伤反应中神经元胞体幸免于难而继续存活,那么相应轴突就会出现再生。恢复中的神经元胞体不断合成新的蛋白质及其他物质,源源不断地向轴突输送,为轴突再生提供物质基础。于再生通道和再生微环境建立的同时或紧随其后,在损伤神经近侧轴突末梢的回缩球表面形成牙胚,长出许多新生轴突枝芽,或称为丝足(图 8-6C)。因为这种再生发生在近侧端轴突的末梢,又称为终端再生(terminal regeneration)。新生轴突枝芽会反复分支,最多的甚至达到 50 多支,在合适的条件下,轴突枝芽逾越断端之间的施万细胞桥长入远侧端的 Büngner 带内,而后循着 Büngner 带以每天 1 毫米到数毫米的速度向靶细胞延伸。起初轴突枝芽位于神经内膜管的周边,紧贴施万细胞表面生长(图 8-6D),以后有的轴突移到管的中央并为施万细胞质膜包绕。

溃变和再生在时间上是彼此重叠的,当损伤远侧段的变性轴突及髓鞘碎屑尚未被完全清除时,近侧段的新生轴突枝芽已经开始发出。轴突切断数小时后即开始再生,新生轴突枝芽起初比较细,以后循神经内膜管向前生长并逐渐增粗。

据文献报道,轴突再生的速度变异很大,从 0.5~9 mm/d。轴突再生速度因不同神经、不同物种以及损伤类型而异,而且随着新生轴突不断向前延伸,轴突前沿(生长锥)距胞体的距离逐渐增大,再生速度呈递减趋势。

3. 靶细胞的神经重支配

轴突枝芽不断向靶细胞(即原来神经末梢的终末处)生长延伸,最终到达目的地并与靶细胞形成突触联系,比如运动神经纤维末梢与骨骼肌细胞形成运动终板(图 8-6E),从而实现靶细胞的神经重支配。当然,对于混合神经,再生情况会比单纯的感觉神经或运动神经复杂,如果到达目的地的再生神经轴突性质(感觉、运动或者交感)与"靶细胞"不匹配,比如感觉神经轴突长到了原来骨骼肌运动终板处,或者运动神经轴突长到原来的触觉小体处,那么该神经轴突就会发生溃变,不能实现重支配。

4. 再生轴突的髓鞘化和成熟

如前所述,新生轴突往往形成许多枝芽向靶细胞生长延伸,其中有的轴突枝芽还被施万细胞质膜所包围,这为轴突的髓鞘化奠定了基础。在众多的轴突枝芽中,往往只有一条并且通常是最粗的一条能到达目的地,与靶细胞形成突触联系,其他的轴突枝芽逐渐溃变消失,而且也只有到达目的地的那条轴突才重新形成髓鞘(图 8-6F)。与靶细胞建立联系并被髓鞘化的再生轴突,起初比较细,髓鞘也比较薄。随着时间的推移,轴突逐渐增粗,髓鞘也逐渐增厚,从而使有髓神经纤维不断趋于成熟。

神经纤维损伤时不但受损纤维出现损伤和再生反应,其临近正常神经纤维的轴突也会长出侧支进入受损纤维的神经内膜管内,这种现象称为侧支神经再生(collateral nerve regeneration),也称为侧支发芽(collateral sprouting)或终末前轴突发芽(pre-terminal axonal sprouting),如图 8-9 所示。皮神经被切断后,支配区域出现皮肤感觉丧失,但过一段时间后,该皮肤麻木区域逐渐减小,这就是一种侧支神经再生现象,又如支配骨骼肌的神经受损后,其临近纤维发出的侧支可生长到失神经变性的肌纤维中,恢复其功能。

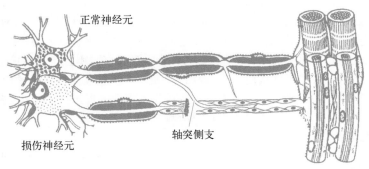

正常神经元

损伤神经元　　　　　　　轴突侧支

图 8-9　侧支神经再生示意图

一般来说,再生神经具有如下特点:① 轴突较细,髓鞘较薄,因而有髓神经纤维直径比较小;② 早期再生轴突数量往往较多,达到正常的数倍,随着时间的推移,错配轴突逐渐变性,轴突数量逐渐减少;③ 神经传导速度较慢,这可能与有髓神经纤维较细、髓鞘较薄、结间体较短等因素有关。

8.1.5　周围神经再生影响因素

影响周围神经再生的因素是十分复杂的,其中既包括受损神经元本身及再生微环境方面的因素,也包括靶细胞方面的因素,还包括神经损伤的原因和类型、神经修复的时间窗和修复方法、患者年龄等方面的因素。

1. 施万细胞

轴突再生不仅需要合适的通道,还需要适宜的微环境,该微环境是由神经营养因子、细胞黏附分子以及细胞外基质分子构成的。在营造再生微环境过程中,施万细胞及细胞外基质扮演着十分重要的角色。

施万细胞是周围神经系统特有的胶质细胞,它不但形成有髓神经纤维髓鞘,还为无髓神经纤维提供支持,在周围神经系统的发生、发育、形态和功能维持方面起着重要作用。周围神经损伤后的再生过程中,施万细胞在构建再生微环境方面也发挥至关重要的作用,主要表现在以下几个方面。

1) 合成和分泌神经营养因子:研究表明,神经损伤后施万细胞即由静止期重新开始大量增殖,合成和分泌多种神经营养因子,通过轴膜的胞饮作用,进入轴突内,再通过轴浆的逆行运输转运到神经细胞体,进而发挥生物学作用。目前已发现施万细胞可分泌十多种营养因子,如 NGF、BDNF、CNTF、FGF等,这些神经营养因子可以起到维持神经元胞体存活,促进神经轴突再生的作用。

2) 激活免疫反应,有利于再生:研究发现,周围神经损伤后施万细胞可分泌巨噬细胞游走抑制因子(macrophage migration inhibitory factor,MIF),它是神经系统中重要的炎症及免疫反应调节因子,可激活巨噬细胞调节炎性反应,巨噬细胞在损伤处大量聚集并被激活,吞噬清除轴突和髓鞘崩解物,提供了再生的空间。

3) 增殖迁移形成细胞索带:周围神经损伤后,施万细胞在原来的神经内膜管内形成 Büngner 带,能引导轴突生长、延伸,促进再生。

4) 分泌细胞外基质分子促进轴突延伸:周围神经损伤后施万细胞分泌细胞外基质和细胞黏附分子等。细胞外基质能包绕轴突形成基底膜,提供轴突再生通道,引导轴突生长。

5) 趋化作用:实验证明施万细胞对再生轴突有趋化作用,表现为损伤神经远端施万细胞分泌的营养因子和相关分子对轴突的诱导作用。

6) 形成神经髓鞘:在神经损伤后,髓鞘再形成是有髓神经纤维功能恢复的重要基础,对有髓神经轴突起着绝缘作用,加速神经轴突的传导。

2. 细胞外基质

细胞外基质(extracellular matrix,ECM)是由动物细胞合成并分泌到胞外,分布于细胞外空间的蛋白和多糖等大分子物质所构成的网状结构。构成 ECM 的主要成分有多糖、结构蛋白和黏合蛋白。在周围神经中,ECM 的主要成分包括层粘连蛋白(laminin,LN)、纤维连接蛋白(fibronectin,FN)、Ⅳ型胶原(collagen Ⅳ)、Ⅴ型胶原(collagen V),硫酸肝素蛋白多糖(heparin sulfate proteoglycan,HSPG),内皮粘连素(E-cadherin)等,这些成分多由施万细胞产生,而且主要位于包绕神经纤维的施万细胞基底膜内。实验表明,在采用药物去除部分施万细胞后,残存施万细胞和完整的基底膜管仍能很好地引导神经再生,轴突无一例外的全部进入施万细胞基膜管内,这说明基底膜管本身具有吸引并维持轴突良好生长的作用,而这一作用就是通过 ECM(主要是层连蛋白)来实现的。实验发现,层连蛋白可以使神经轴索定向地沿着基质膜生长,保持生长锥的稳定性,被认为是周围神经再生最有效的促进物质之一。除了层连蛋白之外,纤连蛋白和胶原在瓦勒变性和神经再生过程中也具有重要的作用。

(1) ECM 与周围神经再生相关的组分

Collagen 家族有三个一样的三倍的螺旋形 α 链定义组织结构,有多达 26 种不同的类型。它们因为结构的不同被分为不同的组。主要的亚家族是原纤维形成胶原(Ⅰ、Ⅱ、Ⅲ、Ⅴ、Ⅺ型),带状纤维相关胶原(Ⅸ、Ⅹ Ⅵ、Ⅹ Ⅸ、Ⅹ Ⅺ、Ⅹ Ⅹ Ⅱ型),网状胶原(Ⅳ、Ⅵ、Ⅷ、Ⅹ型),跨膜胶原(Ⅷ、Ⅹ Ⅷ、Ⅹ Ⅴ型),内皮抑素前体胶原(Ⅹ Ⅴ、Ⅹ Ⅷ型)和其他类型的胶原。其中原纤维(Ⅰ型胶原)和基底膜(Ⅳ型胶原)形成的相关胶原有很重要的意义。在 ECM 中糖蛋白来源的非胶原分子中最重要的是 laminin 和 fibronectin。

Laminin 是 ECM 中的主要蛋白质,参与细胞的分化、迁移和黏附活动,其主要发现在基底层。Laminin-2 由施万细胞分泌,laminin-8 在外周神经中发现,laminin-10 可以在感觉末端器官检测到。Laminin 在神经损伤之后可以促进基底层支架的再生能力,也可以在体外促进神经突起的生成。

Fibronectin 是 ECM 的另一个主要成分。它可以形成原纤维基质,与胶原相似,介导细胞的连接。在神经系统中,fibronectin 由施万细胞和成纤维细胞分泌。Fibronectin 与 collagenⅥ、laminin 和原纤维形成之间的重要关系使其成为神经再生支架中令人关注的重要成分。

细胞与 laminins 和 fibronectins 之间相互作用的能力主要归因于整合素在细胞膜上的表达。整合素是糖基化异质二聚体,是一种细胞黏附分子,由 α 和 β 单位组成,和细胞骨架连接。β 亚单位决定了 ECM 分子黏附的特性。另外,laminins 和 fibronectins 有和其他 ECM 组分连接的功能。

ECM 组分中的纤维蛋白也是修复阶段一个关键的因子。它在损伤之后会形成一个临时网眼,随后会被侵入细胞分泌的成熟 ECM 组分所替代。实际上,纤维蛋白束的形成在人工导管修复神经缺损时保证了轴突的成功再生。

(2) ECM 在轴突再生中的作用

1) 在体外的作用：从原代培养的 DRG 中分离出的感觉神经元在 laminin 和 fibronectin 包被的基质上其轴突的生长比在用多聚赖氨酸包被的基质表面生长更好。比较不同的 ECM 组分发现，laminin 包被的表面比 vitronectin、collagen Ⅳ、fibronectin 或 collagen Ⅰ 包被的表面更能促进轴突的生长。对施万细胞的生长来说，laminin 包被的表面也更好。对于 laminin 的不同类型来讲，DRG 在 laminin-1 和 laminin-10 包被的表面上生长得更好。有趣的是，当在培养中加入了 NGF 之后，DRG 在 laminin-2 和 laminin-8 上面的生长比 laminin-1 和 laminin-10 更好。

硫酸软骨化多糖对于 DRG 的生长有抑制作用。有些研究者认为蛋白聚糖抑制神经突起的延伸，其作用在生长锥的延长上，但是有些人认为这种抑制是作用在神经元的胞体上。使用脊髓切片培养研究 ECM 对运动神经元的影响，初步发现 fibronectin 的作用优于 laminin 或者 collagen，提示不同的 ECM 分子对于不同类型的轴突生长的作用不同。

2) 在体内的作用：神经移植物的实验模型很好地阐述了 ECM 组分的作用。即使是在神经移植物应用的情况下，再生的去细胞的轴突也可以通过基底膜支架。采用抗体研究发现，laminin 对轴突生长的维持发挥了重要作用，fibronectin 可以影响突起的发生，但不会影响轴突生长通过基底膜。

除了研究 ECM 对损伤神经残端的作用，发现这些分子对于人工神经也有作用。在材料管道里使用这些基质可以维持神经再生，因此这是人工移植物模仿自体移植物的一个方法。在神经引导中 collagen 和 laminin 为基础的基质可成功增加轴突再生的能力。在材料管道中加入 collagen 或者 laminin 可以更利于促进长距离神经缺损的再生。在 3D 培养中，基质浓度是比较重要的，研究发现低浓度胶对轴突的生长更有利，因为胶的孔径随着浓度的增加而减少。在管道中填充 ECM 胶不能对轴突生长提供方向引导，甚至可能阻碍非神经元细胞和轴突的内向生长。通过使用纵向排列的 ECM 胶，轴突的延伸率和方向感都得到了提高，可能是由于模仿了神经内膜的作用。

8.1.6　非编码 RNA 与周围神经再生

近些年来，人们逐渐认识到非编码 RNA（noncoding RNA，ncRNA）在多种细胞生物学过程中的调节作用，尤其是其中的小分子 RNA（microRNA，miRNA）和长链非编码 RNA（long noncoding RNA，lncRNA）。最近的研究表明，在损伤后的神经系统中，许多差异表达的 ncRNA 能够显著影响神经再生过程。现就目前 ncRNA 的作用机制、miRNA 与 lncRNA 对周围神经损伤与再生过程的调节方式进行总结，以期进一步探索 ncRNA 的分子作用机制，利于寻找有意义的 ncRNA 作为神经损伤的分子检测标志及治疗靶点。

1. ncRNA 概述

全世界每年有数百万人周围神经受到意外损伤。损伤部位会发生病理、生理改变，导致神经病变和功能丧失等。尽管周围神经有一定的再生能力，但是功能恢复慢且很难完全恢复。因此，了解神经损伤与再生的分子机制，进一步确定治疗周围神经损伤的分子靶点，弥补传统治疗的不足之处显得意义重大。基因组计划显示，仅<2% 的基因转录后能编码蛋白，转录后没有编码蛋白潜能的 RNA 统称为非编码 RNA（noncoding RNA，ncRNA），其占 RNA 的绝大多数。因此，ncRNA 的研究逐渐受到重视。ncRNA 主要分为两大类：管家型 ncRNA 和调节型 ncRNA。调节型 ncRNA 包括小分子 RNA（microRNA，miRNA）、小分子干扰 RNA（small interfering RNA，siRNA）、PIWI 结合型 RNA（PIWI-interacting RNA，piRNA）、长链非编码 RNA（long noncoding RNA，lncRNA）和环状 RNA（circRNA）等。现在，越来越多的研究表明，ncRNA 在转录和转录后调节中起着重要作用。神经损伤的芯片数据分析发现 ncRNA 的表达谱发生动态改变，表明其可能影响神经损伤与再生。最近的研究表明 miRNA 和 lncRNA 可以通过调节神经元、星型胶质细胞、施万细胞（Schwann cell，SC）等神经细胞的生物学功能，进而影响神经的退化与再生。

目前研究显示，不同种类的 ncRNA 中，miRNA 和 lncRNA 在细胞内基因表达调控中起着比较重要的作用，特别值得关注。

(1) ncRNA 的来源

miRNA 是指一类内源性的，长约 22nt 的单链 RNA。自第一个 miRNA（lin-4）被发现以来，

miRNA 已经得到广泛研究。miRNA 是经多步生物过程产生的。首先在细胞核中由 RNA 聚合酶 II 或 III 介导从基因组转录出初级产物(pri-miRNA);再经过 Drosha-DGCR8 复合体加工为长度约 70~90 nt 的 miRNA 的前体(pre-miRNA);pre-miRNA 进入细胞质后经过 Dicer 酶切,最终形成约 20~24 nt 的双链 miRNA,其中一条链将装配到沉默复合体(RISC)上,结合 Argonaute 蛋白发挥功能,另一条链将被降解。

lncRNA 的长度大于 200 nt,结构与 mRNA 非常相似,可以被剪切、加"帽"、具有 poly A 尾巴,但不能编码蛋白。与 miRNA 不同,lncRNA 最近才被作为主要的真核转录产物被人们认知。目前对于 lncRNA 的来源推测主要有以下几个方面:① mRNA 的 ORF 发生改变,失去原有编码蛋白的能力;② 小非编码 RNA 发生多次重复转录,使其长度大于 200nt;③ 染色质发生重组导致原来非转录序列转录;④ 非编码基因通过反转录转座作用复制,产生假基因,转录成 lncRNA;⑤ 转座子插入 RNA 序列,使其不翻译。根据相对于 lncRNA 周围编码蛋白基因的位置关系,可以将 lncRNA 分为五大类:正义 lncRNA、反义 lncRNA、双向 lncRNA、内含子 lncRNA 和基因间 lncRNA。

(2) ncRNA 的功能

总体来说,在生理病理水平上,miRNA 可以影响约 60% 的 mRNA 的稳定性与翻译过程。经典调控过程是:miRNAs 的 $5'$ 端 Seed 序列通过碱基互补配对与 mRNA 的 $3'$-UTR 区域结合。当两者完全匹配或几近完全匹配时,触发 RNA 干涉效应(RNAi),导致靶 mRNA 的降解;当两者不完全匹配时,mRNA 的翻译会被抑制。除此之外,miRNA 也可以通过 mirtron 通路发挥作用。LncRNA 最初被认为是转录的"噪声",大部分物种间保守性较差。但是最近的研究表明,lncRNA 可以通过不同的机制在表观遗传水平、转录水平、转录后水平调节基因的表达,影响细胞凋亡、增殖、分化等不同阶段。目前已知 lncRNA 的作用机制包括染色质重组、选择性剪切、与蛋白相结合调节蛋白活性与定位或作为 RNA-蛋白复合体结构支架等。更重要的是,lncRNA 可以作为内源性竞争 RNA(competing endogenous RNA,ceRNA),结合相关的 miRNA,从而影响 miRNA 的靶基因表达及功能,甚至可以形成一个庞大的 ceRNA 网络,lncRNA、miRNA 和 mRNA 三者相互调节,维持生理状态的稳定。

2. ncRNA 在周围神经再生中的研究

周围神经受损后,神经切断处近端神经元内在再生能力被激活,在损伤后形成的再生微环境下,神经元损伤区域可以修复。坐骨神经中有运动与感觉神经纤维,是研究周围神经损伤修复最常用的模型。感觉神经元位于 L4-L6 DRG 内。坐骨神经损伤后,受损神经元由传输递质状态转换到准再生状态。施万细胞是周围神经系统(peripheral nervous system,PNS)中主要的胶质细胞,可形成髓鞘,起支持作用。越来越多的研究认为,周围神经功能恢复的效果取决于施万细胞。成年动物周围神经损伤后,成熟分化的施万细胞经去髓鞘、去分化到祖细胞状态。去分化的施万细胞通过增殖迁移,修复损伤或缺失的神经组织;同时促进清除髓鞘碎片,形成 Büngner 带,引导轴突再生。近年来,对不同动物的周围神经损伤模型中 ncRNA 时间表达谱数据的分析表明 ncRNA 可以影响神经元与施万细胞的多种生物学行为,包括细胞存活、轴突生长、表型调节等。

(1) 神经元的存活

神经元的存活是其内在再生潜能被激活的必要先决条件。但是周围神经受损后,损伤部位有相当一部分神经元会死亡。除了内在的神经营养因子,如 NGF、BDNF、CNTF、NT-3 和 NT-4 等,miRNA 也在维护受损神经元的存活中起着重要作用。Zhou 等研究表明,在坐骨神经横断 7 天时间内,miR-21 和 miR-222 在 DRG(L4-L6)中表达持续上调;在体外培养的 DRG 神经元细胞中过表达 miR-21 和 miR-222,可以减少细胞凋亡,增强生存能力。后续实验表明,miR-21 和 miR-222 共同靶向促凋亡蛋白 TIMP3 的 mRNA。另外该研究还显示,在培养的 DRG 神经元中添加 IL-6 会使 miR-21 上调。此前,有研究报道周围神经损伤后,IL-6 可以通过激活 Stat3 信号通路促进神经轴突生长。这两个实验表明 IL-6 的上调可能调节神经元的存活、再生和凋亡之间的平衡。LncRNA 的研究近年来才得到关注,大部分研究基于癌细胞方面,而有关 lncRNA 在周围神经中功能的研究非常少。Nan 等在 N2a 神经母瘤细胞系中过表达 lncRNA uc.173,发现其可以抑制铅引起的细胞凋亡,可见 uc.173 对抑制神经细胞凋亡有重要意义。

(2) 神经元轴突生长

周围神经损伤后,如何促进受损神经元轴突再生一直是这些年来研究的热点。最近,有报道指出 miRNA 与神经元的形态与生长相关。Wu 等研究表明,在体内 Dicer 介导的 miRNA 通路对周围神经再生与功能恢复是非常重要的。芯片分析与深度测序结果也显示 miRNA 可能调节一些对周围神经损伤与再生起着重要作用的转录因子与信号分子的表达,例如 miR-21 通过使靶基因 SPRY2 表达下调,促进轴突生长;miR-138 与 SIRT1 形成负反馈环路调节哺乳动物轴突再生;miR-132 在生长的神经元中高表达,可以与 RASA1 的 mRNA 结合,促进神经轴突延伸等。

LncRNA 也可以参与调控周围神经损伤后的神经元轴突再生。Yu 等对周围神经损伤后 DRG 中 lncRNA 的时间点表达谱进行分析,揭示了一系列对周围神经内在再生能力有影响的 lncRNA。数据显示坐骨神经损伤后,一共有 105 个 lncRNA 表达水平发生显著变化,其中 lncRNA BC089918 表达下调,促进 DRG 神经元轴突的生长。基因的共表达网络显示 lncRNA BC089918 可能的靶向蛋白为 Fam57b、Kcns1 与 Cacng2。Yao 等发现一个新的 lncRNA uc.217 在坐骨神经损伤 7 天内,表达持续下调,且通过 siRNA 干扰技术降低 uc.217 的表达可显著促进体外培养的 DRG 神经元轴突生长。Wang 等通过对坐骨神经损伤后不同时间点 DRG 中 lncRNA 的表达谱进行转录测序分析,筛选出丰度较高的差异表达 lncRNA Arrl1,在神经损伤后 DRG 中表达水平不断下降,且主要分布于 DRG 神经元的细胞质中。体外降低 DRG 神经元中 Arrl1 的表达能够显著促进神经元突起生长,体内干扰 DRG 中 Arrl1 的表达能够促进坐骨神经损伤后轴突的再生,同时加快坐骨神经感觉功能的恢复。该研究揭示 Arrl1 通过 ceRNA 机制与 miR-761 相结合促进 Cdkn2b 基因的表达进而参与轴突再生的调控作用。

(3) 施万细胞表型调节

施万细胞是 PNS 特有的胶质细胞,在周围神经损伤修复过程中起着不可忽视的作用。周围神经损伤后,miRNA 可以影响施万细胞的各阶段应答反应。Dicer1 是 miRNA 形成过程中的关键分子通过不同的基因沉默方法干扰 Dcier1,均可以导致胶质细胞过度增殖,髓鞘形成异常,表明 miRNA 是细胞终末分化与脱离细胞周期所必需的,在施万细胞成髓鞘过程中发挥一定作用。Viader 等研究表明在体外施万细胞与 DRG 神经元共培养实验中,miR-140 可以通过靶向 Egr2,调控髓鞘形成。此外,主要在成髓鞘的施万细胞中表达的周围髓鞘蛋白 22,可以被 miR-29a 抑制,表明 miRNA 可以调控成髓鞘相关基因的表达。miRNA 对施万细胞的增殖和迁移也有影响。坐骨神经损伤 4～11 天间,损伤近端的施万细胞增殖能力达到峰值。Yu 等研究表明,在周围神经损伤 4 天时,miR-221/222 在施万细胞中表达上调,可通过靶向 LASS2 促进施万细胞的增殖与迁移。同时研究发现,坐骨神经损伤的早期,miR-182 通过靶向 FGF9 与 NTM,抑制施万细胞的增殖与迁移。NGF 是第一个被发现的神经营养因子,能维持 PNS 的表型,促进 PNS 的发育,有益于周围神经再生,但是临床应用仍受其副作用与药物传输等问题的限制。有趣的是,Li 等发现,坐骨神经损伤后,miRNA 家族中的 let-7 表达下调,并通过靶向 NGF,抑制 NGF 的表达,进而显著抑制施万细胞的增殖与迁移。此外,坐骨神经损伤后,miR-9 表达下调,一方面可以通过靶向 CTHRC1,降低其表达,抑制施万细胞的迁移;另一方面,miR-9 也可以通过让 CHTRC1 下游的 Rac1 GTPase 失活,抑制细胞的迁移。

miR-34a 的异位表达会阻滞细胞周期。研究显示 miR-34a 在成年哺乳动物周围神经中高表达,但是当坐骨神经损伤 4 天或者横断 14 天后,施万细胞去分化进入细胞周期,其表达量大幅下降;在损伤 7～14 天间,当施万细胞退出细胞周期再分化时,miR-34a 表达量恢复至原来水平。而 miR-34a 在癌细胞中的两个靶基因 cyclin D1 和 Notch1,也是周围神经损伤后调控施万细胞去分化,增殖,进出细胞周期的重要分子,表明 miRNA 可能参与调控施万细胞的细胞周期。同时,研究发现一些 miRNA 可以在表观遗传调控上起作用,影响细胞的分化与去分化,例如在 PNS 损伤急性期,miR-138 与 miR-709 调节 Egr2、SOX2、c-Jun 的表达。综上所述,多种 miRNA 可以在周围神经损伤后,影响施万细胞的细胞周期、增殖、迁移以及髓鞘相关蛋白的形成,在周围神经修复与再生中起着重要的调节作用。

LncRNA 对施万细胞生物学功能的调控研究刚刚开始。有研究表明,将 IL-22 处理的与未处理的施万细胞进行转录组测序,对发生显著变化的 mRNA、lncRNA 与相关转录因子(TF)进行相关性分析,在以 Ccl2 和 Ccna2 为枢纽的蛋白质-蛋白质相互作用(protein-protein interaction,PPI)分析中,含有 932 个 mRNA 和 118 个 lncRNA。经过生物信息学分析,预测 IL-22 可能通过调节 lncRNA-TF-gene 通路影响施万细胞的增殖与凋亡。Yu 课题组利用 lncRNA 芯片分析坐骨神经损伤后神经组织中 lncRNA 表达谱的变化,获得 758 个差异显著变化 lncRNA。其中 lncRNA TNXA-PS1 在坐骨神经损伤后持续表达下调。体内外干扰 TNXA-PS1 的表达可以促进施万细胞的迁移,有助于坐骨神经损伤后的轴突再生。机制研究发现 TNXA-PS1 以 ceRNA 方式拮抗 miRNA-24-3p、miR-152-3p 对靶基因 Dusp1 表达的抑制,从而影响施万细胞迁移,调节坐骨神经损伤修复。Yu 课题组发现另一个 lncRNA BC088259 可以直接与骨架蛋白 Vimentin 结合,促进施万细胞的迁移。这些研究从不同方面丰富了 lncRNA 在周围神经再生修复中分子调控机制的研究。

3. 展望

ncRNA 占据基因组转录 RNA 的绝大部分,其在生物发育不同阶段与细胞各个时期的调节作用不容忽视。更重要的是,许多研究表明 miRNA 与 lncRNA 在处理后的细胞或组织,甚至人类疾病中有明显的失调,提示这两种类型的 ncRNA 有可能用于疾病的临床诊断与靶点治疗。ncRNA 在癌症中的研究已经取得一定的成果,其中有些 miRNA 已经作为肿瘤细胞临床样本检测的生物标志,评估治愈效果。但目前为止,ncRNA 对周围神经损伤与再生的研究还处于起步阶段。众所周知,神经损伤再生的过程是非常复杂的,涉及神经系统、免疫系统、血管系统的相互调节。基于周围神经损伤修复的复杂性,单纯外科手术很难使其完全恢复,我们迫切需要了解其分子作用机制,进行多靶点治疗。miRNA 在周围神经损伤与再生中的作用机制,已经有所报道,且做了体内功能的探索性试验,但是距离临床试验还有很艰难的路程需要摸索。LncRNA 在物种间保守性差,为其作用机制研究带来巨大困难。相信芯片分析与深度测序技术的不断发展,以及生物信息数据库的联合运用,将为我们更好的研究 ncRNA 在周围神经系统中的功能提供广阔的平台。

8.1.7　周围神经修复

神经修复(nerve repair)指对神经损伤进行治疗,为实现成功的神经再生和良好的功能恢复而采取的各种措施。周围神经修复包括手术修复(surgical repair)和非手术修复(non-surgical repair)两大类,但平常所说的神经修复主要指手术修复。

一、手术修复

Sunderland Ⅰ度损伤仅有神经生理学改变或者伴有轻微的、局限性的脱髓鞘改变,神经纤维(特别是轴突)的连续性保持完整,无瓦勒变性,在去除病因(比如解除压迫)后,神经传导功能可在数天到数周内恢复正常,一般不需要其他特别处理。Ⅱ度损伤由于神经内膜管完整,神经可以完全再生,经过一段时间后可自行恢复,治疗上除了去除病因以外,亦不需要手术修复。Ⅲ度损伤,神经束膜完整,有自行恢复的可能性,一般也不需要手术修复。只有Ⅳ度及以上严重的周围神经损伤,必须进行手术修复。

1. 手术修复方法

根据周围神经损伤的类型和严重程度,可以采用直接神经吻合和桥接修复两种手术修复方法。

(1) 直接神经吻合

直接神经吻合就是对断裂的神经进行直接吻合,主要是缝合两断端的神经外膜或者神经束膜(图 8-10、图 8-11)。若神经外膜缝合术使用不当,神经束可能出现错位、卷曲、重叠和间隙等情况,影响神经再生。

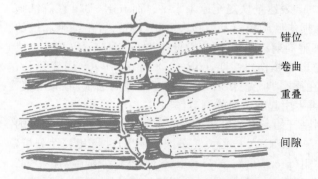

错位
卷曲
重叠
间隙

图 8-10　神经外膜缝合后神经束的可能位置关系
示意图(引自吴阶平等,2005)

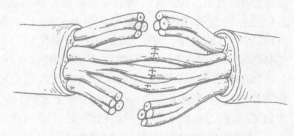

图 8-11　神经束膜缝合示意图
(引自吴阶平等,2005)

采用神经束膜缝合则可以避免上述情况。至于采用神经外膜缝合还是神经束膜缝合,要根据神经干的性质、损伤部位等因素决定。需要强调的是,由于神经本身具有生物弹性,而张力又不利于神经再生,因此直接缝合修复须在无张力的条件下进行才能够实现良好的神经再生。此外,还可以采用激光焊接或黏合剂黏接等方式吻合神经断端。

(2) 神经桥接修复

为了实现神经无张力缝合,临床上可以采取游离神经、改道或者缩短骨关节等措施,但当这些措施仍然无法实现上述目的而存在神经缺损时,就需要进行桥接修复,即采用自体神经或其替代品来桥接缺损神经的两侧断端,引导神经再生。

自体神经移植是临床上采用最为广泛的桥接修复缺损周围神经的方法,是目前治疗长距离周围神经缺损的"金标准"。

1) 神经组织移植

A. 游离神经移植:即从自体取一段功能相对次要的神经,与两侧断端神经外膜分别进行吻合,对神经缺损进行桥接修复。可作为移植供体的神经一般是感觉皮神经,包括腓肠神经、桡神经浅支、臂内侧皮神经、前臂内侧皮神经、隐神经、股外侧皮神经、肋间神经、股后皮神经等。其中最常用的是腓肠神经,可供神经长度为 30~40 cm,该神经行程中途无分支,比较适合做供体神经,切除后只在踝外侧以及足中部外侧造成小范围麻木区。另一条常用的供体神经是桡神经浅支,可供长度 20~25 cm。如果需要修复的神经比较粗,供移植神经直径不能与之匹配时,可以将供体神经截成多段,进行电缆式神经移植(图 8-12)。由于移植的供体神经已经断绝血供,其营养供应需要靠受区的血管长入,使其重新血管化(revascularization),建立血液循环。在血供恢复之前,供体神经的中心区域可能因为缺血而出现坏死,纤维组织增生形成瘢痕,影响神经轴突再生的效率。临床上对游离神经移植术进行改进,比如吻合动、静脉,静脉动脉化等,可以改善其疗效。

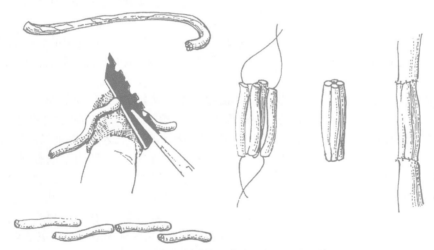

图 8-12 电缆式神经移植示意图(引自吴阶平等,2005)

B. 带血管蒂神经移植:当并行的两条神经同时存在较长缺损时,可取其中一条连带其血管蒂一起移植修复另一条神经。例如前臂正中神经和尺神经双双缺损时,为了重建正中神经功能,可采用带蒂尺神经段移植(图 8-13)。带血管蒂神经移植的优点是移植段血供较好,早期即可恢复血液循环,从而更有利于神经再生和功能恢复。

C. 异体或异种神经移植:自体神经移植由于供体神经来源有限,其结构和直径大小也难以与待修复神经匹配,而且会造成额外的神经缺损使得供体神经支配区的感觉缺失,使临床应用受到限制。人们很自然地想到用异体甚至异种神经来代替自体神经移植修复神经缺损,但免疫排斥反应极大地限制了它的应用。人们通过一些物理或者化学方法来去除供体神经中的活细胞,其免疫原性减弱,而神经基底膜管保存完好,可作为神经纤维再生的通道,这为神经移植提供了新的思路。去除神经组织中活细胞的方法主要有两种,一是反复冻融法,二是采用化学萃取法(Triton X-200、sulfobetaine-10 和 sulfobetaine-16)对神经组织进行化学处理,不仅可以彻底去除活细胞和髓鞘,且结构保存完好,临床试验显示,去细胞

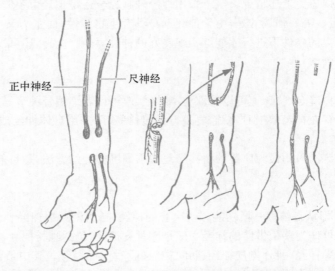

正中神经　　尺神经

图 8-13　带蒂尺神经段移植修复正中神经缺损示意图(引自吴阶平等,2005)

神经移植物对人长段周围神经缺损的临床修复效果比较满意。

　　2)自体非神经组织桥接:由于自体神经移植及异体和异种神经移植的局限性,人们又想到用自体的一些非神经组织来桥接神经缺损,这些组织包括:静脉、动脉、假性滑膜鞘管、骨骼肌等。以静脉为例,静脉是一种天然的导管,可取自患者本身,临床试验显示,静脉管对长度小于 3 cm 的周围神经缺损有一定的修复作用,但它的缺陷在于缺血后容易塌陷,可通过在管腔内置入新鲜或变性的骨骼肌组织加以改善,但仍然或多或少地存在粘连、瘢痕组织增生等问题,使神经功能恢复不够满意,从而限制了在临床上的使用。

　　3)人工神经移植物桥接:人工神经移植物是组织工程化神经生物材料支架的统称,主要包括神经导管以及导管内的填充物等,结构形式多样,可根据需要修复不同大小和长度的周围神经缺损,成为当前周围神经修复研究的热点。

　　生物材料是指任何用于或可用于构建与机体活组织直接接触的材料,用其制成为神经导管(nerve conduit or nerve tube,如图 8-14 所示)进行神经桥接修复。用神经导管修复神经损伤有很多优点,可简化外科手术的修复过程;降低缝合线处的张力;可以阻止瘢痕组织的长入;引导神经组织再生;有利于内源性神经活性分子从神经断端释放到管腔内,而不至于扩散到外周,在管腔内形成有利于神经再生的微环境;将某些抑制神经再生的分子被隔离在管腔外等等。临床试验也表明,用导管套接修复神经缺损有利于神经功能的恢复。最早被用于制备人造神经导管的材料是硅胶(silicone),作为一种常用的医用生物材料,它具有良好的生物惰性和柔韧性。但由于硅胶属于不可降解材料,往往会导致毒性、异物反应、阻碍神经生长或者压迫再生的组织等,需要二次手术取出,临床使用受到局限,不过,在动物实验中,硅胶管套接神经缺损的"神经再生小室"模型至今仍然是研究神经再生微环境及其作用机制的经典模型。

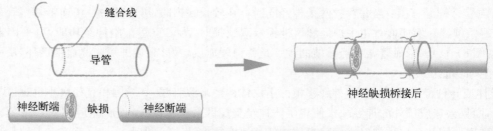

缝合线

导管

神经断端　缺损　神经断端

神经缺损桥接后

图 8-14　用神经导管桥接神经缺损示意图

　　鉴于不可吸收材料自身的缺点,越来越多的人工神经移植物研究聚焦于可吸收生物材料,可被生物机体降解、吸收,无须二次手术,同时,一些可吸收材料还可以作为缓释因子的载体,成为其用于神经修复的最大优势。关于组织工程化人工神经的构建将在下节内容做详细介绍。

2. 手术修复中的几个问题

（1）神经断端功能束的鉴别

脊神经属于混合性神经，即在靠近脊柱的主干部分都含有感觉（传入）纤维、运动（传出）纤维以及交感神经纤维，仅部分神经在某些部位分支形成一些感觉皮神经，如桡神经两个终支中的浅支，就属于单纯的感觉神经。在脊神经的神经束中，有的属于感觉纤维束，有的属于运动纤维束，有的则为混合束。脑神经除了嗅神经（仅含特殊内脏传入纤维）和视神经（仅含特殊躯体传入纤维）以外，其他均属于混合神经，而且纤维成分较脊神经更为复杂。我们知道，成功的神经再生有赖于神经纤维长到正确的靶部位并实现重新支配，因此在进行神经缝合时鉴别神经断端功能束，进行同一功能束的吻合就显得尤为重要。

一般而言，越是接近靶部位的神经，功能束的分隔越清楚，纤维成分也相对简单，修复的效果也就越好。断端功能束的鉴别方法有如下几种。

1）利用断面图谱：解剖学家采用对整个人体或部分进行连续组织切片的方法，建立了断面图谱，通过它可以初步了解神经分支及其功能定位，能为临床医生鉴别功能束提供参考。但由于图谱断面很多，难以记忆，应用起来很不方便。

2）电刺激法：在手术过程中用一定强度的直流电刺激神经断端内神经束，刺激近端时患者有痛感的为感觉束，否则为运动束；刺激远端时肌肉收缩的为运动束，反之为感觉束。这种方法简便易行，但需要在局麻条件下进行，还需要患者配合，而且由于患者痛觉反应的个体差异很大，应用受到局限。

3）通过组织化学或者免疫组织化学染色鉴别：由于运动神经纤维中含有丰富的乙酰胆碱酯酶，可以于术中在神经断端切取一小片进行快速冰冻切片和胆碱酯酶组织化学染色，根据染色结果判断神经束的性质：运动纤维（轴索）呈阳性反应；感觉纤维（轴索）呈阴性反应；交感纤维呈强阳性。另外，利用提取的感觉神经特异性蛋白制备的单克隆抗体进行免疫组织化学染色，也有助于鉴别神经束的性质。但由于组织化学/免疫组织化学染色耗时比较长，采用改进的方法最短也需要 1 h，所以术中应用多有不便。

4）利用自然分束鉴别：神经分支实际上就是在其主干内神经束（或束组）的延续，因而可以利用这一特点，根据自然束（组）的大小、形状、部位进行追踪、配对，达到鉴别神经束或束组之目的。这种方法简便易行，效果也比较可靠，最容易为外科医生所接受。

（2）神经缝合方法的选择

神经缝合有神经外膜缝合和束膜（束组）缝合，具体选择上应根据解剖学特点决定。一是根据神经束的性质，对于运动束（或束组）与感觉束（或束组）已经分开的，宜采用束膜（或束组）缝合，否则应采用外膜缝合。二是根据神经干的部位，神经干近端多为混合束，宜采用外膜缝合；而在神经干的远端，功能束（或束组）已经分开的，应采用束膜（或束组）缝合。三是根据神经束之间结缔组织的多少，结缔组织少的宜采用外膜缝合，反之宜束膜（或束组）缝合。

（3）神经缝合的张力问题

张力因素是影响神经再生质量的一个重要因素。由于周围神经具有生物弹性，若神经缝合时存在张力，在两端的神经束弹性回缩后在断端之间会形成间隙，张力越大间隙越大，间隙处容易产生瘢痕增生，势必阻碍神经再生。张力会影响微循环，影响血液供应。神经束受张力作用，其直径会减小，束内压增高，从而妨碍轴浆流，影响轴突生长所需物质的运输。一般来讲，当神经缺损的长度超过神经直径的 4 倍时，就难以实现无张力的缝合。此时就需要进行神经改道或缩短骨关节，或者进行神经桥接修复。

二、非手术修复

所谓周围神经的非手术修复，就是采用一些非手术的手段保护受损神经元，促进神经的再生和成熟，从而促进神经功能恢复。研究发现，神经营养因子、中药以及电（电磁）刺激有利于神经再生。

神经营养因子是机体产生的一类能够促进神经细胞存活、生长、分化的多肽或蛋白质，来源于靶细胞而逆向营养神经元，产生生物学作用。神经营养因子包括神经营养素家族（主要有 NGF、BDMF、NTF - 3 和 NT - 4、5 等）、GDNF、CNTF、FGF 等。体外及动物体内研究发现，这些神经营养因子具有保护受损神经元、促进神经再生的作用。但可能因为给药途径、药物剂量、副作用等因素的影响，目前神经营养因子的临床疗效尚未得到肯定。

中医药（traditional chinese medicine，TCM）具有鲜明的理论体系和独特的应用形式，是中华民族传统智慧的结晶。在中国历代名家医案以及近代文献中,不乏中药、针灸治疗神经损伤疾病的成功之例。周围神经损伤,尤其是创伤性损伤后,神经受到牵拉和(或)挤压,甚至离断,被骨折端刺扎压迫或血肿压迫,经脉痹阻不畅,气血运行受阻,筋骨肌肉失于濡养,导致肢体感觉丧失或感觉异常,肌肉无力或失用,早期症状表现为筋骨、肌肉、关节疼痛、活动不利等,类似于中医理论中的"痹病",后期症状则表现为肢体筋脉弛缓、软弱无力、日久不用、肌肉萎缩或瘫痪,同时可见肢体麻木、表皮干燥等症状,大致可归于"痿证"的范畴。从生物学角度来讲,周围神经再生是个非常复杂的过程,受到从局部到整体的多种因素影响,其再生所需要的微环境不是单一因子的作用,而是多因子的联合作用。中药制剂在这方面具有独特的优势,能够提供促进神经再生的活性多因子环境。中药在治疗周围神经损伤方面积累了很多经验方,如:补阳还五汤、神经生长液、补气通络方、复方红芪、理气补血汤、黄芪桂枝五物汤等,主要以活血化瘀、益气通络为主,后期重用补肝肾强筋骨之药,主要是从整体上改善受损神经,促进周围神经再生。大量实验研究和临床应用显示,中药复方治疗周围神经损伤具有疗效确切、毒副作用小的优点,不仅受到国内医学界,也受到世界同行的重视,有着开发利用的广阔前景。

对中药方剂中提取的单体及有效成分进行研究发现,具有促周围神经再生的单味中药主要以活血化瘀、益气通络、补肝肾、强筋骨为主,如活血化瘀药牛膝,补益药当归、鹿茸、黄芪、人参、银杏等。其中,牛膝中的多肽类成分具有促进周围神经损伤修复作用,能显著改善大鼠坐骨神经夹伤后的神经传导速度、再生轴突直径、髓鞘厚度,改善靶肌的萎缩情况。当归可抗氧化、扩张血管、减轻自由基反应、改善微循环,从而减轻周围神经的再灌注损伤。鹿茸生长速度很快,可达 $1\sim2$ cm/d,可能与其中存在特殊的促神经、骨骼和上皮组织快速生长的活性物质,鹿茸多肽能促进 RNA 和蛋白质合成,还能加快周围神经损伤后变性坏死物质的清除,增加对神经再生相关物质的合成,恢复轴浆运输,防止神经元死亡,从而促进神经再生。黄芪多糖虽不能直接进入神经内膜为神经再生提供能量支持,但可以通过间接免疫途径发挥作用。人参皂苷具有类神经营养因子样作用,能促进周围神经损伤后结构修复和功能的恢复,能提高神经细胞抗氧化能力,保护缺血神经元,促进损伤神经的修复再生。银杏内酯能促进外周神经再生及减少神经元凋亡,改善微环境条件,缩短瓦勒变性期,促进神经早期再生。

除中药之外,电针、针灸、推拿等中医治疗方法联合应用,为周围神经损伤的临床治疗提供更多的选择。神经组织是一种有极性的组织,良好的神经再生需要神经轴突朝着靶器官方向定向生长。而电场和磁场均具有极性,适当的电刺激、电磁刺激均能对神经再生起到一定的促进作用,但其作用机制尚未阐明。另外,也有研究认为电刺激有利于保护失神经支配的骨骼肌,延缓其萎缩与变性,从而为成功的神经再生和重支配赢得时间,但尚存在争议,有待进一步研究证实。

三、组织工程化神经

组织工程学(tissue engineering)兴起和发展为构建新一代的人工神经移植替代物指明了新的方向。组织工程学是 20 世纪 80 年代开始发展起来的一门边缘学科,它应用工程学和生命科学的原理与方法,研究开发生物替代物以修复人体各种组织或器官损伤,或者增进、改善人体组织或器官的功能和形态。组织工程具有三个要素——支架(scaffold)、种子细胞(seed cell)和可溶性调节因子(soluble regulator),其基本思想是,用活细胞以某种方式与细胞外基质或支架材料相结合,并施加一些可诱导和促进生长的因子,在体外形成组织或器官,用以替换机体的受损组织器官。组织工程涉及四方面内容:建立种子细胞库;制备生物材料支架,提供三维空间支架和组织或器官生长的模板;组织培养,将细胞接种在生物材料支架上培养,实现组织或器官克隆;体内(临床)应用技术。

周围神经作为一种结构特殊的组织,由于没有特异性的种子细胞,组织工程化移植替代物的构建相对困难,因而寻找合适的生物材料制备支架(或假体)来修复神经缺损依然是研究的主要焦点。良好的支架材料应具备以下特性:生物可降解;无毒、无致畸和致突变作用;没有或仅有微弱的抗原性;与人体组织相容,形成瘢痕组织少;有利于物质交换和血管长入;能引导和促进神经生长;材料来源容易等等。由于可降解材料在体内可被生物组织降解和吸收,假体在完成神经修复的使命后可以被降解消失,不会对再生神经造成影响,也无须二次手术取出,因此更受人们关注。用于制备人工神经移植物的可降解材料生物材料根据来源分为天然材料和人工合成材料两大类。天然材料主要是一些生物组织及其衍生物,如前文已述及的静脉、骨骼肌、去细胞神经等,以及从生物组织提取的高分子聚合物,如胶原(collagen)、壳聚糖(chitosan)、丝素蛋白(silk fibroin)等;人工合成材料则主要是一些合成的高分子聚合物,主要有聚乙醇酸(polyglycolic acid，PGA)、聚乳酸(polylactic acid，PLA)、聚乙交酯－丙交酯〔poly(lactide-co-glycolide)，PLGA〕等。

神经支架的常见构建模式有四种：中空单通道导管、充填基质凝胶(或海绵)的导管、内置纤维支架的导管和多通道导管(图 8-15)。单通道导管是最普通的神经导管，也有的在单通道神经导管中填充凝胶或者海绵状基质。研究表明，适当内置纤维或者充填基质比用空导管修复神经缺损的效果更好，这可能与纤维或基质引导施万细胞迁移和轴突生长有关。大量基础研究表明，采用适当生物材料如壳聚糖、聚乙醇酸、胶原等制备的神经导管(或称人工神经移植物)对于周围神经缺损(包括长距离缺损)具有较好的桥接修复作用，部分研究已经过渡到临床试验阶段，其中有的还取得了令人振奋的结果。

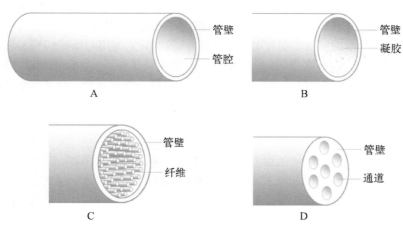

图 8-15　神经支架的常见构建模式
A. 中空单通道导管；B. 充填基质凝胶的导管；C. 内置纤维支架的导管；D. 多通道导管

种子细胞是组织工程的三要素之一，可增殖并分化形成目标组织以修复较长距离的缺损。由于缺乏特异性的种子细胞，组织工程化周围神经移植替代物的构建比较困难。施万细胞是周围神经的成髓鞘细胞，且能够增殖、分化，在周围神经再生过程中地位重要，因此研究中常常采用施万细胞作为种子细胞。动物实验表明，预先种植施万细胞的神经导管具有更好地促进神经再生作用，能够修复更长距离的周围神经缺损。但是在人体内，由于异体施万细胞存在免疫排斥反应问题，而采集自体施万细胞又必须以损伤神经为前提，故而其临床应用受到限制。虽然已有建立的永生化施万细胞系，但其植入体内以后的安全性尤其是致瘤性问题还有待于进一步观察和评价。

为了探寻来源更广、效果更好的种子细胞，人们进行了大量研究，包括使用不同类型的干细胞或前体细胞，如骨髓间充质干细胞(mesenchymal stem cell，MSC)、神经干细胞(neural stem cell，NSC)、嗅鞘细胞等。骨髓间充质干细胞是来源于骨髓，具有高度自我更新能力和多向分化潜能的一种干细胞，在特定条件下可以分化为中胚层的骨、软骨、肌肉、脂肪细胞等，也可以在体内外被诱导分化为具有神经元或神经胶质细胞表型的细胞。体外实验证实，培养的 MSC 在多种因子的共同作用下可诱导分化为 S-100 阳性的施万细胞样细胞，分泌大量神经营养因子和细胞因子，移植到损伤的坐骨神经部位后能包绕轴突形成髓鞘。另有研究报道，采用羊水来源的 MSC 修复周围神经损伤取得了较好的疗效。相比较于施万细胞而言，自体 MSC 取材较为方便，在体外增殖相对容易，移植不存在伦理学问题和免疫排斥反应，因而受到研究人员的青睐。神经干细胞主要分布于脑室管膜、室下区、纹状体、海马齿状回等区域，具有多向分化潜能，能分化为神经元、星形胶质细胞、少突胶质细胞和施万细胞等。NSC 免疫原性低，移植后能增加细胞再生，增强移植物与周围组织的相容性，实验表明，导管结合 NSC 移植到缺损的坐骨神经或面神经一定时间后仍能检测到移植的细胞，且神经纤维的排列与正常神经相似，提示 NSC 可作为组织工程神经的种子细胞促进神经再生。嗅鞘细胞是一种分布在嗅球和嗅神经中的神经胶质细胞，同样具有多向分化潜能，能表现出施万细胞或星形胶质细胞的特性，能通过吞噬作用清除神经退变的碎屑，为再生轴突提供生长通道，同时，它还能释放多种神经营养因子。与施万细胞相比，嗅鞘细胞具有更强的迁移能力，在移植到损伤的坐骨神经后，能整合到再生的神经中，包裹轴突，形成髓鞘。

除上述种子细胞外，胚胎干细胞来源的神经祖细胞、皮肤干细胞、毛囊干细胞等也可用来构建组织工程化神经,修复周围神经损伤,虽然细胞移植在实验动物中取得了较好的效果,但临床使用还有很多问题需要解决,比如:如何选择适宜的种子细胞,如何选择合适的移植数量和途径,如何保证移植细胞的安全性和有效性等等,因此在临床应用之前还需要更加深入的基础研究。

除种子细胞的获取之外,可溶性调节因子在组织工程化周围神经移植替代物的构建中也具有重要意义。如 NGF、BDNF、NT-3、GDNF 等神经营养因子,以及 bFGF、IGF-1 等细胞因子,能保护受损的神经元、促进种子细胞或自身修复细胞增殖,体外实验及动物体内实验表明,通过缓释技术使神经导管缓慢释放某些神经营养因子,可以促进神经突起生长,增强神经修复效果,增加可修复神经缺损的距离,改善再生神经的质量。

在最近的三十年里,组织工程化神经研究取得了长足的进展。以南通大学神经再生重点实验室研制的壳聚糖-PGA 复合型人工神经移植物为例,由壳聚糖导管和 PGA 纤维支架复合构建而成,修复临床成人正中神经 35 mm 缺损,术后感觉运动功能恢复良好,成为国际上使用壳聚糖-PGA 复合型人工神经移植物临床修复周围神经缺损的首次报道。未来的发展趋势应该是在现有研究基础之上,开发生物学性能更好的新型生物材料,并通过结合种子细胞和可溶性因子以进一步提高神经修复的效果。

8.2 中枢神经损伤与再生

低等动物的中枢神经系统具有再生能力,这是不争的事实。鱼类、两栖类、爬行类甚至鸟类的中枢神经纤维在切断后能成功生长并与靶细胞重新建立联系,恢复原有功能,比如壁虎断尾(尾部椎管内有脊髓)后的再生,就是一个很好的佐证。对于哺乳动物的中枢神经纤维能否再生,早期存在争议。西班牙科学家 Cajal 早在 1928 年就报道,猫的脊髓在横断损伤后有新的轴突分支和生长锥形成,他认为这是受损轴突的一种自主的再生努力,但这种努力很快即告失败,不会再有进一步有意义的生长性再生出现,于是他做出了哺乳动物中枢神经系统不能再生的断言。时隔 30 年之后,即 1958 年,Liu 和 Chambers 报道哺乳动物的脊髓也具有可塑性(plasticity),这揭开了哺乳动物中枢神经系统再生研究的新篇章,目前这方面研究已经成为神经科学研究的一大热点。

8.2.1 中枢神经系统可塑性

中枢神经系统的可塑性是指中枢神经系统在环境变化或受到损伤时,具有结构和功能发生变化以进行主动适应的能力或潜力,其中神经元的可塑性是中枢神经系统可塑性的基础。

神经元属于终末分化细胞,过去认为高等动物新的神经元生成仅在出生以前或出生后很短一段时间内,而成年后则缺乏分裂增殖和生成新神经元的能力。但科学家发现鸟类和啮齿类动物的成体仍然有新的神经元生成,另外大鼠、小鼠乃至猫的大脑和小脑皮质神经元在实验性创伤后也出现有丝分裂现象。1958 年,Liu 和 Chambers 的研究进一步证实了中枢神经元的可塑性,他们将成年猫脊髓一侧(实验侧)几乎全部的背根切断,而仅留下 1 条,经过一段时间,待脊髓内溃变神经纤维碎片被全部清除后,再切断剩下的那条背根及其对侧(对照侧)相应的 1 条背根,2 周后用 Nauta 法显示溃变神经纤维,发现实验侧溃变神经纤维数目明显比对照侧多,这提示实验侧比对照侧有更多的轴突分支。由此证明了中枢神经系统的侧支再生和可塑性,也对"成年哺乳动物中枢神经系统不能再生"的传统观念提出了挑战。后来科学家在脑的隔核等部位也证实了中枢侧支再生现象的存在,进一步说明损伤导致神经元死亡所造成的功能丧失可由尚存的神经元来代替。以上现象提示成年哺乳动物的中枢神经系统也具有一定可塑性,这一度使人们对中枢神经系统再生的信心倍增。

进一步研究表明,神经纤维损伤后形态结构的可塑性主要通过相邻完好的轴突侧支出芽并与失去神经终末的靶细胞建立代偿性联系,以及未损伤突触发生代偿性变化而实现。

成年哺乳动物中枢神经纤维在受伤后也具有再生潜力,但是再生效果却远远不及周围神经,表现为成年哺乳动物中枢神经纤维再生一般 2 周后即告停止;再生轴突枝芽多不能越过胶质瘢痕;轴突枝芽即使越过胶质瘢痕,也只能延伸很短距离(约 1 mm),且很容易溃变,不能到达靶神经元并与之重建功能联系。

为了探究成年哺乳动物的中枢神经纤维为何不像周围神经那样容易再生,以及如何才能促进其再生等问题,科学家进行了大量深入的研究,发现中枢神经系统内存在许多不利于轴突再生的因素,而胶质细胞对中枢神经再生有重要影响。

8.2.2　中枢神经系统损伤

中枢神经系统损伤是指各种原因造成的中枢神经系统形态结构和/或生理功能的损害,这些原因可以是物理性、化学性或生物性的,也可以是机体自身的因素。按照发生缓急与病程长短不同,可将中枢神经系统损伤分为急性损伤与慢性损伤两大类,其中急性损伤一般骤然发生,进展迅速,致死(致残)率较高,危害较大。中枢神经系统急性损伤以创伤最常见,其次是脑血管意外。多年来,人们为认识中枢神经系统损伤本质和特点以及探寻更好的治疗措施做了不懈努力。

1. 创伤性中枢神经系统损伤

创伤(trauma)是最主要的中枢神经系统损伤类型。创伤性脑损伤(traumatic brain injury,TBI)是创伤性颅脑损伤(traumatic craniocerebral injury)的一部分。创伤性颅脑损伤(或颅脑创伤)发生率居全身创伤第二位,但其致死(致残)率居于首位。创伤性脊髓损伤通常简称脊髓损伤(spinal cord injury,SCI),发生率比较高,据统计,目前美国有 25 万～40 万脊髓损伤患者,而且每年新增病例 8 000～11 000 例。我国颅脑创伤和脊髓损伤发生率也呈不断增长趋势。

中枢神经系统位于相对密闭的骨性腔隙——颅腔和椎管内,不但具有复杂的结构和功能,其损伤机制也较周围神经损伤复杂得多。以下着重介绍创伤性中枢神经系统损伤的机制以及损伤后的病理变化。

(1) 损伤原因及机制

1) 损伤原因:造成中枢神经系统创伤的外界因素主要有交通事故、高空坠落、暴力打击、火器致伤以及运动损伤等。

A. 交通事故:这是在全世界范围内造成颅脑创伤以及脊髓损伤的首要原因。在美国,由交通事故造成的颅脑创伤和脊髓损伤分别占 44% 和 41%。近年来,随着交通不断发达和车辆数量日渐增长,我国因交通事故造成的中枢神经系统损伤发生率呈逐年上升的趋势。

B. 工程事故:高空或井下作业等发生意外而又缺乏必要保护措施,造成坠落、重物碾压或撞击等,伤及脑、脊髓,这是目前我国中枢神经系统创伤的重要原因。近年来,由于安全生产意识不断增强,安全防范措施不断完善,因建筑工程事故造成的脑、脊髓损伤发生率明显降低。

C. 火器伤:由枪弹或弹片穿入颅内(椎管内)或者撞击颅骨造成脑、脊髓损伤,多造成穿通性损伤,也可以造成非穿通性损伤,前者还可造成颅内(椎管内)异物存留。当枪弹从近距离射入颅内(椎管内)时,还会形成炸裂伤,损伤程度尤其严重。

D. 暴力打击或刺伤:多由暴力犯罪造成,由于钝器打击或者锐器刺入头颅、脊柱,致使脑、脊髓损伤。

E. 其他原因:运动意外也是造成脑和脊髓损伤的原因之一。

2) 损伤机制:从损伤发生的时间和机制来看,创伤性中枢神经系统损伤包括原发性损伤(primary injury)和继发性损伤(secondary injury)两类。前者是指损伤局部组织变形和创伤能量传递所致的初始机械性损伤,比如脑(脊髓)震荡、脑(脊髓)挫裂伤、脊髓压迫伤等。原发性损伤在外力作用时即刻发生,无法阻止或逆转。继发性损伤是指由原发性损伤激发的包括生化及细胞改变在内的链式反应过程,可促使神经细胞加重损伤甚至死亡,导致神经组织溶解破坏,损伤区域进行性扩大,如颅内血肿、脑水肿、脊髓中央性出血性坏死等。通过适当治疗,继发性损伤可以得到阻断、减轻甚至逆转。

A. 原发性损伤机制

a. 震荡:脑(脊髓)震荡是中枢神经系统创伤中最轻的一种,伤后出现短暂和可逆性的脑、脊髓功能障碍。脑震荡时立即发生意识障碍,但持续时间很短(数秒、数分或更久),一般不超过半小时。病理上可见大脑皮质广泛损伤,或者间脑、中脑的某些特定部位损伤。脊髓震荡出现不完全性神经功能障碍,持续数分钟至数小时后恢复正常。

b. 挫裂伤:创伤导致颅骨骨折、脊椎骨折或脱位等,造成脑、脊髓挫裂伤,症状较重且持续时间长。脑挫裂伤包括灰质挫裂伤和白质挫裂伤两种,前者损害主要发生于脑表面灰质的各种组织细胞,范围很少达深部的白质。白质挫裂伤也称为脑弥漫性轴索损伤,由于头部被撞击后发生旋转运动(即角加速运动),脑组织受剪切应力作用,使神经纤维和相关血管损伤,可发生于白质的许多部位,大量神经纤维立即断裂,或者出现肿胀、弯曲、髓鞘分离,继而断裂。由于白质挫裂伤可造成皮质与皮质下中枢失去联系,容易导致死亡、植物性生存、严重残废或痴呆等后果,因此较灰质挫裂伤更难恢复。脊髓挫裂伤按损伤程度可分为完全性损伤与不完全性损伤两类,前者造成截瘫或四肢瘫,后者根据损伤部位不同可造成脊髓半切综合征、前脊髓综合征等部分损伤表现。

c. 挤压伤:颅内、椎管内骨折块或者血肿持续压迫脑、脊髓,直接引起神经组织损伤,或者压迫其营养动脉,引起缺血性损伤。

d. 穿透伤:锐器刺入颅内或椎管内,切割脑、脊髓,可造成脊髓或脑内重要结构完全或者部分离断,伴有脑膜、脊膜破坏,并可造成异物存留。

e. 火器伤:造成开放性损伤,损伤机制比较复杂,除了枪弹或弹片对脑、脊髓的直接机械损伤外,还可引起炸裂,带入异物(如泥土)等。火器致伤的轻重与飞行物的速度、大小、形状及性质等密切相关,其中影响最大的是速度,射出速度超过 610 m/s 的颅脑枪弹伤往往当场致死。当近距离射击时,枪弹的动能极大,穿入颅内后可将冲击波传至弹道四周,对周围脑组织产生强大的压缩力,从而形成瞬时空腔,这种强烈扩张的瞬时空腔,直径可达原发弹道的数倍至数十倍,瞬时颅内压可高达 400 kPa,随后在数毫秒之内空腔又产生负压性回缩,这种正、负压的骤然变化使脑组织受到的损伤远远超过飞行物本身的损害。弹片或经远距离飞行的弹头等低速飞行物虽然对脑组织的损伤较轻,但若直接击中脑的重要部位,或因其在颅腔内壁上反弹,造成复杂弹道,也可以造成伤势过重、出血和/或感染,甚至危及生命。

根据直接致伤力着力点的不同,原发性脑损伤包括直接暴力损伤和间接暴力损伤两类。直接暴力损伤系致伤力直接作用于头部引起的脑损伤,头部有直接着力点。根据致伤力作用的方式,直接暴力损伤又可分为加速性损伤、减速性损伤和挤压性损伤三类。间接暴力损伤是指暴力作用于身体其他部位而后传递至颅脑所致的脑损伤,着力点不在头部,损伤特殊且会造成广泛而严重的脑损伤,这类损伤包括挥鞭样损伤、传递性损伤等。

临床上根据脊髓损伤程度轻重可将其分为 3 级:完全性脊髓损伤、不完全性脊髓损伤和脊髓轻微伤(即脊髓震荡)。由于脊柱骨折、脱位造成脊髓或马尾神经根受压、水肿、出血、挫伤甚至断裂,但不伴有与外界相通伤道的损伤,称为闭合性脊髓损伤。

B. 继发性损伤机制:继发性损伤是受原发性损伤激发的一系列反应的总和,主要包括血管损伤后的出血、缺血、再灌注,以及兴奋性氨基酸毒性、自由基损伤、炎症和免疫反应损伤、细胞凋亡、星形胶质细胞反应等。

a. 血管机制:脑、脊髓创伤后原发性损伤部位血流明显减少,在伤后几小时内如果不予治疗,缺血将进行性加重,并累及周围组织。缺血的可能机制主要包括以下几个方面。

● 血管痉挛和微循环紊乱:血管机械性损伤引起微血管痉挛,这与损伤后产生的血管活性胺(儿茶酚胺)有关。同时损伤导致血管断裂、破坏血-脑屏障,使得一些生物活性物质及毒性物质如氧自由基、血小板活化因子、花生四烯酸代谢产物、血栓素等进入脑、脊髓组织。这些物质会影响微血管,使其通透性增高,血小板聚集,形成微循环栓塞,造成损伤区缺血、缺氧和血管源性组织水肿。

● 血管自动调节机制丧失:严重损伤后,交感神经兴奋性降低,心输出量减少,血压下降,脑、脊髓自动调节血流的能力丧失,使得脑、脊髓组织在血压较低时,不能保证有效的局部血液供应。

● 水肿及组织内压增高:脑、脊髓损伤后,由于缺氧以及化学物质的释放,很快发生水肿,脑水肿是继发性脑损伤的重要机制。由于脑、脊髓位于相对密闭的骨性腔隙中,水肿很容易引起组织内压增高,导致微血管阻塞,进一步减少氧供,加重神经组织损害。研究表明,脊髓损伤后局部组织含水量明显增高,而且水肿程度与损伤力大小及伤后时间有关,损伤力大则水肿严重,伤后 2～3 天是水肿最严重的时期。

● 其他:缺血的机制可能还有血肿压迫营养血管、静脉回流障碍等。

b. 生化与代谢机制:创伤导致的脑、脊髓组织缺血、缺氧,通过一系列生化与代谢机制造成继发性损伤,这些机制包括能量代谢障碍、电解质紊乱、自由基蓄积与脂质过氧化损伤、兴奋性氨基酸毒性、一氧化氮毒性作用等,此外内皮素、神经肽(主要是强啡肽 A)等也参与继发性损伤。缺血、缺氧引起损伤的具体机制详见后述。

c. 炎症-免疫机制:中枢神经系统内没有淋巴结,也不存在常驻的抗原提呈细胞,同时血-脑(脊髓)屏障在生理状态下又可阻挡有害物质和免疫细胞进入,因此被认为是免疫豁免区。但在损伤以后,由于血管断裂及微血管通透性增高,免疫细胞、免疫分子进入脑(脊髓)组织,同时炎性介质蓄积造成损害,成为继发性损伤的重要机制。

● 免疫细胞聚集与活化:脑、脊髓损伤导致血-脑(脊髓)屏障破坏,血液成分包括血细胞可自血管溢出到脑、脊髓组织中。损伤 12 h 以内,就可见到中性粒细胞进入脑、脊髓组织并在损伤区域集聚。而后,单核细胞(巨噬细胞)进入神经组织,成为损伤后数天内浸润的主要免疫细胞。损伤时产生的组织碎片等激活中性粒细胞和巨噬细胞,被活化的炎症(免疫细胞)一方面吞噬和清除损伤组织碎片,启动早期的组织修复;另一方面又释放可导致坏死、空洞和脱髓鞘等病理变化的炎症介质,导致组织进一步损伤。活化的中性粒细胞可产生和释放大量髓过氧化物酶、胰肽酶 E 等毒性物质。研究表明,中枢神经损伤后巨噬细胞和小胶质细胞的活化仅局限于损伤区内,除了具有吞噬和清除组织碎片作用以外,其释放的化学物质还可对神经元和胶质细胞产生毒性作用,阻断或降低损伤后巨噬细胞的活性可减轻神经纤维的继发性脱髓鞘改变。T 淋巴细胞约在损伤后第 3 天进入神经组织并在损伤处大量聚集,可能在神经系统内蛋白质作用下引发自身免疫反应。

● 脂质炎性介质释放:脑、脊髓损伤后,细胞膜磷脂代谢紊乱。膜磷脂在磷脂酶 A2 作用下分解代谢加速,产生血小板活化因子及花生四烯酸,后者分别经环加氧酶途径及脂氧化酶途径最终产生大量的脂质炎性介质——血栓素 A2(thromboxan A2,TXA2)、前列环素(prostacyclin;prostaglandin I2,PGI2)和白三烯(leukotriene,LT),这些代谢产物均具有广泛的生物活性。TXA2 具有强烈的收缩血管和激发血小板聚集作用,而 PGI2 则与之相反,具有抗血小板聚集和舒张血管作用。生理作用下,TXA2 和 PGI2 的产生处于动态平衡之中,这是维持血管张力及血小板功能的重要因素。脑、脊髓损伤后组织缺血、缺氧,钙通道激活,触发 TXA2 大量合成,而 PGI2 由于抗氧化系统活性下降及自由基的作用而合成减少,造成 TXA2、PGI2 这一对微循环调节因子代谢失衡,导致局部微血管痉挛,血小板和白细胞黏附,形成微血栓,进而微循环障碍,脊髓组织缺血、水肿以致坏死。白三烯具有强烈收缩血管、趋化白细胞、增加微血管通透性等作用。血小板活化因子除直接损伤神经细胞外,还是体内最强烈的血小板聚集剂,能促使血小板聚集、白细胞黏附并释放介质等,产生组织损害。研究发现,使用微量血小板活化因子作用于体外培养的脊髓神经元后,细胞膜结构破坏,细胞出现肿胀、变性、坏死。

d. 胶质细胞反应:中枢神经系统损伤后,原发损伤灶处巨噬细胞集聚并激活,释放 TNF - β、IL - 1、IFN - γ、FGF - 2 等细胞因子,促使星形胶质细胞移向损伤灶周边并包裹损伤灶,起到隔离损伤组织与正常组织的作用,但由于这一迁移过程引起其与神经元之间的联系紊乱,也会导致轴突断裂等神经元损伤,体外实验也证实了这一点。

e. 细胞死亡:细胞死亡有坏死和凋亡两种方式,中枢神经系统损伤后神经元和胶质细胞大量死亡与这两种方式均有关。坏死见于严重的细胞损害,是一个相对不能控制的被动过程,表现为细胞肿胀、线粒体广泛损伤,导致能量缺失,细胞膜溶解,细胞破裂并释放溶酶体酶等有害物质,引起组织炎症反应,一般成片出现。人们发现,中枢神经系统损伤后神经元除了立即死亡(坏死)以外,还有一种迟发性神经元死亡,这种迟发性死亡即为凋亡。细胞凋亡是由特定基因编码调控的一种主动的、程序化的“自杀”过程,其形态学改变不同于坏死,表现为细胞和胞核皱缩、胞核染色质浓集、DNA 断裂以及凋亡小体形成,但膜的完整性始终保留,不引起炎症反应,最后被巨噬细胞吞噬清除。早在 1993 年,研究人员采用凝胶电泳技术对缺血脑组织进行检测和分析时就观察到典型的梯形条带,于是提出缺血神经元死亡可能存在凋亡的方式。

研究表明,线粒体在缺血性神经元凋亡发生过程中起着十分关键的作用,许多参与调节凋亡的因子分布在线粒体,或由线粒体调节释放。在缺血损伤时,由于神经元缺氧直接造成线粒体电子传递链障碍,氧化还原反应异常,导致自由基堆积,产生 DNA 氧化损伤。线粒体在脊髓损伤后兴奋性神经递质介导的细胞破坏中也起着重要作用。研究发现,在再灌注期间,部分线粒体 DNA 编码的蛋白质如细胞色素氧化酶、琥珀酸脱氢酶等活性降低,说明再灌注早期出现并加重了线粒体 DNA 表达紊乱,可造成进行性能量产生减少,引发细胞凋亡。

中枢神经系统损伤后,神经元和胶质细胞坏死和凋亡平行发生,损伤中心部位细胞死亡以坏死为主,而坏死区域周边的组织中则多为细胞凋亡。当损伤严重、无足够能量支持凋亡过程时细胞发生坏死,损伤较轻时则出现迟发性凋亡。

(2) 病理变化

中枢神经系统被封闭和保护于颅骨和椎骨形成的腔隙-颅腔和椎管内,其活动范围有限,而且本身结构远比周围神经复杂,因此损伤后的变化也比周围神经复杂得多,致伤原因不同、损伤类型及程度不同,病理及病理生理过程不完全一样。脑(脊髓)震荡后,镜下可见皮质或脊髓中央灰质小灶性出血点,仅有少量神经元或者胶质细胞退变,一般伤后数周即可恢复正常,出血吸收。而挫裂伤则较重,早期病理变化主要有出血、渗出、水肿和神经元变性,镜下可见小血管破裂、红细胞逸出;神经元肿胀、尼氏体消失;轴索与髓鞘之间间隙增大、髓鞘板层分离。随着病理过程不断进展,逐渐出现神经元死亡、崩解和消失,炎性细胞浸润,胶质细胞和结缔组织细胞增生。若是完全性的脊髓损伤,病理改变从中央灰质大片出血扩展到白质出血,由中央灰质坏死发展到全脊髓坏死;而不完全性损伤则主要为点状出血,伴局灶性神经元退变、崩解及少量轴索退行性变,不发生中央坏死。其他类型脑、脊髓损伤也各有病变特点。

这里着重介绍神经组织的特有细胞——神经元和神经胶质细胞对损伤的反应。

1) 神经元变性:神经元是一类较脆弱的细胞,当损伤直接作用于其胞体时,整个神经元将难以逃脱死亡的命运。当损伤仅限于轴突或者树突时,根据损伤的部位和程度,神经元可能出现死亡,也可能残存甚至完全恢复。

周围神经损伤后的瓦勒变性和逆行性变性一般只局限于受伤神经元本身,而不会跨越突触累及临近神经元,但中枢神经系统损伤后则有所不同。在中枢神经系统的某些部位,神经元的变性可跨越突触,引起与之形成突触联系的神经元变性,这种现象称跨神经元变性(transneuronal degeneration)或跨突触变性(transsynaptic degeneration)。

A. 直接受损神经元的变性:中枢神经纤维受损后,其整个远侧段也会发生轴突和髓鞘的溃变,但与周围神经不同的是其进展比较缓慢,整个溃变过程可历时数月。粗大的纤维变性较细小的纤维溃变发生快,但溃变纤维的吸收较慢。损伤神经纤维近侧段也会发生局部变性,称为逆行性变性(retrograde degeneration)或上行性变性(ascending degeneration)。

胞体严重损伤将直接导致神经元死亡,靠近胞体的突起断裂常常也是致死性的损伤,只有当损伤较轻或者发生于离胞体较远的轴突(树突)时,神经元才有幸存的希望,但也会出现变性表现。神经元胞体变性与外周类似,表现为染质溶解,核移位至周边以及胞体肿胀或缩小。尼氏体的溶解由核周开始,向胞体周边进行,所以损伤早期进行尼氏染色时仅见胞核周围的胞质不着色(拒染),随着病变的进展,拒染区域逐渐向周边扩大,而细胞恢复时尼氏体的出现也是从核周开始并向四周延展。在超微结构方面,可见到高尔基体肿胀、扩散,粗面内质网及线粒体肿胀、断裂,神经丝及各种致密小体增加。

胞体的命运有三种可能:第一种是死亡,整个神经元包括其树突和轴突崩解、消失;第二种是不全恢复,表现为胞体萎缩,这种现象比较常见;第三种是完全恢复,胞体在经历一系列变化后,形态结构恢复至正常状态。

神经损伤后胞体的变化主要与神经元类型、生物体年龄、损伤部位到胞体的距离、轴突延伸的环境、神经元兴奋性及损伤类型有关。而这些因素又与神经损伤后的再生密切相关,提示神经系统损伤后胞体变化在再生调控中发挥重要作用。

B. 跨神经元变性:中枢神经元受损后,常常出现跨神经元变性(图8-16),进而出现神经元萎缩或者凋亡。与受损神经元形成突触的下一个神经元的变性称为顺行性跨神经元变性(anterograde transneuronal degeneration),而上一个神经元的变性则称为逆行性跨神经元变性(retrograde transneuronal degeneration),其中以前者较多见,可能是因失去正常神经元传入信号而导致神经元萎缩或退变的缘故。研究发现,切断猴一侧视神经后,可见外侧膝状体细胞嗜碱性减弱(RNA减少)、胞体萎缩;1个月后发生核膜变化和核内含物浓缩,核酸代谢改变,核萎缩;4个月后核仁也萎缩,内质网及高尔基体等有膜包被的细胞器发生肿胀。脊髓损伤后,损伤节段以下灰质前角运动神经元及其轴突参与组成的周围神经甚至运动终板也发生一系列改变。逆行性跨神经元变性在中枢神经系统损伤后也经常发生。例如切除枕叶大脑皮质后,不仅出现视束神经纤维及其终末变性,而且外侧膝状体内许多神经元也发生溃变。跨神经元变性现象表明,神经元之间的突触联系不但起到传递神经冲动的作用,可能还具有两方面的功能,一方面神经元要得以充分发育和生存,需要通过其传出信息的神经突(轴突)与其他神经元或者效应组织(肌或腺体)建立足够数量的联系;另一方面还要接受足够数量的来自其他神经元的突触联系和冲动传入,否则,神经元将会发生变性。

顺行性跨神经元变性可能是由于终止了传入冲动所致,是神经元适应功能改变的一种反应。功能丧失会导致树突棘数目减少,在视觉系统及梨状皮质的神经元树突棘发生选择性变性过程中,一些树突棘失去了功能意义而另一些树突棘具有更大的优势。跨神经元变性的发生存在较大差异,这可能与所选实验动物、动物模型、研究方法及观察手段等不同有关,如灵长类动物神经细胞变性比食肉动物和兔发生更

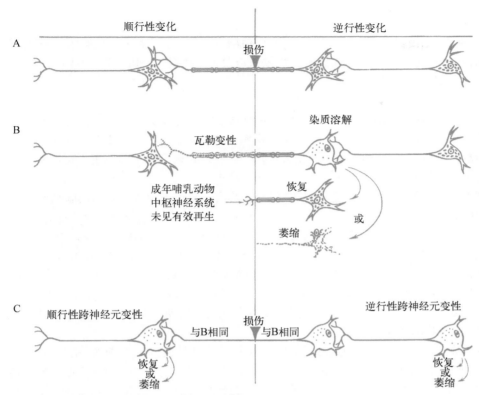

图 8-16 跨神经元变性示意图(引自《格氏解剖学》,1999)

快且更严重,幼年动物比成年动物出现变性亦较早。

2)胶质细胞的变化:中枢神经系统的胶质细胞主要包括星形胶质细胞、少突胶质细胞和小胶质细胞,这些细胞在中枢神经系统损伤都会发生变化。中枢神经系统损伤后,局部发生炎症、水肿,大量炎症因子释放,使得损伤区周围组织中的胶质细胞发生反应,其中最典型的是星形胶质细胞反应。

中枢神经系统损伤后,原发损伤灶处巨噬细胞聚集、激活并释放一些细胞因子,促使星形胶质细胞移向损伤灶周边,对损伤灶进行包裹,使其与正常组织隔离开来。同时星形胶质细胞增殖、肥大,细胞较正常时出现更多的胶质丝和突起,细胞内 GFAP 表达增多,代谢活动亦增强,此时称为反应性星形胶质细胞(reactive astrocyte)。反应性星形胶质细胞增生始于创伤后数小时,2 周达高峰,并可持续 4 周或更久。星形胶质细胞及其突起包围受损和变性的神经元,最终导致胶质瘢痕(glial scar)形成。除星形胶质细胞以外,少突胶质前体细胞、室管膜细胞和小胶质细胞等多种细胞也参与瘢痕的形成,形成的胶质瘢痕占据了原来神经元的位置。虽然胶质瘢痕在隔离损伤组织中起到有益的作用,但也构成了神经元突起生长的屏障而阻碍轴突再生,干扰神经元功能的恢复。反应性胶质增生是十分复杂的现象,包括胶质细胞间及胶质细胞与神经元之间的相互作用,是涉及许多细胞因子、细胞外基质复杂的作用过程,它最终将影响神经元的功能及命运。

作为中枢神经系统的成髓鞘细胞,少突胶质细胞也很容易受损伤的影响。少突胶质细胞凋亡在中枢神经系统损伤后广泛发生,并且是继发性损伤以及迟发性持续脱髓鞘改变的重要原因。研究表明,神经元和胶质细胞的凋亡均开始于脊髓损伤后 4 h,但前者高峰出现在损伤后 8 h,而后者则在损伤后 24 h,而且损伤后 7 天还出现伴随轴突变性的少突胶质细胞的第二次凋亡高峰。由于一个少突胶质细胞包裹多条轴突形成髓鞘,其死亡必然会造成原发损伤中未受损害的神经纤维节段性脱髓鞘,影响神经传导功能。

正常情况下中枢神经系统的小胶质细胞呈静止状态(分枝状),但在中枢神经系统损伤时会被激活,表现为细胞缩回突起而变圆,成为巨噬细胞,发挥吞噬作用,清除组织溃变区的血块及死亡细胞碎屑。在中枢神经系统损伤后,常可见小胶质细胞包绕于变性神经元胞体周围。激活的小胶质细胞还释放 TNF-α、IL-1、IL-6 等致炎因子,启动并加重炎症过程,造成组织细胞损伤。小胶质细胞激活后,细胞表面MHC 抗原表达增高,成为重要的抗原呈递细胞,在损伤后的特异性免疫中发挥重要作用。

2. 急性非创伤性脑损伤

急性非创伤性脑损伤在临床上十分常见,主要包括急性脑血管疾病和心、肺功能障碍引起的缺氧缺血性脑损伤两大类,其损伤发生与脑组织缺血、缺氧以及再灌注损伤密切相关,为涉及一系列生化与代谢反应的链式的病理生理过程。

(1) 急性脑血管疾病

脑血管疾病(cerebral vascular disease)是指各种原因使脑血管发生病变所引起的脑部疾病的总称,属于常见病和多发病,且具有较高的病死率和致残率。我国每年新发病例 100 余万,同时有近百万人死于该病,幸存患者多不同程度地丧失劳动能力,约 40% 重度致残,后果十分严重。更严峻的是,随着我国老龄化社会的来临,脑血管疾病的发病率呈逐渐上升趋势。

造成脑血管疾病的最常见原因是动脉粥样硬化,其次是高血压病所并发的动脉病变,此外还有心脏病、血液病、脑动脉瘤、动静脉畸形等。临床上根据起病与进展的缓急将脑血管疾病分为急性和慢性两大类,其中以急性者最多见,又称为脑血管意外(cerebral vascular accident,CVA),俗称中风(stroke)或卒中(apoplexy)。急性脑血管疾病包括缺血性中风(ischemic stroke)和出血性中风(hemorrhagic stroke)两类:前者为最常见的中风类型,约占 80%,包括脑梗死(cerebral infarction)和短暂性脑缺血发作(transient ischemic attack, TIA);后者包括脑出血(intracerebral hemorrhage)和蛛网膜下腔出血(subarachnoid hemorrhage,SAH)。慢性脑血管疾病常见的有脑动脉硬化症、血管性痴呆等,起病及进展均较缓慢,危害性相对较小。

缺血性中风是由于各种原因造成脑局部血流阻塞,导致急性血流中断,缺血、缺氧,软化坏死,出现相应神经症状,如偏瘫、失语等。造成局部血流阻塞的原因主要有供应脑的动脉因动脉粥样硬化、高血压合并动脉硬化等自身病变而严重管腔狭窄甚至闭塞,或在狭窄的基础上形成血栓;各种栓子(血液中的异常固体、液体、气体等)随血流进入脑动脉造成血流阻塞。

出血性中风是由于非创伤性原因引起脑实质或脑膜的血管破裂出血所致,其中脑出血是由于血液进入脑实质,因出血位置不同而症状各异,可出现呕吐、偏瘫、失语、意识障碍、大小便失禁等;蛛网膜下腔出血是由于脑膜血管破裂,血液流入蛛网膜下腔所致,患者出现剧烈头痛、恶心呕吐,可有不同程度的意识障碍,脑膜刺激征明显,也可出现其他神经症状。

急性脑血管疾病危害严重,一直都是神经科学工作者研究的焦点。深入研究其损伤发生机制对于阐明疾病本质具有重要意义,有利于采取更加合理有效的措施进行预防和治疗。

(2) 缺氧缺血性脑损伤

缺氧缺血性脑损伤(hypoxic-ischemic brain damage,HIBD)是指各种原因产生的低氧血症、酸中毒以及心脏泵血功能障碍所致的脑低灌注性损伤。心搏骤停是 HIBD 最主要的原因,在新生儿、婴幼儿及儿童时期心搏骤停常常由气道阻塞、溺水及严重急性哮喘等引起的窒息所致,而成年人则主要由冠心病、心肌病以及心室纤颤等引发。心搏骤停若不及时恢复,持续性低灌注甚至无灌注将使脑组织无可避免地遭受缺氧、缺血性损伤。HIBD 还是围产期窒息的严重并发症,有较高的发病率和病死率,也是导致智能落后和脑性瘫痪等儿童伤残的主要原因。

(3) 脑组织对缺血缺氧的耐受性

脑组织的氧供需要足够的血液循环来保证,如果脑灌注压过低,超出了脑血管自动调节的范围,或者脑血管发生栓塞,或者因呼吸衰竭导致氧饱和度过低,都会造成脑组织缺血、缺氧,引起神经元损伤甚至死亡。

正常脑血管具有一定的自动调节能力,当脑灌注压(cerebral perfusion pressure,CPP)在 $6.67 \sim 20.0$ kPa($50 \sim 150$ mmHg)波动时,可通过脑血管自动调节作用维持脑血流量(cerebral blood flow,CBF)在 50 ml/(100 g·min)左右。当 CPP 低于 6.67 kPa 时,CBF 下降。若 CPP 低于 4.0 kPa,CBF 将不足 15 ml/(100 g·min),或者脑静脉氧分压低于 2.67 kPa,此时神经元将受损。

虽然重量仅占体重的 $2\% \sim 3\%$,脑组织的耗氧量非常大,在静止时约占全身的 20%。同时,神经元对缺氧又十分敏感。电生理学研究证明,神经元在完全性氧剥夺十几秒钟后就开始出现电位变化;若缺氧持续 90 s,则丧失一切电活动,同时脑功能活动停止;若持续缺氧达 5 min,则出现不可逆的损害。如果常温下循环骤然停止,一般 $10 \sim 20$ s 内脑氧贮备耗尽并出现意识障碍,$3 \sim 5$ min 内糖及 ATP 耗尽,导致细胞膜泵功能停止。因此,要实现脑完全可逆性恢复,必须在 4~5 min 内恢复循环。

(4) 缺血半影区

缺血半影区(ischemic penumbra)这个概念最初由 Astrup 等于 1977 年提出,认为脑梗死后,在不可逆性损伤区域周边围绕着电生理活动消失但尚能维持自身离子平衡的脑组织,该区域神经元电活动中止,功能失活,但结构保持完整,能存活一段时间,若及时恢复血供,其功能可重新恢复。

随着研究不断深入,缺血半影区的概念也在不断发展。一般认为,短暂的局灶性脑缺血往往引起缺血部位的中心梗死,梗死区细胞表现为水肿和坏死,而梗死区周围的缺血区域则称为半影区,该区域仍有蛋白质合成和能量代谢,属于可逆性损伤区。随着缺血程度进一步加重和(或)缺血时间延长,半影区的神经元损伤也随之加重,甚至出现继发性死亡,使原有梗死面积进一步增大。对于脑梗死患者,脑保护治疗实际上就是针对半影区缺血神经元的保护。实践证明,及时合理的治疗可以有效减少或阻止半影区神经元死亡,防止梗死面积扩大。

利用 PET、fMRI 等有助于临床上确定缺血半影区的范围,以便协助诊断、监控疗效及判断预后。

(5) 损伤机制

脑缺血、缺氧以及再灌注损伤是十分复杂的病理生理过程,其机制目前尚未完全阐明,脑缺血、缺氧引起能量代谢障碍,能量严重不足而毒性代谢产物增加,造成神经元损伤甚至死亡。更为重要的是,经过溶栓、舒血管、心肺复苏等治疗后,脑血流恢复,而恢复血供的脑组织会发生再灌注损伤(reperfusion injury),通过产生大量自由基等使损伤进一步加重。脑出血后血肿周围组织继发性损伤的重要机制是缺血性损伤,而蛛网膜下腔出血常常出现血管痉挛,引起缺血。以急性非创伤性脑缺血为例,其损伤机制主要包括以下几个方面。

1) 能量代谢障碍与离子分布异常:缺血、缺氧造成可利用氧减少,氧化代谢障碍,因此只能通过加速细胞无氧代谢来缓解 ATP 的不足,结果使乳酸形成增多,造成酸中毒,加重组织缺血、缺氧,从而形成恶性循环。同时能量代谢障碍还造成细胞膜泵功能障碍,导致离子分布异常,引起膜电位改变和细胞内离子浓度变化。

缺血、缺氧影响与 ATP 有关的跨膜离子泵功能,Na^+ 大量流入细胞,而 K^+ 逸出到细胞外,影响细胞膜的正常去极化,严重影响神经元的兴奋性和传导功能。Na^+ 和 K^+ 平衡紊乱将导致细胞水肿,并刺激线粒体储存的 Ca^{2+} 释放,同时细胞膜上钙通道也因缺血、缺氧而超常开放,致大量 Ca^{2+} 内流,结果造成细胞内 Ca^{2+} 超载,从而激活多种蛋白酶及磷脂酶 A2,引起一系列生化反应,产生大量自由基,广泛损害细胞结构,加重微循环障碍。Ca^{2+} 超载是急性缺血性脑损伤的主要激活途径,被认为是神经细胞死亡的共同通路。

2) 兴奋性氨基酸毒性:兴奋性氨基酸(excitatory amino acid,EAA)主要是指谷氨酸和天冬氨酸,在缺血状态下发挥毒性作用的主要是前者。生理情况下中枢神经系统内谷氨酸作为兴奋性神经递质,与抑制性递质的活动保持动态平衡,其作用主要有参与调节脑发育过程中神经网络联系的建立,参与运动调节、感知、学习、记忆和情绪等高级神经活动。在胚胎发育过程中,谷氨酸可通过 NMDA 受体介导的毒性效应去除冗余的神经元或者突触联系,从而在神经网络构筑中发挥重要作用。而在学习记忆的电生理学基础——LTP 中,谷氨酸通过 NMDA 受体和 AMPA 受体协同发挥作用。

当中枢神经系统发生缺血、缺氧后,谷氨酸大量释放,局部组织内含量明显增高,对其受体产生过度刺激,形成神经毒性作用。研究表明,过度释放和积聚的谷氨酸主要通过激活 NMDA 受体介导缺血和缺氧性神经元死亡,其作用机制主要有:激活受体引起神经元持续去极化,造成细胞内 Ca^{2+} 超载,导致细胞死亡;引起自由基和一氧化氮生成增多,产生细胞毒性作用;参与脑内多种代谢过程,使三羧酸循环受阻,ATP 生成减少,加重其细胞毒性作用。

3) 自由基与氧化损伤:自由基(free radical,FR)是在最外层电子轨道上存在一个或多个未配对电子的原子、分子或原子团。自由基包括氧自由基和脂质自由基两大类,前者主要有羟自由基(·OH)、超氧阴离子自由基(O_2^-·)、单线态氧($^1O)_2$ 和氧化亚氮自由基(NO·);后者为氧自由基与多聚不饱和脂肪酸作用生成的中间产物。自由基性质极不稳定,有极强的氧化性,许多生物分子如 DNA、RNA、蛋白质、多糖、膜脂质等都可被自由基氧化而破坏。·OH 与多聚不饱和脂肪酸作用可启动脂质过氧化链式反应,导致生物膜广泛而严重的损害。

正常情况下,因线粒体呼吸链中存在电子转移,也会有少量自由基产生,但能被机体抗氧化系统及时清除而不致产生毒性作用。但在缺血-再灌注损伤过程中,线粒体产生自由基增多,还可通过黄嘌呤氧化酶系统以及激活的白细胞产生大量自由基。自由基的毒害作用除了引起脂质过氧化损伤生物膜以外,还可引起蛋白质变性、多核苷酸链断裂、碱基重新修饰等,破坏细胞结构完整性,严重影响膜的通透性、离子转运以及膜屏障等功能,从而导致细胞死亡。自由基还能导致 EAA 释放增加,促使脑缺血后再灌注损伤发生。

4) 线粒体功能障碍:脑缺血、缺氧及再灌注期间,细胞内 Ca^{2+} 超载、自由基和游离脂肪酸大量生成以及兴奋性氨基酸释放等均可破坏线粒体结构和功能,使呼吸链复合物电子传递完整性破坏,而黄嘌呤氧化酶系统过度激活,自由基生成增加,超过了细胞本身的清除能力,可造成线粒体 DNA 受损。同时线粒体在缺血、缺氧条件下会释放细胞色素 C、IL-1 和凋亡诱导因子等介导细胞凋亡的分子,通过级联反应导致细胞凋亡。

5) 一氧化氮:NO 是一种结构简单的气体分子,可自由通过细胞膜并作用于细胞内的靶分子,在体内具有广泛生物活性。中枢神经系统内 NO 主要由血管内皮细胞、神经细胞和神经胶质细胞中的一氧化氮合酶(nitric oxide synthase,NOS)催化 L-精氨酸的胍基末端原子与氧结合生成。NOS 有三种亚型,分别称为神经元型 NOS(nNOS)、诱导型 NOS(iNOS)和内皮型 NOS(eNOS)。其中 nNOS 和 eNOS 又合称为结构型 NOS(cNOS),因为细胞处于生理状态下即有表达。

生理条件下,NO 能维持血管的基础张力,调节脑、脊髓血流量,促进神经递质释放和参与突触可塑,参与长、短时记忆以及吗啡镇痛等多种生理过程,而且还与机体抗感染、抗炎、抗肿瘤等各种防御机制有关。

脑缺血、缺氧及再灌注期时,由于能量代谢障碍、兴奋性氨基酸积聚及细胞去极化,大量 Ca^{2+} 向细胞内流动,使 NOS 活性增高,局部 NO 过量产生和释放,导致神经毒性。NO 与 O_2^-·反应生成氧化性更强的过氧亚硝基阴离子(ONOO—),后者可直接氧化脂质及 DNA,还可氧化、硝化蛋白质分子中重要的氨基酸残基,从而对生物大分子造成损害,引起细胞损伤。

NO 在脑缺血时具有正负两方面的作用:一般认为,NO 的合成在缺血后的最初几分钟或几小时内,通过 cGMP 途径使脑血管扩张,增加脑血流,抗血小板聚集,进而抗血栓形成,还可限制 NMDA 受体依赖离子通道介导的 Ca^{2+} 内流,从而抑制 NO 的进一步生成和 Ca^{2+} 介导的毒性,对抗缺血性损伤,发挥保护作用。而中、晚期由于坏死灶内的炎症细胞、吞噬细胞等诱导产生大量 iNOS,由此造成 NO 的过度释放则具有细胞毒作用。

6) 内皮素:内皮素(endothelin,ET)广泛分布在神经元、胶质细胞和内皮细胞中,是一种强烈的缩血管物质。脑组织缺血、缺氧可刺激血管内皮细胞产生 ET。另外机体出现应激反应,引起血浆中儿茶酚胺水平增高,刺激外周血管内皮细胞分泌 ET 增多。研究表明,内皮素可导致血管痉挛;高浓度的 ET 可激活钙通道,使血管平滑肌细胞内 Ca^{2+} 超载,刺激产生大量自由基,造成血-脑屏障及神经组织损伤。

7) 其他:除了上述机制外,细胞因子(如 IL-1、TNF)、游离脂肪酸等也参与缺血、缺氧所致的脑损伤过程。

急性缺血、缺氧以及再灌注通过上述机制导致脑损伤,不但可损伤皮质部分和神经核,也可造成白质的损伤,不但可造成神经元变性和死亡,也可造成胶质细胞(如少突胶质细胞)死亡。研究表明,急性缺血、缺氧造成神经元死亡的方式不只是坏死,凋亡也是一种重要的细胞死亡方式。

(6) 神经元内源性保护机制

机体的细胞在受到有害因素侵袭时,并不是被动、消极地承受损害,而是积极地启动内源性保护机制,实现机体的自身保护与修复。脑缺血、缺氧及再灌注引起谷氨酸增多、细胞内 Ca^{2+} 超载、自由基大量蓄积等一系列病理生理变化,造成膜脂质及 DNA 损伤的同时,脑内的一些内源性保护因子释放增加,表现为:超氧化物歧化酶(superoxide dismutase,SOD)、谷胱甘肽过氧化物酶(glutathione peroxidase,GPX)等抗氧化防御系统活性增强;抑制性递质 GABA 释放增加;神经营养因子分泌增多;金属离子转运蛋白活性增强;凋亡抑制因子表达;组织中其他内源性保护因素如腺苷、热休克蛋白、IL-10 等含量增高。

8.2.3 中枢神经系统再生影响因素

中枢神经纤维和周围神经纤维损伤后轴突都显示再生能力或潜力,但再生效果迥然不同,提示轴突再生存在外部影响机制,这引起人们的极大兴趣。20 世纪 80 年代,Aguayo 等进行了一组经典的神经组织移植实验。首先,将中枢神经系统的胶质移植入周围神经,发现后者的轴突总是绕过移植的胶质生长,而不通过胶质。反过来,将周围神经移植入成年大鼠损伤的中枢部位,发现受损的中枢神经纤维在中枢神经组织内通常只能长出不超过 1 mm,但却长入周围神经移植物数厘米。通过上述实验可以得出如下结论:中枢神经纤维再生的决定性因素是轴突生长末端接触的微环境,而不是神经元固有的内在再生能力缺乏。

1. 胶质瘢痕及相关再生抑制因子

哺乳动物中枢神经系统受损后,在损伤处会出现星形胶质细胞反应性增生并形成胶质瘢痕,后者不但对神经轴突生长延伸起到机械性阻碍作用,更可通过其中的抑制性因子形成化学性屏障,成为抑制中枢神经系统再生的重要因素。

(1) 胶质瘢痕的形成及其机械屏障作用

中枢神经系统损伤后,由于血-脑(脊髓)屏障破坏和小胶质细胞激活,导致炎性因子如 TNF-β、IL-1、IFN-γ 等释放。这些细胞因子进而激活星形胶质细胞,使后者变为反应性星形胶质细胞。反应性星形胶质细胞移向损伤灶周边并将其包裹,从而起到隔离损伤组织的作用,这是其有利的一面;同时也启动瘢痕组织形成过程,而且造成星形胶质细胞与神经纤维的正常位置紊乱,因而也具有不利的影响。

胶质瘢痕由反应性星形胶质细胞增生、肥大,连同其突起及分泌的物质一起充填在损伤处形成,此外,少突胶质细胞、小胶质细胞等也参与形成胶质瘢痕。研究表明,因此中枢神经损伤后胶质瘢痕形成与髓鞘损伤密切相关,是星形胶质细胞、小胶质细胞、炎症细胞和髓磷脂之间相互作用的结果,但星形胶质细胞是胶质瘢痕的主要形成细胞。

胶质瘢痕的形成及特点随损伤机制不同而有所差异。切割或穿刺损伤由于破坏脑膜(或脊膜),常会出现成纤维细胞浸润,后者也参与胶质瘢痕形成,使得胶质瘢痕比挫伤时更为复杂。

胶质瘢痕直接形成机械性屏障,阻碍轴突枝芽延伸,使生长锥崩溃。早在 20 世纪初,Cajal 就观察到,再生神经轴突一旦遇到胶质瘢痕就停止生长,其末端明显膨大,该膨大部称为回缩球(dystrophic endbulb),其内堆积各种细胞器如神经丝、线粒体以及囊泡等,银染色时呈深染。

研究表明,形成回缩球的轴突并未丧失再生能力,在适当条件下还可以返回生长状态,比如用周围神经移植入切割损伤 4 周的脊髓时,仍可见轴突长入移植的周围神经中。甚至在红核脊髓束损伤 1 年后,用 BDNF 还可以使萎缩的神经元胞体恢复,轴突也可以长入周围神经移植物。

(2) 胶质瘢痕相关的抑制和排斥因子

胶质瘢痕除了形成三维物理屏障阻碍轴突生长外,其中的细胞成分还可分泌多种抑制轴突生长的分子。科学家已经从胶质瘢痕的实质中成功分离出能够抑制轴突生长的硫酸软骨素蛋白多糖(chondroitin sulphate proteoglycan,CSPG)以及其他多种化学物质(如 semaphorin-3、ephrin-B2、slit 蛋白等),这些抑制性分子形成一道强烈的化学性屏障,阻止轴突延伸,使生长锥崩溃。

1) 蛋白多糖:蛋白多糖(proteoglycan)也称蛋白聚糖,是主要成分为多糖的大分子复合物,是细胞外基质的主要成分,它以蛋白质肽链为核心,以重复二糖结构构成的硫酸化糖胺聚糖(glycosaminoglycan,GAG)为侧链形成。星形胶质细胞可合成和分泌四类蛋白多糖,即硫酸肝素蛋白多糖(heparan sulphate proteoglycan,HSPG)、硫酸皮肤素蛋白多糖(dermatan sulphate proteoglycan,DSPG)、硫酸角质素蛋白多糖(keratan sulphateproteoglycan,KSPG)和 CSPG。胶质瘢痕中的 CSPG 主要由星形胶质细胞所分泌,对轴突再生具有抑制作用。研究发现,采用细菌软骨素酶分解脊髓损伤处胶质瘢痕中的 CSPG,可以促进大鼠脊髓损伤后的轴突生长和功能恢复。

2) 糖蛋白:糖蛋白是细胞外基质中另一类重要的生物大分子,其主要成分为蛋白质。其中,腱蛋白(tenascin,TN)是在中枢神经系统中发现的一类具有重要生物活性的细胞外基质糖蛋白,包括众多成员:TN-C、TN-R、TN-Y、TN-X 和 TN-W 等。目前研究较多且功能较重要的是 TN-C 和 TN-R。TN-C 包括分子量分别为 200 kDa 和 220 kDa 的两种单体,而 TN-R 则包括 160 kDa 和 180 kDa 两种单体。各种 TN 蛋白在分子结构上具有相似性,以 TN-C 和 TN-R 为例,两种蛋白的分子结构 N 末端均富含半胱氨酸,且都含有两个重要的结构域——一个 EGF 样重复序列和一个Ⅲ型纤连蛋白重复序列,而在 C 末端,均含有一个纤维蛋白原样重复序列。这些结构域在维系 TN 蛋白的正常生理功能方面具有重要意义,即借助其内部的结构域,TN 蛋白与神经元发生特异性的配体-受体结合,进而对神经元形态和功能变化产生影响。

TN蛋白家族中,TN-R主要局限于中枢神经系统,而其他TN均广泛存在于各种组织和器官内。研究发现,脊髓、小脑、下丘脑和视网膜上的神经元(包括中间神经元)均有TN-R表达,海马及嗅球也有TN-R分布;在脊髓,TN-R主要定位在运动神经元及其轴突周围。

在中枢神经系统中,TN-C和TN-R分别来源于星形胶质细胞和少突胶质细胞。TN-R可能与中枢神经系统发育有关,主要在髓鞘形成的起始阶段和早期由少突胶质细胞分泌。研究表明,TN-R和TN-C上的纤连蛋白结构域和EGF样结构域均具有神经元胞体和生长锥排斥作用,因为体外培养的神经元突起总是绕过含有上述结构域的TN蛋白生长。

3) 轴突排斥因子:在中枢神经系统发育过程中,存在多种神经轴突吸引因子(attractant)和排斥因子(repellent),它们对轴突正确导向发挥重要诱导作用,使神经轴突长到特定的靶部位,这些因子统称为轴突导向分子(axonal guidance molecule)。近年来,人们对轴突导向分子的结构、功能和作用机制进行了较为深入的研究,为促进中枢神经系统损伤后的再生开辟了一条新路。目前已明确的轴突导向分子主要包括netrin家族、ephrin家族、semaphrin家族和slit家族。其中后三类轴突导向分子对轴突生长起化学排斥作用。研究表明,胶质瘢痕中不但含有抑制性分子CSPG,还含有semaphrin-3、ephrin-B2以及Slit蛋白等轴突排斥因子,它们与轴突上相应受体结合后,介导一系列反应,抑制轴突延伸,促使生长锥萎缩。

2. 少突胶质细胞-髓磷脂源性再生抑制分子

现已明确,在中枢神经系统的髓鞘里至少存在三种源于少突胶质细胞(髓磷脂)的主要抑制分子,Nogo-A、髓磷脂相关糖蛋白(myelin-associated glycoprotein,MAG)和少突胶质细胞-髓磷脂糖蛋白(oligodendrocyte-myelin glycoprotein,OMgp)。

(1) Nogo-A

1) Nogo的发现:1985年,Schwab等观察到,对于体外分离培养的神经元,尽管给予大剂量神经营养因子刺激其突起生长,但突起绝不长入植块培养的成年大鼠视神经组织。类似地,将分离培养的神经元置于成年大鼠脊髓、小脑和大脑切片上共培养,发现神经元突起只长入灰质区域,而不长入白质区域。这说明成年中枢神经系统特别是在白质内,存在潜在的能抑制神经突起生长的因素。

1988年,Caroni和Schwab从大鼠脊髓的髓磷脂中分离出两种分子量分别为35 kDa和250 kDa的蛋白成分,二者均对中枢神经突起生长有较强的抑制作用,分别命名为NI-35和NI-250,并制备了针对NI-250的单克隆抗体IN-1,发现该抗体也可与NI-35反应。NI-35和NI-250在所有中枢神经系统白质区域都有分布,而在周围神经中却未见分布。免疫学及生物化学研究结果表明,NI-35与NI-250密切相关,后者可能是含有NI-35的复合物。IN-1在体外可阻断少突胶质细胞和髓磷脂对轴突生长的抑制,在体内则可增强脊髓损伤大鼠受损轴突再生,并出现明显功能恢复。以上提示NI-250可能是髓鞘中存在的一种抑制轴突生长的分子,这激励人们不懈地寻找中枢神经系统的再生抑制因子。1998年,Spillman等又从牛脑中分离出与大鼠NI-250同源的、分子量为220 kDa的轴突再生抑制蛋白——bNI-220,它具有6条肽链,对神经元突起生长具有较强的抑制作用,且该作用也能被抗体IN-1阻断,这进一步肯定了中枢髓磷脂内轴突生长抑制因子的存在。

2000年,*Nature*刊登了不同实验室关于大鼠和人类抑制受损中枢神经轴突再生的基因——*nogo*基因克隆成功的报道,这揭开了髓磷脂相关轴突生长抑制因子研究的新篇章。

2) Nogo蛋白结构:人*nogo*基因定位于染色体2p14-13,含有14个外显子,而小鼠*nogo*基因只含有11个外显子。*nogo*基因编码的蛋白称为Nogo蛋白,有三个不同的异构体,分别命名为Nogo-A、Nogo-B和Nogo-C(图8-17),这三种蛋白产物由同一基因通过不同启动子或RNA剪接方式形成。Nogo-A主要存在于胚胎和成年动物的中枢神经系统,且主要表达于少突胶质细胞和某些神经元,而Nogo-B在神经系统的表达量很少,Nogo-C则不仅存在于神经系统,还广泛分布于中枢神经系统以外的组织如骨骼肌中。三种Nogo蛋白异构体中,只有Nogo-A具有抑制轴突再生的作用,它是中枢神经系统髓磷脂抑制因子的主要形式。大多数Nogo分子分布于内质网膜,少数分布于细胞表面。

大鼠的Nogo-A转录本编码1163个氨基酸,现认为其产物可能就是被IN-1识别的NI-250。人的Nogo-A(hNogo-A)由1192个氨基酸残基组成,相当于大鼠的NI-250;Nogo-B由373个氨基酸残基组成,与Nogo-A相比缺少186~1004位氨基酸残基,相当于大鼠的NI-35,而Nogo-C由199个氨基酸残基组成,分子量最小。这三种蛋白异构体的氨基端(N末端)没有同源性,也缺乏通常可作为信号序列的

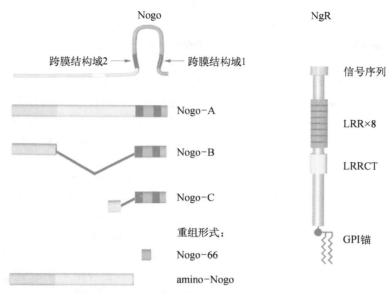

图 8-17　Nogo 蛋白异构体及 NgR 结构示意图(引自 Brittis,2001)

疏水氨基酸肽段。但三者有一相同的羧基端(C 末端),含 188 个氨基酸残基。靠近 C 末端,有两个长度分别为 35 和 36 个氨基酸残基的疏水结构域,即跨膜区。表位作图(epitope mapping)研究表明,这两个跨膜区被一包含 66 个氨基酸残基的环状亲水结构域分开,该结构域位于细胞外侧或胞膜上,称为 Nogo-66,与主要定位于内质网的浆膜蛋白家族(reticulons)有很高的同源性。Nogo-A 的 N 末端和 C 末端均在细胞内(图 8-17),进一步分析发现,Nogo-A 有两个完全独立并具有抑制活性的结构域:Nogo-66 和 amino-Nogo。Nogo-66 是 Nogo-A 的细胞外功能区域,也存在于其他两种 Nogo 异构体中,体外实验证实髓鞘的大部分抑制活性可以被针对这一片段的抗体所阻断。amino-Nogo 是指从 Nogo-A 的 N 末端到第一个疏水区的氨基酸序列,富含酸性氨基酸(如脯氨酸)残基和负电荷。研究表明可溶性重组 amino-Nogo 和 Nogo-66 蛋白都具有独立的抑制活性,但二者在靶细胞特异性方面有所不同,amino-Nogo 不仅可以抑制神经元生长,还可以抑制成纤维细胞生长,而 Nogo-66 只能抑制神经元生长。

　　3) Nogo 受体及其信号途径:Nogo-A 抑制轴突生长的作用是通过与 Nogo 受体结合来介导和实现的。Nogo 受体又称为 Nogo-66 受体(Nogo-66 receptor,NgR),是一种含 473 个氨基酸残基的蛋白质,因为能与 Nogo 的胞外结构域 Nogo-66 高亲和力结合而得名。在 NgR 的 N 末端具有典型的易位信号序列,继之排列着 8 个富含亮氨酸的重复序列(称为 LRR 基序)和一个富含半胱氨酸结构的 C 末端基序(称为 LRRCT 基序),而其 C 末端借助一个糖基化磷脂酰肌醇(glycosylphosphatidylinositol,GPI)结构附着于神经元胞膜表面(图 8-18)。LRRCT 是 Nogo-66 的结合区域,Nogo-66 需通过 LRRCT 与 NgR 特异性结合才能产生抑制轴突生长的作用。amino-Nogo 也具有抑制轴突生长活性,但目前人们对相应受体及其作用机制还知之甚少。

　　研究表明 NgR 广泛分布于中枢神经系统的神经元,包括大脑皮层神经元、海马神经元、小脑蒲肯野细胞和脑桥神经元等。通过采用针对 NgR 的抗体进行免疫组织化学研究发现,在胚胎脊髓神经元的轴突上可检测到 NgR 的存在,在对 Nogo 敏感的晚期鸡胚 DRG 神经元中也可以检测到 NgR,而在对 Nogo 不敏感的早期胚胎 DRG 或视网膜神

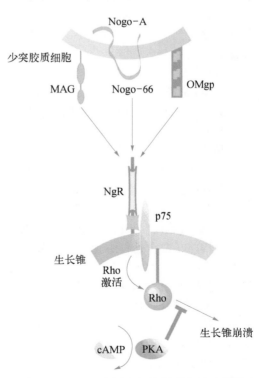

图 8-18　NgR 介导生长锥崩溃作用示意图

经元中却没有或很少有 NgR 表达。以上 NgR 表达模式与其介导 Nogo 抑制轴突再生的作用相一致,这进一步证实 NgR 确实是 Nogo-66 的功能受体。

实际上,NgR 的配体不仅是 Nogo-66,其他两个髓磷脂相关抑制因子家族成员 MAG 和 OMgp 也可以与 NgR 紧密结合(图 8-18),从而介导轴突生长抑制作用。

NgR 分子通过 C 末端 GPI 锚(GPI anchor)结构固定于细胞膜表面,氨基酸序列中不存在跨膜作用域,也不存在细胞内结构域。因此 NgR 的作用必然需通过一个能够转换细胞外信号和胞内起始信号的共用受体协同作用,借以向胞质内转导 Nogo-66 的细胞生长抑制信号。研究发现,神经营养素家族的低亲和力受体 $p75^{NTR}$ 可作为 NgR 的共受体(coreceptor),NgR-$p75^{NTR}$ 受体复合物将细胞外的抑制信号跨膜转运进入靶神经元内。

$p75^{NTR}$ 通过它的细胞外结构域与 NgR 的 C 末端相互作用,而它的细胞内结构域则可介导髓磷脂相关抑制作用,而且所介导的所有已知 NgR 配体(Nogo-A、OMgp、MAG)的抑制作用是以不依赖神经营养因子的方式进行的。$p75^{NTR}$ 通过激活一个膜锚定的鸟苷三磷酸酶(guanosine triphosphatase,GTPase)——小 G 蛋白 Rho 来激活下游分子,促使生长锥崩溃。Rho 是一个十分重要的生长锥骨架基础调节因子,通过激活 Rho 相关激酶(Rho-associated kinase,Rho-kinase/ROK/ROCK)发挥作用。研究表明,Rho 的失活可以减轻 Nogo-A 诱导的生长锥崩溃;Rho 表达减少的神经元对 MAG 诱导的生长抑制无反应;阻断 Rho 的作用后,神经元突起可以向具有 MAG 的神经组织中生长。

研究发现 Rho 的活性受蛋白激酶 A(PKA)的抑制,若升高细胞内 cAMP 水平,可以通过增加 PKA 的磷酸化作用使 Rho 失活,从而抑制生长锥的崩溃,促进脊髓损伤后神经轴突的生长。

综上所述,出现在细胞内信号水平的集中的抑制性影响是由轴突膜上的 NgR-$p75^{NTR}$ 介导的,这就可以解释中枢神经损伤后髓磷脂引起强烈轴突生长抑制作用的原因。研究证实 NgR 阻滞剂和 Rho 拮抗剂都可以通过阻止髓磷脂的生长锥抑制作用而促进轴突再生,因此,在促进再生的策略中,NgR 或 Rho 可能成为重要的药物作用靶点。

除 $p75^{NTR}$ 外,研究发现另外两种蛋白也可作为 NgR 的共受体:一种是 TNF 受体家族成员 TROY,另一种是含有 LRR 和免疫球蛋白样结构域的 NgR 作用蛋白(LINGO-1)。

4)Nogo-A 的生物学效应:研究表明,Nogo-A 可能通过以下三种方式抑制中枢神经元轴突再生:① 完整少突胶质细胞表面的 Nogo-66 与损伤神经元的 NgR 结合;② 受损少突胶质细胞脱落下来的含 Nogo-66 的膜片段与损伤神经元的 NgR 结合;③ 完全变性崩解的少突胶质细胞释放 Nogo-A 细胞内功能区域 amino-Nogo 以及 Nogo-66 的可溶性蛋白水解片段,二者共同产生更强烈的抑制作用。在损伤脊髓神经组织中,多数情况下三种方式同时存在,共同介导 Nogo-A 抑制中枢神经元轴突再生的作用。

(2) MAG

MAG 是最早被发现和鉴定的髓鞘来源的轴突再生抑制蛋白,它在成年中枢神经系统中占髓鞘总蛋白量的 1%,而在周围神经系统髓鞘总蛋白中则仅占 0.1%。

MAG 由 *mag* 基因编码,人类 *mag* 基因定位于染色体 19q13.1,全长约 22kb,含 12 个外显子。MAG 为一种跨膜蛋白,分子质量约为 100 kDa,约含 600 个氨基酸残基,包括一个较长的胞外区、一个跨膜区和一个胞内区。MAG 胞外区含有 5 个免疫球蛋白样结构域,与同一家族的神经细胞黏附分子(NCAM)高度同源,因此 MAG 属于免疫球蛋白基因超家族成员。MAG 的氨基酸序列中 Arg118 是该蛋白与神经元轴突结合的重要位点,当该位点 Arg 突变成 Ala 或 Asp 时,结合作用即消失。

MAG 有胞内区长度不同的两种剪接形式,即 L-MAG 和 S-MAG,分子量分别为 72 kDa 和 67 kDa,这两个异构体在发育过程中受分化调节,L-MAG 首先出现。发育早期中枢神经系统中 MAG 主要为 L-MAG,成年后则为 S-MAG,而在周围神经系统的不同发育时期均为 S-MAG。MAG 与受体 NgR 结合后,通过共受体介导生长锥崩溃,发挥抑制轴突再生的作用。

MAG 是髓鞘形成时首先表达的蛋白之一,但与 Nogo 和 OMgp 不同的是,它仅表达于少突胶质细胞而不表达于神经元。作为髓磷脂的重要组成成分,MAG 对于维持髓鞘具有重要作用,成年动物若缺乏 MAG 会出现广泛脱髓鞘改变。MAG 对神经轴突生长兼具抑制和促进的双向调节作用,其作用发挥有赖于动物发育阶段及神经元类型:对于新生动物,MAG 起促进神经轴突生长作用;而对于成年哺乳动物,MAG 则发挥抑制轴突生长的作用,因此成为成年哺乳动物中枢神经系统损伤后轴突再生的重要抑制因素之一。研究表明,MAG 对体外培养的 DRG 神经元具有较强的抑制突起生长作用,*mag* 基因转染的施万细胞也表现出明显的抑制神经元突起生长的活性。相反,将小鼠 *mag* 基因敲除(*mag* -/-),则发现其周围神经和中枢神经系统损伤后轴突再生效果明显增强。

(3) OMgp

1988 年,科学家在人类中枢神经系统白质中发现一种花生凝集素结合蛋白,这种高度糖基化的蛋白质仅存在于中枢神经髓鞘以及体外培养的少突胶质细胞中,遂命名为少突胶质细胞——髓磷脂糖蛋白(OMgp)。

OMgp 由 *omgp* 基因编码,人类 *omgp* 基因定位于染色体 17q11.2,基因全长约 3.0 kb,一般认为包含 2 个外显子。

未成熟的 OMgp 是分子量为 120 kDa 的糖蛋白,由 440 个氨基酸残基组成,分子结构包括五个结构域,从 N 末端到 C 末端依次为:含信号序列的氨基末端、较短的半胱氨酸富含区(cysteine-rich region,CR)、对 OMgp 功能起主要作用的富含亮氨酸的重复序列(leucine-rich repeat,LRR)、丝/苏氨酸富含区(serine-threonine rich domain,S/TR)以及疏水的 C 末端片段(图 8-19A)。其中两个结构域较为重要,一个是 S/TR 结构域,另一个是 LRR 结构域。S/TR 结构域由 197 个氨基酸残基组成,其中包含几个固定的 O-连接和 N-连接糖基化潜在位点。进一步研究表明,OMgp 的大多数 N-糖基化位点存在于 OMgp 的另一个结构域 LRR,该结构域由 172 个氨基酸残基组成,可进一步分成 8 个富含亮氨酸的重复序列。因此,OMgp 是一个亮氨酸富含重复序列家族成员,这个家族的大多数成员与蛋白之间的相互作用有关,参与神经发育、基因表达调节和细胞凋亡。LRR 结构域是参与轴突生长抑制的主要活性部位,已经证实多种哺乳动物 OMgp 的 LRR 结构域具有高度同源性。

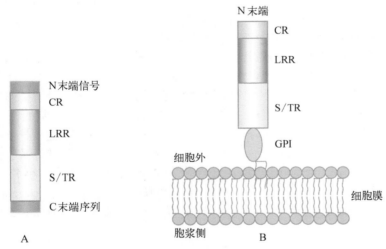

图 8-19　OMgp 结构模式图(引自 Vour'h,2004)

A. 未成熟形式;B. 成熟形式

成熟的 OMgp 则仅有约 46 kDa 的主链结构(图 8-19B),定位于髓鞘膜外层,由 GPI 锚定在膜上。磷脂酰肌醇磷脂酶 C(phosphoinositide-specific phospholipase C,PI-PLC)可以特异性地水解 GPI 部分,将 OMgp 变为可溶性分子。

OMgp 与受体 NgR 结合后,通过共受体介导生长锥崩溃,从而发挥抑制轴突再生的作用。研究发现,由 PI-PLC 水解释放的 OMgp 分子片段可以导致鸡胚(13 天)DRG 神经元生长锥崩溃;重组的可溶性 OMgp 可抑制体外培养的新生大鼠(7~9 天)小脑颗粒神经元轴突的生长,而这种抑制作用主要依赖 LRR 结构域。此外,OMgp 还具有抑制细胞增殖、维持郎飞结完整性和抑制轴突出芽等作用。

3. 中枢神经系统中其他不利于再生的因素

(1) 神经元自身再生能力有限

髓磷脂和胶质瘢痕的抑制作用是阻止中枢神经成功再生的重要因素,但中枢神经元本身还存在某些内在再生能力的缺陷或不足,表现为成年哺乳动物中枢神经元本身的生长程序受到限制。

众所周知,周围神经系统的神经纤维对于切割和挤压损伤后的再生反应是哺乳动物神经元再生的范例。当周围神经轴突损伤后,功能各异的成熟神经元转变为生长模式,控制其特殊功能(如传导感觉或控制运动等)的基因被关闭,而表达某些特异基因从而促进轴突生长,这些基因称为再生相关基因(regeneration-associated gene,RAG)。通过对周围神经系统再生的系统研究,对于 RAG 的认识已经比较清楚。

研究证实 RAG 的表达在调节中枢神经轴突再生反应中也具有重要意义。DRG 神经元在其周围突损伤后再生非常活跃,但是切断脊髓后索造成其中枢突损伤却并不引起神经再生反应。如果在后索损伤之前,先切断周围突,横断的中枢突则可以在脊髓的后柱内生长、延伸很长距离。这种周围突"条件性损伤",使有内在生长能力的成熟背根节神经元具备了克服中枢神经系统不利再生环境的能力。这种再生反应实际上是由于周围突损伤激活了 RAG。

(2) 中枢髓鞘形成特点

中枢神经系统髓鞘形成(myelination)特点有别于周围神经系统。周围神经的髓鞘由施万细胞形成,一个施万细胞只包卷一根轴突,形成一个结间体,同时在施万细胞外面有基底膜,形成的基底膜管在再生时可提供生长通道,并能引导和促进再生。而在中枢神经系统中,一个少突胶质细胞可以包卷数条到数十条轴突形成多个结间体,同时少突胶质细胞也没有基底膜,这也是不利于再生的因素

4. 胶质细胞对再生的促进作用

胶质细胞是神经系统中数量众多的一大类细胞群体,约占中枢神经系统细胞总数的90%,而星形胶质细胞是其中的主要组成成分,具有十分重要的功能。中枢神经系统内神经元及其突起之间的空隙,几乎全部由星形胶质细胞所充填,起支持、分隔和绝缘作用。同时,星形胶质细胞还分泌多种神经营养因子,参与对神经元的营养,还参与血-脑屏障形成,调控神经元微环境等。

从上述再生抑制的因素来看,星形胶质细胞似乎只起抑制再生作用。其实不然,星形胶质细胞在中枢神经系统再生中扮演的角色似一把双刃剑,即既具有抑制再生的一面,又具有促进再生的一面。反应性星形胶质细胞能分泌和释放多种神经营养因子或细胞因子,包括 NGF、CNTF、GDNF、bFGF、PDGF 以及 GMF 等,这些因子具有保护受损神经元和促进神经再生的作用。另一方面,星形胶质细胞还合成和分泌许多细胞外基质分子及黏附分子,包括层连蛋白、纤连蛋白、NCAM、N-钙黏蛋白(N-cadherin)、神经元-神经胶质细胞黏附分子(neuron-glia cell adhesion molecule,NgCAM)等,这些分子可促进神经再生。

小胶质细胞约占中枢胶质细胞的 5%～20%,是一种吞噬细胞,在中枢神经系统损伤时激活成为反应性小胶质细胞(reactive microglia)。反应性小胶质细胞也称为吞噬性小胶质细胞(phagocytic microglia),能吞噬溃变组织碎片,有利于再生;能释放星形胶质细胞生长因子(astrocyte growth factor),刺激星形胶质细胞增生;还能通过释放 IL-1、IL-6 以及 TNF 等细胞因子,调节神经元和胶质细胞的增殖、发育、分化和迁移。

8.2.4 神经保护

神经保护(neuroprotection)是指在中枢神经系统急性损伤(中风、创伤、缺氧缺血性脑损伤等)或者慢性退行性疾病发生前或者发生后的早期,采用药物治疗或者某些处理,将脑、脊髓或周围神经损伤程度降到最低的一种治疗策略。神经保护的目的在于避免或减轻(减少)神经元功能障碍、死亡,最大限度维持神经细胞间相互作用的完整性。神经保护的主要措施是去除病因和使用神经保护剂(neuroprotectant),其他如低温治疗等也具有一定神经保护作用。

1. 神经保护剂

1) 兴奋性氨基酸拮抗剂:兴奋性氨基酸和受体结合后离子通道被激活,引起 Ca^{2+} 和 Na^+ 内流、K^+ 外流,引发一系列离子代谢和转运障碍,成为继发性损伤的共同途径。使用兴奋性氨基酸拮抗剂可抑制其作用,降低其毒性。

2) 钙通道阻滞剂:可阻止 Ca^{2+} 内流,还可作用于微循环系统,减轻损伤介导的血管痉挛,改善损伤后脑、脊髓血流,从而阻止继发性损伤的发展。

3) 神经节苷脂:神经节苷脂是广泛存在于哺乳动物细胞膜上含糖脂的唾液酸,在中枢神经系统内含

量特别高,参与神经元的发育和分化。目前主要应用于脊髓损伤治疗的外源性神经节苷脂是单唾液酸四己糖神经节苷脂,其作用机制有:对抗兴奋性氨基酸毒性;减少脂质过氧化反应,减少自由基形成;保护细胞膜钠泵的活性,防止离子失衡;防止细胞内 Ca^{2+} 积聚;直接嵌入受损神经元胞膜并加以修复。通过上述作用,减轻神经元变性和死亡,加强神经细胞营养,促进其轴突及树突发芽,促进神经功能恢复。

4)阿片受体拮抗剂:内源性阿片肽的过量释放被认为是中枢神经系统创伤后缺血坏死的重要因素,可使血流的自身调节能力丧失,动脉压下降,致血流量减少。阿片受体拮抗剂可能通过以下机制发挥作用:拮抗内源性阿片肽,提高平均动脉压和脑、脊髓血流量;抑制自由基产生,提高超氧化物歧化酶活性;拮抗白三烯和血小板活化因子,阻止损伤后 5 - HT 升高;增加去甲肾上腺素代谢。

5)NOS 抑制剂:脑、脊髓损伤后神经细胞过度表达 iNOS,NO 大量产生并参与神经细胞损伤过程,具有细胞毒性。研究表明,应用适当剂量的 NOS 抑制剂亚硝基左旋精氨酸甲酯可以抑制 NO 释放,减小神经元死亡率,减轻继发性损伤。

6)抗氧化剂及自由基清除剂:中枢神经系统损伤后内源性抗氧化剂(如维生素 C、维生素 E 等)明显减少或耗竭。维生素 C 兼具抗炎及抗氧化作用,因分子量较小,可直接进入细胞内,能通过直接或间接的方式清除氧自由基,阻断脂质过氧化反应,还能通过恢复维生素 E 的活性发挥抗氧化作用。

7)血小板激活因子拮抗剂:血小板激活因子是一种具有广泛生物活性的脂质,是体内许多病理生理反应的启动因子。研究发现中枢神经系统损伤后局部组织中血小板激活因子含量显著增加,提示其变化与中枢神经系统损伤密切相关。血小板激活因子拮抗剂可能的作用机制是:通过阻断血小板激活因子受体,直接地抑制血小板激活因子的作用,也间接地抑制磷脂酶 A2 和 TXA2 合成酶,减少花生四烯酸代谢产物的释放,从而使血小板聚集和血管收缩物质作用减弱,同时减弱血小板激活因子对其他炎性介质的介导和协同作用,有效防止血管痉挛及血栓形成,同时抑制 Ca^{2+} 内流,抑制脂质过氧化反应及兴奋性氨基酸产生和释放,从而抑制继发性损伤的发生发展。因此,血小板激活因子受体拮抗剂对治疗脑、脊髓损伤后的继发性损伤具有潜在价值。

8)皮质类固醇:类固醇激素是目前临床上广泛用于治疗急性中枢神经系统损伤的药物,其可能的作用机制有:对抗继发性炎症反应;抑制脂质过氧化反应;抑制磷脂酶活性,抑制脂质水解;作用于血管类固醇受体,使血管扩张,增加血流量,改善脑(脊髓)的营养供应,维持有氧能量代谢;清除氧自由基;稳定细胞膜离子通道,减轻钙超载造成的细胞损伤;预防和减轻脑、脊髓水肿;抑制损伤组织中儿茶酚胺的积聚;抑制细胞 Ca^{2+} 超载。

另外,研究发现某些中药的有效成分(如银杏内酯)也具有一定神经保护作用。

2. 低温脑保护

人们早已注意到低温对脑具有保护作用,但对其保护效应、机制以及潜在不良反应的系统研究却时间不长。大量动物实验以及越来越多的临床试验表明,脑温改变可以对多种原因造成的脑损伤的病理生理过程产生影响,脑温升高可加重脑损伤,而降低脑温则具有脑保护作用。

研究表明,低温处理可以降低脑创伤后的死亡率,减轻创伤性脑水肿,减轻脑损伤的程度并缩小脑损伤的范围。其作用机制可能包括以下几个方面。

1)降低脑代谢,减少氧耗:降低脑温可以抑制脑组织的有氧代谢,减少氧耗(脑温每降低 1℃,氧耗减少约 7%),从而提高脑组织对缺氧的耐受性。低温延缓缺血、缺氧状态下脑内 ATP 的耗竭,因而可以较长时间维持细胞膜跨膜离子浓度梯度,防止或减轻细胞膜功能障碍引发的一系列瀑布式反应。当然,长时间缺血最终会导致能量耗竭和乳酸堆积从而引起严重脑损伤,但是低温治疗可以为其他治疗赢得时间。

2)降低谷氨酸兴奋性毒性:研究表明降低脑温可以抑制脑缺血引起的谷氨酸释放增加,从而降低谷氨酸的兴奋性毒性。

3)减轻自由基损伤:降低脑温可以减少氧自由基和羟自由基的生成,从而减轻自由基介导的脑损伤。

4)防止细胞内 Ca^{2+} 超载:研究表明缺氧引起的神经细胞内 Ca^{2+} 浓度增加与脑温呈正相关,温度升高会加重 Ca^{2+} 超载,而温度降低则细胞内 Ca^{2+} 集聚减少。

5)降低血-脑屏障通透性:水分和血液中的有害物质进入脑实质减少,因而可以减轻脑水肿,减轻神经元损伤。

6)影响其他生化过程：低温可稳定神经元骨架蛋白，从而维持轴浆运输和膜稳态。低温还可抑制NO生成，抑制缺血导致的神经元凋亡。

低温治疗按降温程度可分为轻度低温(33～35℃)、中度低温(28～32℃)、深度低温(17～27℃)和超深度低温(2～16℃)。目前多采用32～34℃低温治疗，这样可以减少不良反应发生。

3. 神经保护策略

(1) 缺血性中风的神经保护

对于缺血性中风，进行溶栓、抗凝和降低血浆纤维蛋白原浓度等治疗以恢复和改善脑血流是非常重要的，虽然恢复血供后有再灌注损伤的可能。脑保护措施实际上就是针对缺血、缺氧以及再灌注损伤的各个环节进行预防或阻止。

1)细胞保护治疗：可采用钙通道阻断剂、谷氨酸受体阻断剂、自由基清除剂、神经节苷脂等药物保护神经细胞，避免或降低缺血、缺氧及再灌注引起的细胞损伤。

2)减轻缺血性脑水肿：缺血性脑水肿也是缺血性中风损伤的一个重要环节，采用脱水剂、类固醇激素并阻断炎性反应，可以减轻缺血性脑水肿，达到神经保护的目的。

(2) 出血性中风的神经保护

脑出血具有较高的病死率和致残率，以往的治疗措施主要针对血肿本身，但疗效不够满意，后来通过研究发现，脑出血后血肿周围组织(perihematoma tissue)的细胞会发生一系列病理生理变化，并成为影响脑出血转归的重要因素。血肿周围组织内细胞损伤的机制主要包括：血肿的冲击和挤压可造成组织细胞机械性损伤，致细胞变形，神经纤维变性或断裂，突触联系中断，血管闭塞、坏死或撕裂；血肿引起周围组织缺血、缺氧，加之血肿析出及分解产物的影响，以及白细胞浸润及炎性损伤，血肿周围组织水肿等，可导致继发性损伤；血管损伤引起内皮素释放增加，同时血肿周围组织中多种基质金属蛋白酶表达增高，引起层连蛋白、胶原蛋白等多种基质成分水解，导致继发性血管结构损伤。

介于以上情况，合理的出血性中风神经保护策略除了清除血肿以外，还应对血肿周围组织损伤进行药物保护：

1)采用内皮素系统阻断剂、钙通道阻断剂等对血肿周围组织缺血进行改善。
2)应用血管紧张素转换酶抑制剂对血管基质损伤进行保护。
3)通过提高血浆胶体渗透压减轻局部渗透性水肿。
4)抑制白细胞浸润，防止其损害血-脑屏障并释放或诱生自由基、细胞因子等毒性物质。

(3) 缺氧缺血性脑损伤的神经保护

缺氧缺血性脑损伤的直接原因是心搏骤停，保护措施的第一步应当是心肺复苏并应用肾上腺素增加心脏和脑的灌注压，从而恢复脑血流和氧供，因为有效的能量代谢是脑组织存活的前提，尽管存在再灌注损伤的可能。除此以外，还可采取以下保护措施：低温脑保护、抑制Ca^{2+}内流、抗兴奋毒性、抗自由基损伤、减少脂质过氧化；抑制NOS活性、调节内源性保护等。

(4) 脑创伤的神经保护

影响脑创伤疗效的主要原因是继发性损伤，因为原发性损伤在外力作用即刻就已决定，不可能逆转，而继发性损伤不是即刻发生，而是发生于创伤后数分钟、数小时甚至数天，有一个发展过程，这给干预治疗提供了一定的"时间窗"。造成继发性脑损伤的机制十分复杂，主要包括颅内血肿和创伤性脑水肿、血-脑屏障破坏、微循环障碍、Ca^{2+}超载、兴奋性毒性、氧自由基与脂质过氧化损伤等，脑保护就是针对这些方面来实施的。

1)抑制脂质过氧化反应：主要采用类固醇激素，如甲泼尼龙(methylprednisolone)。有研究认为，早期大剂量应用可提高脑创伤患者生存率，改善神经功能预后。为了克服其激素效应引起的不良反应，人们着力研制新一代类固醇制剂，比如21-氨基类固醇等。

2)清除自由基：主要采用SOD、VitE、VitC、甘露醇等。

3)阻止Ca^{2+}超载：可采用钙通道阻断剂(如电压依赖型L型钙通道阻断剂尼莫地平)，也可以应用神经节苷脂结合Ca^{2+}，减少Ca^{2+}内流，还可以采用Mg^{2+}阻断NMDA受体相关离子通道，从而抑制Ca^{2+}内流。

4)拮抗兴奋性氨基酸毒性作用：可采用竞争性或非竞争性NMDA受体阻断剂等阻断谷基酸的作用，还可以采用突触前兴奋性氨基酸释放抑制剂以减少兴奋性氨基酸的释放。

5) 拮抗阿片肽：临床试验表明,创伤后早期应用阿片受体阻断剂纳洛酮可以明显降低死残率,有助于神经功能恢复。

6) 抑制脑代谢：可以采用亚低温(28~35℃)疗法,或者采用具有镇静、催眠作用的巴比妥类药物抑制脑代谢,从而减少氧自由基产生。

7) 抗感染治疗：可采用缓激肽拮抗剂、非类固醇或类固醇抗炎药,拮抗炎性损伤作用。

8) 促进脑功能恢复：可以补充内源性保护因子如神经节苷脂、Mg^{2+} 和腺苷,还可采用高压氧治疗提高血氧含量,增加血氧弥散和组织含氧量,防止或减轻缺氧性损伤的发生发展。

8.2.5　脊髓损伤修复

中枢神经系统损伤后,及时、合理地采用药物、低温等治疗措施,可以防止或减轻继发性损伤,减少神经元和胶质细胞的变性、死亡,为神经再生提供了更好的基础,这是很重要的一步,但是对于已丧失神经功能的恢复来说,这还仅仅是第一步。受胶质瘢痕和抑制性分子影响以及中枢神经元再生能力的限制,成功的中枢神经系统再生似乎遥不可及,相关研究进展十分缓慢,可谓举步维艰,但也并非一筹莫展,自"脑的十年"以来,科学家和临床工作者对脊髓损伤后的再生、修复以及功能重建进行了不懈的研究和探索,取得了一些可喜的成果。

理论上讲,成功的中枢神经系统再生必须满足以下条件：① 必须有一定数量神经元存活并且具有合成生物活性物质的能力,以便为轴突再生提供物质基础；② 再生轴突必须生长足够长的距离,以穿过损伤处并到达靶部位；③ 再生轴突必须定位于合适的靶细胞并与其形成功能性连接(突触)。研究表明,大鼠及猫的脊髓损伤后,只要有 10% 的轴突保留下来,即可恢复一定运动功能。

由于脑的结构及功能异常复杂,对于其再生与修复的研究报道很少,而脊髓结构与功能相对简单,因此成为人们研究中枢神经系统再生与修复的焦点。目前促进脊髓修复与再生重建的方法主要包括促进神经元突起生长、消除轴突再生抑制性因素、促进再生轴突髓鞘化、移植及生物材料辅助修复等方面。

1. 维持神经元存活,促进其突起生长

神经元一旦死亡,再生的基础即告丧失,因此成功的再生首先要求在原发损伤后迅即采取措施阻止或减轻继发性损伤,尽可能多地保护神经元及少突胶质细胞免于死亡。而那些突起受到损伤却幸存的神经元再生能力有限,因此必须采用适当措施予以激活,才能促进突起生长,神经营养因子正是这样一类可增强中枢神经轴突再生能力的外部因素。

研究表明,神经营养因子不但可促进发育过程中神经干细胞、神经前体细胞以及神经元的存活、发育和分化,还可对成熟神经元发挥重要作用,这些作用主要包括：维持神经元存活；通过受体介导细胞内信号传导途径,调控受损神经元的基因表达,促进其生长和再生；发挥神经趋化作用,引导和加快轴突生长；促进新生轴突髓鞘化。

神经营养因子的给药方法最初采用灌注技术,目前可应用转基因技术,即将能合成和分泌神经营养因子的转基因细胞移植到中枢神经系统中,或者用神经营养因子基因通过适当载体原位转染宿主细胞。

2. 消除轴突再生抑制性因素

胶质瘢痕的阻碍是抑制轴突再生的重要因素,对于其机械性屏障作用,似乎难以消除,因为任何试图去除瘢痕的手术都将造成新损伤并产生新的瘢痕,但是瘢痕的主要抑制作用可能更在于其中的抑制性细胞外基质成分 CSPG。动物实验观察到,采用软骨素酶(chondritinase)降解 CSPG 后,大鼠脊髓损伤后的轴突再生明显改善。

髓磷脂相关抑制因子(myelin-associated inhibitory factor,MAIF)包括 Nogo-A、OMgp 和 MAG 等都对轴突再生产生较强的抑制作用。目前已研制出大量具有消除 MAIF 潜在作用的生物制剂,包括 Nogo 抗体、MAIF 疫苗和 MAIF 抗体等,体外试验表明都能促进轴突生长。阻断 MAIF 的下游通路,如采用 $P75^{NTR}$ 基因敲除、NgR 拮抗剂、Rho 或 Rho 相关酶抑制剂,以及提高细胞内 cAMP 水平等,也可消除 MAIF 抑制轴突再生的作用。

3. 促进再生轴突髓鞘化

中枢神经纤维的髓鞘由少突胶质细胞形成,脊髓损伤后,少突胶质细胞增生并参与再生轴突的重新

髓鞘化过程。实验观察到,大鼠脊髓损伤后 14 天少突胶质细胞开始重新形成髓鞘,但随后脱髓鞘的轴突数量却呈进行性增加,这促使人们去寻找适合的细胞帮助髓鞘重新形成。研究发现少突胶质细胞前体细胞以及骨髓内的某些细胞都显示一定成髓鞘作用,另外,神经营养因子可增加少突胶质细胞的数量,对新生轴突髓鞘化有一定促进作用。研究还发现,NgR 的共受体 LINGO - 1 在中枢髓鞘形成中具有重要作用。LINGO - 1 对中枢神经系统髓鞘形成过程起负性调节作用,而抑制其活性可使 RhoA 表达下降,从而促进少突胶质细胞分化和髓鞘形成。

4. 移植及生物材料辅助修复

(1) 神经组织移植

将神经组织移植到脊髓损伤处,可以起到"桥梁"作用,为轴突再生提供一个合适的环境。

1) 胚胎神经组织:动物实验发现,胚胎脑、脊髓组织可以改善脊髓损伤动物的运动功能;大鼠胚胎新皮质组织能在受伤的大鼠脊髓内生存,7 天后还可以发现分化的神经元和神经胶质;胚胎移植物能影响移植区 GABA 能神经元重建局部脊髓环路。研究表明脊髓神经元轴突可以长入胚胎组织,但延伸程度有限,联合应用神经营养因子可以促使轴突穿过移植物到达损伤远端脊髓处。

胚胎神经组织移植发挥修复中枢神经系统损伤作用的可能机制如下。

A. 营养作用:移植组织中的胚胎神经细胞可以分泌一些神经营养因子,维持受损神经元的存活,促进其轴突发芽与生长;

B. 桥梁作用:移植组织可作为连接损伤断端的桥梁,轴突通过其长过损伤区;

C. 中继作用:移植组织中的胚胎神经元可与宿主神经元(甚至跨越脊髓)之间建立突触联系,建立神经回路,发挥中继站的作用;

D. 生物学微泵作用:移植组织中的胚胎神经元能不断地分泌特定神经递质,形成一个内源性微泵,替代受损神经元功能,这对于某些退行性疾病(如帕金森病)的治疗同样具有重要意义。然而,胚胎神经组织移植来源相对有限,同时还涉及伦理问题,使得这种移植修复方式难以在临床上广泛开展。

2) 周围神经移植:早在 20 世纪 80 年代,Aguayo 将周围神经移植到损伤的脊髓,发现脊髓神经纤维能够在周围神经组织内延伸,提示周围神经移植在中枢神经系统再生中具有潜在作用。

另一个典型例子是周围神经移植对视神经修复的作用。解剖学上虽然将视神经归为周围神经,但实际上它也具有中枢的某些特点,如视神经由少突胶质细胞而非施万细胞所包绕;从发育上看,视神经和视网膜都是脑衍生出的结构,因此视神经常常作为一个特例来进行中枢神经系统再生研究。研究者将自体坐骨神经移植物的一端连于眶内视神经的断端,一段时间以后再将坐骨神经移植物另一端植入上丘,动物存活 2～18 个月后在眼球玻璃体中注射一种示踪剂——辣根过氧化物酶(horser-adish peroxidase,HRP),以标记再生的节细胞轴突及其终末,结果在上丘中发现 HRP 标记的轴突及突触,而且这些突触与正常视神经轴突与上丘神经元之间形成的突触形态相似。这表明视网膜节细胞轴突损伤后,可再生并长入移植的周围神经中。

周围神经移植促进中枢神经系统再生的几种情况如图 8 - 20 所示,其作用机制主要包括两个方面,一方面周围神经不像中枢那样具有众多的抑制因素,可发挥"桥梁"作用;另一方面其中的施万细胞还可以分泌神经营养因子、细胞外基质分子等生物活性物质促进再生。

(2) 细胞移植

用细胞移植的方法来修复脊髓损伤的研究也比较多,常用的细胞主要有施万细胞和嗅鞘细胞两种。

1) 施万细胞:由于施万细胞是促进周围神经损伤后再生的主要因素,人们设想可将其用于中枢神经系统的修复。研究表明,施万细胞移植到脊髓后能够存活并与宿主脊髓融合;在脊髓损伤部位移植施万细胞可以支持轴突再生。施万细胞发挥作用的机制可能有:分泌多种神经营养因子(如 NGF、BDNF、CNTF、FGF)和细胞因子(如 IL - 6),促进损伤神经元存活;合成和分泌某些细胞外基质分子(如层连蛋白),支持和促进神经元轴突生长;与再生轴突形成缝隙连接并进行物质交换。施万细胞可以从自体周围神经中获得并容易在体外大量扩增,因此具有来源较容易的特点,当然,施万细胞移植入中枢神经系统的远期效果还需要进一步观察。

2) 嗅鞘细胞:人们发现,哺乳动物嗅觉系统的神经元与其他中枢神经元不同,终生保持更新并具备修复损伤的能力,再生神经元轴突可从周围的嗅上皮长入中枢部位的嗅球,而这种能力很大程度上取决

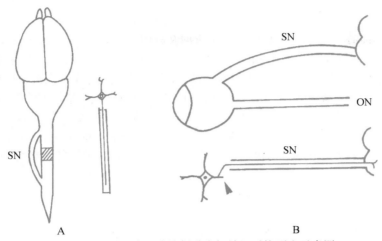

图 8-20　周围神经移植促进中枢神经系统再生示意图

A. 用坐骨神经 (SN) 段连接损伤脊髓两端后, 神经轴突长入移植的坐骨神经中;
B. 切断眶内视神经 (ON) 后, 将 SN 段的一端连于眶内视神经断端, 一段时间以后再将坐骨神经段另一端植入上丘, 视网膜节细胞伸出轴突样突起向坐骨神经中生长并可达上丘

于其中的胶质细胞——嗅鞘细胞 (olfactory ensheathing cell, OEC)。OEC 是存在于嗅觉系统的一类特殊神经胶质细胞, 广泛分布于鼻腔嗅区的嗅黏膜、嗅神经纤维以及嗅球等部位, 它兼具施万细胞与星形胶质细胞的特点, 同时解剖上又位于中枢和外周的交界处。

嗅神经属于无髓神经纤维, 正常情况下 OEC 并不形成髓鞘, 而仅仅通过细胞形成的凹沟支持嗅细胞的中枢突。但当 OEC 被植入原发性脱髓鞘的粗大轴突周围时, 它便会显示成髓鞘的能力。另外, OEC 可分泌一些神经营养因子, 促进长距离轴突再生, 并可通过包裹新生轴突对其发挥导向作用, 还可使脱髓鞘和新生的轴突髓鞘化, 因而 OEC 移植可改善脊髓损伤后运动和感觉功能。

需要指出的是, 无论施万细胞还是嗅鞘细胞都是胶质细胞, 均不具备分化为神经元的能力, 仅能对神经轴突再生起辅助作用, 并不能替代已经丧失的神经元。对于神经元大量丧失的脊髓损伤, 可能需要进行干细胞移植才能修复。

(3) 生物材料辅助修复

近年来, 借助生物材料来辅助修复脊髓损伤的研究逐渐增多, 归纳起来主要有: ① 采用生物材料构建药物缓释体系 (drug delivery system, DDS); ② 构建三维结构支架辅助再生。

由于血-脑屏障的存在, NGF 不能通过常规给药方法由血液循环进入脑内, 而直接向脑内输注 NGF 的方法又不适于长期给药, 同时还存在溶液中的稳定性问题, 因此寻找新的给药方式就成为确保 NGF 发挥疗效的关键。NGF 缓释体系应运而生, 先将 NGF 与高分子材料复合制成 DDS, 通过手术将 DDS 植入脑内特定部位, 可在较长时间 (数天甚至数年) 内缓慢释放药物达到治疗目的。这一方法绕过了血-脑屏障的限制, 同时药物还可直接作用于损伤 (或患病) 部位而在身体其他部分浓度很小, 可减小副作用。

除可作为制造 DDS 的材料外, 高分子生物材料还可通过其他方式促进中枢神经系统再生, 其中最引人注目的是高分子水凝胶的应用。高分子水凝胶是一种具有三维空间交联结构的高分子体系, 其内部孔隙中充满大量水和其他物质。研究中用于制备这种高分子水凝胶的材料有很多, 包括胶原蛋白 I、聚甲基丙烯酸羟乙酯和聚甲基丙烯酸甘油酯等。研究发现, 用胶原蛋白制成的水凝胶植入急性脊髓损伤处, 可较好地促进血管及皮质脊髓束纤维的生长, 尽管还不能达到恢复行走功能的效果, 但可改善肌张力。水凝胶可连接因损伤分离的组织, 促进细胞接触, 传输体液和养料, 从而促进再生。由于水凝胶体系内部存在许多孔隙, 可容纳其他物质, 因此还可以作为 DDS 的载体。

8.2.6　神经干细胞

干细胞生物学已经成为生命科学领域最活跃和最有影响的学科之一, 干细胞移植为损伤的修复以及退行性疾病的治疗等带来了新的希望。神经干细胞作为存在于神经系统的干细胞, 在中枢神经系统损伤的修复中具有潜在意义。

1. 干细胞的概念及种类

"干细胞"(stem cell)一词最早出现在 19 世纪末的文献中。1896 年,Wilson 在一篇论述细胞生物学的文献中首次使用"stem cell"这一概念,用来描述线虫和蠕虫生殖系的祖细胞。后来干细胞概念被人们广为接受并不断丰富和发展。一般认为,干细胞是指在动物和人类机体中存在的一类具有多向分化潜能和自我更新能力的细胞,这种细胞不但存在于早期胚胎中,也存在于成年个体的许多组织,实际上包含了从胚胎发育到成体生长发育过程中的各种未完全分化成熟的细胞。一般来说,干细胞具有以下特征:

1) 具有分裂增殖能力,理论上可无限分裂、增殖,其分裂方式有对称分裂与非对称分两种。

2) 具有多分化潜能,可分化为本系统大部分类型的细胞,并且这种潜能可维持相当长的时间,甚至终身。

3) 在生物体内能终身自我维持或自我更新。

4) 在机体的数目、位置相对恒定。

5) 对损伤和疾病具有反应和产生细胞的能力。

干细胞按发生学来源可分为胚胎干细胞(embryonic stem cell,ESC)和成体干细胞(somatic stem cell)两大类。前者是指存在于胚胎发育时期的干细胞,比如胚泡内细胞群的细胞;后者是指成体中存在的一些干细胞,它们均失去了分化为完整个体的能力,包括造血干细胞、骨髓间充质干细胞、神经干细胞、肝干细胞、内皮干细胞、肌干细胞、表皮干细胞等。

根据分化潜能,可将干细胞分为全能干细胞(totipotent or pluripotent stem cell)、多能干细胞(multipotent stem cell)和单能干细胞(unipotent stem cell)三类。全能干细胞是指具有分化发育为完整个体的干细胞。一般来讲,早期胚胎中的胚胎干细胞都属于全能干细胞。多能干细胞可分化为某一谱系的几乎所有细胞类型,但不具备分化发育成完整个体的能力。造血干细胞、神经干细胞等就属于多能干细胞。单能干细胞也称为定向干细胞(committed stem cell),一般向某一特定类型的细胞分化,如上皮组织基底层的干细胞、骨骼肌中的成肌细胞(肌卫星细胞)等。

2. 神经干细胞的概念及分布

1989 年 Temple 从孕 13 天胚脑的隔区中取少量细胞培养,发现这些细胞在培养基中保持了多分化的潜能,能产生神经元和星形胶质细胞。1991 年 Williams 等报道,近 20% 的鼠胚脑皮层细胞能分化成神经元、星形胶质细胞、少突胶质细胞。1992 年 Reynolds 等从成年小鼠纹状体中分离了能在体外不断增殖、具有多种分化潜能的细胞群。

神经干细胞(neural stem cell,NSC)是指分布于神经系统,具有自我更新能力和多分化潜能,能增殖并分化为神经元和神经胶质细胞的细胞。

神经干细胞主要分布于脑室带和室下带,但在成年哺乳动物的海马齿状回、嗅球、脊髓、隔区、纹状体的实质、小脑、大脑皮质等部位也有分布。

3. 神经干细胞的特性

(1) 自我更新和增殖

神经干细胞可通过对称性分裂和不对称性分裂两种方式分裂增殖。前者指一个 NSC 分裂产生两个子代 NSC,两个子代细胞同等地具备与亲代细胞相同的干细胞特性;后者则为一个 NSC 分裂成一个子代干细胞和一个祖细胞,祖细胞具有有限次增殖的能力,在外部环境刺激下分化成神经元和胶质细胞,而子代干细胞保留其亲代细胞的能力和特性。

研究表明,EGF、bFGF 以及 LIF 等可作为 NSC 的分裂素,具有促进 NSC 分裂增殖的作用。

(2) 多分化潜能

对于体外培养条件下,若撤去分裂素或者在培养基中添加血清,NSC 就会发生分化,可分化为神经元、星形胶质细胞、少突胶质细胞等。研究发现,神经营养因子如 BDNF、PDGF、NT-3、IGF-1 等可以促进 NSC 向神经元分化,其他一些物质如 BMP、GABA、维 A 酸、银杏内酯等也具有促使 NSC 分化的作用。体外实验表明,神经营养因子还可以促进 NSC 的定向诱导分化,如 BDNF 可促使其分化为 GABA 能神经元,而 NT-3 则可促进其分化为谷氨酸能神经元。

(3) 移植的神经干细胞可在宿主脑内迁移和分化

研究表明,NSC 移植到动物脑内后,会沿着一定途径迁移并分化。比如将人 NSC 移植到大鼠脑室下带后,可见其沿着吻侧迁移流(rostral migratory stream,RMS)到达嗅球并分化为神经元和胶质细胞。

研究还发现,移植后 NSC 的分化表型受移植部位局部特定信号决定,分化细胞的表型与移植部位宿主细胞表型相似。比如将来自中脑的 NSC 移植到纹状体中后可分化为酪氨酸羟化酶(tyrosine hydroxylase,TH)阳性的神经元,无论在正常宿主纹状体还是在预先去除多巴胺能神经支配的宿主纹状体中均如此,而且后者分化成 TH 阳性神经元的数量明显多于前者。这说明移植 NSC 的分化方向可能受宿主局部微环境的调节,这更进一步丰富了中枢神经系统可塑性的认识,同时也为 NSC 移植治疗中枢神经系统损伤及退行性疾病提供了重要的理论依据和实验基础。

4. 神经干细胞在中枢神经系统损伤修复中的潜在应用

NSC 的特性决定其在中枢神经系统损伤修复中具有潜在的应用价值,而且 NSC 还可通过持续分泌神经营养因子发挥促进神经再生的作用。Akiyama 等从人脑中分离培养 NSC 并将其移植入脱髓鞘的成年大鼠脊髓,观察到轴突和髓鞘的再生,并具有传导神经冲动的能力。

NSC 移植修复中枢神经系统损伤有两种思路:一是将直接利用损伤部位的 NSC,诱导其增殖分化,替代丧失的神经元;另一种是将分离的 NSC 首先在体外大量扩增和分化,然后再移植到损伤部位。

NSC 还可以作为基因治疗的载体,将特定基因(如神经营养因子基因、某些神经递质的基因等)通过适当方式转染 NSC,然后植入损伤部位,可源源不断地产生神经营养因子、神经递质等,达到促进再生或者替代治疗的目的。

当然,目前 NSC 尚处于实验研究阶段,其体内外定向诱导分化等问题仍然是制约研究突破的瓶颈,还需进行更加深入的研究。

参 考 文 献

成令忠,钟翠平,蔡文琴,2003.现代组织学[M].上海:上海科学技术文献出版社.

董为伟,2002.神经保护的基础与临床[J].北京:科学出版社.

高宜录,顾晓松,2006.脊髓损伤的再生与重建策略[J].组织工程与重建外科杂志,2(1):45-49.

鞠躬,2004.神经生物学[M].北京:人民卫生出版社.

鞠躬,2004.神经生物学[M].北京:人民卫生出版社.

徐慧君,2004.神经生物学[M].苏州:苏州大学出版社.

徐慧君,2004.神经生物学[M].苏州:苏州大学出版社.

张朝佑,1998.人体解剖学(下册).北京:人民卫生出版社.

张强,贾连顺,2003.脊髓继发性损伤的机制[J].中华创伤杂志,19(4):249-251.

Caroni P, Schwab M E, 1988. Two membrane protein fractions from rat central myelin with inhibitory properties for neurite growth and fibroblast spreading[J]. J Cell Biol, 106(4):1281-1288.

Ceballos D, Navarro X, Dubey N, et al., 1999. Magnetically aligned collagen gel filling a collagen nerve guide improves peripheral nerve regeneration[J]. Exp Neurol, 158(2):290-300.

Chang L W, Viader A, Varghese N, et al., 2013. An integrated approach to characterize transcription factor and microRNA regulatory networks involved in Schwann cell response to peripheral nerve injury[J]. BMC Genomics, 14:84.

Chen L X, Wang W, Cao L X, et al., 2016. Long Non-Coding RNA CCAT1 Acts as a Competing Endogenous RNA to Regulate Cell Growth and Differentiation in Acute Myeloid Leukemia[J]. Mol Cells, 39(4):330-336.

Ding F, Wu J, Yang Y, et al., 2010. Use of tissue-engineered nerve grafts consisting of a chitosan/poly(lactic-co-glycolic acid)-based scaffold included with bone marrow mesenchymal cells for bridging 50-mm dog sciatic nerve gaps[J]. Tissue Eng Part A, 16(12):3779-3790.

Dong Y F, Chen Z Z, Zhao Z, et al., 2016.Potential role of microRNA-7 in the anti-neuroinflammation effects of nicorandil in astrocytes induced by oxygen-glucose deprivation[J]. J Neuroinflammation, 13(1):60.

Evans G R, 2000. Challenges to nerve regeneration[J]. Semin Surg Oncol, 19(3):312-318.

Faroni A, Mobasseri S A, Kingham P J, et al., 2015. Peripheral nerve regeneration:experimental strategies and future perspectives[J]. Adv Drug Deliv Rev, 82 - 83: 160 - 167.

Fitch M T, Doller C, Combs C K, et al., 1999. Cellular and molecular mechanisms of glial scarring and progressive cavitation: in vivo and in vitro analysis of inflammation-induced secondary injury after CNS trauma[J]. J Neurosci, 19: 8182 - 8198

Fouad K, Krajacic A, Tetzlaff W, 2011. Spinal cord injury and plasticity: opportunities and challenges[J]. Brain Res Bull, 84(4 - 5): 337 - 342.

Geisler S, Coller J, 2013. RNA in unexpected places: long non-coding RNA functions in diverse cellular contexts[J]. Nat Rev Mol Cell Biol, 14(11): 699 - 712.

Gonzalez-Perez F, Udina E, Navarro X, 2013. Extracellular Matrix Components in Peripheral Nerve Regeneration [J]. Int Rev Neurobiol, 108: 260 - 265.

Gu X, Ding F, Yang Y, et al., 2011. Construction of tissue engineered nerve grafts and their application in peripheral nerve regeneration[J]. Prog Neurobiol, 93: 204 - 230.

Gu X S, Ding F, Williams D F, 2014. Neural tissue engineering options for peripheral nerve regeneration[J]. Biomaterials, 35(24): 6143 - 6156.

Hancock M L, Preitner N, Quan J, et al., 2014. MicroRNA - 132 is enriched in developing axons, locally regulates Rasa1 mRNA, and promotes axon extension[J]. J Neurosci, 34(1): 66 - 78.

Huang J K, Phillip s G R, Roth A D, et al., 2005. Glial membranes at the node of Ranvier p revent neurite outgrowth[J]. Science, 310: 1813 - 1817.

Hunt D, Coffin R S, Anderson P N, 2002. The Nogo receptor, its ligands and axonal regeneration in the spinal cord: a review[J]. J Neurocytol, 31(2): 93 - 120.

Hu W, Gu J H, Deng A D, et al., 2008. Polyglycolic acid filaments guide Schwann cell migration in vitro and in vivo [J]. Biotechnol Lett, 30(11): 1937 - 1942.

Li S Y, Wang X H, Gu Y, et al., 2015. Let - 7 microRNAs regenerate peripheral nerve regeneration by targeting nerve growth factor[J]. Mol Ther. 23(3): 423 - 433.

Liu C M, Wang R Y, Saijilafu, et al., 2013. MicroRNA - 138 and SIRT1 form a mutual negative feedback loop to regulate mammalian axon regeneration[J]. Genes Dev, 27(13): 1473 - 1483.

Liu C N, Chambers W W, 1958. Intraspinal sprouting of dorsal root axons: development of new collaterals and preterminals following partial denervation of the spinal cord in the cat[J]. AMA Arch Neurol Psychiatry, 79(1): 46 - 61.

Manni L, Rocco M L, Bianchi P, et al., 2013. Nerve growth factor: basic studies and possible therapeutic applications[J]. Growth Factors, 31(4): 115 - 122.

McGee A W, Strittmatter S M, 2003. The Nogo - 66 receptor: focusing myelin inhibition of axon regeneration[J]. Trends Neurosci, 26(4): 193 - 198.

Memczak S, Jens M, Elefsinioti A, et al., 2013. Circular RNAs are a large class of animal RNAs with regulatory potency[J]. Nature, 495(7441): 333 - 338.

Mi S, Miller R H, Lee X, et al., 2005. LINGO - 1 negatively regulates myelination by oligodendrocytes[J]. Nat Neurosci, 8(6): 745 - 751.

Nan A R, Zhou X K, Chen L J, et al., 2016. A transcribed ultraconserved noncoding RNA, Uc.173, is a key molecule for the inhibition of lead-induced neuronal apoptosis[J]. Oncotarget, 7(1): 112 - 124.

Ng K W, Anderson C, Marshall E A, et al., 2016. Piwi-interacting RNAs in cancer: emerging functions and clinical utility[J]. Mol Cancer, 15(1): 5.

Ni H Y, Wang X F, Liu H, et al., 2015, Low expression of miRNA - 224 predicts poor clinical outcome in diffuse large B-cell lymphoma treated with R-CHOP[J]. Biomarkers. 20(4): 253 - 257.

Place R F, Noonan E J, 2014. Non-coding RNAs turn up the heat: an emerging layer of novel regulators in the mammalian heat shock response[J]. Cell Stress Chaperones, 19(2): 159 - 172.

Poliseno L, Pandolfi P P, 2015. PTEN ceRNA networks in human cancer[J]. Methods, 77 - 78: 41 - 50.

Profyris C, Cheema S S, Zang D, et al., 2004. Degenerative and regenerative mechanisms governing spinal cord injury[J]. Neurobiol Dis, 5(3): 415 - 436.

Profyris C, Cheema S S, Zang D, et al., 2004. Degenerative and regenerative mechanisms governing spinal cord injury[J]. Neurobiol Dis, 5(3): 415 - 436.

Sahni V, Kessler J A, 2010. Stem cell therapies for spinal cord injury[J]. Nat Rev Neurol, 6(7): 363 - 372.

Silver J, Miller J H, 2004. Regeneration beyond the glial scar[J]. Nat Rev Neurosci, 5(2): 146 - 156.

Stankiewicz T R, Linseman D A, 2014. Rho family GTPases: key players in neuronal development, neuronal survival, and neurodegeneration[J]. Front Cell Neurosci. 8: 314.

Sun T T, Li S S, Yang J, et al., 2014. Identification of a microRNA regulator for axon guidance in the olfactory bulb of adult mice[J]. Gene, 547(2): 319 - 328.

Vourc'h P, Andres C, 2004. Oligodendrocyte myelin glycoprotein (OMgp): evolution, structure and function[J]. Brain Res Brain Res Rev, 45(2): 115 - 124.

Wang D, Chen Y, Liu M, et al., 2020. The long noncoding RNA Arrl1 inhibits neurite outgrowth by functioning as a competing endogenous RNA during neuronal regeneration in rats[J]. J Biol Chem, 295(25): 8374 - 8386.

Wang Y, Tian Y, 2016.miRNA for diagnosis and clinical implications of human hepatocellular carcinoma[J]. Hepatol Res. 46(1): 89 - 99.

Wu P, Zuo X L, Deng H L, et al., 2013. Roles of long noncoding RNAs in brain development, functional diversification and neurodegenerative diseases[J]. Brain Res Bull, 97: 69 - 80.

Xu X M, Ao J P, Gu H H, et al., 2017, IL - 22 Impedes the Proliferation of Schwann cells: Transcriptome Sequencing and Bioinformatics Analysis[J]. Mol Neurobiol, 54(4): 2395 - 2405.

Yao C, Chen Y, Wang J, et al., 2020. LncRNA BC088259 promotes Schwann cell migration through Vimentin following peripheral nerve injury[J]. Glia, 68(3): 670 - 679.

Yao C, Wang J, Zhang H H, 2015. Long non-coding RNA uc.217 regulates neurite outgrowth in dorsal root ganglion neurons following peripheral nerve injury[J]. Eur J Neurosci, 42(1): 1718 - 1725.

Yao C, Wang Y, Zhang H, et al., 2018. lncRNA TNXA - PS1 Modulates Schwann Cells by Functioning As a Competing Endogenous RNA Following Nerve Injury[J]. J Neurosci, 38(29): 6574 - 6585.

Yu B, Zhou S L, Hu W, et al., 2013. Altered long noncoding RNA expressions in dorsal root ganglion after rat sciatic nerve injury[J]. Neurosci Lett, 534: 117 - 122.

Zhou S L, Gao R, Hu W, et al., 2014. MiR - 9 inhibits Schwann cell migration by targeting Cthrc1 following sciatic nerve injury[J]. J Cell Sci. 127(Pt 5): 967 - 976.

Zhou S L, Zhang S B, Wang Y X, et al., 2015. MiR - 21 and miR - 222 inhibit apoptosis of adult dorsal root ganglion neurons by repressing TIMP3 following sciatic nerve injury[J]. Neurosci Lett, 586: 43 - 49.